国家科学技术学术著作出版基金资助出版

静脉输液护理指南

主　编　杨　苹
副主编　花　蕾　邵文利　徐　艳
编　者　(以姓氏笔画为序)
王　玲　王　军　王　征　王欣然　王雅菁
丹金秀　冯新玮　闫素英　许　爽　刘　晶
刘凤春　齐清华　花　蕾　李　健　张　琰
杨　苹　沈　芊　邵文利　郑桂霞　姚　辉
赵晓维　徐　艳　高晓飞　寇京莉　曹　雪
韩斌如　谢建军　樊晓军　魏　军

科学技术文献出版社
Scientific and Technical Documents Publishing House
北　京

(京)新登字 130 号

内 容 简 介

该书是一部系统论述临床静脉输液护理的专著，内容包括静脉输液专业化护理和护理管理、静脉输液质量管理和临床实践、静脉注射剂相关知识和应用护理，编写中吸收了国内外最新研究成果和成功的临床经验，具有典型的专业性和实用性，可作为临床静脉输液质量考核的标准和临床静脉输液操作的指南，适合临床输液护理人员及护理学校师生阅读，也可作为护理专业学生岗前培训用书。

科学技术文献出版社是国家科学技术部系统惟一一家中央级综合性科技出版机构，我们所有的努力都是为了使您增长知识和才干。

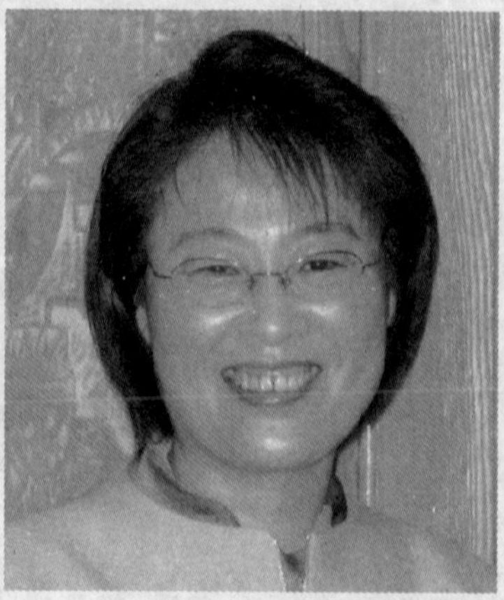

主编简介

杨莘，1959年10月生，现任首都医科大学宣武医院护理部主任、主任护师。现任中华护理学会理事、中华护理学会老年专业委员会副主任委员；北京护理学会常务理事、北京护理学会内科专业委员会主任委员、北京市护理质量控制与改进中心专家委员会委员、中华医学会医学鉴定专家库成员，中华医学会病案委员会委员，北京老年痴呆防治协会理事、《中华护理》杂志编委、《护理管理》杂志编委、《药物不良反应》杂志编委等。

1981年毕业于宣武医院护士学校，1991年毕业于中国协和医科大学，2003—2004年在北京大学医学院护理研究生班研修。先后在急诊科、神经外科、神经内科和护理部从事临床护理和护理管理工作28年。在核心期刊共发表论文40余篇，主编《神经疾病护理学》、《实用神经内科护理及技术》、《神经疾病特色护理技术》和《危重病护理临床实践》等4部专著，参与编写《老年护理》、《神经重症监护》、《神经病学》、《中国老年卫生服务指南》、《临床医疗护理常规——护理常规分册》等。2005年“综合医院SARS护理研究”课题项目获得中华护理学会第七届护理科学进步二等奖；2006年课题项目“突发事件对医护人员、患者、民众心理状态的影响及对策的研究”获北京市科学技术二等奖。2007年“老年痴呆症临床护理研究”课题项目获得中华护理学会第八届护理科学进步三等奖；“综合医院护理质量过程管理研究”项目获2007年优秀医院管理科研成果奖。

序　　言

20世纪90年代以来，病人医疗安全的议题开始受到重视，国际上几个探讨医疗错误的大规模流行病学的研究，揭露了在目前的医疗环境中存在相当程度的医疗意外与风险，引起广泛关注。2002年5月第55届世界卫生大会(WHA)通过了WHA 55.18号决议，呼吁世界卫生组织(WHO)成员国密切关注病人医疗安全问题，建立和加强增进病人医疗安全和提高医疗质量所必需的科学系统。

静脉输液治疗现在已是治疗疾病的主要手段，静脉输液护理是医疗安全的重要组成部分，只有不断更新静脉输液护理新理念、新技术，建立专业化护理团队，通晓药物合理的选择，熟练掌握给药方法和用药观察，才能从根本上保证病人医疗安全，最大限度地减低医疗风险，但是能够系统、全面指导护理人员对接受静脉输液治疗的病人提供高质量的、经济有效的护理的参考书籍甚少。《静脉输液护理指南》一书就是在此背景下孕育而生的。该书内容丰富，信息量大，全面、细致地阐述了静脉输液护理实践中的进展及护理规范，更新了临床护理人员观念，指出了实践过程中存在的误区。该书展示出的不仅仅是静脉输液护理技术操作，更是一门专业学科。

该书的作者团队在将理论与实践有机结合方面进行了可贵和卓有成效的探索。这是一部集专业性、实用性与指导性于一体的临床静脉输液护理专著，这部书将有助于推动我国静脉输液护理这一门专业学科的发展。

中华护理学会理事长

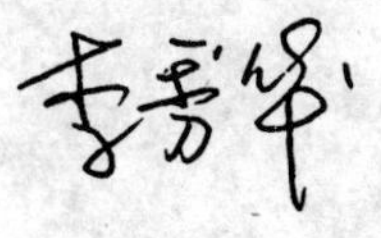

2009年1月

前　　言

静脉输液的发展有着500多年的历史。静脉输液治疗是临床常见的治疗手段，是应用最多的一项护理实践活动，是临床护理人员使用频率最高的一项无菌操作。随着护理学科的不断细化和专业研究的不断深化，静脉输液这一以往被认为是简单操作的护理技术正在向专业化、专科化方向发展，并对临床护理提出了更高要求，要求护理人员从一个熟练的操作者转变成为一个有判断力、有决断力的思想者，要求不断更新静脉输液护理新理念、新技术，建立专业化护理团队，通晓静脉输液过程中工具的合理选择，熟练掌握给药方法和用药观察，从根本上保证患者医疗安全，最大限度地减低医疗风险。《静脉输液护理指南》就是适应这种发展需求编写的一本系统、全面指导护理人员对接受静脉输液治疗的患者提供高质量的经济有效的护理的参考书。本书内容丰富，信息量大，全面、细致地阐述了静脉输液护理实践的进展及护理规范，提供了护理实践标准，指出了实践过程中存在的误区，展示了静脉输液的护理技术及操作，更展示了静脉输液的专业学科性。

《静脉输液护理指南》全书分为6章，共60多万字，内容包括静脉输液发展史、静脉输液专业化护理现状、静脉输液质量管理与临床实践、静脉注射药物相关知识以及药物应用护理实践等。该书注重理论与实践相结合，既汇集了国内外输液护理学最新资料与研究成果，又吸收了作者多年的临床护理工作经验。临床管理者可以将此书作为临床静脉输液质量考核的标准；临床护士可以将此书作为临床静脉输液实践的标准，并可依据该书提供的指南合理选择输液工具，有效预防静脉输液带来的并发症；护理专业的学生可以将此书作为岗前培训用书，可从中学到系统的静脉输液知识。我们相信，该书的出版，对于提高医院静脉输液程序化、规范化，对于改进临床静脉输液护理质量、保证治疗安全和减少患者痛苦，对于保证护士的职业安全，都会产生积极的作用。

杨　华

2009年1月

目　录

第 1 章　静脉输液概论 …… (1)
第 1 节　静脉输液发展史 …… (1)
第 2 节　静脉输液技术的发展 …… (5)
第 2 章　静脉输液专业化 …… (13)
第 1 节　静脉输液发展专业化 …… (13)
第 2 节　静脉输液专业护理团队 …… (16)
第 3 章　静脉输液护理管理 …… (21)
第 1 节　静脉注射剂日常管理 …… (21)
第 2 节　静脉输液质量管理 …… (25)
第 3 节　静脉输液中的职业防护 …… (31)
第 4 节　静脉输液护理的相关法律法规 …… (37)
第 4 章　静脉输液的临床实践 …… (40)
第 1 节　静脉输液前的评估 …… (40)
第 2 节　制定静脉输液计划 …… (47)
第 3 节　实施静脉输液 …… (52)
第 4 节　静脉输液效果评价 …… (73)
第 5 节　特殊人群的静脉输液护理 …… (79)
第 5 章　静脉注射剂相关知识 …… (85)
第 1 节　概述 …… (85)
第 2 节　合理用药知识 …… (86)
第 3 节　影响静脉注射剂安全应用的因素 …… (88)
第 4 节　静脉药品配置中心 …… (93)
第 6 章　静脉注射剂应用护理 …… (97)
第 1 节　抗感染药 …… (97)
一、青霉素类 …… (97)
青霉素 G 钠 …… (97)
苯唑西林钠 …… (99)

氯唑西林钠…………………………………………………………………………（100）
氨苄西林钠…………………………………………………………………………（102）
氨苄西林钠-舒巴坦钠 ……………………………………………………………（103）
阿莫西林-克拉维酸钾 ……………………………………………………………（104）
哌拉西林钠…………………………………………………………………………（105）
阿洛西林钠…………………………………………………………………………（106）
替卡西林钠…………………………………………………………………………（108）
替卡西林钠-克拉维酸钾 …………………………………………………………（109）
美洛西林钠…………………………………………………………………………（110）
羧苄西林钠…………………………………………………………………………（111）
美西林………………………………………………………………………………（112）
磺苄西林钠…………………………………………………………………………（113）
呋布西林钠…………………………………………………………………………（114）
萘夫西林……………………………………………………………………………（115）
氨氯西林……………………………………………………………………………（116）
二、头孢菌素类 ……………………………………………………………………（117）
头孢拉定……………………………………………………………………………（117）
头孢唑林钠…………………………………………………………………………（119）
头孢孟多……………………………………………………………………………（120）
头孢西丁钠…………………………………………………………………………（122）
头孢呋辛钠…………………………………………………………………………（123）
头孢美唑钠…………………………………………………………………………（125）
盐酸头孢替安………………………………………………………………………（126）
头孢他啶……………………………………………………………………………（127）
头孢曲松钠…………………………………………………………………………（129）
拉氧头孢钠…………………………………………………………………………（130）
头孢哌酮钠-舒巴坦钠 ……………………………………………………………（132）
头孢噻肟钠…………………………………………………………………………（133）
头孢唑肟钠…………………………………………………………………………（135）
头孢哌酮钠…………………………………………………………………………（136）
硫酸头孢匹罗………………………………………………………………………（138）
盐酸头孢吡肟………………………………………………………………………（139）
头孢米诺钠…………………………………………………………………………（141）
三、碳青霉烯类 ……………………………………………………………………（142）
亚胺培南-西司他丁钠 ……………………………………………………………（142）

美罗培南………………………………………………………………………………（144）
四、氨基糖苷类 ……………………………………………………………………（146）
硫酸庆大霉素注射液…………………………………………………………………（146）
硫酸阿米卡星注射液…………………………………………………………………（148）
硫酸奈替米星注射液…………………………………………………………………（149）
硫酸妥布霉素注射液…………………………………………………………………（151）
硫酸依替米星注射液…………………………………………………………………（152）
硫酸小诺霉素注射液…………………………………………………………………（153）
氯霉素注射液…………………………………………………………………………（154）
盐酸克林霉素葡萄糖注射液…………………………………………………………（156）
五、大环内酯类 ……………………………………………………………………（157）
红霉素…………………………………………………………………………………（158）
阿奇霉素………………………………………………………………………………（159）
六、喹诺酮类 ………………………………………………………………………（161）
氧氟沙星………………………………………………………………………………（161）
环丙沙星注射液………………………………………………………………………（162）
乳酸左氧氟沙星注射液………………………………………………………………（164）
培氟沙星注射液………………………………………………………………………（165）
诺氟沙星注射液………………………………………………………………………（166）
葡萄糖酸依诺沙星注射液……………………………………………………………（168）
盐酸洛美沙星注射液…………………………………………………………………（169）
氟罗沙星注射液………………………………………………………………………（170）
七、硝咪唑类 ………………………………………………………………………（172）
甲硝唑葡萄糖注射液…………………………………………………………………（172）
替硝唑注射液…………………………………………………………………………（173）
八、磺胺类 …………………………………………………………………………（175）
磺胺嘧啶钠注射液……………………………………………………………………（175）
九、抗真菌药 ………………………………………………………………………（177）
氟康唑…………………………………………………………………………………（178）
两性霉素B ……………………………………………………………………………（179）
两性霉素B脂质体 ……………………………………………………………………（181）
十、抗病毒药 ………………………………………………………………………（183）
阿昔洛韦………………………………………………………………………………（183）
利巴韦林………………………………………………………………………………（185）
十一、抗结核药 ……………………………………………………………………（187）

异烟肼注射液……………………………………………………………………………（187）
对氨基水杨酸钠……………………………………………………………………………（188）
第2节　心血管系统药…………………………………………………………………（190）
一、抗心力衰竭药 ………………………………………………………………………（190）
去乙酰毛花苷注射液……………………………………………………………………（190）
毒毛花苷K注射液 ……………………………………………………………………（193）
氨力农非冻干粉针剂……………………………………………………………………（195）
二、抗心律失常药 ………………………………………………………………………（197）
普鲁卡因胺注射液………………………………………………………………………（197）
盐酸利多卡因注射液……………………………………………………………………（199）
盐酸美西律注射液………………………………………………………………………（201）
盐酸普罗帕酮注射液……………………………………………………………………（202）
盐酸普萘洛尔注射液……………………………………………………………………（204）
酒石酸美托洛尔注射液…………………………………………………………………（206）
盐酸艾司洛尔注射液……………………………………………………………………（208）
盐酸胺碘酮注射液………………………………………………………………………（209）
甲苯磺酸溴苄乙铵注射液………………………………………………………………（211）
盐酸维拉帕米……………………………………………………………………………（213）
三、抗休克的血管活性药 ………………………………………………………………（215）
盐酸肾上腺素注射液……………………………………………………………………（215）
重酒石酸去甲肾上腺素注射液…………………………………………………………（218）
重酒石酸间羟胺注射液…………………………………………………………………（221）
盐酸多巴胺注射液………………………………………………………………………（222）
盐酸多巴酚丁胺注射液…………………………………………………………………（225）
四、利尿药 ………………………………………………………………………………（227）
呋塞米注射液……………………………………………………………………………（227）
布美他尼注射液…………………………………………………………………………（230）
五、抗高血压药 …………………………………………………………………………（233）
盐酸地尔硫䓬……………………………………………………………………………（233）
硝普钠……………………………………………………………………………………（235）
六、抗心绞痛药 …………………………………………………………………………（237）
硝酸甘油注射液…………………………………………………………………………（237）
硝酸异山梨酯注射液……………………………………………………………………（239）
第3节　神经系统用药…………………………………………………………………（240）
一、脑血管病用药 ………………………………………………………………………（241）

尼莫地平注射液……………………………………………………………………………………(241)
东菱精纯抗栓酶注射液……………………………………………………………………………(243)
丁咯地尔注射液……………………………………………………………………………………(245)
吡拉西坦注射液……………………………………………………………………………………(246)
小牛血去蛋白提取物注射液………………………………………………………………………(247)
右旋糖酐 40 葡萄糖注射液 ………………………………………………………………………(249)
β-七叶皂苷钠 ………………………………………………………………………………………(250)
二、镇静催眠药 ……………………………………………………………………………………(251)
地西泮注射液………………………………………………………………………………………(251)
氟哌啶醇注射液……………………………………………………………………………………(254)
盐酸咪达唑仑注射液………………………………………………………………………………(255)
三、抗癫痫药 ………………………………………………………………………………………(257)
丙戊酸钠注射液……………………………………………………………………………………(257)
四、脱水降颅压药 …………………………………………………………………………………(259)
20%甘露醇注射液…………………………………………………………………………………(259)
甘油果糖注射液……………………………………………………………………………………(261)
五、抗精神病药 ……………………………………………………………………………………(263)
盐酸氯丙嗪注射液…………………………………………………………………………………(263)
六、镇痛药 …………………………………………………………………………………………(265)
盐酸吗啡注射液……………………………………………………………………………………(265)
盐酸哌替啶注射液…………………………………………………………………………………(267)
盐酸布桂嗪注射液…………………………………………………………………………………(269)
枸橼酸芬太尼注射液………………………………………………………………………………(270)
复方氨林巴比妥注射液……………………………………………………………………………(272)
七、中枢兴奋药 ……………………………………………………………………………………(274)
盐酸哌甲酯注射液…………………………………………………………………………………(274)
盐酸纳洛酮注射液…………………………………………………………………………………(275)
乙酰谷酰胺注射液…………………………………………………………………………………(277)
单唾液酸四己糖神经节苷脂钠盐注射液…………………………………………………………(277)
胞磷胆碱钠注射液…………………………………………………………………………………(278)
脑蛋白水解物………………………………………………………………………………………(279)
前列地尔注射液……………………………………………………………………………………(280)
第 4 节　消化系统用药………………………………………………………………………………(282)
西咪替丁注射液……………………………………………………………………………………(282)
注射用法莫替丁……………………………………………………………………………………(283)

奥美拉唑钠……(284)
硫酸阿托品……(285)
盐酸消旋山莨菪碱注射液……(287)
甲氧氯普胺……(288)
谷氨酸钠……(289)
谷氨酸钾……(290)
盐酸精氨酸注射液……(291)
复方氨基酸(3AA) ……(292)
多烯磷脂酰胆碱……(293)
甘草酸二胺……(293)
复方甘草甜素注射液……(294)
硫普罗宁……(295)
葡醛内酯……(296)
注射用还原型谷胱甘肽……(297)
血凝酶……(298)
注射用血凝酶……(298)
注射用卡络磺钠……(299)
醋酸奥曲肽……(300)
注射用醋酸奥曲肽……(301)
腺苷蛋氨酸……(302)
第5节　呼吸系统用药……(303)
尼可刹米注射液……(303)
盐酸洛贝林注射液……(304)
盐酸氨溴索注射液……(305)
氨茶碱注射液……(307)
第6节　血液系统用药……(309)
氨基己酸注射液……(309)
蛇毒血凝酶……(310)
酚磺乙胺……(312)
硫酸鱼精蛋白……(313)
人凝血酶原复合物……(314)
纤维蛋白原……(316)
注射用尿激酶……(316)
第7节　抗肿瘤药……(318)
一、烷化剂 ……(319)

氮芥……………………………………………………………………………………（319）
环磷酰胺………………………………………………………………………………（320）
异环磷酰胺……………………………………………………………………………（322）
尼莫司汀………………………………………………………………………………（323）
二、抗代谢药 …………………………………………………………………………（324）
氟尿嘧啶………………………………………………………………………………（324）
甲氨蝶呤………………………………………………………………………………（326）
吉西他滨………………………………………………………………………………（328）
盐酸阿糖胞苷…………………………………………………………………………（330）
三、抗肿瘤抗生素 ……………………………………………………………………（331）
表柔比星………………………………………………………………………………（332）
吡柔比星………………………………………………………………………………（333）
多柔比星………………………………………………………………………………（334）
丝裂霉素………………………………………………………………………………（336）
放线菌素D ……………………………………………………………………………（338）
平阳霉素………………………………………………………………………………（339）
柔红霉素………………………………………………………………………………（340）
四、植物类抗肿瘤药 …………………………………………………………………（342）
紫杉醇…………………………………………………………………………………（342）
多西他赛………………………………………………………………………………（343）
长春新碱………………………………………………………………………………（344）
长春地辛………………………………………………………………………………（346）
长春瑞滨………………………………………………………………………………（347）
依托泊甙………………………………………………………………………………（349）
替尼泊甙………………………………………………………………………………（350）
高三尖杉酯碱…………………………………………………………………………（352）
羟喜树碱………………………………………………………………………………（353）
拓扑替康………………………………………………………………………………（354）
五、其他抗肿瘤药 ……………………………………………………………………（356）
卡铂……………………………………………………………………………………（356）
奥沙利铂………………………………………………………………………………（358）
顺铂……………………………………………………………………………………（359）
米托蒽醌………………………………………………………………………………（361）
达卡巴嗪………………………………………………………………………………（362）
利妥昔单抗……………………………………………………………………………（364）

第 8 节　维生素类用药…………………………………………………………（366）
维生素 B_1 注射液 ……………………………………………………………（366）
维生素 B_6 注射液 ……………………………………………………………（367）
维生素 B_{12} 注射液 ……………………………………………………………（368）
维生素 C 注射液 ………………………………………………………………（370）
维生素 K_1 注射液 ……………………………………………………………（372）
水溶性维生素注射液……………………………………………………………（373）
脂溶性维生素注射液……………………………………………………………（374）
第 9 节　酶类及其他生化用药…………………………………………………（375）
注射用三磷酸胞苷二钠…………………………………………………………（375）
三磷酸腺苷二钠注射液…………………………………………………………（376）
注射用辅酶 A ……………………………………………………………………（377）
第 10 节　输液及营养类液体 …………………………………………………（377）
葡萄糖注射液……………………………………………………………………（378）
复方氨基酸(18AA-Ⅱ)…………………………………………………………（380）
复方氨基酸(9AA) ………………………………………………………………（381）
复方氨基酸(3AA) ………………………………………………………………（382）
支链氨基酸 3H 注射液…………………………………………………………（384）
丙氨酰谷氨酰胺注射液…………………………………………………………（385）
谷氨酸钠…………………………………………………………………………（386）
盐酸精氨酸葡萄糖注射液………………………………………………………（387）
脂肪乳注射液……………………………………………………………………（388）
多种微量元素注射液……………………………………………………………（390）
氯化钾注射液……………………………………………………………………（391）
浓氯化钠注射液…………………………………………………………………（393）
葡萄糖酸钙注射液………………………………………………………………（394）
甘油磷酸钠注射液………………………………………………………………（396）
脂肪乳氨基酸(17)葡萄糖(11%)注射液………………………………………（397）
脑蛋白水解物氯化钠注射液……………………………………………………（400）
第 11 节　激素 …………………………………………………………………（401）
注射用地塞米松磷酸钠…………………………………………………………（401）
甲泼尼龙…………………………………………………………………………（403）
氢化可的松………………………………………………………………………（406）
促皮质素…………………………………………………………………………（409）
胰岛素……………………………………………………………………………（410）

第 12 节　中药注射剂 …… (413)
丹参冻干粉 …… (413)
醒脑静注射液 …… (413)
盐酸川芎嗪注射液 …… (414)
血栓通注射液 …… (415)
舒血宁注射液 …… (416)
附　录 …… (418)
1. 成人常用静脉输液滴速换算公式 …… (418)
2. 输液速度与滴速的关系 …… (418)
3. 溶液稀释量表 …… (419)
4. 常用溶液的 pH 标准范围 …… (419)
5. 常用抗菌药物 pH 值、溶媒选择与稳定性 …… (420)

第1章 静脉输液概论

第1节 静脉输液发展史

静脉输液治疗与护理技术的发展经历了近500年的波折过程，在20世纪逐渐形成一个完整的体系，尤其是20世纪80年代以后发展并完善了静脉输液护理理论以及技术规范，现在静脉输液已成为临床最常用、最直接有效的治疗手段之一。

一、静脉治疗萌芽阶段

第一份关于静脉治疗的文献要追溯到1492年。据文献记载，当时3个男孩的血液被输注给一个患者，但没有成功。直到1615年，输血的概念才被Libavious正式提出，这一概念奠定了静脉治疗的基础。但那时输血很不安全，直到几个世纪后，人与人之间的输血才真正变得安全可行。

1628年，英国医生William Harvey(曾是国王查理一世的御用医生)认识到血液的运输作用，提出关于血液循环的理论，为后人开展静脉输液治疗奠定了理论基础，因此他被称为现代静脉输液治疗的鼻祖。图1-1-1为他向国王阐述血液循环的照片，图1-1-2是他的著作《心脏泵》中显示血管瓣的作用的雕版画。在此理论基础上，许多学者尝试将不同物质应用于循环系统。1656年，英国医生Christop Her Wren和Robert用羽毛管针头将药品注入狗的静脉，成为历史上首例将药品注入血液循环系统的医生。1662年，德国医师John，首次将药品注入人体的血液系统，但患者由于感染而死亡。

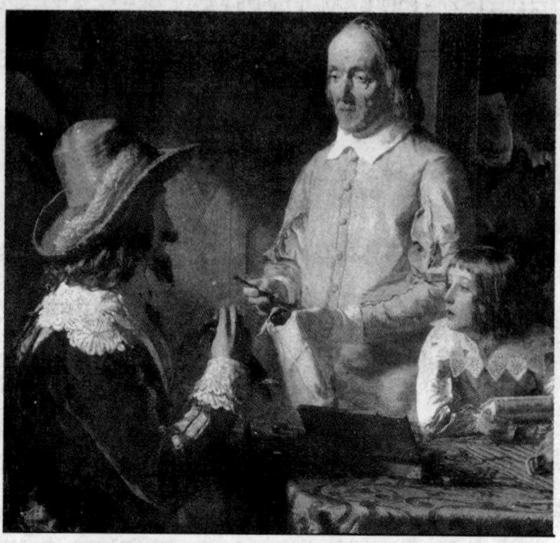

图1-1-1 英国医生William Harvey正向国王阐述血液循环理论(引自《医学的历史》)

1665年，英国医师Johann Majors采用静脉输注的方法成功进行了动物之间的输血。1667年，法国路易十四的御医John Baptiste Denis将羊血直接注入一个15岁男孩的静脉内，结果导致男孩死亡。此后，输血而致死的事

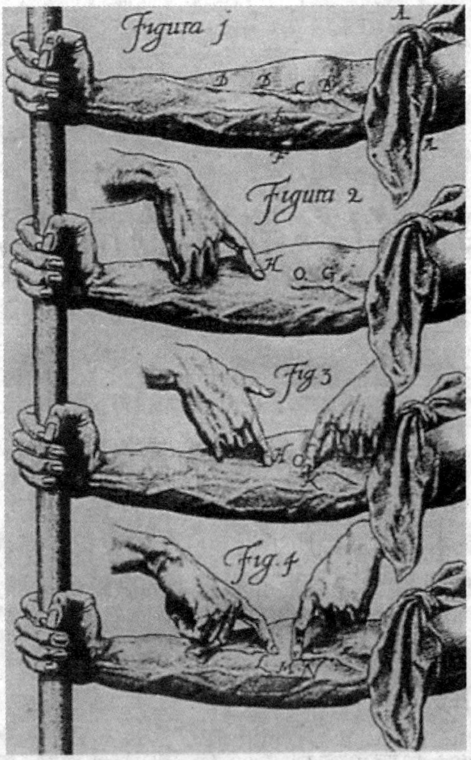

图 1-1-2　英国医生 William Harvey1628 年出版的《心脏泵》（第一版）中显示血管瓣作用的雕版画（引自《医学的历史》）

件层出不穷，因此欧洲各国政府及教会明令禁止血液输注。此后的 150 年间，输血便化明为暗。但值得注意的是，当时无论输血成功还是失败，都不是建立在科学的基础上，而完全是凭借运气。

二、19 世纪——静脉输液发展阶段

在 19 世纪，随着医学技术的快速发展，静脉输液才真正得以发展。

1818 年，英国产科医生 James Blundel 由于经常面临产妇因子宫出血过多而死亡的状况，于是重新燃起给患者输血的念头。此时他已经知道动物血不宜输给人类，但并不知道血液有血型的区分。当时由于医疗设备极为简陋，输血后因感染而导致患者患败血症及猝死的事件屡屡发生，不仅接受输血的人可能发生严重的并发症，供血者也极易受到感染。

当时输血的一个主要并发症是血液凝固问题。为解决此问题，1821 年，法国医生 Jean Louis Prevost 与 Jeans B. Dumas 尝试将成分血应用于动物之间的输血并获得成功，他们成为首先应用成分血输血的医生。1875 年，Landois 通过研究不同动物之间输血时发生的溶血现象，创立了抗原-抗体反应的理论。

19 世纪 30 年代苏格兰的霍乱流行成为静脉输液治疗的里程碑。1832 年，苏格兰医生 Thomas Latta 发现霍乱患者血液中有水分与盐分丢失的现象，他通过用煮沸的食盐水注入患

者静脉，补充因霍乱上吐下泻而丢失的体液，挽救了许多患者的生命，成功奠定了静脉输液治疗模式（见图 1-1-3）。1852 年，Bidder 与 Schmidt 发现了蛋白质与体内氮平衡、体重的增加及健康之间的关系，在 1866 年 Volt 医生再次证实了此发现。蛋白质与健康之间关系的理论奠定了营养支持的基础，但直到 100 年后，这一理论才真正在临床得到应用。

19 世纪后半叶，静脉输液的安全初步得到保证，静脉输液治疗有了突破性进展。1860 年，法国医生 Louis Pasteur 借助显微镜发现了微生物，从而创立了细菌学理论。基于此理论，外科教授 JosepH Lister 提出一项假设，即感染可能与微生物有关，并于 1867 年发表了应用石炭酸作为抗菌剂的研究文章。Lister 应用石炭酸作为消毒剂喷洒消毒敷料，手术前用其消毒手、缝线及手术局部皮肤，其研究成果为消毒灭菌理论奠定了基础，也为静脉输液治疗的安全性提供了保证。

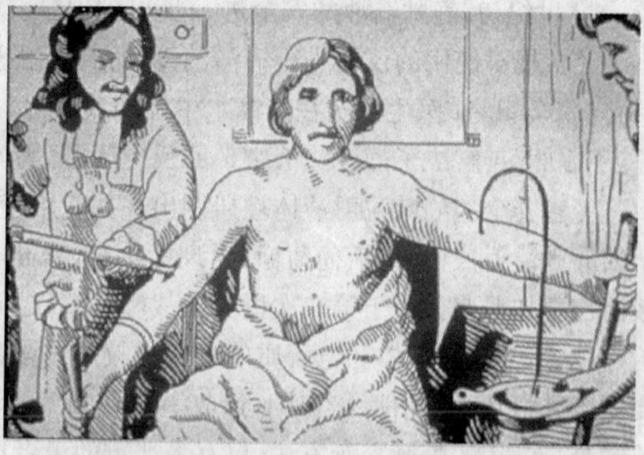

图 1-1-3　苏格兰医生 Thomas Latt 是第一位成功奠定静脉输液治疗模式的医师（引自《医学的历史》）

在 1854 年至 1856 年克里米亚战争期间，英国士兵由于得不到合理救护而大批死亡。Florence Nightingale 女士说服了军事大臣允许她带领 38 名护士负责在司库台湖的驻军营房医院工作，在那里她夜以继日地护理众多伤病员。在她率领的护士的努力下，伤病员的死亡率由 42%下降到 2.2%。她的成功表现改变了人们对护理的看法（见图 1-1-4）。1960 年 1 月 15 日，她在英国圣托马斯医院建立了第一所护士学校。

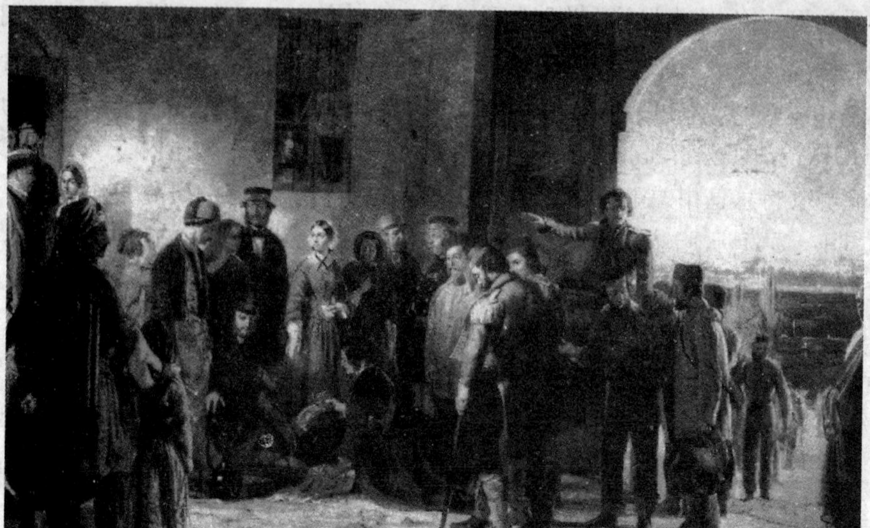

图 1-1-4　Florence Nightingale 女士在司库台湖的营房医院接收伤病员（引自《医学的历史》）

三、20 世纪——静脉输液成熟阶段

在将近 400 年的时间里，人们尝试将不同物质输入静脉系统也取得了一定的成果，但直到 20 世纪才真正实现将药品安全输入人体血液循环系统。

20 世纪初，静脉输液的安全进一步得到保证。消毒灭菌理论在临床得到广泛应用，1910 年已经常规对使用的仪器进行清洁消毒，所有接触患者的物品在使用前均进行灭菌。1923 年 Florence Seibert 医生首次在蒸馏水中发现致热源，并采用灭菌的方法有效去除液体中的致热源，于 1925 年解决了静脉输液中热原反应问题，为安全输液铺平了道路。

更多安全的静脉注射液体被研制出来并应用于患者的治疗。20 世纪初，科学家研制出安全的静脉注射液体，包括葡萄糖、生理盐水、碳水化合物、钾、钠等。40 年代至 60 年代静脉输液治疗更加普遍。由于第二次世界大战和朝鲜、越南战争的需要，在世界范围内研究静脉输液治疗技术，大量的液体和电解质的输注挽救了许多伤员的生命。在 1950 年，静脉输液治疗主要用于外科及脱水治疗，当时不到 20%的住院患者接受静脉输液治疗，重复使用的钢针穿刺前臂是最常用的静脉穿刺方法，仅有最严重的患者通过持续静脉输液接受抗生素治疗，肌内注射仍是当时的首选治疗方式。

20 世纪 60 年代是静脉输液迅速发展的阶段，超过 200 种的静脉输注液体被广泛用于临床。静脉输液给药方式也更加多样化，静脉穿刺工具也得以改进。在 1949 年以前，静脉输液只能通过周围静脉进行，直到 Meng 和他的同事通过狗的中心静脉输注高渗的葡萄糖与蛋白质获得成功，才开创中心静脉治疗的新局面。1952 年，Aubaniac 通过锁骨下中心静脉导管进行长期胃肠外营养治疗，从而使之成为危重患者抢救过程中非常关键的技术。60 年代，留置针留置技术和锁骨下静脉穿刺置管技术开始应用于静脉输液治疗；传统的开放性玻璃瓶也被密闭的塑料容器所取代；过滤器和电子输注装置开始在临床得到应用。

人类营养支持领域也取得很大发展。1935 年，Emmett Holt 将蓖麻油提炼的脂肪乳剂作为营养物质注入人体，他成为首次将脂肪乳剂注入人体的医生。在此基础上，学者们进一步研究如何将不同类型的氨基酸溶液输入人体。1940 年，Schohl 与 Blackfan 成功地将合成氨基酸溶液输入婴儿体内。1944 年，Helfich 与 Abelson 也成功地将 50%的葡萄糖、10%的氨基酸溶液与 10%的橄榄油卵磷脂乳剂通过静脉血管输入一个 5 岁的儿童体内。Stanley Dudrick 与周围静脉营养支持息息相关，他通过应用周围静脉提供营养支持的研究工作，在 70 年代早期证实了氨基酸、葡萄糖、脂肪作为营养支持的有效作用。正是由于 Dudrick 的工作，现在患者可以通过周围静脉获得全面的营养，而离开这些营养物质支持的患者则不能存活。

20 世纪 70 年代至 80 年代，静脉输液工具得到飞速发展。1972 年穿刺器植入皮下技术（即埋藏式输液港）被发明出来，遂道式导管、外周置入中心静脉导管（PICC）也分别于 1975 年、1986 年开始在临床应用。此后，通过中心静脉输液工具进行静脉输液变得越来越普遍。

四、21 世纪——现代静脉输液的范畴

进入 21 世纪，静脉输液应用的范畴更加广泛。主要包括以下几个方面：胃肠道外途径的

液体与电解质治疗、抗感染治疗、抗肿瘤治疗、全血和血液成分输注、胃肠道外镇痛治疗与全胃肠外营养(TPN)支持治疗等。绝大多数胃肠道外的液体和药品治疗都可由静脉输液护士来完成。

静脉输液给药方式更加多样化，PICC、中等长度导管、隧道式导管、埋藏式输液港等在临床上得到广泛应用。临床工作中，多种输液装置可供选择，过滤器和各种电子输液装置用于多种、联合、复杂的静脉治疗。静脉输液更加安全，同时也对静脉输液护士提出了更高的要求。

第 2 节　静脉输液技术的发展

随着医学科学技术的进步以及药品的迅速发展，药品治疗更加复杂多样，毒性、刺激性药品在临床得到应用，同时护理工作也由医院逐渐转向家庭，尤其在欧美、日本等发达国家社区护理比较发达和完善，因此需要更加安全、可靠的静脉输液路径与输液工具，所有这些都进一步促进了静脉输液技术的发展与完善，更多方便、安全、便于患者使用的穿刺工具被研制出来。先进的导管材料与设计减少了输液期间并发症，延长了留置时间，使患者感觉更为舒适。而这些进步使静脉输液治疗的种类和实践得以扩展，并延伸至医院以外的范围如社区与家庭病床等。

一、静脉输液导管与穿刺工具

(一)外周浅静脉输液穿刺工具

1. 头皮针

早期 ChristopHer Wren 医生曾使用动物羽毛、动物血管与动物膀胱等作为静脉治疗的工具进行血液输注，动物膀胱被用于盛放血液。后来这些工具被可重复使用的金属针头、乳胶管、玻璃容器等取代。1957 年发明了一次性头皮针(见图 1-2-1)，头皮针穿刺是当时周围浅表静脉穿刺唯一的方法。现在一次性头皮针仍然在临床使用，但它只是作为临时输液时使用的一次性用具，留置时间一般为 2～4h。其特点主要是容易穿刺，使用方便；但缺点是钢针容易刺破血管，每日需要重新穿刺损伤血管，增加患者痛苦。因此，主要适用于采血、输注非刺激性药品或 pH 值、渗透压处于或接近正常范围的溶液以及合作的患者。

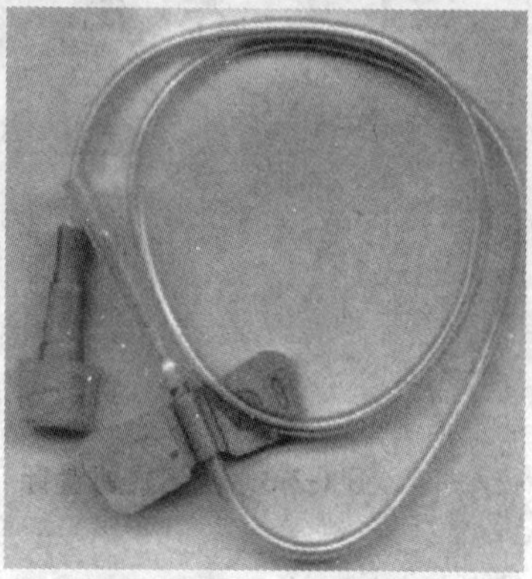

图 1-2-1　一次性头皮针

2. 留置针

为了保护静脉和解决液体渗出等问题，1950 年，Gautier 与 Maasa 发明了留置针，这是穿刺工具的革命。20 世纪 80 年代，我国开始使用留置针，如今留置针已经在临床得到广泛应用。留置针的主要特点是套管材质柔软，不易对血管造成伤害，不易发生外渗，具有一定的血管保护作用，留置时间较头皮针长可减少因反复穿刺对患者造成的血管损伤与痛苦。此外，可

第1章　静脉输液概论

减少护理人员静脉穿刺方面的工作负荷。但留置针成本较高，每日输液后需要封管等维护以免堵管。

留置针分为开放式留置针、密闭式留置针和密闭式防针刺伤安全型留置针 3 种(见图 1-2-2,图 1-2-3,图 1-2-4)。其中安全型留置针具有自动激活的保护装置，留置针内有自动启动的保护夹，当针从套管中退出时能自动锁闭针尖，瞬间即自动被保护夹锁闭，可避免发生针刺伤。近年来随着职业防护意识的不断加强，安全型留置针在临床得到了推广和应用。安全型留置针可以有效防止针刺伤和血液污染，减少医护人员职业暴露的风险。留置针一般可留置 72～96h。其主要适用于间歇性、连续性或每日静脉输液治疗，还可在 pH 值或渗透压处于或接近正常范围的溶液及刺激性药品仅为间歇性推注时使用，并可用于进行血液动力学监测。

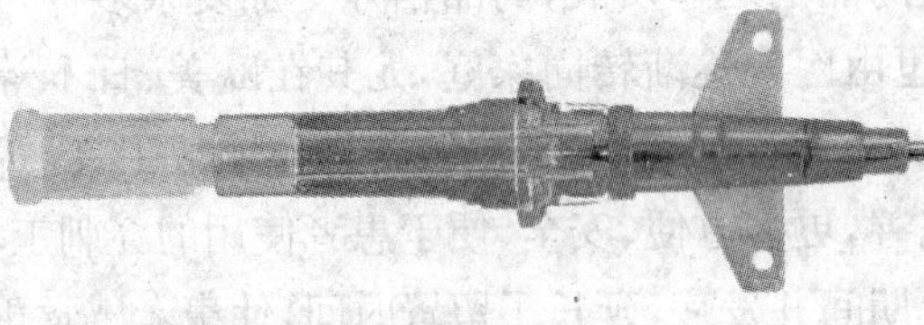

图 1-2-2　开放式留置针

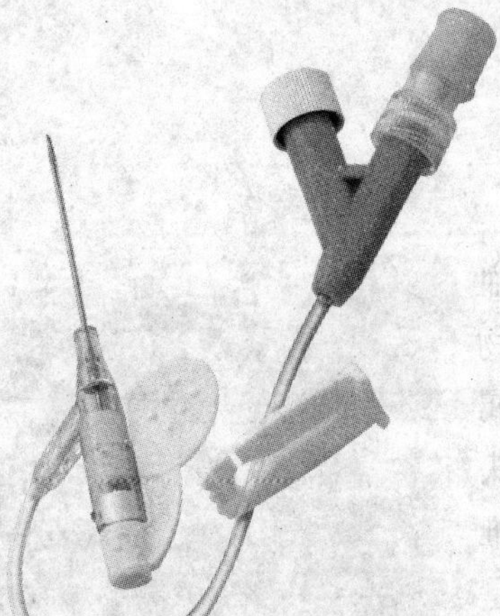

图 1-2-3　密闭式留置针

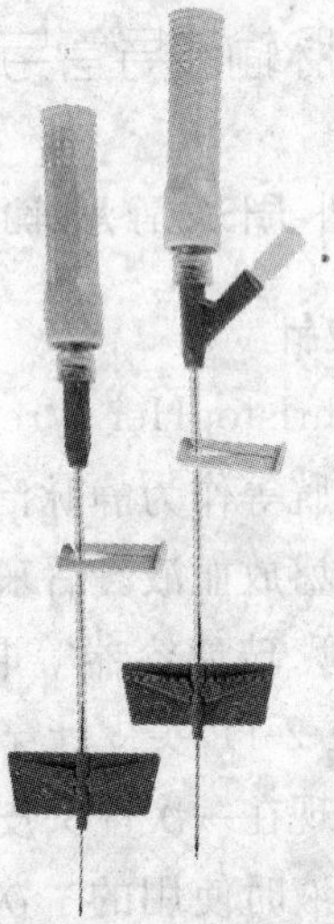

图 1-2-4　密闭式防针刺伤安全型留置针

(二)中心静脉输液工具

1. 外周置入中心静脉导管(PICC)

PICC 发明于 1986 年。PICC 是由外周的前臂静脉插入，尖端到达上腔静脉(见图 1-2-5,图 1-2-6)。其主要特点是经外周静脉穿刺，相对于其他中心静脉输液导管，穿刺成功率较高、危险性较小；因为是通过外周留置，因此感染率低(＜2%)；PICC 留置时间较长(数月至 1 年)，可减少反复穿刺和药液对血管损伤，减轻患者痛苦，提高患者的舒适度与满意度。但是 PICC

的缺点是价格较贵，长时间留置可引起机械性静脉炎。

PICC 主要适用于医院、社区与家庭病床等慢性疾病需长期静脉输液治疗的患者。其主要适用于长期静脉输液治疗（疗程>1 个月）、肿瘤化疗、刺激性药品或溶液进行持续或间歇滴注以及需用极端的渗透压或 pH 值药品治疗的患者、婴幼儿患者等。

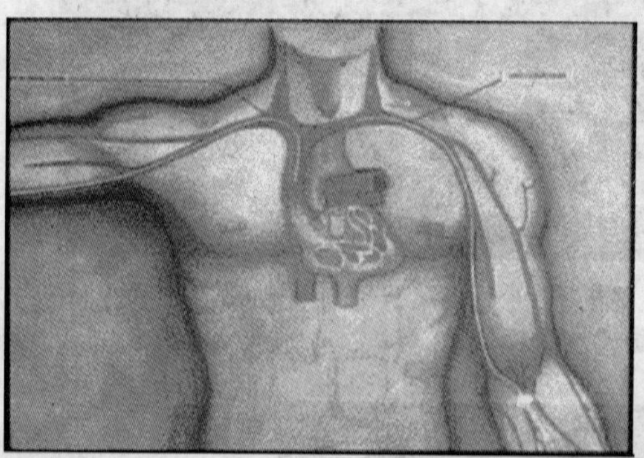

图 1-2-5 外周置入中心静脉导管(PICC)

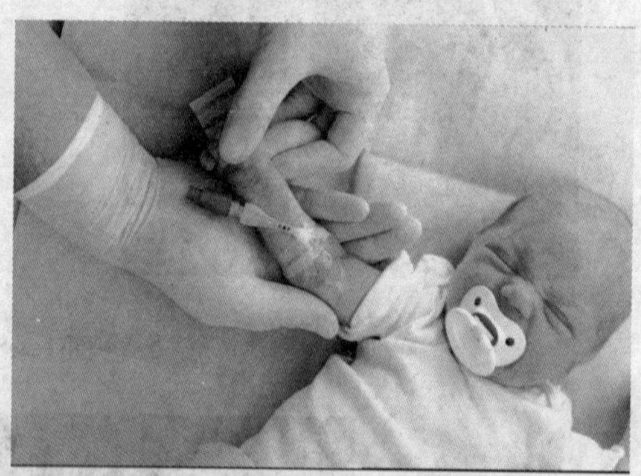

图 1-2-6 PICC 在儿科的应用

现在 PICC 在临床应用十分普遍，PICC 的穿刺与管理是静脉输液护士的重要内容之一。PICC 操作对护士的技术要求较高，必须要由经过专业培训与考核、有经验的静脉输液护士操作与维护。PICC 的临床应用扩展了院外治疗的种类，延长了治疗的时间。

2. 中心静脉导管

中心静脉导管为非隧道式导管，穿刺点为大静脉，尖端到达中心静脉（见图 1-2-7）。其特点是经颈内、锁骨下或股静脉穿刺，穿刺并发症危险性相对较大；由于留置于躯干部位，因此感染率较高（>26%）；导管一般可保留 7～14 天。

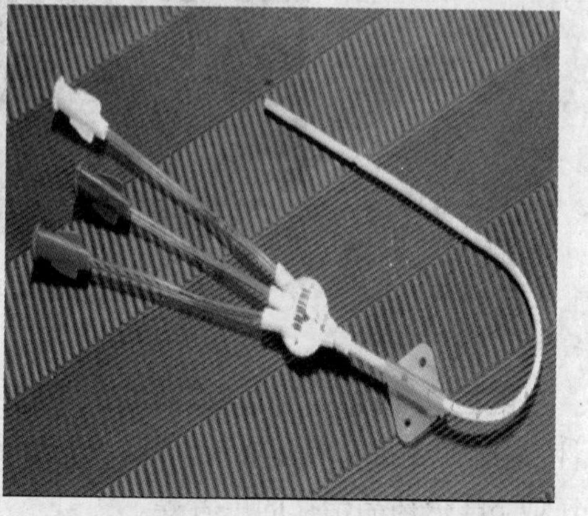

图 1-2-7 中心静脉导管

现在中心静脉导管在临床应用比较普遍，主要适用于急重症、大手术的静脉输液，对于诊断、治疗及监护危重症患者血流动力学具有重要意义。其主要适用于间歇性、连续性或每日静脉输液治疗，输注刺激性药品或溶液，输注大量液体，输注多样、不相容的治疗药品，需用极端的渗透压或 pH 值治疗的患者，进行血液动力学监测等。

3. 隧道式导管与埋藏式输液港

另一种进行静脉输液的穿刺工具是隧道式导管（见图 1-2-8）。隧道式导管是一种人工血管，经胸部皮肤穿刺，在皮下走行一段后进入锁骨下中心静脉。隧道式导管的尾端与置于胸壁皮下组织的穿刺器（埋藏式输液港）连接，输液时应用特殊设计的针头穿刺皮肤并与穿刺器相连接（见图 1-2-9）。导管与输液港留置时间不确定，可以长期留置，一般若有感染才考虑拔除。其缺点是操作过程需要严格保持无菌，护理不当容易引起感染等并发症。

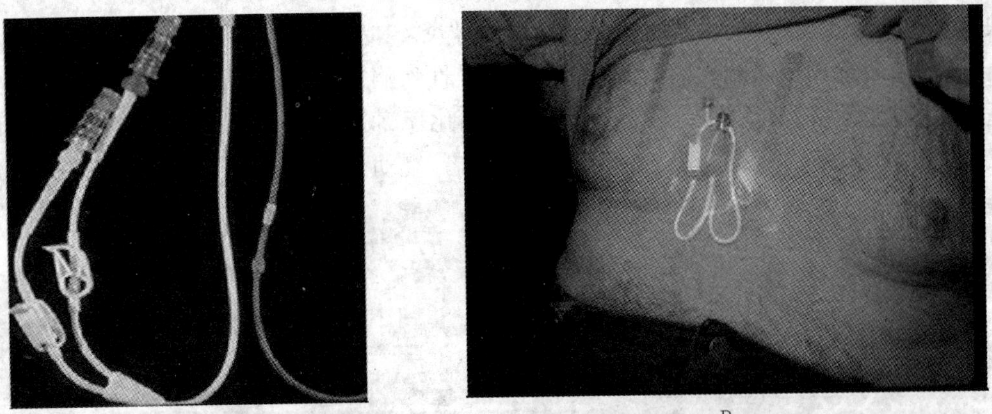

A　　　　B

图 1-2-8　隧道式导管

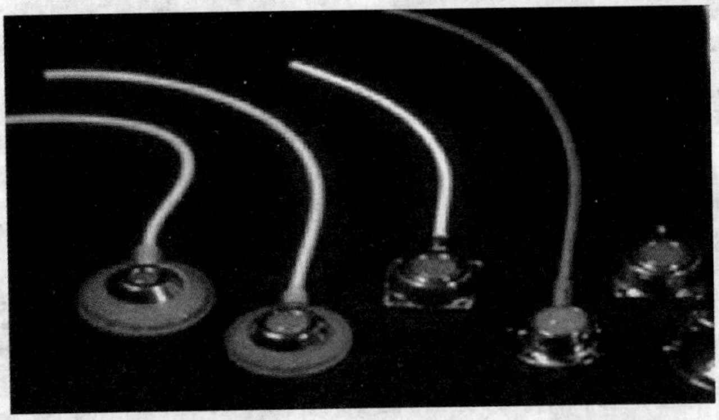

图 1-2-9　埋藏式输液港

隧道式导管与埋藏式输液港主要适用于需要长期及重复注射药物的患者，以及输注间歇性、连续性或每日静脉输液治疗，发泡性、刺激性药品或溶液，输注大量液体，需用极端的渗透压或 pH 值药品治疗的患者等。

二、流速控制装置

1. 输液夹

20 世纪 80 年代之前，主要使用滑轮与输液夹控制输液速度。主要利用液体的重力作用，通过调节滑轮与输液夹达到预设的速度。但是其缺点是许多因素可以影响流速，如头部的高度、体位的变化、液体的压力等。

2. 精密输液器

20 世纪 90 年代，精密输液器在临床得到应用（见图 1-2-10）。精密输液器是连接输液器与穿刺针之间的输液流速控制器，由特别设计的轮盘调节滴速，实现重力输液中的输液速度控制，以往影响流速的因素如

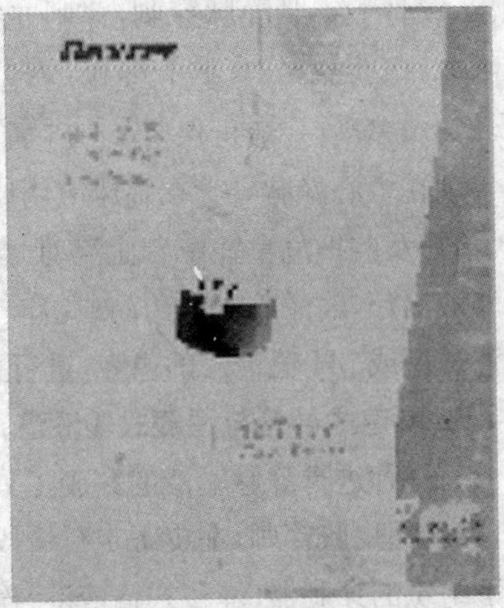

图 1-2-10　精密输液器

头部的高度、体位的变化、液体的压力等都可以被忽略，无需反复调整滴速，使用方便，但是其缺点是成本较高。

3. 微量注射泵

为使静脉输液更加安全有效，各种各样的流速控制装置被研制开发出来。由于电子输液装置在临床的广泛应用，输液过程监控智能化，输液速度准确性得到提高，输液过程更加安全有效。20 世纪 80 年代，微量注射泵被发明出来(见图 1-2-11)，当时主要用于婴幼儿缓慢静脉输液时的速度控制。现在微量注射泵应用范围得到拓展，它既可用于新生儿的输液、输血，也可以用于血管活性药、化疗药、止痛药品等的维持注入等。

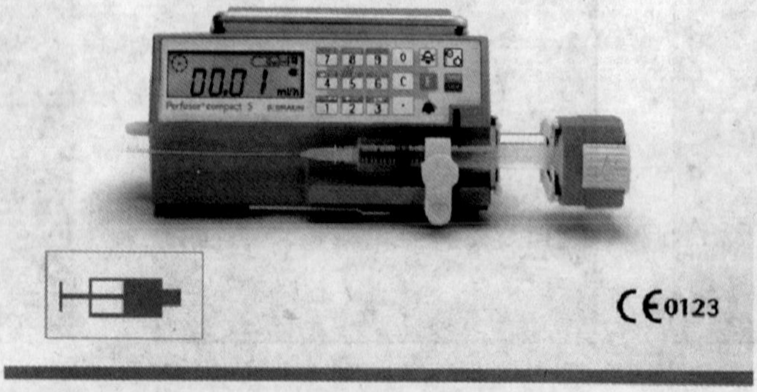

图 1-2-11　微量注射泵

4. 输液泵

在微量泵的基础之上，输液泵被发明出来以用于成年人的静脉输液。1972 年 IVAC 发明的输液泵是利用重力的作用进行速度控制，通过设定滴速来控制速度，当速度与预设的滴数不符合时仪器则会报警。后来输液泵逐渐发展为利用正压作用原理来控制滴速，通过调节压力来控制液体速度，并且可以同时或交替输注不同种类的药品。现在临床常用的输液泵具有电子输注指示和电子流速观察系统(见图 1-2-12)。输液泵主要应用于院内治疗，现在已开始用

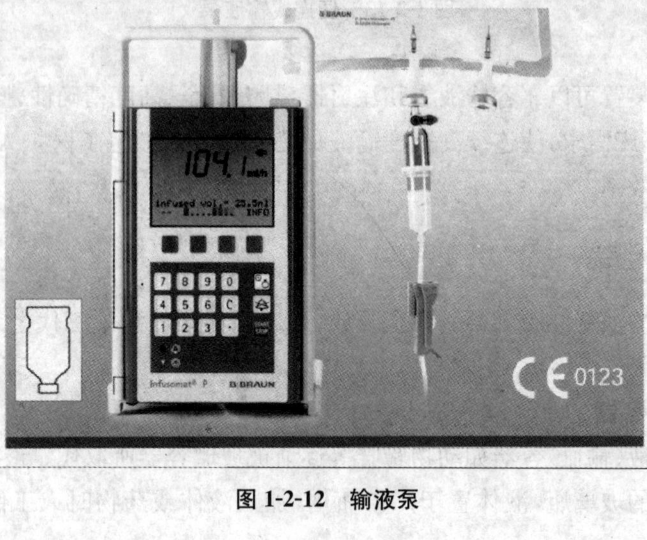

图 1-2-12　输液泵

于家庭病床。

5. 便携式输液泵

便携式输液泵独有非乳胶弹性储药囊，当药液充盈时，输注泵有一个持续性的向心压力，使储存的药液通过特制的过滤装置以及高科技的液体限速器来控制流速（见图 1-2-13）。便携式输液泵体积小、重量轻、安全、易用。既保持了输液泵的原有特性，使用者又可随身携带，方便实用，适用于镇痛、化疗、抗生素输注等。镇痛泵（PCA）是其中的一类产品，这一技术允许患者根据疼痛程度自己控制止痛药的剂量，对于控制肿瘤、手术后的疼痛十分有效。

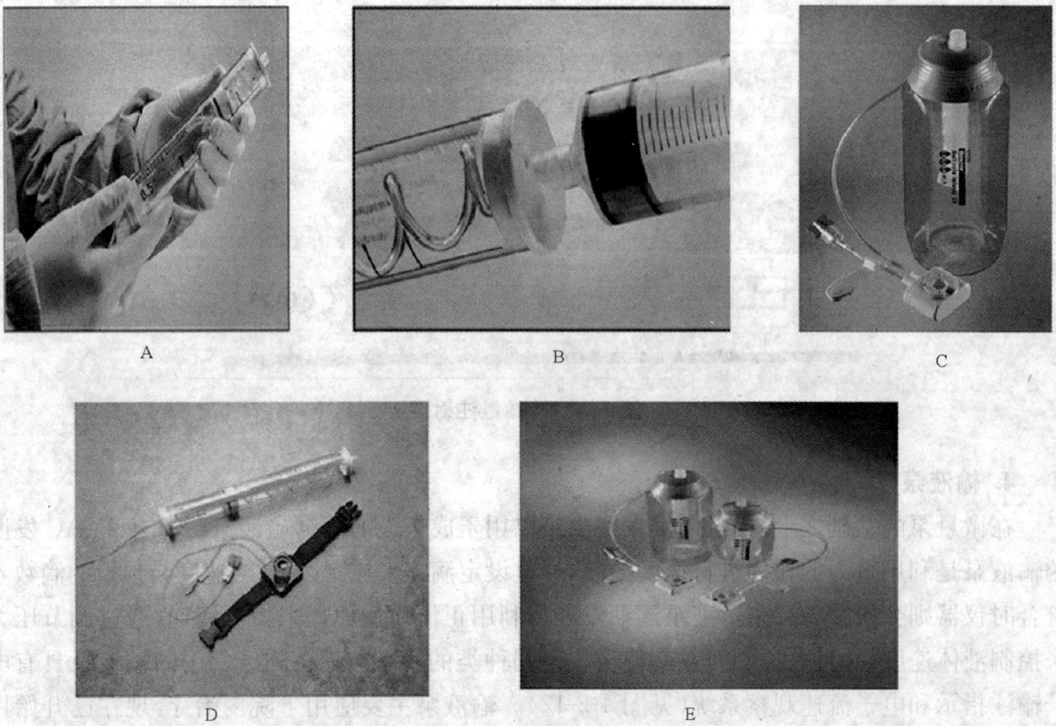

图 1-2-13 便携式输液泵

由于电子输液装置可以兼容输液袋和注射器，具有安全、高度精确性、操作简便、灵活的特点，可满足不同的临床需求，使连续高精度输液成为现实。既减轻了医护人员的工作强度，又提高了护理质量和效率。

三、静脉输液容器

静脉输液容器的演变经历了第一代全开放、第二代半开放和第三代全封闭式系统的发展过程（见图 1-2-14，图 1-2-15）。

1. 开放式玻璃容器

原始的静脉输液（输血）容器如动物膀胱等逐渐被玻璃容器所取代。最初盛放静脉输液的玻璃容器是开放式的玻璃瓶，液体置于广口瓶内，加入液体或药物时人工倒入或直接注入瓶

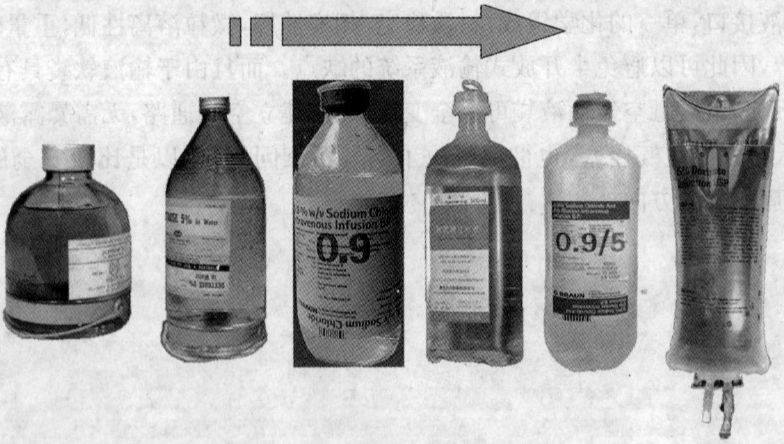

图 1-2-14　静脉输液容器演变趋势

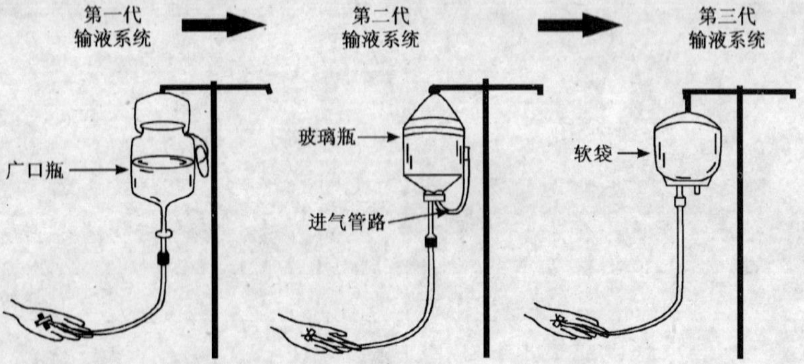

图 1-2-15　静脉输液系统的发展过程

内，为全开放式静脉输液系统。虽然使用时在瓶口覆盖纱布以保持局部清洁无菌，但是液体的污染现象还是比较严重的。

2. 真空密闭容器

20 世纪 80 年代，开放式玻璃容器被真空密闭的玻璃容器或硬塑料瓶所替代，以保持液体的无菌状态。塑料制品的发展为静脉输液工具的完善起到促进作用，原来的乳胶管路也被塑料输液管路所取代。瓶装输液系统需要依赖空气通路，输液时需要在瓶口橡胶塞处另外插入通气管，使空气进入瓶内，瓶内液体依靠大气压与重力的作用输入人体，成为半开放式静脉输液系统。今天，真空密闭的玻璃容器、硬塑料瓶与一次性塑料输液管路已经成为输液治疗必不可少的工具，输液的安全性由此得到提高，但是由于瓶塞的化学污染以及空气进入可能会因此而引起输液并发症。

3. 全封闭输液软袋

20 世纪 90 年代，全封闭输液软袋的出现是静脉输液的又一次飞跃，使全封闭输液系统成为可能。全封闭输液软袋为医用塑料软袋包装，输液在全封闭状态下进行，大气压直接作用于袋壁使液体流出，输液过程不需要使用通气管。全封闭输液系统具有以下特点：无外界空气进入，无菌的输液接口，单一的化学组成，材质稳定、相容性好，微粒溶离性低，重量轻、容易使用，有利于环保等，因此可以避免半开放式输液系统的缺点。而且由于输液软袋具有透明的特点，可容易发现沉淀，不接触空气输液袋可完全变瘪，无需建立空气通路，无需暴露液体，不仅可避免空气进入人体发生空气栓塞，也彻底解决了空气污染问题，所以是比较安全的静脉输液系统，已成为今后的发展方向。

第 2 章　静脉输液专业化

第 1 节　静脉输液发展专业化

静脉输液作为抢救和治疗患者的重要手段，其技术的复杂性和风险性日益增加，因此对执行静脉输液的护士的理论与技术要求愈来愈高。从这一角度出发，就需要有一批专业静脉输液护理人员来担负其重任，这样才能保证患者静脉输液的质量，因此静脉输液护理的专业化发展是必然趋势。

一、美国静脉输液专业化发展

1972 年 12 月，两名静脉输液护士 Ada Plumer 和 Marguerite Knight 发出倡议，邀请所有护士组织起来，成立美国静脉输液治疗护理学会(AAIVN)。1973 年 1 月 25 日，16 名发起人相聚巴尔的摩，他们决定将"护理"两个字从组织的名称内删去，以便更好地反映这一组织的法律外延，这样，美国全国静脉输液治疗学会(National Intravenous Therapy Association，NITA)从此诞生。这个学会包括来自于 40 个州的 40 名会员。目前学会成立时的宗旨依然保留着，即"使静脉输液护理这项特殊的实践标准化，以使患者的医疗护理在质量、花费、效果三方面得以保证"。

20 世纪 80 年代，这一组织拥有的会员超过 3000 名，其中 90%是护士。为了更好地反映这一组织的实际内涵和对专业技术、患者及立法程序的关注，在 1987 年其名称改为"静脉输液护理学会"(Intravenus Nurses Society，INS)。现在，INS 成员约 10000 名，其中 93.5%为注册护士，6.5%为其他专业人员(医师及药剂师)，30%的注册护士拥有静脉输液护士资格证书，1%为国际会员。

INS 的使命是通过制订标准、提供专业教育、倡导新技术和对护理效果的研究来促进输液治疗的发展及护理水平的提高，以确保向所有接受静脉输液的患者提供最高质量、最经济有效的护理。

INS 制订的《静脉输液护理实践标准》(Infusion Nursing Standard of Practice)是一部制定护理责任范围和护理人员教育水平要求的官方文件(见图 2-1-1)。这份文件要求护士在专业与专业以外的领域具有对合法与违法行为的判断力，并与任何一个从事静脉输液治疗的单位密切相关。这个标准的建立与完善是为了保护患者的权益，建立风险管理体制和保障静脉输液护士的合法权益。同时,这份文件也体现出静脉输液护理领域中护士所应具有的责任心和慎独精神。

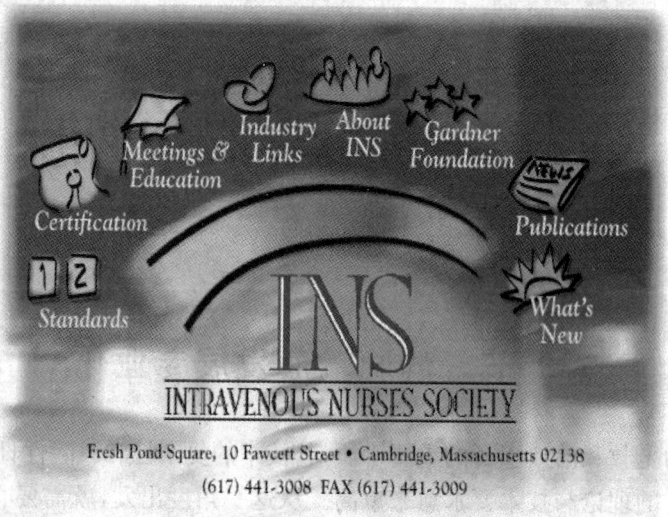

图 2-1-1　美国静脉输液护理学会(INS)

二、我国静脉输液专业化现状

我国的静脉输液专业化发展起步相对较晚。1999 年 12 月,中华护理学会静脉治疗专业委员会在北京成立,这是我国静脉输液发展史上的一个里程碑。2001 年 12 月,北京及上海的护理学会分别成立静脉输液专业委员会,随后其他省市也先后成立了静脉输液专业委员会。但是,委员会的职能尚没有得到充分的发挥,许多工作正处于开展与完善的过程中,静脉输液护士资格认证的制度尚未实施。

现在,北京、天津、湖南、四川等地许多家医院建立了自己的静脉输液团队(静脉输液小组),试行静脉输液护士资格认证制度,并开展了大量工作,为提高静脉输液护理质量起到了一定作用。他们根据国内以及自己医院的实际情况,制订了适合各自医院的工作制度。例如北京某医院静脉输液小组的工作职责为:研究和管理本院静脉输液治疗,定期修订静脉输液操作技术规范;建立会议制度,定期研究、解决本院静脉输液质量方面的重大问题,遇有疑难、紧急问题随时召开会议;建立监控及信息收集、反馈制度,每月根据收集的问题提出改进措施,以促进全院静脉输液质量的提高;负责本学科的继续教育、科学研究,进行静脉输液知识系统培训;定期与临床药学科室联系,指导新药的临床使用;对于静脉输液问题与相关科室共同鉴定,并上报医院医疗质量管理委员会。由于各家医院的静脉输液小组仍处于探索阶段,资格认证标准也不统一,缺乏权威性,不利于护理专业化发展,因此有待完善。

三、静脉输液护理专业化发展趋势

静脉输液护理向专业化发展已经势在必行。根据我国护理发展的现状,借鉴国外的经验,建立静脉输液护士培训制度，培养高素质的专业护理人才，发挥其在专业护理领域学科带头人的作用，已成为我国静脉输液护理专业化发展趋势。这不仅是与国际护理学科接轨同步发展的关键，也是提高静脉输液护理专业技术水平和促进静脉输液护理专业化发展的重要策略。

为加快静脉输液专业化进程，尽快与国际接轨，使我国静脉输液护士专业队伍不断壮大，并走向成熟，我国静脉输液护理领域的任务十分艰巨。建议成立法律认可的静脉输液护士资格认证委员会，规范护理行为，建立静脉输液护士团队，培养静脉输液护理专业护士；制定适合我国的静脉护理实践标准和规范，并定期更新内容，使它作为质量控制和教学培训的指导性文件；各级护理机构通过举办多种形式的新技术普及教育活动并设立标准，促进专业发展，提高护士的临床技术能力；对于复杂和风险性大的侵入性操作要求静脉输液护士来完成，以保证患者得到最好的护理，保证护理质量；建立静脉输液护士培训基地，组织编写静脉输液专用教材，完善、更新护理教科书内容，改善学生练习的方法、条件，逐步减少直到完全消除在患者身上进行静脉输液操作练习的情况；建立定期修改静脉输液护理常规的制度，使制度真正适合临床发展，起到指导临床的作用。

表 2-1-1、表 2-1-2 反映了我国和美国在培养静脉输液护士方面存在差别。

表 2-1-1　中、美两国对静脉输液护士的培养与要求

美国	中国
1. 专职静脉输液教师，有静脉输液护理专家指导	1. 没有静脉输液护理专家指导，带教老师的水平参差不齐
2. 静脉输液训练在配备有假肢、假躯干的静脉输液训练室中反复进行，直到学生感到有信心，才应用于患者	2. 在教室用教具进行训练，设备简单，操练次数有限，主要是在临床实际操作中练习
3. 毕业的护士并不具备从事静脉输液操作的资格。应具备注册护士资格，首次认证考前 2 年内不少于 1600h 静脉输液护理经验。每 3 年进行 1 次再认证考核，要求 3 年内有不少于 1000h 的静脉输液护理实践机会	3. 护理实践无需认证，护士从护理学校毕业后即被认为有能力和权力为患者实施静脉输液
4. 继续教育：学习 9 门课程，需参加年会、讲座、专业护士资格考核，INS 认证、再认证	4. 继续教育：静脉输液护理内容较少，无特殊要求
5. 训练结果：操作熟练，规范化	5. 训练结果：普遍水平低，规范不一
6. 训练内容与临床接近	6. 训练内容与临床脱节

表 2-1-2　中、美两国护士对静脉输液的管理

美国	中国
1. 静脉输液操作规程定期修改，与时俱进	1. 静脉输液操作规程多年不变，与临床严重脱节
2. 静脉输液护理实践标准全国统一，定期改版，不断更新，便于质量控制	2. 静脉输液护理实践没有全国统一的标准
3. 护士的法律意识强烈，贯穿到每一个操作细节中	3. 护士的法律意识较弱
4. 依法律文件要求详尽记录并保留，便于应对患者的起诉	4. 输液护理记录没有统一规范，起诉时被动

续表

美国	中国
5. 执行操作人员为专业护士	5. 执行操作人员为所有护士
6. 患者有接受教育、拒绝接受治疗的权利，患者的意见受重视	6. 患者有接受教育、拒绝接受治疗的权利，患者的意见受重视情况有改善
7. 学术研究专职研究人员与非专职研究人员并进，着重循证护理学研究，仅INS就有17名专职静脉输液护理专家	7. 几乎无专职研究人员，科研能力较低，几乎没有此领域的循证护理学研究成果，几乎没有脱产的技术研发人员

第2节　静脉输液专业护理团队

静脉输液护理团队（又称静脉输液小组）是静脉输液护理的专业化队伍，由专职的静脉输液护士组成，每位静脉输液护士首先必须是一名注册护士，并拥有静脉输液护理所必需的专业知识和技能，及有效的静脉输液护士资格认证证书，为患者提供安全、高质量静脉输液护理。静脉输液护理团队运用现代化装备，由专门人员完成观察与护理，可以有效利用护理人力资源，减少浪费，减少患者静脉输液相关并发症，提高风险管理的效果，并对其他护理人员起到积极影响。

一、美国静脉输液护士的资格认证

1. 资格认证的目的

静脉输液护士的资格认证是确认护士在专业水平上与普通注册护士的区别。资格认证是通过非官方机构或具有认可权力的学会对通过该机构或学会考试合格的人员予以承认的过程。普通注册护士着重于基本护理能力，而静脉输液资格认证则是体现在此基础上，护士应具备静脉输液专业知识及技能。资格认证的目的是保护患者，保证公共福利事业的正常运行，汇集先进的技术知识，提供优秀的技术操作，完善特殊技术操作标准，推动专业知识和技术标准的发展。通过提供操作的规范标准，减少这些操作的不合理因素，通过有关专业机构，如各级护理学会，给护理人员的临床操作确立明确的范围、定义，并制订完善这些工作标准，可以保护临床护理人员。

2. 资格认证的标准

美国INS静脉输液护士资格认证标准如下：

（1）具有学士学位及有效注册护士执照。

（2）具有连续两年的内科/外科临床护理经验和不少于1600h的静脉输液护理经验。

（3）具有液体与电解质、感染控制、肿瘤学、儿科学、药理学、质量保证/风险管理、基本技能与临床实践、胃肠道外营养、血液制品输注治疗9个方面的专业知识。

（4）注册护士需在静脉输液认证的基础上参与或从事教育管理和研究工作。

（5）再次认证要求每3年进行再评价1次。3年内不少于1000h的临床静脉输液护理实践，再认证过程中需要取得40个再达标学分。

再次认证的学分是通过INS主办的继续教育课程取得，包括年会和全国性专科学校教育。经过反复的认证考试，确保对护理人员临床技能的监督与知识更新，以提高护理质量。

3. 资格认证的意义

资格认证的意义包括以下几个方面：

(1)在专业方面：将历史上志愿者的组织观念转变为法律上的资格确认，有助于护士能力的体现。有利于患者或保险公司通过各项标准对持有资格证书者进行监督；可增加护理责任的透明度，有助于护理质量的提高。

(2)在个人方面：可提升护士的职业满意程度，增强自信心，护士得到认可与尊重。

(3)在医院方面：工作于某一特定的领域可以提高护士的工作价值，使护士获得较高的薪水和奖金，高水平的临床护理服务质量，反映医院整体护理水平。

(4)在医护合作方面：拥有静脉输液护士资格证书，体现了该护士符合专业发展的要求，被承认是静脉输液护理方面的专家，有助于增进与医师的合作。

(5)在质量管理方面：已证实取得明显成就，可以降低个人因草率行事发生意外而负法律责任的风险，可以更加有效地利用资源。

二、我国静脉输液护士的资格认证现状

我国现阶段进行静脉输液的护士一般不需要进行资格认证，护士从护理院校毕业后即可进行静脉输液，但是直到其取得注册护士执照后才具有独立进行静脉输液的资格。随着专业化发展趋势，近几年来我国一些医院已经试行静脉输液护士资格认证制度，积累了一些经验，虽然各家医院资格认证的标准并不统一，但仍对国内静脉输液专业化发展起到促进作用，对于将来全国范围内统一标准具有参考价值。例如北京市某医院制订出从事静脉输液的不同层次的护士资格认证标准如下：

1. 静脉输液护士资格认证标准

(1)具有护士执业证书。

(2)护理专业大专及以上学历。

(3)从事护理工作5年以上，并熟悉静脉输液相关理论和技术。

(4)有良好的语言沟通技巧、协调能力和组织能力及团队合作精神。

(5)具有高度责任心和敬业精神，积极向上，愿意承担责任。

(6)具有阅读医学专业英语期刊、杂志的能力。

(7)具有熟练的电子计算机应用技能。

2. 普通外周静脉穿刺护士及给药者的资质

(1)具有护士执业证书，执业资格注册在有效期之内的临床护理人员。

(2)无护士执业证书的护理人员，应在注册护士的监督、指导下进行静脉输液工作。

3. 行PICC穿刺和维护者的资质

i PICC穿刺者资质准入：

(1)持有护士执业证书、从事临床护理工作8年以上、护师以上职称；

(2)连续2年从事静脉输液和护理1600h；

(3)参加相关内容的理论操作培训不少于10学时，内容包括置管常规、置管中常见问题及处理方法、术后并发症及处理方法、标准维护常规等；

(4)模拟操作3次，见习3次，配合3次，实习3次；

(5)经考试合格取得资质认证；

(6)取得准入资格后，每年需独立完成插管10例以上，否则取消资格。

ⅱ PICC日常维护者资质准入：

(1)持有护士执业证书、从事临床护理工作1年；

(2)参加相关内容的理论、操作培训不少于3学时，内容包括各项日常维护的操作步骤(冲管、封管、换药、换肝素帽、采血、拔管等)、PICC维护使用注意事项、携带PICC导管患者日常生活注意事项等；

(3)见习操作3次，实习操作3次；

(4)经考试合格。

ⅲ PICC特殊维护者资质准入：

(1)持有护士执业证书，从事临床护理工作5年以上，具有护师资格；

(2)参加相关内容的理论、操作培训不少于3学时，内容包括掌握更换连接器、堵塞导管再通操作步骤，以及日常维护的全部内容；

(3)模拟操作3次，见习操作3次，实习操作3次；

(4)经考试合格。

4. 行中心静脉导管(CVC)穿刺者资质

CVC穿刺属于医疗行为，应由医生操作、护士配合完成。

三、静脉输液护士的能力要求

静脉输液护士的实践环境多种多样，但对患者的护理存在许多共同之处。美国静脉输液护理学会对静脉输液护士的基本能力提出要求，目的是指导静脉输液护士的实践行为，并用于协助岗前培训和专业继续教育计划的制定。这些能力要求明确了为实现静脉输液的预期效果，护士应具备的专业知识、技术和能力。这些基本能力要求同样适用于中国的静脉输液护士，主要包括沟通能力、对患者的宣教的能力、技术能力、继续教育能力、法律责任能力、质量保证和绩效提高能力以及科研、咨询、临床管理、预算管理等方面能力。

(1)沟通能力：指静脉输液护士应具有口头和书面表达的能力，它可以促进护士与患者、其他护理人员及专业范围以外的其他人员在理论与实践方面的有效沟通。

(2)对患者教育的能力：为坚持对患者实施整体护理，静脉输液护士有责任根据治疗方案对患者和其他护理人员进行教育，对患者的理解能力进行评估并且记录在病历中，并将结果与有关人员沟通。

(3)技术能力：指静脉输液护士具有对临床使用的静脉输液相关产品进行评估的能力。护士应了解输液技术的发展进步，并在临床工作中参与对新产品的评估、选择和使用。

(4)继续教育能力：继续教育是支撑和推进护理发展不可缺少的内容，是护士职业发展的手段。护士主动参与输液相关的继续教育课程是静脉输液专业化发展和护理工作不断进步的关键。通过这些课程所获得的知识应与同事共享，以提高护理工作水平。

(5)法律责任能力：法律责任指静脉输液护士应严格遵守护理法律法规，在中国则需要遵守《护士条例》中的规定。在工作过程中，降低患者接受一些不必要的创伤或并发症的危险，协助医疗机构降低因操作失误而引起患者对医师、护士或医疗机构投诉的风险，配合医疗产品制造商减少对公司产品性能投诉的风险。

(6)质量保证和绩效提高能力：只有护士严格遵守护理质量控制标准，接受静脉输液的患者才能获得高质量的护理。护士的职责就是要保证与输液治疗护理相关的护理质量和绩效不断提高。与静脉输液相关的必要统计学资料必须保留，对于不恰当的护理实践应及时评估并加以纠正。所有与静脉输液有关的制度和程序都应每年进行审阅或修改，并由相应的组织委员会批准。

(7)科研能力：科研是静脉输液护理中重要的组成部分，通过研究可以促进本专业不断得到确认和发展。凭借静脉输液护士在科研方面的积极参与和科研结果的推广，静脉输液护理将不断得以提高。

(8)咨询能力：静脉输液护士对于医疗专业人员、其他护理人员、患者或患者家属、社区以及相关行业人员都是重要的咨询顾问。在咨询中主要关注对患者的健康教育和实施安全、高质量的静脉输液护理。

(9)临床管理能力：临床管理的范围涉及护理程序中的各个方面。临床管理的目的是满足患者的需求，使其达到预期的治疗与护理效果。

(10)预算管理能力：为了在实施静脉输液护理过程中控制支出，静脉输液护士应积极参与并有责任建立和维护包括人员配备、教育和相关产品使用责任的预算管理程序。静脉输液护士应保证以最经济有效的支出达到最满意的护理质量。

四、护士在静脉输液中的职责

1. 护士的角色

20世纪40年代，护士才被允许进行静脉输液治疗的操作。在此之前，护士只能辅助医生进行穿刺和输入液体。由于医生不再有充分的时间完成静脉输液治疗的全面工作，护理责任范围得以扩展。波士顿麻省总医院护士 Ada Plumer 是第一个被允许进行静脉治疗的护士，她后来组建了美国第一个静脉输液小组。现在，美国很多医院成立了静脉输液护理小组，专职静脉输液护士的出现，对提高静脉输液护理质量起到促进作用。21世纪对于从事静脉输液的护理人员而言，已不再是简单的技术操作者，而是具有护理、管理、市场、教育和改善患者护理服务质量的专门人才，护士的角色日趋扩展以适应临床护理工作的发展需要，护士的角色包括临床工作者、宣教人员、研究人员、管理者、创新者与协调人员，新角色的出现使静脉输液护士更加独立和专业化。

2. 护士的工作范围

护士的工作范围涉及医院、社区、家庭等场所。统计资料显示，1990年在美国81%的护士在静脉输液技术上的工作时间约占用全天的75%，我国现阶段超过90%的患者在住院期间接受不同形式的静脉输液治疗，并且往往持续到治疗结束。家庭静脉输液到目前已超过15年的历史，每年有数十万的患者在院外接受这项治疗。由于老龄人口的增长延长了平均寿命，促进了静脉输液治疗工具和家庭医疗护理事业的发展，而快速蔓延的艾滋病毒阳性群体带来一个特殊的、复杂的社区性静脉输液治疗单位的需求。政府和保险公司为降低患者急症时的医疗花费，加大了对家庭和流动医疗单位静脉输液的需求。患者和家庭照顾者自我照顾的责任也日趋增大，包括技术设备的管理和较复杂的护理工作。这就要求护士对患者及家庭照顾者进行培训和教育，使之掌握自我健康护理的知识与能力，并能参与一些护理决策的制定。

3. 静脉输液护士的工作职责

在静脉输液管理过程中，护士的职责包括完成外周静脉输液、管理外周静脉和中心静脉穿刺部位、广泛应用胃肠道外给药和血液制品输注、培训患者及家庭照顾者、保证患者治疗安全及进行预算管理，并从事静脉输液的教育、管理和研究工作。具体地讲包括以下方面：周围浅静脉穿刺与护理、PICC的穿刺与维护、协助医生完成中心静脉导管（CVC）置入、进行CVC护理、埋藏式输液港的穿刺、静脉液体的准备与给药、血液成分输注、化疗给药、胃肠外营养支持、患者及家庭照顾者的教育，以及收集、评估与静脉输液护理治疗有关的统计学数据等。

4. 未来的发展趋势

在护理技术和护理责任快速与持续变化的时代，由于护理改革和技术的不断进步，在对患者提供服务和统筹管理方面，护士将会扮演更加重要的角色，在静脉输液方面将会进一步扩展他们的职责。未来的趋势是大批患者将会缩短住院时间，只有最严重疾病的患者留在医院内接受住院治疗，这一趋势对护士提出了更高的要求，即如何处理好医院、社区与家庭中不同环境、不同情况患者的静脉输液问题。

第3章　静脉输液护理管理

静脉输液护理管理的主要任务是建立统一的静脉输液标准，做好相关人群、相关环节的质量管理，有效地做好职业防护。其目的是有效完成所有治疗护理工作，减少静脉输液相关并发症，使患者满意；减少护士劳动强度，减少医疗锐器意外伤害，保障护士权益。

第1节　静脉注射剂日常管理

一、一般静脉注射剂管理

(1)静脉注射剂管理制度应根据《中华人民共和国药品管理法》有关规定执行。

(2)病房内一般静脉注射剂应指定专门护士管理，负责领药、退药和保管工作。护士定期核查药品并记录，防止积压、变质，如发现有沉淀、变色、过期或标签模糊时，立即停止使用并送回药房处理。

(3)中心药房对病房内存放的药品要定期检查，并核对药品种类、数量是否相符，有无过期、变质现象。

(4)抢救药品必须放置在抢救车内，定量、定位放置，标签清楚，保证随时急用。

(5)需要冷藏的药品如白蛋白、胰岛素等要放在冰箱内，以免影响药效。

二、麻醉药品、第一精神药品管理

麻醉药品、第一精神药品具有高度的药品依赖或滥用性，因此被卫生部列为特殊药品进行保管与使用。根据药品滥用和依赖的可能性以及药品用途的医疗适应证，卫生部为特殊药品制定了特殊方案。根据卫生部《麻醉药品和精神药品管理条例》与《医疗机构麻醉药品、第一精神药品管理规定》文件精神要求，麻醉、第一精神药品和专用处方采取专门管理。具体可参照以下规定执行。

(1)病房麻醉、精神药品和专用处方仅供住院患者按医嘱需要使用，不得用于门急诊患者，其他人员不得私自取用、借用。

(2)病房设专柜存放，专人管理，护士交接班时清点药品并在麻醉及精神药品清点记录单上签字。

(3)麻醉及精神药品专用处方必须由护士长签字后方可领取，处方领取后交专人负责，与麻醉药品统一管理。

(4)医师开医嘱后领取专用处方，并填写麻醉及精神药品处方管理记录后，交给护士。护士确认签字并填写麻醉及精神药品清点记录，执行后保留空安瓿及专用处方。

(5)各种原因造成的作废处方应留存，处方使用数量应与药品使用数量相吻合。

(6)借用处方时，双方应在麻醉及精神药品清点记录单中登记，并在“备注”项记录处方去向或来源；同时借用人员在借出方麻醉及精神药品清点记录中“医师签字”处签字。

(7)上述所有记录需保存2年。

三、试验性药品管理

试验性药品是指具有一定治疗目的处于试验阶段的药品，通过临床试验以确定其用于人体的安全性及疗效。

(1)试验性药品需经卫生部药品监督管理局认可同意进行临床试验。

(2)试验性药品在进行临床试验前必须获得相应机构委员会，如医院伦理委员会的审核、批准。

(3)在应用试验性药品前，应得到参与临床药品试验的患者和/或家属签署的书面知情同意书，并需将其记录在患者的病历中。这就要求主要研究者在患者同意参与试验前，为患者提供有关试验对疾病进程风险、受益、预期效应以及研究性治疗的其他选择等方面的信息。

(4)负责给予该类药品的注册护士应具备与该药有关的药理学适应证、药理作用和副作用等知识。

四、依法给药和文件管理

(1)依法给药强调护士应遵照医师或具有处方权的相关医疗从业人员的医嘱进行输液治疗。

(2)护士应确认医嘱完整、准确、恰当和有效。

1)完整的医嘱：包括药品名称、浓度、剂量、给药途径、给药频率或时间、医嘱书写的日期、时间以及签名，如果上述内容缺失或不明确就可能出现问题。

2)准确和恰当的医嘱：指适合于患者病情的医嘱，医嘱恰当与否不仅取决于医护人员对患者评估的结果，并且还取决于药品的药理作用，即身体对药品的反应与药品对身体的反应。

3)有效的医嘱：要求由医师或具有处方权的相关医疗从业人员书写医嘱并且签名。在某些特殊情况下允许执行口头医嘱，但是医师或相关医疗从业人员应在规定时间内签字，因为在签名之前，口头医嘱不具法律效应。

(3)护士应了解并只接受医疗机构认可的缩写。

(4)护士在实施静脉输液前应使用至少两种方法，如住院号、姓名等确认患者，不能用患者的房间号来识别患者。

(5)护士应获得患者对治疗的知情同意，并确认患者具有接受或拒绝治疗的权利。

(6)护士在执行静脉输液医嘱后，应遵照护理文件书写规范与管理流程签字。

1)对静脉输液临时医嘱：在医嘱对应处注明给药时间并签名。

2)对静脉输液长期医嘱:使用的输液条应包括药品名称、浓度、剂量、用法、给药频率或时间并签名。输液条至少保留3个月,以免患者起诉时被动。

(7)病历记录中应有明确的药品过敏史记录。

五、药品不良反应的监测

1. 药品不良反应

药品不良反应(adverse drug reaction,ADR)指治疗上不期望出现和无法预计的反应,但却是药品正常作用的结果,例如呋塞米应用后体内钾流失就属于药品不良反应的一种。在第6章还将详细介绍常用静脉注射剂的不良反应。

2. 药品不良反应监测

指监测上市后药品的不良反应情况,其目的是发现具有警戒意义的新的和严重的药品不良反应,是药品再评价工作的重要组成部分。据世界卫生组织(WHO)专家组的报告,我国每年有5000万人住院,其中的250万人(5%)因ADR入院,而住院患者ADR发生率占10%~20%;每年死于ADR的人数达19万人,增加医药费用40亿元。因此,及时观察与正确判断患者的ADR,确保患者用药安全和疗效,对于提高人们的生命质量和生活水平具有重要意义。

3. 护士在ADR监测中责任

护士与药师、医师在ADR监测中同样具有责无旁贷的义务和责任。英国、爱尔兰的研究结果表明,护士报告ADR的恰当性、完整性及因果关系与医师报告的质量以及所占的比例基本相似,但在我国的实际工作中ADR监测工作尚未引起护理人员的足够重视,漏报、不报现象较为普遍。因此,引导护士正确认识、监测与处理ADR的问题,是提高药疗监护质量的重要方面。同时护士通过获得药剂部门提供的有关药品不良反应信息,可以提高临床用药知识与能力。

护士在监测药品不良反应的责任如下:

(1)使用前向患者进行说明与告知:对于可能会产生不良反应的药品,在使用前护士应向患者进行充分的说明与告知,必要时请药剂师参加指导,并将相关内容记入病历。

(2)监测用药的全过程:护士应监测患者用药的全过程,其目的是评价患者对药品的反应及治疗的效果,为必要时调整药品种类、剂量或剂型提供信息。监测用药效果包括观察和记录所有的不良反应。

(3)及时报告药品不良反应信息:对药品不良反应按照规定程序上报,并记录于患者病历中。

4. ADR监测组织管理机构

(1)ADR监测组织管理机构成员由药师、医师、护士共同组成,对医院门诊、急诊及住院患者的用药情况进行监测。

(2)医院护理部主任为ADR专家组成员,参与ADR的研究工作。每个科室的护士长或护士作为ADR网络监测员,负责本科室的ADR监测工作的宣传、组织和实施。

(3)药师负责对ADR报表进行三次审查,以保证报告的准确性。

(4)对于严重的ADR,监测组织管理机构应及时启动紧急预案,召开ADR专家组会,分析、决策、反馈相关信息,有效保证患者的用药安全。

(5)每季度向全院职工反馈有关ADR信息，提高全体员工合理用药意识，加强ADR监测的宣传，以使ADR监测报告工作人人皆知，个个参与，成为医务人员尤其是护士的自觉行动。

ADR监测内容及监测结果上报程序见表3-1-1。

表 3-1-1　药品不良反应监测报表

上报科室：　　　　　　　　　　　　电话：　　　　　报告日期：　　年　　月　　日

<table>
<tr><td colspan="3">患者姓名：</td><td colspan="3">性别：男□　女□</td><td colspan="2">出生日期：　年　月　日</td><td>民族：</td></tr>
<tr><td colspan="3">体重(kg)：</td><td colspan="4">病历号：</td><td colspan="2">联系电话：</td></tr>
<tr><td colspan="9">家族药品不良反应：不详□　无□　有□（引起不良反应的药品及表现：　　　　　　　　）</td></tr>
<tr><td colspan="9">既往药品不良反应：不详□　无□　有□（引起不良反应的药品及表现：　　　　　　　　）</td></tr>
<tr><td colspan="3">原患疾病：</td><td colspan="3">不良反应名称：</td><td colspan="3">不良反应发生时间：　年　月　日</td></tr>
<tr><td colspan="9">不良反应的表现及处理（包括用药时间；不良反应发生时间；涉及药品的用法用量、溶媒，给药速度；不良反应表现、详细处理方案和转归时间；相关的实验室检查结果）</td></tr>
<tr><td rowspan="5">怀疑引起不良反应的药品</td><td>商品名</td><td>通用名</td><td>生产厂家</td><td>批号</td><td>剂型</td><td>用法用量</td><td>用药起止时间</td><td>用药原因</td></tr>
<tr><td></td><td></td><td></td><td></td><td></td><td></td><td></td><td></td></tr>
<tr><td></td><td></td><td></td><td></td><td></td><td></td><td></td><td></td></tr>
<tr><td></td><td></td><td></td><td></td><td></td><td></td><td></td><td></td></tr>
<tr><td></td><td></td><td></td><td></td><td></td><td></td><td></td><td></td></tr>
<tr><td rowspan="4">并用药品包括溶媒</td><td></td><td></td><td></td><td></td><td></td><td></td><td></td><td></td></tr>
<tr><td></td><td></td><td></td><td></td><td></td><td></td><td></td><td></td></tr>
<tr><td></td><td></td><td></td><td></td><td></td><td></td><td></td><td></td></tr>
<tr><td></td><td></td><td></td><td></td><td></td><td></td><td></td><td></td></tr>
<tr><td colspan="9">不良反应结果：治愈□　好转□　有后遗症□　表现：　死亡□　直接死因：　死亡时间：　年　月　日</td></tr>
<tr><td colspan="9">对原患疾病的影响：不明显□　病程延长□　病情加重□　导致后遗症表现：　导致死亡□</td></tr>
<tr><td colspan="9">国内有无相似报道：无□　有□（说明书□　文献□）</td></tr>
<tr><td>不良反应分析</td><td colspan="8">1. 用药与不良反应的出现有无合理的时间关系？　有□无□
2. 反应是否符合该药已知的不良反应类型？　是□否□不明□
3. 停药或减量后，反应是否消失或减轻？　是□否□不明□
4. 再次使用可疑药品后是否再次出现同样反应？　是□否□不明□未再使用□
5. 反应是否与并用药、患者病情进展、其他治疗有关系？　是□否□不明□</td></tr>
<tr><td colspan="9">关联性评价：肯定□　很可能□　可能□　可能无关□　待评价□　无法评价□</td></tr>
</table>

报告人职业：医生□护士□药师□其他□　　报告人签章：　　报告人身份证号

报表收到日期：　年　月　日　　报表审核日期：　年　月　日　　审核人：

报表上报日期：　年　月　日　　报表编号：　　上报人：

5. ADR 监测流程

ADR 监测流程见图 3-1-1。

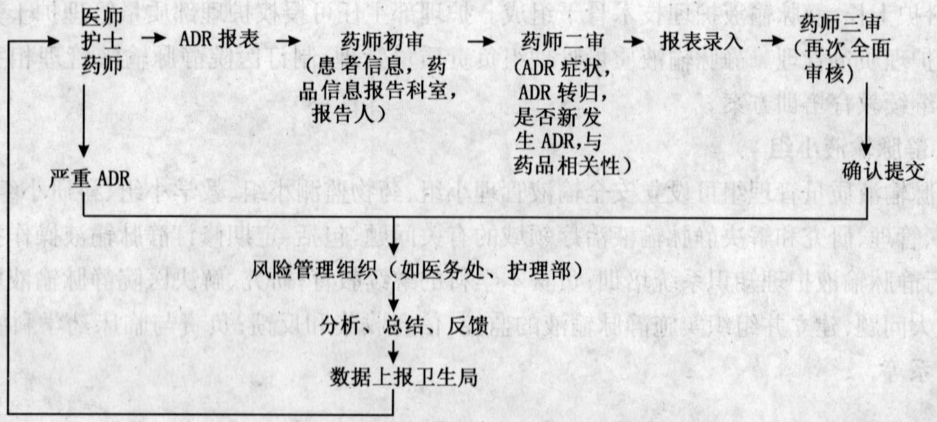

图 3-1-1　ADR 监测流程

第 2 节　静脉输液质量管理

一、质量管理目标

质量管理是通过不断改善服务过程来达到提高服务质量的目的。随着工业质量管理模式和理念被引入到医疗行业，医疗机构的质量管理模式已经从质量控制、质量保证、质量评估发展到持续质量改进，目前已进入全面质量管理阶段。

目前在护理工作中，不同的医疗机构采用的方法可能不同，但质量管理的目标是一致的，即提供有效及时的服务以达到最佳的服务效果。因此，在静脉输液护理实践中，质量管理的目标是以最少的花费达到最佳的治疗效果，减少静脉输液相关并发症及不良反应的发生率，提高患者的满意度。根据全面质量管理理论，质量管理强调的是以结果为导向，以标准为基础，关注预防，进行有计划、有系统的动态监控与管理。因此静脉输液质量管理通过制定标准，开展广泛的质量教育，健全质量管理制度，实现质量标准化，完善质量保证体系，达到护理质量管理的目标。

二、质量管理的组织机构

医院质量管理组织一般分为院级质量管理组织、静脉输液质量管理组、静脉输液小组三层。

1. 院级质量管理组织

由于医疗护理服务的个体性、技术性、专业性与高风险性，所以首先强调质量管理的自觉性，这取决于群体素质、职业道德、质量教育等。因此，医院设立护理质量管理委员会，由医院护理部主任负责医院的全面护理质量管理与确立质量管理目标。

2. 静脉输液质量管理组

根据医院护理质量管理委员会的要求，设立静脉输液质量管理组，由护理部主任、药剂科主任、科护士长、静脉输液护理技术骨干组成。护理部主任可授权护理部质量管理护士具体负责相关护理质量管理。静脉输液质量管理组负责质量管理，制订医院静脉输液管理相关工作制度与继续教育培训方案。

3. 静脉输液小组

静脉输液质量管理组可设立安全输液管理小组、药物监测小组、教学小组、科研小组等，负责协调、管理、研究和解决静脉输液治疗领域的有关问题，包括：定期修订静脉输液操作技术规范；进行静脉输液护理知识系统培训；负责本学科的继续教育；研究、解决医院静脉输液质量方面的重大问题；建立并组织实施静脉输液的监控、信息收集和反馈；负责与临床药学科室的沟通与联系等。

三、静脉输液护士培训方案

(1)培训对象：从事静脉输液的所有护士。

(2)培训目标：静脉输液护士拥有静脉输液治疗护理中必须具备的专业知识与技能。

(3)培训内容：静脉输液护士应保证向患者提供安全、优质的输液治疗护理。为达到此目标，培训计划应涵盖以下内容：解剖学与生理学知识；应用护理程序制定静脉输液护理计划、实施及效果评价；实施输液护理所必需的技能；与静脉输液护理相关的最新知识；护理过程中的社会心理学知识，包括对患者、重要社会关系（如家属）和家庭经济状况的评估与护理；与医疗机构团体中其他成员的互动与合作，并参与决策的制定过程；相关的法律法规等。

(4)培训流程：见图 3-2-1。

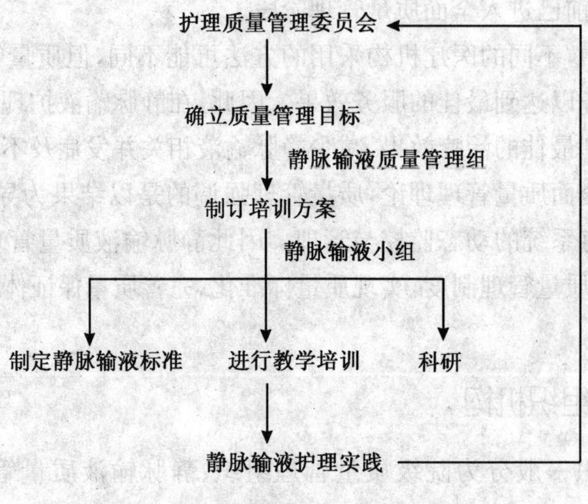

图 3-2-1　静脉输液护士培训流程

四、质量管理标准

由于静脉输液是一种有创治疗，为细菌进入静脉提供了直接通道，因此具有潜在的感染及并发症危险，但与静脉输液有关的并发症大多数可以预防。通过对静脉输液风险相关知识学习，监测并预防静脉输液最常见并发症，即静脉炎、渗出、外渗与感染，可减轻对患者的危害，达到质量管理目的。

（一）静脉炎的质量管理标准

（1）静脉炎的发生应被视为患者治疗的不良后果，为护理不良事件，应填写不良反应报告单。

（2）静脉炎的衡量是标准化的，并用于记录静脉炎。国际通常以美国 INS 的标准为准。

（3）医疗机构应建立防止静脉炎发生指南，对静脉炎的发生、程度、原因以及所采取的干预措施进行统计，并予以保留存档。

（4）在发生静脉炎时，护士应具有对静脉炎的部位进行评估的能力，应采用统一的标准量表来判断静脉炎的程度和严重性，并决定是否需要治疗或护理干预。

（5）静脉炎发生后所采取的干预手段、治疗和纠正措施及患者宣教等内容应记录于患者的病历中。

（6）任何被评为 2 级或以上的静脉炎发生后，应填写临床输液并发症监测报表（表 3-2-1），并按照静脉输液并发症监测上报流程报告有关部门（图 3-2-2）。

表 3-2-1 临床输液并发症监测报表

（静脉炎/感染）

1. 科室________ 2. 病历号________ 3. 姓名________ 4. 性别________ 5. 年龄________岁

6. 诊断________ 7. 既往用药（3 天内同一部位）________ 8. 此导管留置时间为第________天 9. 可疑药品________

10. 患者意识状态 □清醒、配合 □清醒、不配合 □嗜睡 □昏迷

11. 穿刺部位皮肤完整性 □完整健康 □有破损 □感染 □皮肤病 □皮疹

12. 穿刺部位血管情况 □充盈、弹性好、可触及 □可触及、不明显 □不易触及、不明显 □滚动、硬化 □表浅 □硬化

13. 选择的穿刺部位是 □手背 □指端 □手腕 □前臂内侧 □前臂外侧 □肘部 □上臂 □颈内 □颈外 □锁骨下 □下肢 □脚背 □股内 □头皮 □其他

14. 穿刺部位是否靠近关节？ □是 □否

15. 选择的穿刺工具和型号

□头皮针 41/2 5 51/2 6 7 9

□外周留置针 14G 16G 18G 20G 22G 24G

□锁骨下导管 6Fr 7Fr 8Fr 9Fr 10Fr

□PICC 1.9Fr 3Fr 4Fr 5Fr

□植入式输液港 6Fr 7Fr 8Fr 9Fr 10Fr

16. 静脉炎症状和分级（2006 年美国 INS 标准，每级症状可多选）

0 级 □没有症状

1 级 □输液部位发红 □伴有疼痛 □不伴有疼痛

续表

2 级 □输液部位疼痛 □伴有发红 □伴有水肿

3 级 □输液部位疼痛 □伴有发红 □伴有水肿 □条索样物形成 □可触摸到条索样静脉

4 级 □输液部位疼痛 □伴有发红 □伴有水肿 □条索样物形成

□可触及的静脉条索状物直径＞2.5cm □有脓液流出

17. 当出现静脉炎时，采取了哪些措施？

□停止输液 □0.9%NS 冲洗导管 □拔出导管 □减慢输液速度________ ml/h

□局部冷敷 应用的药品是________□局部用药________

□其他方式________

报告者姓名________

护士长签字________

日　　期________

(7)根据国际标准，静脉炎发生率必须控制在 5%范围之内。

(8)外周静脉炎的发生率可以通过以下标准公式进行计算：

$$\text{外周静脉炎的发生率}=\frac{\text{发生静脉炎的例数}}{\text{外周留置静脉导管的总例数}}\times 100\%$$

(二)渗出的质量管理标准

(1)渗出的发生应被视为因管理疏忽造成患者治疗的不良后果，为护理不良事件，应填写不良反应报告单。

(2)护士应该能够识别和评估渗出，并能采取恰当的护理干预措施，使渗出的影响降到最小。

(3)医院应将相关的制度和程序作为干预和治疗输液渗出的指南。

(4)所有与渗出有关的情况都应该记录在患者的病历中。

(5)渗出发生后，应填写临床输液并发症监测报表(见表 3-2-2)，并按照静脉输液并发症监测上报流程报告有关部门(见图 3-2-2)。

表 3-2-2 临床输液并发症监测报表

(渗出/外渗)

1. 科室________ 2. 病历号________ 3. 姓名________ 4. 性别________ 5. 年龄________岁

6. 诊断________ 7. 既往用药(3 天内同一部位)________

8. 治疗疗程________天 9. 此导管留置时间为第________天

10. 治疗用药情况

溶媒	药品名称	速度(ml/h)	用药起止时间
5%GS			
5%GNS			
10%GS			
0.9%NS			
TPN			
PPN			

续表

11. 患者活动状态　□活动自如　□活动受限，受限的肢体是　□卧床　□不能自理
12. 患者意识状态　□清醒、配合　□清醒、不配合　□嗜睡　□昏迷
13. 穿刺部位皮肤弹性　□好　□一般　□差
14. 穿刺部位有水肿　□是　□否
15. 穿刺部位血管情况　□充盈、弹性好、可触及　□可触及、不明显　□不易触及、不明显　□滚动、硬化　□表浅　□硬化
16. 选择的穿刺部位是　□手背　□指端　□手腕　□前臂内侧　□前臂外侧　□肘部　□上臂　□颈内　□颈外　□锁骨下　□下肢　□脚背　□股内　□头皮　□其他________
17. 穿刺部位是否靠近关节？　□是　□否
18. 近1周内此血管是否被穿刺过？　□是　□否
19. 选择的穿刺工具和型号
    □头皮针　41/2　5　51/2　6　7　9
    □外周留置针　14G　16G　18G　20G　22G　24G
    □锁骨下导管　6Fr　7Fr　8Fr　9Fr　10Fr
    □PICC　1.9Fr　3Fr　4Fr　5Fr
    □植入式输液港　6Fr　7Fr　8Fr　9Fr　10Fr
20. 执行穿刺者是
    □医师　□护士　□护士长　□实习医生　□实习护士　□进修医师
    □进修护士　□IV Team成员
21. 在执行穿刺时，穿刺了几次　□1次　□2次　□3次　□3次以上______次
22. 在输液时应用了何种输液装置？
    □普通输液器　□精密输液器　□可调节输液器　□注射泵
    □微量泵　□化疗泵　□高压注射泵　□其他
23. 渗出症状和分级(2006年美国INS标准，每级症状可多选)
    0级　□没有症状
    1级　□皮肤发白　□水肿范围最大处直径<2.5cm　□皮肤发凉　□伴有疼痛
    　　□不伴有疼痛
    2级　□皮肤发白　□水肿范围最大处直径在2.5～15cm　□皮肤发凉
    　　□伴有疼痛　□不伴有疼痛
    3级　□皮肤发白　□半透明状　□水肿范围最小处直径>15cm　□皮肤发凉
    　　□轻到重度疼痛　□可能有麻木感
    4级　□皮肤发白　□半透明状　□皮肤紧绷　□有渗出　□皮肤变色
    　　□有瘀伤、肿胀　□可凹陷性水肿　□水肿范围最小处直径>15cm
    　　□循环障碍　□中到重度疼痛　□任何容量的血制品、刺激性、腐蚀性液体渗出
24. 当出现并发症时，采取了哪些措施？
    □停止输液　□0.9%NS冲洗导管　□拔出导管　□减慢输液速度______ml/h
    □局部冷敷　应用的药品是______　□局部封闭　□回抽药液
    □其他方式______

报告者姓名______

护士长签字______

日　　期______

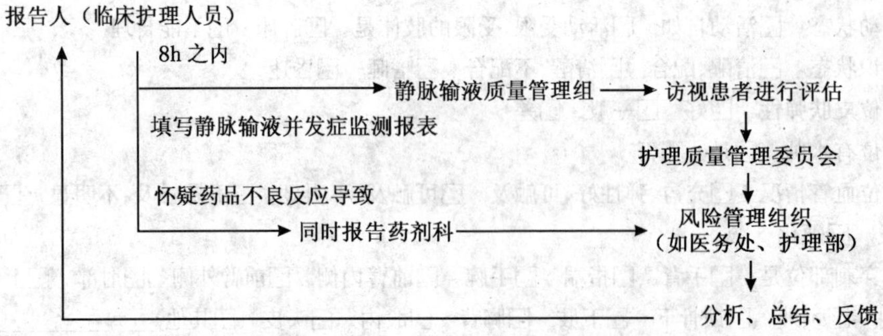

图 3-2-2　静脉输液并发症监测上报流程(静脉炎/渗出/外渗/感染)

注:(1)如果怀疑是药品不良反应导致,应同时填写“药品不良反应监测报表”。

(2)临床护理人员(护士、护士长、护生)均有责任对并发症进行监测和报告。

(3)每个病房设置静脉输液小组成员分布图和负责人电话,以及上报流程和规定时间。

(6)渗出的发生率可根据以下标准公式进行计算:

$$渗出的发生率=\frac{发生渗出的患者数}{静脉管路的总例数}\times 100\%$$

(三)外渗的质量管理标准

(1)外渗的发生应被当作因管理疏忽造成的不良治疗结果,为护理不良事件,应填写不良反应报告单。

(2)医院的制度和程序中应该建立干预和治疗外渗的指南。

(3)护士应该能够识别和评估外渗,并能提供恰当的护理干预措施,使外渗的影响降到最低。

(4)对外渗部位应进行持续的观察和评估,当腐蚀性的物质外渗后,肢体的远端部位不能再留置导管。

(5)所有与外渗有关的情况都应该被记录在患者的病历中。

(6)应及时填写临床输液并发症监测报表(见表 3-2-2),并根据静脉输液并发症监测流程上报有关部门(见图 3-2-2)。

(四)感染的质量管理标准

(1)医院应制订合适的护理干预措施,防止与输液或导管相关的感染发生。

(2)医院建立相关的监督计划以监测与输液或导管相关的感染。

(3)应用控制与输液和导管相关的感染的方法,包括抗生素的输注、抗菌敷料以及无菌输液器的使用,使用时进行评估以判断疗效。

(4)感染发生后,应填写临床输液并发症监测报表(见表 3-2-1),并按照静脉输液并发症监测上报流程报告有关部门(见图 3-2-2)。导管相关性感染应该上报医院感染办公室等相关部门。

(5)感染的症状与严重程度都应记录在患者的病历中。

(6)采集导管内和外周静脉血做培养以确定是否存在与导管相关的感染。

(7)对感染发生率、程度、原因和处理措施等方面统计学数据进行汇总、分析并实施改进方案。

(8)感染发生率应作为评估治疗效果和质量改进效果的手段。感染的发生率可根据以下标准公式进行计算:

$$感染的发生率=\frac{患者发生感染的次数}{静脉置管路的总天数}\times 100\%$$

第3节 静脉输液中的职业防护

静脉输液护士在工作中最常见的职业危害是发生血源性传染性疾病。每年有数百万患者接受静脉输液治疗,护士作为此项技术的执行者,每天都在进行着大量的静脉输液操作,因此发生血源性疾病感染的机会增加,其主要感染途径是针刺伤与皮肤黏膜血液暴露两大类,其中以针刺伤为主,约占80%。

目前血液中发现的致病微生物超过20种,其中以乙肝(HBV)、丙肝(HCV)、艾滋病(HIV)对护士危害最大,但仍有一些尚未确定,它们主要通过血液和被感染的体液传播。相关研究证明,特定的环境决定感染的类型,医护人员被污染利器所致感染的类型取决于患者所携带病菌的情况,置身于血液暴露和污染利器的医护人员具有容易感染血源性疾病的职业风险。美国疾病控制中心公布,1987年美国12000名医护人员感染乙型肝炎。如果被肝炎(HBV)患者血液感染的针头扎伤而又未经免疫,则发生肝炎的几率为6%~30%;如果该患者的e抗体阳性,则发生感染的几率为27%~43%;如果被HIV污染的针头扎伤,受感染的几率是0.29%。为维护医护人员安全,有效预防静脉输液护士发生职业暴露危险,应加强护士职业防护,预防与控制血源性疾病感染。

一、与职业安全相关的因素

1. 操作过程相关因素

(1)接触途径:针刺比黏膜接触引起感染的可能性大。

(2)刺伤程度:中度刺伤比浅度刺伤引起感染的可能性大。

(3)使用的器械与污染血液的数量:大量血液比少量血液引起感染的可能性大;中空的针头沾染的血液比解剖刀多很多。

(4)针从患者(传染源)身上取出的时间长短:一支刚从患者血管抽出的针头比一支数小时或几天前使用的针头传播感染的可能性更大。

2. 患者相关因素

(1)HIV相关疾病阶段:与重度感染的HIV患者接触,被感染的几率更大。

(2)血液中病毒的存在和浓度:患者体内病原菌浓度受患者所接受的抗病毒治疗类型和用药剂量的影响。

(3)HIV/HBV/HCV在患者人群中的普遍性:这些病毒中的一种或几种在患者群体中出现得越多,医护人员接触到病毒的机会就越大。

3. 医护人员相关因素

(1)健康状况:医护人员的总体健康程度决定接触时被感染的可能性,健康状况越差,被感染的可能性越大。

(2)接触的频率:为患者进行静脉穿刺的医护人员比其他医护人员受到病毒感染的可能性大。

(3)安全措施的应用:坚持采用静脉输液安全措施(如实施穿刺时戴手套,避免用双手回套针头帽等)的医护人员受到病毒感染的几率相对较小。

(4)接触感染风险后的快速自我保护措施:尽管没有现行数据说明快速自救保护措施可以减低感染的危险,快速自救的确是一项公认的基本常识。针刺伤后立即用自来水或肥皂水快速充分冲洗,比用杀菌剂或漂白剂之类更能降低感染的风险。

二、防护措施

(一)开展职业防护安全教育

主要通过普及标准预防的知识来达到减少护士暴露于污染血液的机会。根据标准预防的概念,护士应把患者的血液、体液、分泌物都视为有传染性,无论其是否有明显的血迹污染或是否接触非完整的皮肤与黏膜,当可能暴露于这些物质时,必须采取个人防护措施。包括操作前后洗手、带手套、护目镜、面部防护罩、口罩和隔离衣等措施。对于标准预防的内容,医院应建立教育与检查制度,使护士将标准预防的内容作为自己的日常行动,从而达到职业安全的目的。

根据标准预防要求,在执行输液过程中应做到以下几点:

(1)一个病人一份用物。

(2)仪器、装置在给另一病人使用时,应重新清洁和处理。

(3)用做HIV的治疗盘、车,在不同病人中使用时应预防交叉感染。

(4)服从院感办公室的检查监控。

(5)做好相关的清洁和消毒。

(6)脏床单、锐利器具和辅助呼吸装置应视为污染源,应及时进行处理。

(二)过程控制

1. 静脉穿刺工具的选择

选择安全性能好的静脉穿刺工具,提高护理产品的安全性,以有效降低护士针刺伤发生率。可以选择具有安全保护性装置的穿刺工具(见第1章第2节),其特点是针头在使用时与使用后与操作者处于隔离状态,从而避免针刺伤的发生。

2. 保护性设备的使用

保护性设备是指为防止医护人员接触血液或其他感染物质而设计的可穿戴的服装或可使

用的设备。当接触血液或体液时建议适当地使用防护设备，包括手套、护目镜、面部防护罩、口罩和隔离衣。使用时注意以下几点：

(1)当护士有可能暴露于患者的体液或血液时，即在所有静脉穿刺、静脉换药过程中，必须戴手套。如果手套被血液或其他感染物质渗透，应立即摘掉手套，洗手并更换新手套。当操作要求灵活性时，如静脉穿刺，戴一副合适型号的手套非常重要。

(2)当患者的体液或血液有可能飞溅或可能污染护士身体时，还应当使用防护镜、面部防护罩、口罩，穿具有防渗透性的隔离衣或围裙。

(3)当护士手部皮肤发生破损、进行有可能接触患者血液、体液的护理操作时，应戴双层手套。

(4)在其他情况下，这些保护性设备的使用不像手套的使用规定得那么严格，主要取决于个人对操作过程的认识和判断，以及潜在事故发生的可能性程度。

3. 操作过程的控制

操作过程控制是指遵照标准防护的规定，将潜在的刺伤事故发生的可能降至最低的一种操作模式。在护理操作过程中应遵守以下规定：

(1)护理人员应熟记安全操作步骤，并把这些知识作为常规工作内容。

(2)在处理裸露的针头时，应加强对环境和安全行为的意识。保持针尖远离操作者的身体，并保持手指远离针尖。不要把裸露的针头转交给别的人员，应及时处理。

(3)当开始静脉输液操作时，其他人应避免站在其身后。如果有人站在操作者后面，应提醒操作者知道。

(4)应给静脉输液操作者留有足够的工作空间。尽量站在操作者的工作区域和注射针头区域之外。

(5)正确使用手套，不要反复使用手套或戴着手套洗手。在使用手套或其他个人保护性设备之前要检查它们是否完整，摘手套后应立即洗手。

4. 锐利器具的处理原则

由于接触血源性致病菌可能导致严重后果以及永久性伤害，锐利器具的处理是职业防护的重要内容之一，护士应对使用过的锐利器具负责。锐利器具处理应遵循以下原则：

(1)锐利器具收集容器应具有不易刺破、防漏、可密封、不能打开及标记明显等特点。

(2)操作完毕应立即将穿刺针和其他利器放入专门的利器收集容器中。

(3)在处理穿刺针和利器时，禁止双手回套针帽，如果没有可利用的条件，可用单手操作方法。

(4)任何时候都不要弯曲、损坏或剪割污染的针头。

(5)当拿着注射针或锐利器或用它指向某一物体时，不要做滑稽动作。

(6)不要把注射针或锐利器等放在地板上、床上、窗台或其他任何不适当的地方。

(7)不要用力将锐利器具放入已经盛满 4/5 的容器内。

(8)不要将手指伸入锐器收集容器内。

(9)不要将手指露在手套外面。

(10)医疗废物应及时处理，日产日清。

三、发生医疗锐器伤害后紧急处理流程

(1)护理人员不慎被锐器刺伤时,应立即挤血,用自来水或肥皂水充分冲洗后,用2%碘酊消毒。伤口较深大时,经初步处理后立即到急诊室进一步处理,同时报告病区主任、护士长、职工保健科及医院感染管理科。

(2)职工保健科及时对暴露者采血,进行HIV抗体及乙肝五项的检查并备案。

(3)如感染源为HIV抗体阳性,暴露人员可能会发生感染,暴露后的预防性干预应在暴露后4h内开始进行,口服抗病毒药品1个月。应尽早并定期追踪血清学变化,反复的血清学调查需持续3个月。暴露者受伤后3个月内发生的任何疾病均须向职工保健科汇报。

(4)如感染源为乙肝病毒表面抗原(HBsAg)或e抗体阳性时,暴露人员可能会发生感染。对于既往曾接受过免疫注射的护理人员,若HBsAg阳性,则无需进一步处理。对于HBsAg阴性者,应立即进行乙肝疫苗的接种,定期进行血清学检查并需持续半年。

(5)医院感染管理科与暴露员工所在科室共同分析造成锐器损伤的主、客观原因,加强管理,减少类似事件的发生。

四、医疗锐器伤害报告制度

我国医务人员职业防护制度正在逐步完善,暂时尚没有专门的机构对医务人员职业安全进行研究。关于医疗锐器伤害上报制度,各家医院根据实际情况,设计适合本医院的医疗锐器伤害报告表,报告所发生的锐器伤害事件。由于内容不统一,不利于对信息进行统计分析与资源共享。

在欧美等西方国家,医务人员职业防护(包括医疗锐器伤害上报制度)已经取得较好发展。如美国弗吉尼亚健康医学中心的流行病学博士、公共卫生硕士Janice Jagge(图3-3-1),一直致力于医护人员职业暴露的研究和数据收集,并在新英格兰杂志(N Eng J Med)发表了大量、非常有临床指导意义的文章。她设计了"医务人员职业安全监测网络(Exposure Prevention Information Network,简称EPINet)",这是一套监测分析和报道系统,简化了人们跟踪锐利器械刺伤事故及接触血液、体液案例的过程。这套综合系统快速、连续地记录了有关事故的发展趋势、危险性的识别以及对防护措施(产品、手段、政策)效能的评估,对发生的任何一件事故都可进行详尽的分析。EPINet的强大功能不仅表现在其及时地提供数据的能力上,也表现在它拥有大量数据库上,这一资源使医务人员可以分享EPINet地区性和国家性信息和经验。EPINet医疗锐器伤害报告表(中文修订版)内容见表3-3-1。

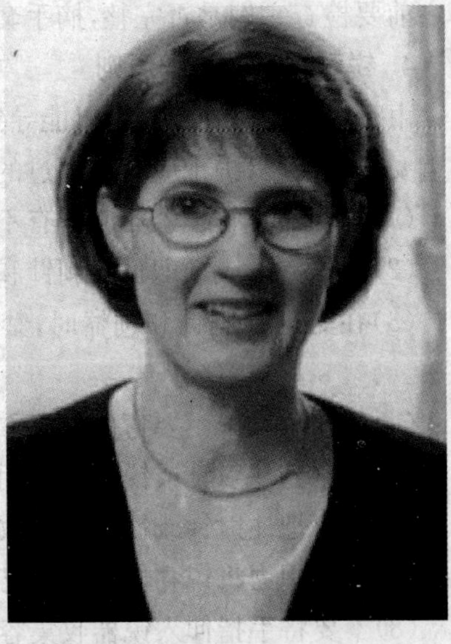

图3-3-1 美国弗吉尼亚大学健康医学中心 Janice Jagge 博士

表 3-3-1　医疗锐器伤害报告表(中文修订版)

1. 姓名________ 2. 性别________ 3. 编号________

4. 受伤日期____年____月____日星期________班次

5. 伤害发生科室/部门________ 6. 归属科室/部门________

7. 工作类别

□医生　□护士　□医学生　□护理学生　□技师　□临床实验员

□非实验室技师　□牙医　□护理员　□卫生员

□洗衣房工作人员　□其他________

8. 学历

□小学　□中学　□中专　□大专　□本科　□研究生　□其他________

9. 伤害发生地点

□病房　□病房外(门厅、走廊、护士站、其他)　□急诊科　□ICU/CCU

□手术室　□门诊　□血库　□中心注射室　□血液透析室

□辅助科室(放射科、心电图室、其他)　□临床实验室　□验尸房/病理解剖室

□后勤服务(洗衣房、供应室、操作间、其他)　□家庭护理

10. 导致伤害的锐器是

□注射器针头　□头皮针/输液器针头　□套管针针芯/导管的导丝　□骨穿针　□腰穿针

□缝合针　□解剖刀　□剪刀　□玻璃　□其他________

11. 伤害的发生是否与病人有关?

□是　□不是　□不知道　□没有合适的选择

12. 受伤人员是锐器的最初使用者吗?

□是　□不是　□不知道　□没有合适的选择

13. 锐器的最初用途是什么?

□肌内、皮下或其他经皮的注射　□用注射器封管(生理盐水/肝素)

□连接静脉输液管路　□开始静脉输液或连接肝素帽　□放置动脉或静脉导管

□抽取动脉血:直接抽取　从管道中抽取　□抽取静脉血:直接抽取　从管道中抽取

□抽取体液或组织样本(尿液、脑脊液、活检标本、胸/腹水、其他)

□抽取指血/足跟血　□缝合/剪断　□切开　□操作练习

□其他　□不知道/没有合适的选择

14. 伤害发生在

□操作前(撕开包装、连接针头与注射器、拔护针帽、抽取药液、其他________)

□操作中(注射、加药、拔针芯或导丝、封管、病人尖叫或躁动、更换输液装置、将血标本注入试管、其他________)

□约束或阻止病人

□多个操作步骤的两个步骤之间(临时增加的注射、传递器械、其他________)

□分离装置或设备　□准备可重复使用的物品(筛选分类、消毒、灭菌、其他________)

□给针头重新套上护针帽:操作时,是单手套　双手套

□从胶塞或其他类似装置中用力拔针

□将锐物放在床上、桌子上、地板上或其他不适宜的地方

续表

□使用后、弃置前(丢垃圾、清洗、分类、分离注射器和针头、整理用物、其他________)

□弃置后,打开利器收集箱时 □尖锐物穿透利器收集箱

□弃置后,尖锐物穿透垃圾袋或不适宜的收集箱 □配合医生或其他工作人员操作时

15. 伤害的发生是否包含不正确的操作?

□是 如果是请说明:________ □不是 □不知道

16. 锐器是否污染?

□是 □不是 □不知道

17. 受伤前,是否知道病人有无血液传播疾病(甲肝、乙肝、丙肝、艾滋病、其他)

□知道 如果知道请说明:________ □不知道

18. 使用者在操作中采取了何种保护措施?

□手套 □口罩 □防护镜或面罩 □隔离衣 □其他

19. 受伤后,伤口如何处理

□未处理 □挤出伤口的血 □挤出伤口的血并消毒

□挤出血,肥皂流动水清洗并消毒 □清疮缝合

20. 受伤程度

□表面伤害(未出血或少量出血) □中等程度伤害(刺破皮肤,滴出血)

□严重伤害(刺、割伤,流出血或较多出血)

21. 被血液污染的锐器刺伤后是否连续进行血液监测?

□是 如果是已监测了________次 □不是

22. 被血液污染的锐器刺伤后是否进行预防接种?

□是 接种的疫苗是________ □不是

23. 导致伤害的锐器是否具备防护、可回缩等方面的安全设计?

□是 □不是 □不知道

24. 请注明伤害发生的位置:

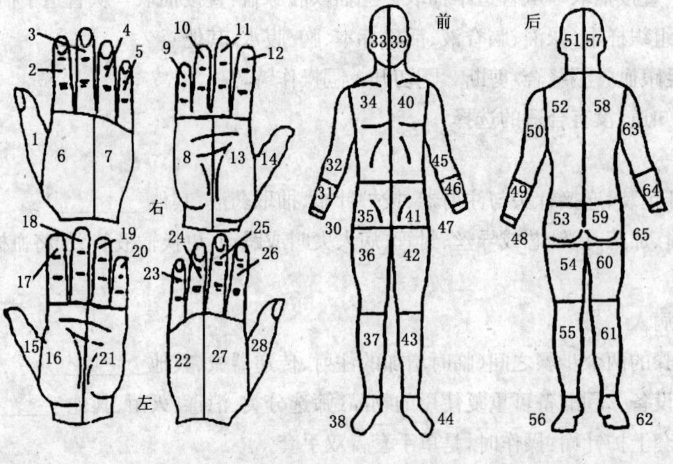

25. 锐器使用者是:

□习惯左手操作 □习惯右手操作

26. 如果受伤部位是手，锐器穿透了：

□一层手套 □双层手套 □没戴手套

27. 是否需要采取一定的措施来预防永久性伤害/潜在危害？

□是 如果是请说明：________ □不是

28. 请描述伤害发生的过程(请注明是否包括器械或装置失灵)：

____

____

第4节 静脉输液护理的相关法律法规

随着静脉输液的广泛运用，护士在静脉输液中的作用越来越重要。静脉输液护士职责的扩大一方面提高了护士的成就感，同时也意味着护士要承担更多的法律风险。因此，护士在静脉输液实践中的行为不仅要遵守我国法律法规的有关规定，同时也受到护理法规的约束。

一、《护士条例》

《护士条例》(国务院令第517号)已经于2008年1月23日国务院第206次常务会议通过，自2008年5月12日起施行。《护士条例》的颁布从立法层面维护护士的合法权益，规范护理行为，促进护理事业发展，保障医疗安全和人体健康。

《护士条例》第七条规定“护士执业，应当经执业注册取得护士执业证书。”第十六条规定“护士执业，应当遵守法律、法规、规章和诊疗技术规范的规定。”遵守法律、法规、规章和诊疗技术规范的规定是护士执业的根本准则，即合法性原则。这一原则涵盖了护士执业的基本要求，包含了护士执业过程中应当遵守的大量具体规范和应当履行的大量义务。通过法律、法规、规章和诊疗技术规范的约束，护士履行对患者、患者家属以及社会的义务。第十七条规定“护士在执业活动中，发现患者病情危急，应当立即通知医师；在紧急情况下为抢救垂危患者生命，应当先行实施必要的紧急救护。护士发现医嘱违反法律、法规、规章或者诊疗技术规范规定的，应当及时向开具医嘱的医师提出；必要时，应当向该医师所在科室的负责人或者医疗卫生机构负责医疗服务管理的人员报告。”在遇有患者病情危急的情况时，护士应当立即通知医师。但是，在实际工作中，有时医师不能马上赶到，而急危患者一般都处于病情紧急状态，必须即刻采取紧急措施进行抢救。护士实施必要的抢救措施，必须依照诊疗技术规范，根据患者的实际情况以及自身的能力水平，力所能及地正确实施救护，以避免对患者造成伤害。因此，要求护士要加强学习，积累工作经验，熟练掌握临床抢救、复苏技术，提高对急危重患者的抢救能力。正确执行医嘱是护士保证患者治疗效果和医疗安全的重要工作。护士正确执行医嘱，首先应当核对医嘱，然后按照正确的时间、正确的对象、正确的剂量、正确的途径和正确的方式执行医嘱，并观察患者的临床反应。一般情况下，护士应当一丝不苟地执行医嘱，随意篡改或者无故不执行医嘱都属于违规行为。护士在执行医嘱过程中，如果发现和怀疑医嘱存在错误，护士有权利拒绝执行有问题的医嘱，并向医师提出质疑，这是出于保护患者的目的。另外，第十八条规定"护士应当尊重、关心、爱护患者，保护患者的隐私。"由于医疗护理活动的特点，护士在工作中能够获悉病人患者的病史、症状、体征、家族史以及个人的习惯、嗜好等隐私和秘密，护士应当保守这些个人的隐私和秘密。避免因泄露患者的隐私而对患者造成不良影响，甚至产生严重后果。

《护士条例》第三十一条规定"护士在执业活动中有下列情形之一的，由县级以上地方人民政府卫生主管部门依据职责分工责令改正，给予警告；情节严重的，暂停其6个月以上1年以下执业活动，直至由原发证部门吊销其护士执业证书：1. 发现患者病情危急未立即通知医师的；2. 发现医嘱违反法律、法规、规章或者诊疗技术规范的规定，未依照本条例第十七条的规定提出或者报告的；3. 泄露患者隐私的；4. 发生自然灾害、公共卫生事件等严重威胁公众生命健康的突发事件，不服从安排参加医疗救护的。护士在执业活动中造成医疗事故的，依照医疗事故处理的有关规定承担法律责任。当事人对行政处理不服的，可以依照国家法律法规的规定，申请行政复议或提出行政诉讼。当事人对行政处理不履行、又未在法定期限内申请复议或提出诉讼的，卫生部门可以申请人民法院强制执行。"

二、《麻醉药品和精神药品管理条例》与《医疗机构麻醉药品、第一精神药品管理规定》

《麻醉药品和精神药品管理条例》(卫医发(2005)436)于2005年8月3日以国务院令公布，自2005年11月1日起施行。《医疗机构麻醉药品、第一精神药品管理规定》(卫医发(2005)438)于2005年11月14日以国务院令公布，自2005年11月1日起施行。文件对麻醉药品药用植物的种植、麻醉药品和精神药品的实验研究、生产、经营、使用、储存、运输等活动及其监督管理作了规定，尤其对医生的处方资格以及处方格式、处方剂量、处方保管、药品的使用保管都有严格的规定。如果违反这些规定而非法使用或为他人提供或贩卖这些剧、麻、毒、限药品，致使麻醉药品和精神药品流入非法渠道造成危害并构成了犯罪，要依法追究刑事责任；尚未构成犯罪的，由县级以上公安机关根据情节给予罚款、没收违法所得等行政处理。护理人员应根据制度严格管理做好药品保管与交接，并对药物的使用情况进行登记，登记资料至少保存3年。同时严格遵照医嘱执行相关治疗。

三、《医疗废物管理条例》

《医疗废物管理条例》于2003年6月3日国务院第10次常务会议通过，2003年6月16日发布实施。此条例对医疗废物的收集、运送、贮存、处理以及监督管理等活动都进行了明确的要求。根据此条例规定，护士对工作中产生的医疗废物，如静脉输液器、输液瓶、注射器、针头等，要做到分类放置、标识清楚，在输液过程中正确使用锐器盒，在做好收集环节时，还要按要求做好交接，并对医疗废物种类、重量、去向、经办人等进行登记，登记资料至少保存3年。条例明确规定，医疗机构应当采取有效措施，防止医疗废物的流失、泄漏、扩散。违反条例的有关规定，要分别给予警告、没收违法所得、罚款等处理，医疗机构造成传染病传播或者环境污染事故的，由原发证部门暂扣或者吊销执业许可证，构成犯罪的，要依法追究刑事责任。

四、《医疗事故处理条例》

《医疗事故处理条例》于 2002 年 4 月 4 日由国务院发布，2002 年 9 月 1 日正式实施。该条例分总则、医疗事故的预防与处置、医疗事故的技术鉴定、医疗事故的行政处理与监督、医疗事故的赔偿、罚则和附则等 7 章 61 条。该条例规定，医疗事故是指医疗机构及其医务人员在医疗活动中，违反医疗卫生管理法律、行政法规、部门规章和诊疗护理规范、常规，过失造成病人人身损害的事故。根据对病人人身损害程度，医疗事故分为 4 级。一级医疗事故指造成病人死亡、重度残疾的；二级医疗事故指造成病人中度残疾、器官组织损伤导致严重功能障碍的；三级医疗事故指造成病人轻度残疾、器官组织损伤导致一般功能障碍的；四级医疗事故指造成病人明显人身损害的其他后果的。

《医疗事故处理条例》明确了医疗机构及其医务人员在医疗活动中，必须严格遵守医疗卫生管理法律、行政法规、部门规章和诊疗护理规范、常规；按要求进行病历的书写、保管、复印和发生纠纷时进行封存；对病人的病情、医疗措施、医疗风险要如实告知；当疑似输液、输血、注射、药物而引起不良反应后果的，医患双方应当共同对实物进行封存等。发生医疗纠纷或事故时要及时上报。根据《医疗事故处理条例》第三十三条规定：护士在紧急情况下为抢救垂危患者生命而采取医学措施造成不良后果的，不属于医疗事故。该条例第三章明确了当事人提出争议处理申请的时间是：自知道或者应当知道其身体健康受到损害之日起 1 年内。第五章明确了发生医疗事故赔偿的民事责任争议可以通过双方协调解决、向卫生行政部门提出调解申请、直接向人民法院提出诉讼 3 条途径，以及发生医疗事故的赔偿项目和标准。因医疗行为引起的侵权诉讼，由医疗机构就医疗行为与损害结果之间不存在因果关系及不存在医疗过错承担举证责任（2001 年 12 月 6 日最高人民法院审判委员会第 1201 次会议通过最高人民法院《关于民事诉讼证据的若干规定》）。第六章规定医疗机构发生医疗事故的，由卫生行政部门根据医疗事故等级和情节，给予警告；情节严重的，责令限期停业整顿直至由原发证部门吊销执业许可证，对负有责任的医务人员依照刑法关于医疗事故罪的规定，依法追究刑事责任；尚不够刑事处罚的，依法给予行政处分或者自律处分。对发生医疗事故的有关医务人员，除依照前款处罚外，卫生行政部门并可以责令暂停 6 个月以上 1 年以下执业活动；情节严重的，吊销其执业证书。

《医疗事故处理条例》是专门就医疗事故的认定、处理、鉴定和赔偿制定的一部行政法规。但该条例不是处理医疗事故纠纷的唯一依据，对于该条例中没有规定或规定不明确的，则要依照有关的法律、行政法规及规章制度处理，如《民法通则》、《护士条例》等。

第 4 章　静脉输液的临床实践

护理程序是连续的、系统的工作过程，以统一的、标准化的模式评估患者的需求及寻找护理问题，是保证静脉输液质量的关键。护士在实施静脉输液时，应使用护理程序的工作方法，为患者提供一整套优化静脉输液的程序，最终达到以最少的花费、取得最好质量的目的。以护理程序为框架的静脉输液临床实践包括静脉输液前的评估、制订静脉输液计划、实施静脉输液以及对静脉输液效果的评价等内容。

第 1 节　静脉输液前的评估

评估，包括静脉输液方案的评估和患者情况的评估，是护理程序的第一步，是制订适合于患者静脉输液方案的关键。护士对患者的评估是一个动态的过程，评估的目的是确定适合患者的最佳静脉输液护理方案，并根据评估结果及时采取相应的护理干预措施，以达到预期的静脉输液效果。图 4-1-1 给出了静脉输液护理临床实践鱼骨图。

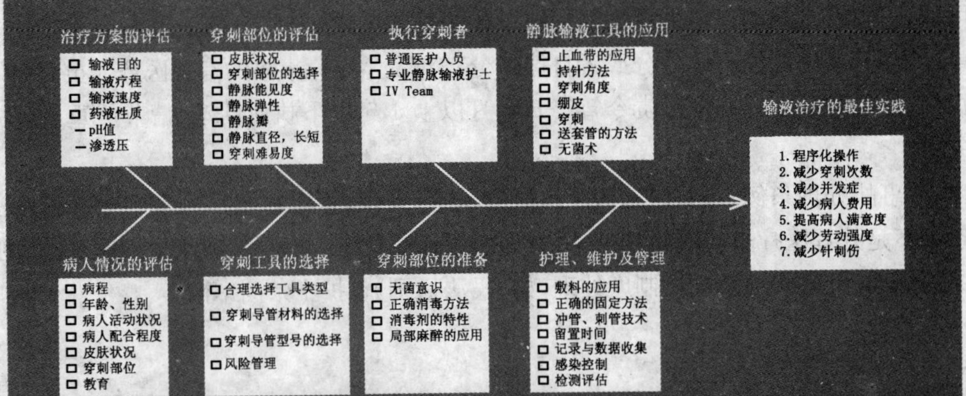

图 4-1-1　静脉输液护理临床实践鱼骨图(美国 BD 公司提供图表)

一、静脉输液方案的评估

静脉输液方案应满足患者静脉输液的需要，静脉输液护士需要评估患者静脉输液的目的、疗程、静脉输液速度及药液的性质，这样才能做出正确判断。

（一）静脉输液目的

（1）输注各种药品以快速获得疗效，达到通过静脉输液治疗疾病的目的。

（2）补充水分和电解质，调节或维持人体内水、电解质及酸碱的平衡，预防和纠正体液紊乱。

（3）增加血容量，维持血压，改善微循环。

（4）提供营养物质，供给热量，促进组织修复，获得正氮平衡。

（5）建立静脉通路，以备快速给药，确保抢救成功。

（二）静脉输液疗程

静脉输液疗程的长短是决定选择静脉输液工具的重要前提，一般分为：

（1）一次性静脉输液：疗程小于4h。

（2）短期静脉输液：疗程小于10天。

（3）中期静脉输液：疗程为2～4周。

（4）长期静脉输液：疗程大于4周。

（三）静脉输液速度及静脉输液设备性能

静脉输液护士需要根据医嘱、患者情况和药品特性，合理调节静脉输液速度，通常使用输液器和电动静脉输液装置来控制静脉输液速度。在使用前应仔细评估输液器及流速控制装置的性能及完好性。

1. 输液器

临床常用的输液器均标明该输液器1ml相当于多少滴，护士应当了解掌握。患者的体位、静脉内压力、残余液量及高度等都会影响静脉输液的速度。因此需严格控制速度和输液量的患者不适宜应用手控流速输液器。可选择加用恒速调节器或配有恒速调节装置的输液器。

2. 电动输液装置

这些设备可准确地控制流速，护士应熟悉电子流速控制装置的使用常规。临床常用的电动静脉输液装置有输液泵、微量注射泵等。描述为：ml/h或ml/min。

（四）药品性质

药品性质是选择穿刺部位及输液工具的主要依据，药品的pH值和渗透压是引起化学性静脉炎的主要原因。本书第6章详细介绍了常用静脉注射剂的相关知识，包括药理作用、药代动力学、适应证及禁忌证与用药护理，有利于临床护士更科学、合理地进行用药护理。

1. 药品的pH值

药品的pH值大于9.0为强碱性，pH值小于4.0为强酸性。当pH值大于9.0或小于4.0时会损伤血管内膜，导致化学性静脉炎。

2. 药品的渗透压

溶液的渗透压为290mOsm/L为等渗溶液，小于240mOsm/L为低渗溶液，大于340mOsm/L为高渗溶液。若大于600mOsm/L的液体在外周静脉应用时，24h内即可能会导致化学性静脉炎和外渗现象的发生。

二、患者情况的评估

以患者为中心是静脉输液护士的工作理念之一，对患者的正确评估是静脉输液成功的关键。评估内容包括患者情况的疾病状态、年龄、性别、用药史，患者活动状况及配合程度、皮肤状况、穿刺部位，以及患者和家属的教育需求。

（一）患者的病情及病程

静脉输液护士要综合评价患者目前的状态，包括患者的临床诊断、护理问题、病情、病程、既往病史、过敏史、临床检验指标，以及患者有无血管反应史、是否有血管内装置、是否带管回家等方面。如患者有心血管疾病史、糖尿病史等，对静脉输液速度和输注药液性质的要求都十分严格。另外，基础性肾脏、肝脏和心血管疾病还有可能损害药品的代谢或清除。

（二）患者的年龄、性别

不同年龄和性别的人体内体液所占比重不同，而比重是补液及给药的依据之一。年龄不同对静脉输液速度的要求及耐受也不相同。年龄亦可预测药品反应，例如，婴幼儿与儿童不具备成人所需的成熟生理机制，而老年人的生理变化趋向于延长药品在身体内的反应，因此对药品的选择、使用与护理要求更加严格。

（三）患者的用药史

包括正在使用的药品、既往使用过的药品、既往用药是否出现过敏反应等，以获得对药品、食物和环境因素等已知过敏史方面的信息。许多药品存在交叉过敏现象，因此对一种药品的过敏史可能导致与其他药品相似的反应，如青霉素与头孢菌素之间可能存在交叉过敏性。

（四）患者的活动状况及配合程度

1. 患者活动状态

在选择穿刺部位时，要充分考虑患者的活动状态，对活动受限、有意识障碍的患者要提供最大的方便。尽量避免在患侧肢体穿刺实施静脉输液。主要原因如下：首先患侧肢体缺乏肌肉层活动，使静脉回流缓慢，不利于药品吸收利用；其次若出现液体外渗，患侧肢体不易及时感受到。

2. 患者的配合程度

可分为配合及不配合。对于不配合的患者建议选择容易固定的部位,必要时使用固定托。

(五)患者和家属的教育需求

患者和家属的知识水平以及对信息的渴望,可能严重影响患者对静脉输液方案的依从性。由于患者之间在对信息的渴望和了解信息的能力上存在差异,因此评估患者和家属的教育需求有助于有效地对患者和家属进行健康教育和指导,以减轻患者对静脉输液的焦虑,使患者及家属充分理解和配合,保证静脉穿刺及输液过程的成功。

(六)患者的穿刺部位

1. 静脉血管解剖及特点

(1)皮肤结构:见图 4-1-2。

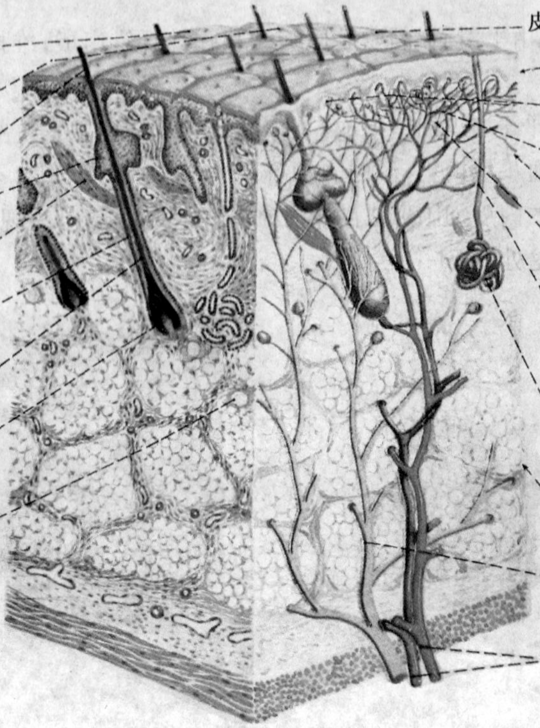

图 4-1-2　皮肤结构模式图

(2)静脉系统结构:

①静脉血管解剖,见图 4-1-3。

外膜:最外层,为平滑肌束,有丰富的营养血管和神经,起支持和保护作用(图 4-1-3)。外膜解剖见图 4-1-4。

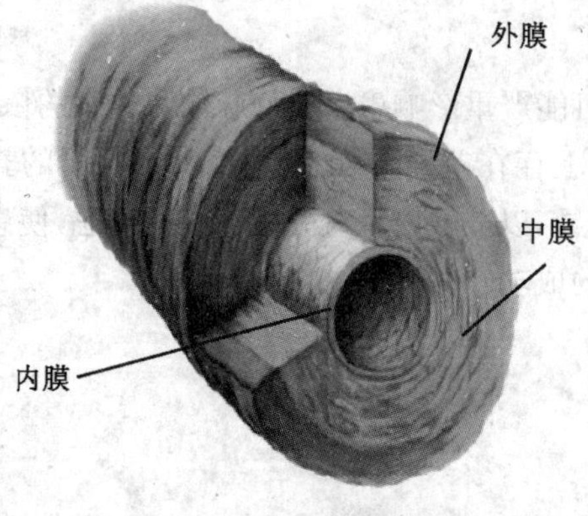

图 4-1-3　静脉血管解剖

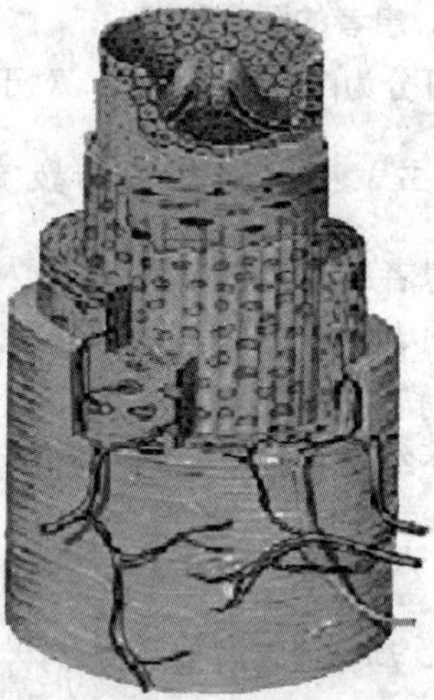

图 4-1-4　外膜解剖

中膜：为致密的组织，由平滑肌细胞、胶原纤维和弹性纤维组成；维持静脉壁的张力，有收缩和舒张的功能。

内膜：由平滑的单层弹性内皮细胞组成；有分泌肝素及前列腺素抗凝作用；在光滑内膜的下层是粗糙的表面，允许血小板聚集；形成静脉瓣。

静脉瓣：由静脉内膜的内皮细胞形成的半月形结构，成对出现，表现是静脉走行处的一个隆起，也可发生在静脉分岔处（图 4-1-5）。

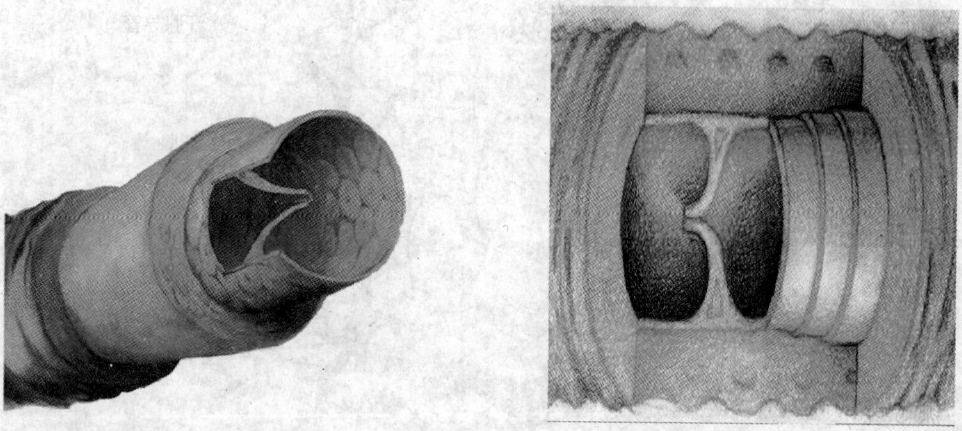

图 4-1-5　静脉瓣解剖

②用于静脉输液可穿刺的静脉：

外周静脉：包括上肢静脉（见图 4-1-6）（包括指端静脉、手背静脉（见图 4-1-7）、前臂头静脉、贵要静脉、肘正中静脉、前臂正中静脉）；对于新生儿和儿童，可选择的穿刺部位还包括下肢静脉、头皮静脉、颈部静脉。

中心静脉：包括锁骨下静脉、颈内静脉、股静脉。

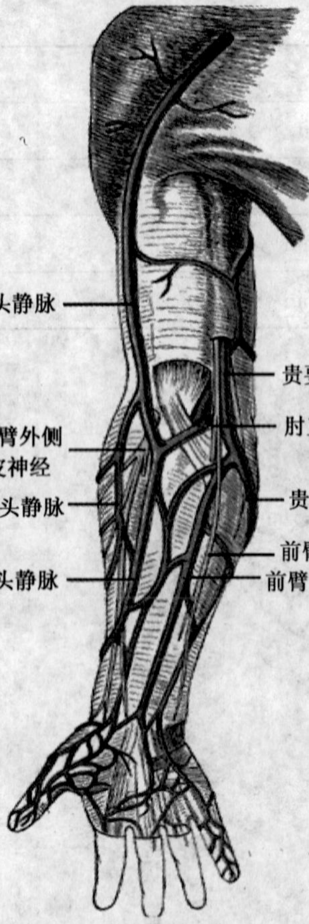

图 4-1-6　上肢静脉

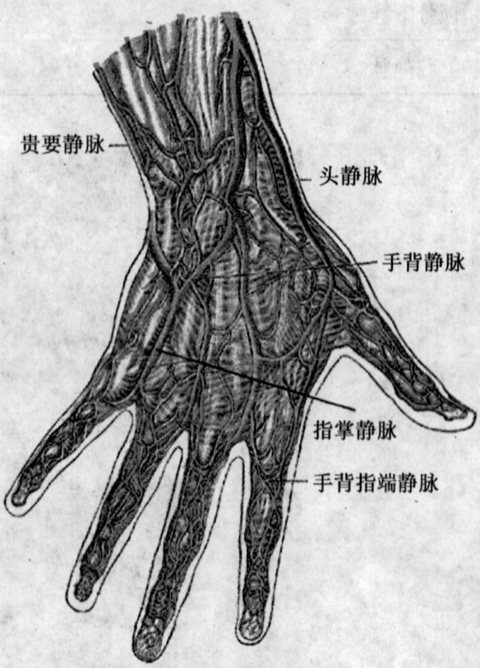

图 4-1-7　手背静脉

(3)静脉的直径和流速：根据静脉输液方案选择患者的静脉应具备保证液体的输入和提供必要的血液稀释两个条件。表 4-1-1 给出了静脉直径和名称，表 4-1-2 给出了不同部位血管的回血流量。图 4-1-8 为静脉直径图。

表 4-1-1　静脉直径和名称

静脉名称	静脉直径
头静脉	6mm
贵要静脉	10mm
腋静脉	16mm
锁骨下静脉	19mm
上腔静脉	20～30mm

表 4-1-2　不同部位血管回血流量

部　　位	回血流量
手背及前臂静脉	<95ml/min
肘部及上臂静脉	100～300ml/min
锁骨下静脉	1～1.5L/min
上腔静脉	2～2.5L/min

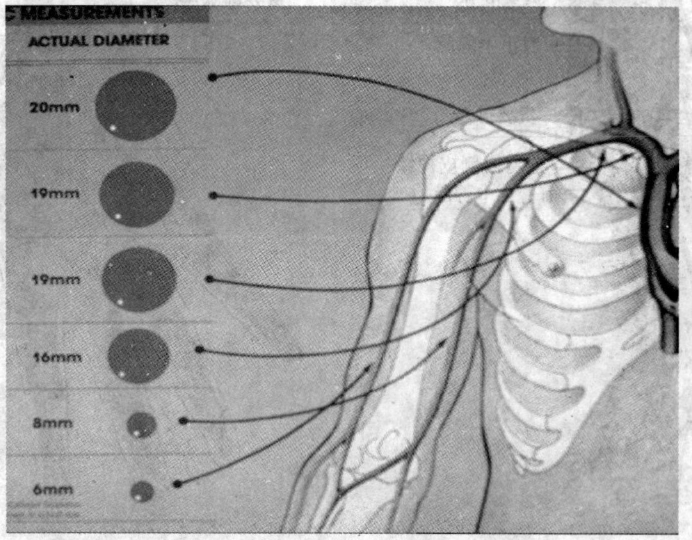

图 4-1-8　静脉直径图示

2. 评估穿刺部位皮肤情况

评估穿刺部位皮肤的颜色、温度、弹性、完整性、感觉、清洁度、有无水肿等；了解是否有消毒剂、敷料应用过敏史。尽量选择完整、健康、有弹性的皮肤区域。

3. 静脉血管的选择

穿刺部位血管的选择应包括对患者身体状况、年龄和诊断、血管条件、输液工具的使用史以及治疗类型和周期的评估。穿刺部位的选择应参照各个制造商的使用说明和指南来决定，通常短导管放置在上肢的背侧和内侧面；PICC 穿刺静脉的选择：贵要静脉、肘正中静脉、头静脉。

(1)指端静脉：用于短期静脉输液；应常规由远心端开始，第二次穿刺点的选择应位于前次穿刺点的近心端；由于此部位静脉容易渗漏，故仅可输入等渗、无刺激性药液；导管应被恰当支撑和固定(指托、手托)；如果手背静脉近期被穿刺过，应放弃使用指端静脉。

(2)手背静脉：可作为首选静脉进行穿刺。应考虑穿刺点的位置和导管长度，使导管尖端尽量避开腕关节。

(3)前臂头静脉：此部位为周围静脉输液最佳选择。此处的静脉血管回血流量较大，可稀释高渗和刺激性药液；静脉输液速度快；前臂骨骼如同天然夹板，利于穿刺后固定。注意穿刺时静脉易滚动。

(4)贵要静脉：多用于静脉取血及置入PICC。由于血管的位置使静脉穿刺和固定较为困难，只用做静脉输液的储备穿刺点。

(5)肘正中静脉：为头静脉与贵要静脉的交通支，多用于静脉取血和置入PICC。

(6)前臂正中静脉：一般可见但不易触摸，位于前臂内侧较平坦的部位，故容易固定；在腕内侧由于靠近神经，故穿刺非常疼痛；这一部位不做为穿刺首选静脉。

(7)下肢静脉：由于有发生血栓性静脉炎和栓塞的危险，成人应尽量避免下肢静脉穿刺。

(8)头皮静脉：多用于小儿。

4. 选择静脉血管注意事项

(1)静脉能见度：表浅静脉易于寻找和穿刺；静脉条件欠佳或皮肤脂肪较厚、局部皮肤水肿的患者需要判断静脉走行和解剖位置后再行穿刺。

(2)静脉弹性：选择弹性好、易于触及、充盈良好、不易滑动的静脉。

(3)穿刺难易度：应考虑患者病情、年龄、血管条件、既往静脉输液史、静脉输液用药及疗程，必要时请高年资静脉输液护士协助；若考虑患者需要PICC进行静脉输液，需要具有PICC资质的护士执行。

5. 穿刺部位的选择

静脉输液护士应充分了解患者的综合状况，选择的穿刺部位应方便手术和检查；易于固定和保留。

(1)穿刺部位血管的选择应包括对患者身体状况、年龄和诊断、血管条件、静脉输液工具使用史以及静脉输液类型和周期的评估。

(2)从远端静脉开始，穿刺部位应无炎症、硬结、水肿，应避开局部神经、已损伤的部位、新近穿刺过的静脉之下的部位、受限制的部位和关节部位，长期穿刺者应有计划地更换穿刺部位。

(3)应尽量避免在下肢进行静脉穿刺，以防止静脉血栓的形成。

(4)所选血管的粗细应根据医嘱静脉输液需要，与穿刺导管的型号、规格及长度相匹配。

(5)进行PICC穿刺时，应根据患者身体解剖位置的测量结果决定选择导管长度，以保证导管尖端在腔静脉内。

(6)放置中心静脉导管(CVC)是一种医疗行为(美国，INS静脉输液护理实践标准2006版)，应由医生操作完成。

第2节　制定静脉输液计划

全面评估之后应确立适合于患者的静脉输液的护理计划，包括药品应用计划、执行者的资质要求、穿刺工具的选择，以及静脉输液相关的风险管理。

一、药品应用计划

(一)药品配制

通常情况下,静脉输液的药品应在静脉药物配置中心配制,这样可更大程度地确保药品的准确性和无菌性。尽管通常由药师配制混合药液,但也可由护士或技术人员在药师的指导下完成,紧急情况下也可由护士独立配制静脉注射剂。

1. 静脉药物配置中心

当静脉注射剂在静脉药物配置中心配制时,通常是在层流罩下配制。层流罩的设计降低了空气污染物进入溶液的可能性。空气进入罩后以均匀、平行气流通过过滤器循环。可采用水平或垂直层流罩;但配制细胞毒性药品时建议采用垂直模式。水平层流台创造局部百级无菌环境用于配置电解质类药物及 TPN 药物。生物安全柜创造局部百级无菌环境用于配置抗生素类药物及化疗药物。

2. 药品和溶液容器

静脉注射剂可装入不同的容器内,包括安瓿、玻璃瓶及装有部分溶液的容器等。由于安瓿破裂时玻璃碎片可能进入安瓿中,存在颗粒物污染风险,因此安瓿的风险最高。当采用过滤针头抽取药品时风险会降低。橡胶制品也具有颗粒物污染风险,当针头通过橡胶塞子进入玻璃瓶时,针头斜面可能切下橡胶密封碎片,因而存在潜在的风险。装有部分溶液的容器(通常称为小袋或小瓶)是颗粒物的潜在来源。这有可能是因粉末药品重新溶解不完全,或是因混合物的物理不相容形成沉淀物所致。50ml 或 100ml 的 0.9%氯化钠或 5%葡萄糖溶液的容器,要求药品以液体形式加入到容器内。由于药品为粉末形式,必须采用少量稀释剂进行溶解后使用,因而存在潜在风险。由于上述药液将输注到患者体内,因此配制后应采用内置式过滤器,过滤掉可能存在的颗粒物。

预先配制的混合液体由生产商制备,无需做进一步的配制。然而某些冷冻形式的混合物在给药前必须恢复至室温才能使用,例如头孢唑啉就是冷冻形式的混合物。建议冷冻的混合物不得在水中加热或暴露于微波放射中,现在已有用于快速解冻预先混合的冷冻小袋的特殊装置,但最好的方法还是在室温下使混合物解冻。

对于玻璃容器,应于光线充足处查看液体是否澄清、有无颗粒及是否过期,玻璃容器是否密闭,有无破损。对于塑料容器,应挤压检查是否渗漏,有无异物、颗粒及是否过期。

3. 稀释剂

静脉注射剂配制的另一项需要考虑的因素是用于溶解药品的稀释剂。具有抑菌特性的稀释剂,如抑菌性氯化钠含有苯甲醇作为防腐剂,尽管该抑菌药品在许多情况需要,但禁忌使用于新生儿、脊柱内或硬膜外用的药品。此外,某些药品如两性霉素必须采用无菌注射用水进行溶解。

4. 药品配伍性及稳定性

静脉注射剂的配制过程存在配伍禁忌和不稳定性。配伍禁忌是指出现在药品与溶液、容器或另一种药品之间的不期望出现的反应,分为物理配伍禁忌、化学配伍禁忌和治疗禁忌。稳定性是指药品保持其最初性质和特征的时间长度。

(1)物理配伍禁忌：是指在药品内出现肉眼可见的反应，如颜色改变、烟雾、浑浊、沉淀或气体形成。数量最多的物理配伍禁忌涉及沉淀物生成，如地西泮加入到5%葡萄糖溶液时可见沉淀物生成。

(2)化学配伍禁忌：涉及药品的化学降解，包括水解、还原、氧化或分解。其与物理配伍禁忌的不同之处在于反应肉眼无法看见，如青霉素加入到强酸性或碱性溶液中时可能出现此类反应。

(3)治疗禁忌：是指同时给药时，两种药品在患者体内出现协同作用。尽管患者对单个药品的反应可能不明显，但了解药品的协同作用可以阻止潜在不良反应的发生。

(4)药品稳定性：影响药品稳定性的最重要的因素之一是溶液的氢离子浓度或pH值。许多药品在一定的pH值范围内稳定，这就意味着药品在强酸性(pH<4)或强碱性(pH>9)溶液中不稳定。青霉素最能说明稳定性这一概念，该药品在弱酸性(pH=6.5)环境下稳定，但如果加入到强酸性或碱性溶液中则不稳定。影响药品稳定性的其他因素可参见表4-2-1。

表4-2-1 影响药品稳定性的因素

因素	影响	范例
添加物的数量	混合物中所含的药品数量越大，药品不稳定的机会越大	全胃肠外营养(TPN)溶液添加多种物质
稀释	小剂量的药品在溶液中稳定，而大剂量可能不稳定	小剂量的肝素和氢化可的松在两性霉素溶液中稳定
时间	药品在溶液中的时间可能影响稳定性	当加入到5%葡萄糖溶液时氨苄西林仅可稳定4h
光照	某些药品对光敏感，光暴露可能导致药品降解	去甲肾上腺素在光线下暴露可导致药品降解
温度	温度低可能延长药品的稳定性	头孢噻吩在室温下仅可稳定6h，但在冰箱内储存时可稳定48h以上
添加物的顺序	药品加入到溶液的顺序影响配伍性和稳定性	TPN溶液中可加入脂质
容器	容器的成分可以影响药品的稳定性	当加入到塑料容器中时，胰岛素的效价下降至少25%

(二)合理给药

1. 注意给药时间

尽管药品可以单剂量给药，但更多情况下药品需要重复给药。定期间歇重复给药可使药品在血液中的血浆浓度达到恒定浓度。如果不在规定时间给药，有可能达不到药品浓度峰值平台，从而严重影响静脉输液药品的有效性。因此，护士应准确执行医嘱，严格规范给药时间。

2. 关注静脉注射剂浓度

尽管采用规定的给药方案可达到峰值浓度平台，但药品血浆浓度仍然存在峰和谷浓度。峰浓度出现于静脉给药后不久，而谷水平则是下一次计划给药前出现的最低浓度。许多药品的安全性边界相对较窄，即产生静脉输液反应的浓度与导致不良反应的浓度之间差异较小。当输注此类药品时，必须确保药品浓度在治疗范围，可通过抽取血液样本进行检测，以保证治疗效果。

3. 了解药品的血浆半衰期

半衰期是指血药浓度下降50%清除过程所需的时间。例如，许多药品经肾脏清除，由于肾功能损害可能延缓此类药品的半衰期，因此治疗方案应考虑这方面因素。

(三)静脉给药方式

静脉注射剂的给药方式取决于所使用的药品、患者的病情和预期的药品反应。静脉给药方式主要有4种，包括连续输液、间歇输液、直接注射和患者控制的镇痛泵等。

1. 连续输液

连续输液是指溶于静脉液体的药品混合物在数小时至数天连续静脉输液。药品通过静脉输液装置输入静脉，通常采用电子输液装置以规定的流速准确输注药液。

当药品必须高度稀释、维持恒定血浆药品浓度或必须输注大量体液和电解质时，可采用连续输液的方式，如硝普钠或氯化钾。连续输液的缺点是可能出现体液过量，以及与相同静脉通道的其他静脉注射剂之间存在配伍禁忌。患者舒适性和活动性受到影响等问题也应加以考虑。

2. 间歇输液

间歇输液是指药品加入到少量液体(25～250mL)中并在15～90min内输完，间隔一段时间再次给药。间歇输液方式的优势在于药品可在周期性间隔点上用药，维持有效而稳定的血药浓度，降低体液过量风险，患者更加方便。不足之处在于间歇输液时溶液中药品浓度较高可能导致对静脉的刺激，从而产生静脉炎；药品有效性可能受到一定影响，以及需要额外设备。静脉抗生素通常采用该方式给药。

3. 直接注射

直接注射亦称为静脉推注，是指将药品直接通过静脉注射，或者通过连续输液装置上最近的三通接口给药。直接注射的目的是使药品快速达到血药浓度高峰，但发生不良反应的风险较大。许多药品限制给药的最大速率，因此必须缓慢注射或逐渐增加注射速度。由于药品可能与主要静脉通路中的溶液不相容，或间歇输液导管中存在肝素，因此注射药品前后应采用生理盐水冲洗导管。

4. 患者控制的镇痛泵

患者控制的镇痛泵(patient-controlled analgesia，PCA)，患者可根据疼痛程度自己控制止痛药的剂量，从而改进患者的舒适性，对于控制肿瘤、手术后的疼痛十分有效。

二、穿刺工具的选择

(一)静脉输液工具类型的合理选择

(1)外周静脉输液工具:包括头皮针、开放式留置针、密闭式留置针、密闭式防针刺伤安全型留置针。

(2)中心静脉输液工具:包括外周植入中心静脉导管(PICC)、中心静脉导管、隧道式导管、埋藏式输液港。

所有种类的导管均应为不透X射线。

(二)穿刺导管材料的选择

建议选择生物相容性好、柔软的导管,以减少对血管内膜的机械性刺激。

(三)穿刺导管型号的选择

导管型号的选择原则应根据静脉输液的要求和患者血管状况,在满足静脉输液要求的前提下,选择管径最细、最短型号的导管。

1. 指端静脉

选择型号:24G。需考虑相关问题:在其他静脉无法穿刺的情况下,可选用此部位静脉,仅适用于短期静脉输液;由于此部位静脉容易渗漏,故仅可输入等渗性、无刺激性药液;导管应被恰当支撑和固定(指托、手托);如果手背静脉近期被穿刺过,应放弃使用指端静脉。

2. 手背静脉

选择型号:22-24G。需考虑相关问题:可作为首选静脉进行穿刺;应考虑穿刺点的位置和导管长度,使导管尖端尽量避开腕关节,因血管较细及腕部的活动,易引起渗漏及静脉炎;导管尖端如果接近腕关节,应使用托手板;年纪较大的患者,因皮肤的松弛和疏松的皮下组织不利于导管的固定。

3. 前臂头静脉

选择型号:18-24G。需考虑相关问题:此部位为最佳静脉输液通路;此处的大静脉可稀释高渗和刺激性药液;静脉输液速度快;前臂骨骼如同天然夹板,利于固定;穿刺时静脉易滚动。

4. 贵要静脉

选择型号:18-24G。需考虑相关问题:多用于静脉取血;用于置入PICC;由于血管的位置可使静脉穿刺和固定较为困难;只用做静脉输液的储备穿刺点。

5. 肘正中静脉

选择型号:18-24G。需考虑相关问题:头静脉与贵要静脉的交通支;一般用于临时或短期静脉输液;多用于静脉取血;用于置入PICC;手臂的移动易导致液体渗出,而在渗出早期不易察觉。

6. 前臂正中静脉

选择型号:22-24G。需考虑相关问题:一般可见但不易触摸;在腕内侧由于靠近神经,故穿刺非常疼痛；这一部位不做穿刺首选静脉，可作为储备穿刺点；位于前臂内侧较平坦的部位故容易固定。

三、风险管理

根据患者诊断、疗程、皮肤状况、血管条件等因素，评估患者可能出现的相关并发症，与患者或家属进行沟通，包括穿刺前的准备、患者可能出现的生理和心理反应、可能出现的并发症或风险、静脉输液的益处等，使患者理解并具有配合完成操作的能力。对要实施 PICC 的患者，应告知插管的目的、主要过程、配合要点及注意事项，并签署知情同意书。对所有风险因素进行有效控制，将风险降至最低。

第 3 节　实施静脉输液

护士在实施静脉输液过程中，应遵循无菌原则和掌握正确的消毒方法，规范实施各项技术操作程序，正确应用静脉输液相关用具，准确遵医嘱给药，并注重导管的维护、管理以及相关记录与数据的收集等。

一、静脉输液的原则

（一）无菌原则

（1）执行护士在整个静脉输液操作过程中应严格遵守并执行无菌操作的原则。

（2）护士在实施操作时，必须使用最大限度的保护屏障，包括用 6 步洗手法洗手、戴帽子、戴口罩、铺无菌巾；实施插入中长静脉导管、中心静脉导管以及动脉置管操作时，还应穿隔离衣、戴防护眼镜、铺大的无菌单等。

（3）完成穿刺部位最初准备步骤后，在放置动脉、中长、中心和经外周穿刺的中心静脉导管之前应更换无菌手套。应尽量使用无粉手套。

（4）确认所用产品的完整性、无菌性和有效期限。

（5）必要时可去除患者穿刺部位过长的毛发。

（二）皮肤消毒注意事项

（1）评估患者皮肤状况，了解有无消毒剂应用过敏史。

（2）要严格按照消毒剂使用说明和规范选择、应用消毒剂。

（3）根据所选择的不同导管，确定消毒面积，消毒面积应大于所覆盖的敷料的面积。

（4）用消毒液进行皮肤消毒后，应等待消毒液完全干燥后再进行血管穿刺，使穿刺部位皮肤达到有效的消毒标准。

（5）消毒后穿刺部位应保持无菌状态。

（三）选用合适的消毒剂

目前公认的皮肤消毒剂有以下几种：2%碘酊、10%聚烯吡酮碘、1%碘伏、75%酒精、洗必泰等，以上消毒液可单独使用或混合使用。

1. 2%碘酊

碘是广谱的杀菌剂，对大部分细菌、病毒、真菌及细菌芽孢均有杀灭作用。碘具有渗透的性能，因而使含碘消毒剂能更好地发挥其杀菌作用。碘溶液用于皮肤的消毒比其他消毒剂的效果更好。

当水中含碘浓度低于0.02%时，在酸性条件下杀菌作用较强，碱性条件下杀菌作用减弱。应用2%碘酊进行皮肤消毒后要用75%酒精脱碘。碘酊不宜与红汞同时使用，以免产生碘化汞而腐蚀皮肤。碘对伤口刺激性强，特别是碘酊，使用时应注意。个别人对碘制剂过敏，应选择其他类消毒剂。碘可在室温下升华，故应存放在密闭容器中，并在有效期内使用。

2. 1%碘伏

碘伏属中效消毒剂，具有中效、低毒、对皮肤黏膜无刺激、无黄染等特点。碘伏在溶液中能逐渐释放出碘，以保持较长时间的杀菌作用。因其含表面活性剂，易起泡沫，故有清洁剂的作用。在10～30℃范围内，温度对碘伏影响较小；温度增至40℃以上，杀菌效果有明显提高。有机物可降低碘伏的杀菌作用。因碘伏含有离子表面活性剂，故与该离子表面活性剂有拮抗作用的物质，可使杀菌作用减弱。个别人对碘制剂过敏，应选择其他类消毒剂。碘伏应于阴凉避光处、防潮、密封保存。

3. 75%酒精

75%酒精是一种良好的皮肤消毒剂，能去除皮肤上的油脂，还能机械地去除部分细菌，属于醇类消毒剂，基本无毒性；作用快、性质较稳定，无腐蚀性，能去污，起清洁作用。对细菌繁殖体、病毒、真菌孢子有杀灭作用，对细菌芽孢无杀灭作用。乙醇遇蛋白质可使之变性凝固，形成保护层而影响杀菌作用，因而使用前应先将皮肤表面黏附的有机物清除干净。温度升高，杀菌能力随之加强。个别人对乙醇敏感，接触后可引起红斑皮疹，应选择其他类消毒剂。保存时应放于有盖的容器内，以免有效成分挥发而影响有效消毒效果。

4. 洗必泰

洗必泰是一种优良的组织消毒剂，适合外科人员的手和患者静脉穿刺部位的皮肤消毒。洗必泰与阴离子表面活性剂有对抗作用，因此不能与肥皂或洗衣粉等混合使用或前后使用，以免失效。洗必泰不宜与碘、甲醛、高锰酸钾、硝酸银等药品配伍应用，有机物能减弱洗必泰的杀菌作用，消毒前应尽量去除皮肤表面黏附的有机物质。

二、外周静脉输液技术

（一）密闭式静脉输液技术

（1）工作人员准备，洗手、戴口罩。

（2）备齐用物，包括静脉输液盘、输液器、注射器。

（3）三查七对并检查药品性质、有效期、无菌物品是否合格。

（4）准备药液，再次核对。

（5）检查并连接输液器，贴静脉输液卡。

(6)携用物至患者床边，做好核对及解释工作，协助患者取合适体位，挂静脉输液瓶，一次排气。

(7)选择血管，用拇指和食指颤动静脉，使皮肤下组胺释放，引起静脉血管扩张(不能拍静脉)；消毒皮肤，准备胶布。

(8)系止血带，嘱患者握拳，二次排气，检查输液器中有无气泡。再次核对。

(9)一手绷紧皮肤，另一手持针穿刺，见回血后再平行进针少许，嘱患者松拳，松止血带，打开水止。

(10)胶布固定头皮针，调节滴速。

(11)向患者交代注意事项，协助患者取舒适体位，整理床单位。

(12)整理用物，洗手。再次核对。

(二)静脉留置针技术

(1)工作人员准备，洗手、戴口罩。

(2)备齐用物，常规静脉输液用物，另备适合型号的留置针、肝素帽、贴膜、利器收集盒。

(3)三查七对并检查药品性质、无菌物品是否合格。

(4)常规准备药液，检查并连接输液器。

(5)携用物至患者床边，做好核对及解释工作，协助患者取合适体位，挂静脉输液瓶，排气至过滤器。

(6)选择血管，局部消毒(直径约为8cm)，准备胶布，打开贴膜包装。

(7)取出套管针及肝素帽，检查套管针各部位完整性并连接肝素帽，将输液器头皮针插入肝素帽，与留置针连接排气。如使用正压接头，应首先将接头与留置针连接并固定，然后拔除输液器上头皮针，连接输液器接头与正压接头，排气。

(8)系止血带，嘱患者握拳。再次核对。

(9)拔去护针帽，顺时针旋转针芯使其斜面朝向左侧，一手拇指和食指夹紧套管针多点面双翼，另一手绷紧皮肤，以15°～30°穿刺血管，见回血后降低角度再进针少许(约0.2cm)，松开两翼并固定，拔出针芯0.2～0.3cm，将套管全部送入血管，嘱患者松拳，松止血带。

(10)一手固定套管针双翼，另一手拔出针芯，放入利器收集盒中，打开调速器，观察并初调滴速。

(11)覆盖无菌贴膜，遵医嘱调节滴速，注明穿刺日期。再次核对。

(12)向患者宣教自我护理方法、注意事项，协助患者取舒适体位。

(13)整理用物和患者床单位，洗手。

(三)外周静脉针留置的维护和管理

1. 肝素帽连接安装技术

(1)工作人员准备，洗手、戴口罩。

(2)备齐用物，包括静脉输液盘、肝素帽、盐水、注射器。

(3)检查肝素帽外包装及灭菌时间。

(4)携用物到患者床旁。

(5)协助患者取舒适体位,向患者解释置换肝素帽的目的和方法。

(6)打开肝素帽包装,勿污染肝素帽连接侧,常规消毒套管针接口外缘,连接肝素帽于套管针。

(7)标识更换肝素帽时间。

(8)肝素帽更换时间是每周 1 或 2 次;如输血或 TPN 需每 24h 更换 1 次。

2. 冲管技术

(1)冲管目的:将导管内残留的药液冲入血液,避免刺激局部血管,减少药品之间的配伍禁忌。

(2)冲管方法:冲管液通常为生理盐水,用注射器推注的方法进行,采用脉冲方式即推一下停一下的冲洗方法,使生理盐水在导管内形成小湍流,有利于把导管内的残留药液或血液冲洗干净。

3. 封管技术

(1)封管目的:给予正压保持静脉输液管路的通畅。

(2)封管液的种类与用量:

①生理盐水:取 5~10ml 正压封管,每隔 6~8h 封管 1 次。

②稀释的肝素液:每毫升等渗盐水含10~100U 肝素,相当于 1 支肝素钠溶液(1.25 万 U)稀释于 125~1250ml 等渗盐水中,取2~5ml 正压封管,可持续抗凝 12h 以上。

(3)正压封管方法:将针头斜面留在肝素帽内少许,推注封管液剩 0.5~1ml 时,一边推封管液一边拔针头(推注速度大于拔针速度),以确保留置管内充满封管液。

4. 冲管与封管的注意事项

(1)对导管的冲洗液、冲洗频率应按照有关规定,并与制造商的产品指南相一致。

(2)冲洗液的量至少应等于导管及其附加装置容量的 2 倍。

(3)为保证和维持外周导管通畅,应按照规定的间隔时间用无菌生理盐水定时冲洗。

(4)为保证和维持间歇性使用的带有三向瓣膜和/或末端封闭的中心静脉导管的通畅,应按照规定的间隔时间用无菌生理盐水定时冲洗。

(5)为保证和维持间歇性使用的中心静脉导管的通畅,应按照规定的间隔时间采用肝素生理盐水冲洗;肝素的浓度不应对患者的凝血产生影响。

(6)肝素的浓度应为保持导管通畅的最低浓度。儿科患者应使用 1~10U/ml 浓度的肝素生理盐水。

(7)护士应具备有关药品或溶液不相溶性的知识。

(8)为防止导管损伤,冲洗管道时应根据导管制造商在产品指南中的要求选择合适的注射器规格。

(9)给药或溶液前,应抽回血以确认导管是否通畅。

(10)给药或溶液前,如遇阻力或未见回血,应进一步确定导管的通畅性。

(11)导管内应保持正压,以防止血液的回流。

三、外周置入中心静脉导管(PICC)

(一)三向瓣膜式 PICC 导管

(1)核对医嘱、知情同意书,向病人解释,取得配合。

(2)准备用物,所有无菌物品包装完整性并在有效期内。无菌物品准备包括 PICC 穿刺套件,无菌手套 2 副,生理盐水 100ml,透明贴膜(10cm×10cm)1 个,一次性注射器 20ml 3 个、5ml 1 个;其他必需品包括静脉输液车,静脉输液盘,PICC 插管包,碘伏,75%酒精,止血带,脱敏胶布,皮尺,弹力绷带。病人教育手册,PICC ID 卡。

(3)选择静脉和穿刺点(见图 4-3-1)。

(4)测量置入长度。患者平卧,预穿刺上臂外展与躯干呈 90°角,测量由穿刺点至右胸锁关节再向下至第三肋间的总长度。在测量基础上根据情况,如衣物阻挡、胖瘦等,减去 2~5cm(见图 4-3-2)。

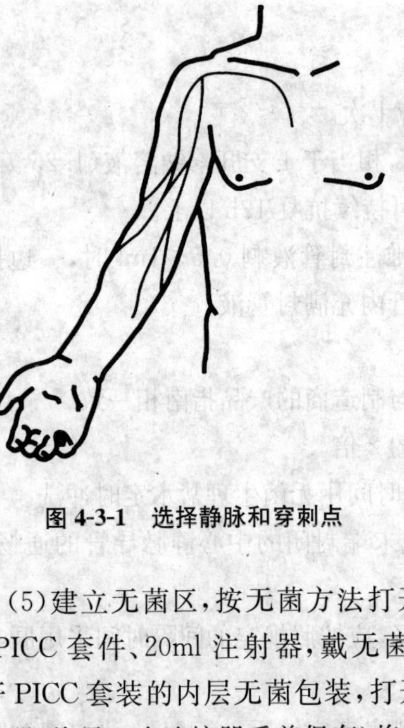

图 4-3-1 选择静脉和穿刺点

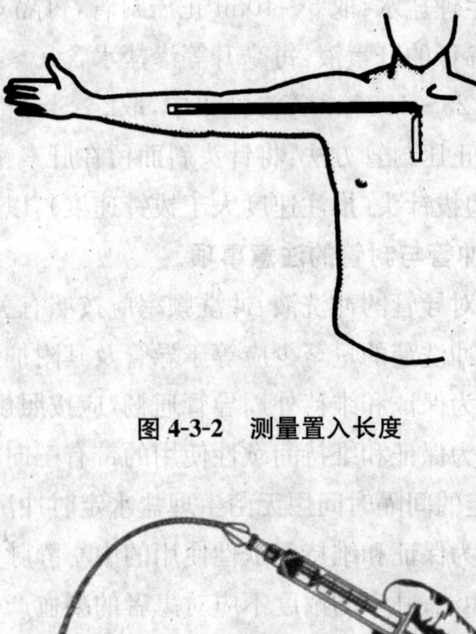

图 4-3-2 测量置入长度

(5)建立无菌区,按无菌方法打开穿刺包、PICC 套件、20ml 注射器,戴无菌手套。打开 PICC 套装的内层无菌包装,打开一个连接器(将另一个连接器妥善保存)将 3 支注射器都充满无菌生理盐水,在患者手臂下铺无菌巾。

(6)预冲导管:用 NS 预冲导管、连接器、肝素帽、穿刺针,注射器连接穿刺针,排气,备用,将导管浸于 NS 中。在预冲导管时,需由导管末端推注并回抽生理盐水以检查瓣膜功能(图 4-3-3)。

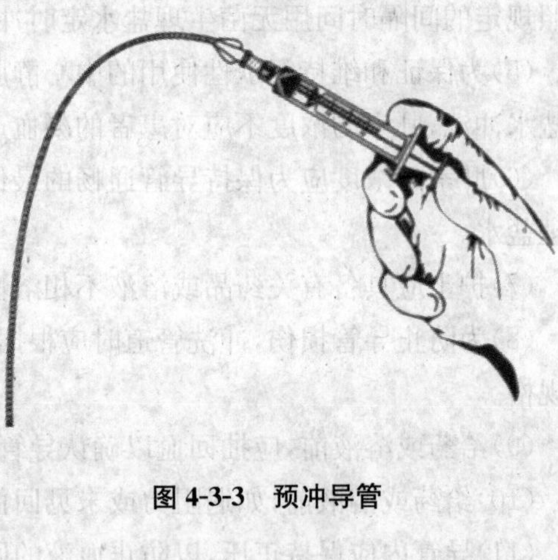

图 4-3-3 预冲导管

(7)消毒皮肤:以穿刺点为中心,用75%酒精、碘伏各3遍,上下直径20cm,两侧至臂缘。顺时针和逆时针方向交替进行。

(8)扎止血带,铺孔巾:在穿刺点上方扎止血带以充盈血管,更换无菌手套,戴不含滑石粉的无菌手套(用生理盐水冲洗手套)。铺孔巾,暴露穿刺部位。

(9)静脉穿刺:一手固定皮肤,一手持针穿刺。以15°～30°角穿刺进针,见回血后减小角度,平行推进1～2mm,保持针芯位置,推进插管鞘(图4-3-4)。

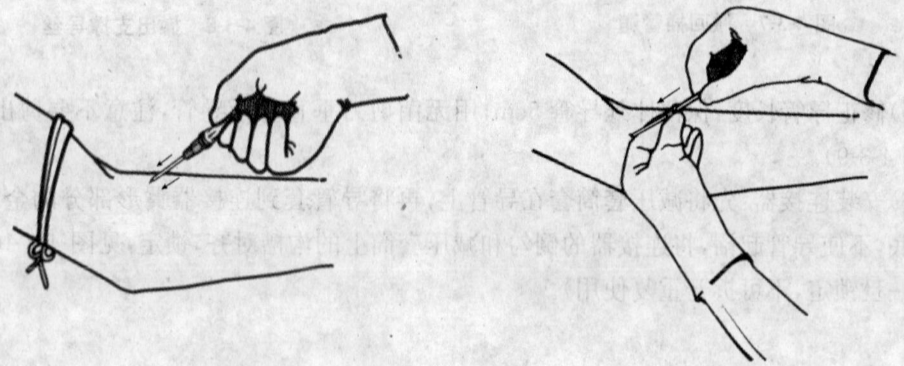

图4-3-4 静脉穿刺

(10)取出穿刺针:松止血带,左手拇指固定插管鞘,食指或中指轻压穿刺血管的上方止血,从插管鞘内撤出穿刺针(图4-3-5)。

(11)插入并推进导管:以左手固定插管鞘,右手将导管插入插管鞘、缓慢、均速地推进导管。至腋静脉时,嘱患者向穿刺侧转头并低头(图4-3-6)。

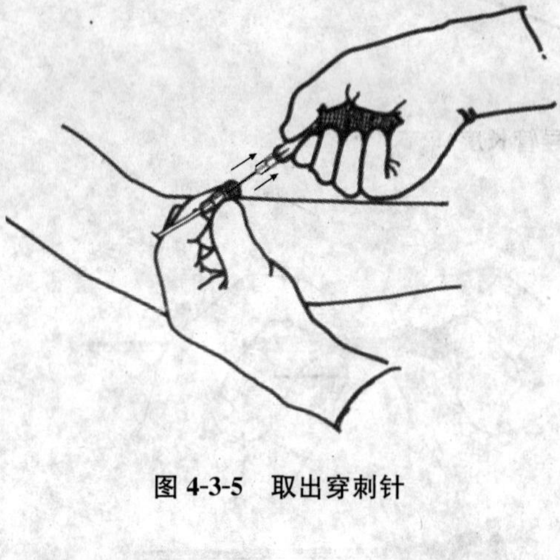

图4-3-5 取出穿刺针

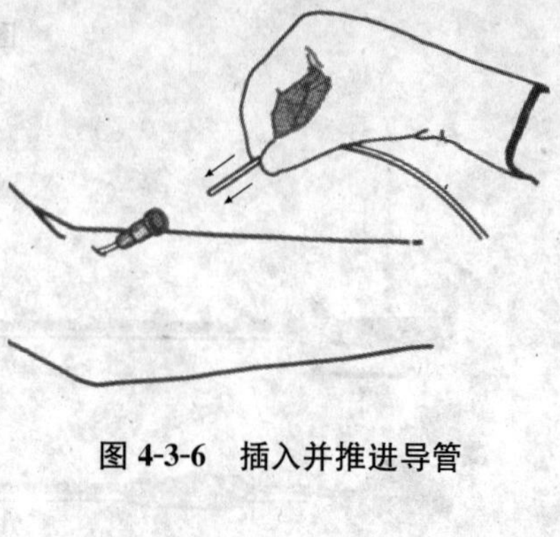

图4-3-6 插入并推进导管

(12)撤回插管鞘:当导管置入预计长度时,在鞘的远端静脉上加压,以固定导管的位置,从静脉内撤出插管鞘,并离开入点(图4-3-7)。

(13)撤出支撑导丝:轻压穿刺点,保持导管的位置,缓慢地将导丝撤出(见图4-3-8)。

(14)撤出插管鞘:从导管近端撤出插管鞘。

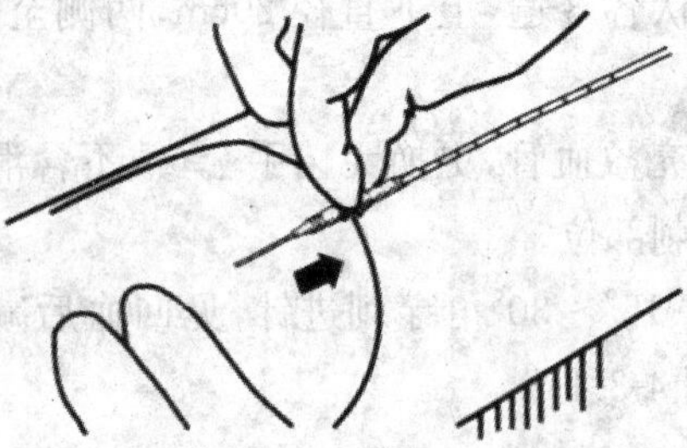

图 4-3-7　撤回插管鞘

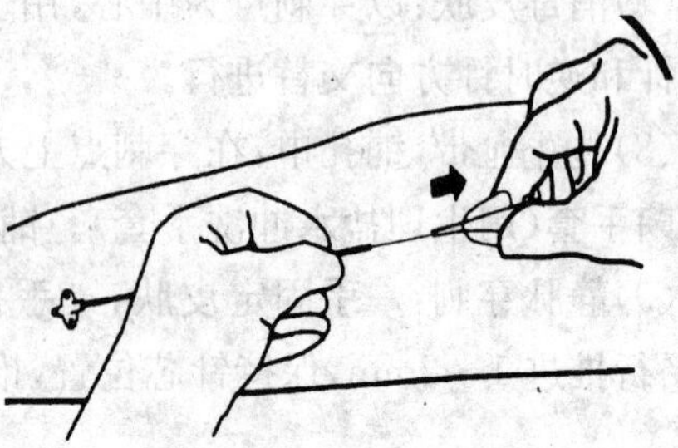

图 4-3-8　撤出支撑导丝

(15)修正导管长度:保留体外导管 5cm,用无菌剪刀垂直剪断导管,注意不要剪出斜面或毛碴(图 4-3-9)。

(16)安装连接器:先将减压套筒套在导管上,再将导管套到连接器翼形部分的金属柄上,推进到底,不使导管起褶,将连接器的倒勾和减压套筒上的沟槽对齐,锁定,见图 4-3-10(注意:连接器一旦锁定,不可拆开重复使用)。

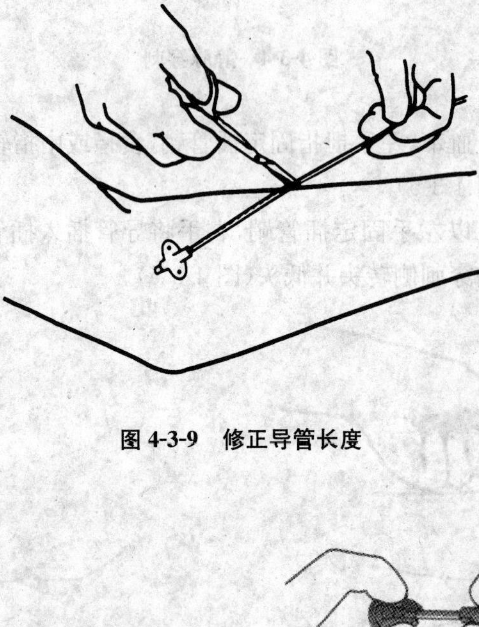

图 4-3-9　修正导管长度

图 4-3-10　安装连接器

(17)抽回血，冲管：用注射器抽吸至有回血，然后用 20ml 的无菌生理盐水以脉冲方式冲管，正压封管后连接肝素帽(图 4-3-11)。

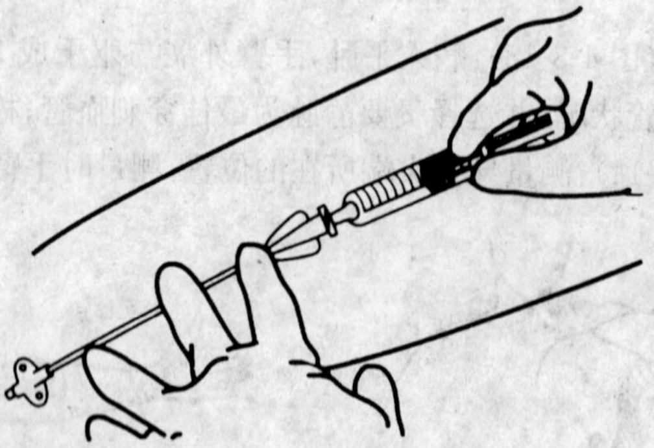

图 4-3-11 抽回血，冲管

(18)固定导管：将导管出皮肤处逆血管方向盘绕一个流畅的"S"弯后，穿刺点处覆盖纱布，贴膜固定(连接器翼形部分 1/2)，胶布蝶型交叉固定连接器、肝素帽。在胶布上注明日期、导管内置外留长度、操作者姓名。勿在导管上贴胶布，防止损伤导管。

(19)拍胸片确定导管位置(图 4-3-12)。

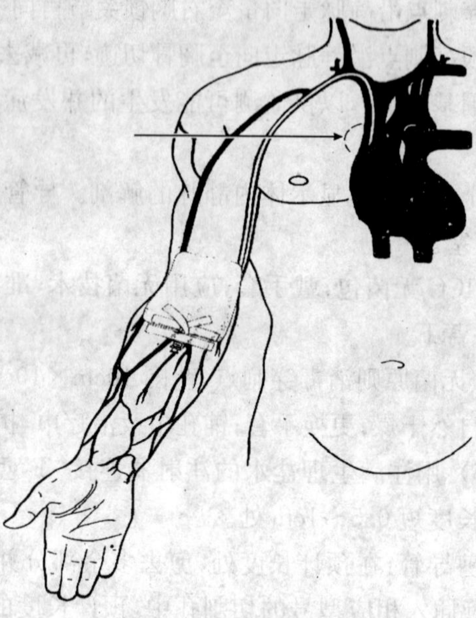

图 4-3-12 拍胸片确定导管位置

(二)末端开口式 PICC 导管(安全型 PICC 导管)

(1)核对医嘱、知情同意书，向病人解释，取得配合。

(2)准备用物：可撕裂的导入鞘，PICC 硅胶导管，T 型延长管，孔巾及手术方巾，皮肤消毒剂(碘伏,75%酒精),皮肤保护剂,无菌透明贴膜,无菌胶带,测量尺2把,止血带,10ml注射器2个,2×2纱布4块,4×4纱布6块,镊子、剪刀各1把。另备肝素帽,无菌手套2副,无菌生理盐水,无菌肝素盐水。

(3)选择合适的静脉(图4-3-13):病人平卧,手臂外展与躯干成90°;在预期穿刺部位以上扎止血带;评估病人的血管状况,并选择贵要静脉为最佳穿刺血管;松开止血带。

(4)测量定位(图4-3-14):测量导管尖端所在的位置,测量时手臂外展90°。

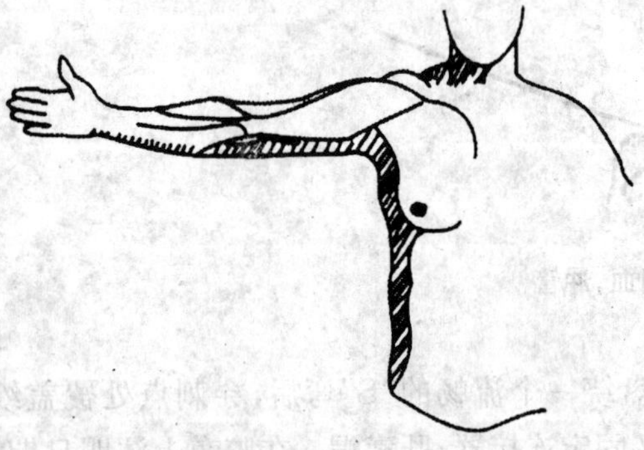

图4-3-13 选择合适的静脉

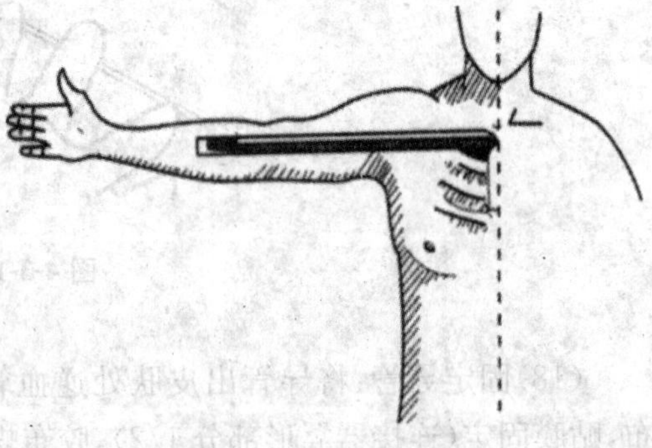

图4-3-14 测量定位

上腔静脉测量法:从预穿刺点沿静脉走向量至右胸锁关节再向下至第三肋间隙。

锁骨下静脉测量法:从预穿刺点沿静脉走向至胸骨切迹,再减去2cm。

测量上臂中段周径(臂围基础值),以供监测可能发生的并发症如渗漏和栓塞。新生儿及小儿应测量双臂臂围。

注意:外部的测量不能十分准确地显示体内静脉的解剖。导管尖端进入右心房可能引起心律失常、心肌损伤,心包填塞。

(5)建立无菌区:打开PICC无菌包,戴手套;应用无菌技术,准备肝素帽、抽吸生理盐水;将第一块治疗巾垫在病人手臂下。

(6)穿刺点的消毒:按照无菌原则消毒穿刺点,范围10cm×10cm。先用酒精清洁脱脂,再用碘伏消毒;让两种消毒剂自然干燥;更换手套;铺孔巾及治疗巾,扩大无菌区。

(7)预冲导管(图4-3-15):用注满生理盐水的注射器连接“T”型管并冲洗导管,润滑亲水性导丝;撤出导丝至比预计长度短0.5～1cm处。

(8)按预计导管长度修剪导管:在预计长度处,剪去多余部分并剥开导管护套10cm左右以便应用方便;将PICC导管插入相应型号的切割孔中,预计长度的刻度处进行切割(提示切割器右侧外缘对应的刻度与预计长度为0.5cm的间距)。

注意:剪切导管时不要切到导丝,否则导丝将损坏导管,伤害病人。

(9)扎上止血带:在上臂扎上止血带,使静脉充盈;握住回血腔的两侧,去掉穿刺针前端保护套。

(10)穿刺:穿刺针与穿刺部位保持15°～30°进行静脉穿刺;确认回血,立即降低穿刺角度,再进入少许,进一步推进导入鞘确保导入鞘进入静脉(图4-3-16)。

(11)从导入鞘中退出穿刺针:松开止血带;左手食指固定导入鞘避免移位;中指轻压导入

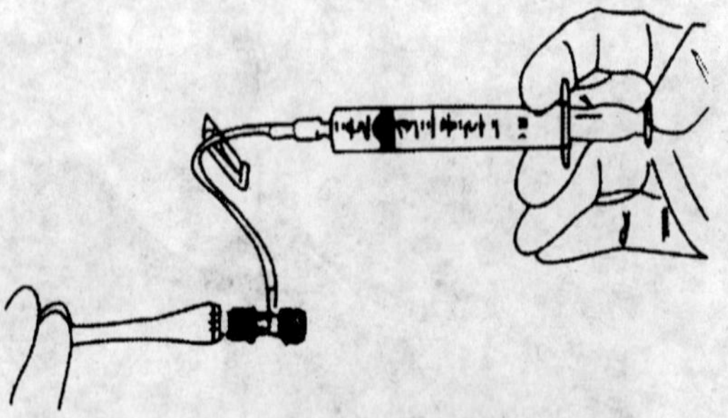

图 4-3-15　预冲导管

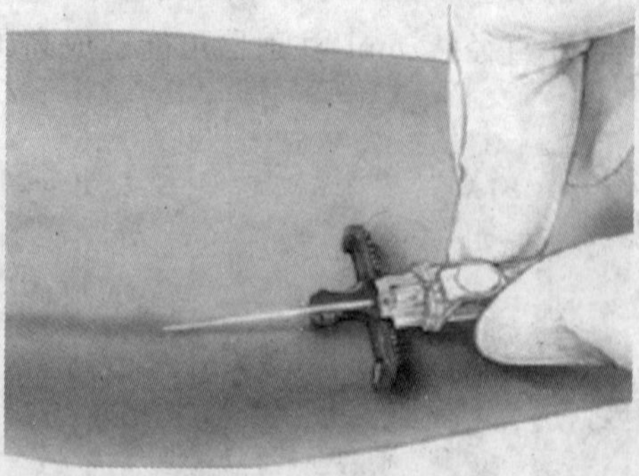

图 4-3-16　穿刺

鞘尖端所处上端的血管上，减少血液流出；按住白色针尖保护按钮，确认穿刺针回缩至针尖保护套中；将针尖保护套放入指定的锐器收集盒(图 4-3-17)。

(12)植入 PICC 导管：用镊子轻轻夹住 PICC 导管(或用手轻捏导管保护套)送至“漏斗型”导入鞘末端，然后将 PICC 导管沿导入鞘逐渐送入静脉(图 4-3-18)。

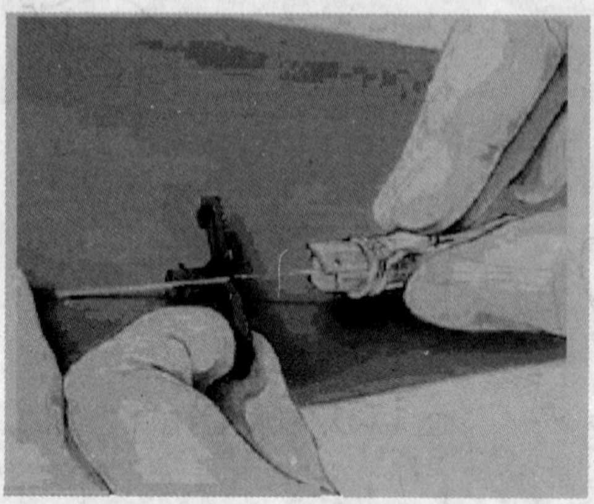

图 4-3-17　从导入鞘中退出穿刺针

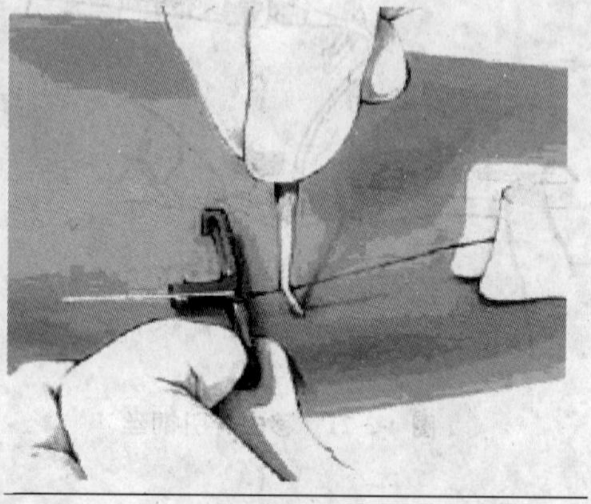

图 4-3-18　植入 PICC 导管

(13)退出导入鞘：将 PICC 导管送入静脉至少 10～15cm 之后，即可退出导入鞘；指压导入鞘上端静脉固定导管；从静脉内退出导入鞘，使其远离穿刺部位(图 4-3-19)。

(14)撕裂并移出导入鞘：撕裂导入鞘并从置管上撤离；在撕裂导入鞘时，需固定好 PICC 导管(图 4-3-20)。

(15)移去导引钢丝：一手固定导管圆盘，一手移去导丝，移去导丝时，要轻柔，缓慢。若导管呈串珠样皱褶改变，表明有阻力(图 4-3-21)。

注意：禁止暴力抽去导丝，阻力能损坏导管及导丝的完整，如遇阻力或导管呈串珠样皱褶，应立即停止抽取导丝，并使导管恢复原状，然后连同导管、导丝一起退出约 1 英寸，再试着抽出导丝。重复这样的过程直到导丝较容易地移去，一旦导丝撤离，再将导管推进到预计的位置。

(16)抽吸与封管：用生理盐水注射器抽吸回血，并注入生理盐水，确定是否通畅。连接肝素帽。肝素盐水正压封管(肝素液浓度:50～100U/ml)。如立即输液可直接输液(图 4-3-22)。(警告:小直径(<5ml)注射器可能造成高压,使导管发生破裂)

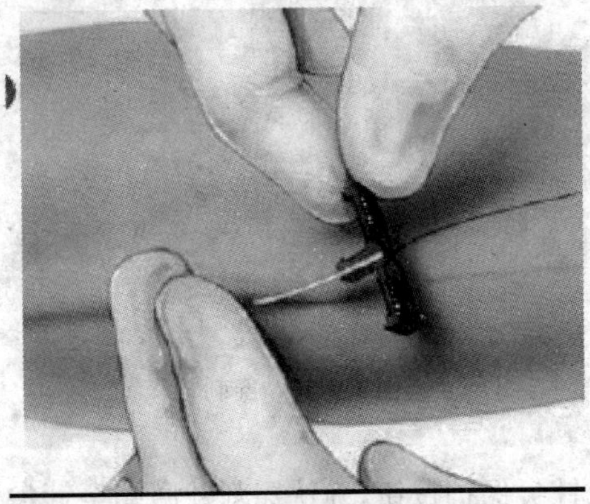

图 4-3-19　退出导入鞘

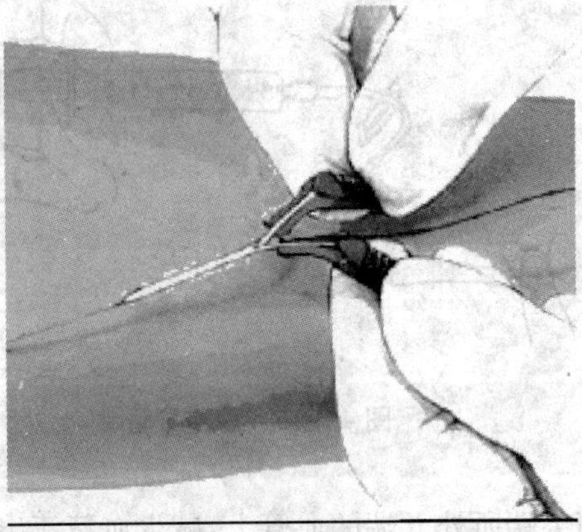

图 4-3-20　撕裂并移出导入鞘

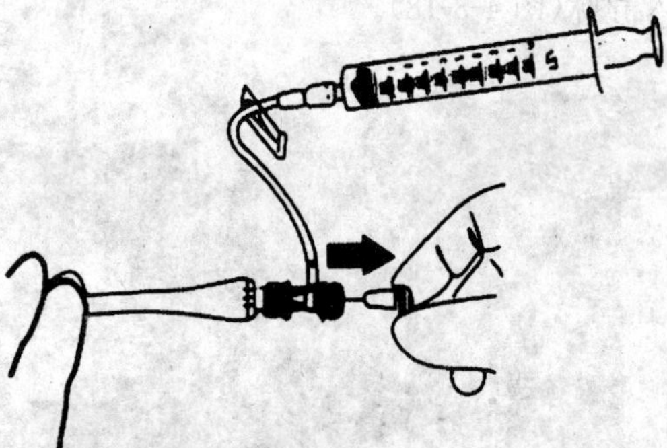

图 4-3-21　移去导引钢丝

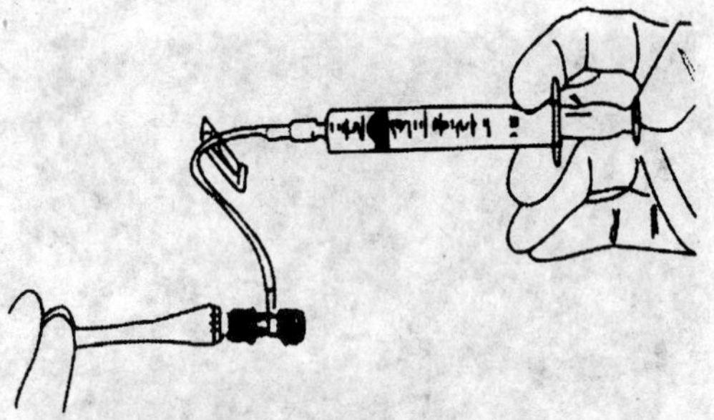

图 4-3-22　抽吸与封管

(17)清理穿刺点:撕开孔巾上方充分暴露肘部;用酒精棉棒清理穿刺点周围皮肤;必要时涂以皮肤保护剂(注意不能触及穿刺点)。

(18)固定导管,覆盖无菌敷料(见图 4-3-23):注意导管的体外部分必须有效地固定,任何的移动都意味导管尖端位置的改变。将体外导管放置呈"S"状弯曲,在圆盘上贴胶带。

在穿刺点上方放置一小块纱布吸收渗血,并注意不要盖住穿刺点。

覆盖一透明贴膜在导管及穿刺部位,贴膜下缘与圆盘下缘平齐(见图 4-3-23a)。

用第二条胶带在圆盘远侧交叉固定导管(见图 4-3-23b)。

第三条胶带再固定圆盘(见图 4-3-23c)。

固定外露的延长管使病人感觉舒适。

注意:禁止在导管上贴胶布,此举将危及导管强度和导管完整。

(19)通过 X 线拍片确定导管尖端位置。

(20)穿刺时注意事项:穿刺前应了解静脉走向及静脉情况,避免在疤痕及静脉瓣处穿刺。

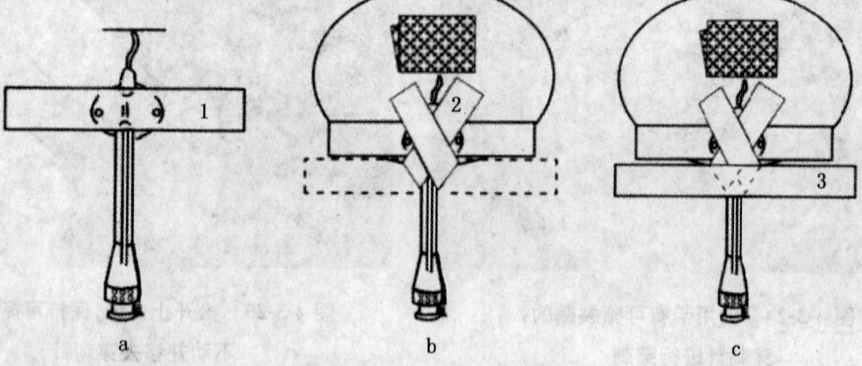

图 4-3-23　固定导管，覆盖无菌敷料

做好解释工作，使病人放松，以确保穿刺时静脉的最佳状态。穿刺进针角度约为 20°～30°，直刺血管，见回血后降低角度进针少许，再送套管。注意避免穿刺过深而损伤神经。注意避免穿刺入动脉，尤其 18 个月的幼儿。穿刺时避免损伤静脉内膜/外膜，以免发生机械性静脉炎或渗漏。退出针芯之前，务必先松开止血带，套管尖端加压后再撤出针芯。有出血倾向的病人要小心，注意加压止血。对免疫力低下的病人应严密观察。

(21)穿刺后：记录导管名称、编号，导管型号、置入长度，所穿刺静脉名称，穿刺过程是否顺利；固定状况，X 线检查结果；臂围，穿刺者姓名，穿刺日期。完善护理记录。

(三)ARROW 经外周置入中心静脉导管

(1)核对医嘱。医嘱中应该包括置管后的胸部 X 线检查。

(2)向病人解释操作过程，取得病人的同意。

(3)准备物品，如果使用 ARROW PK-系列的产品，则只需准备一副无菌手套。

(4)打开 PICC 穿刺包装。

(5)测量并记录上臂周长。

(6)选择穿刺静脉，测量插管长度。

(7)消毒穿刺部位，建议使用局麻方式，以减轻病人的痛苦和紧张。

(8)系止血带，戴无菌手套，铺巾。

(9)使用带有可撕裂鞘的穿刺针进行穿刺。见回血后，将穿刺针和可撕裂鞘一起向前送，直到可撕裂鞘很好地处于血管内(图 4-3-24)。

(10)松开止血带，保持可撕裂鞘不动并移去穿刺针(图 4-3-25)。(警告：穿刺针拔出后不要再次放回鞘内，以免切断鞘管造成栓塞)

(11)检查血流搏动情况以防误穿刺入动脉。(注意：暴露在空气中的血液颜色并不能作为穿刺进入静脉的最可靠依据)

(12)放置导管。拿住导管无菌保护套的远端向回拉，暴露导管尖端，沿可撕裂鞘送入导管。导管向前送入血管内时，无菌保护套会从导管上脱开(图 4-3-26)。

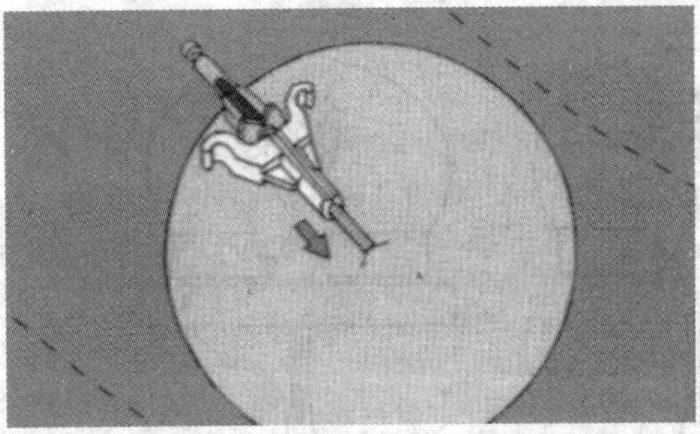

图 4-3-24　使用带有可撕裂鞘的穿刺针进行穿刺

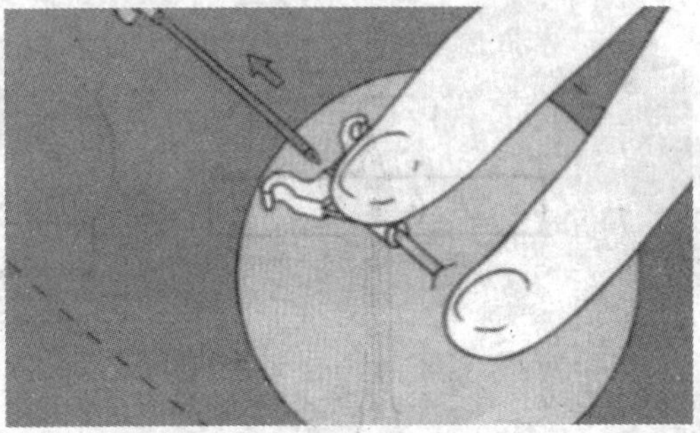

图 4-3-25　松开止血带，保持可撕裂鞘不动并移去穿刺针

当导管尖端大约到达预定部位时，让病人摆正体位，以降低导管尖端误入颈内静脉的可能性。成人：让病人把头转向插管的上肢方向，并将下颚贴在肩部。正确指导病人。如果置管过程中遇到阻力，重新置管和/或在置管时缓慢冲洗。

(13) 在到达预定的插管长度之前 5cm 处，停止插管。向回拔可撕裂鞘，直到鞘完全离开病人。拿住可撕裂鞘的两个侧翼，将鞘完全撕开，将导管推送到预定位置（图 4-3-27）。

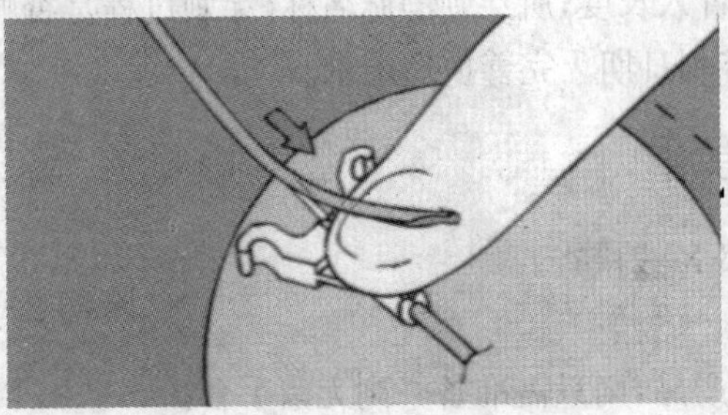

图 4-3-26　放置导管

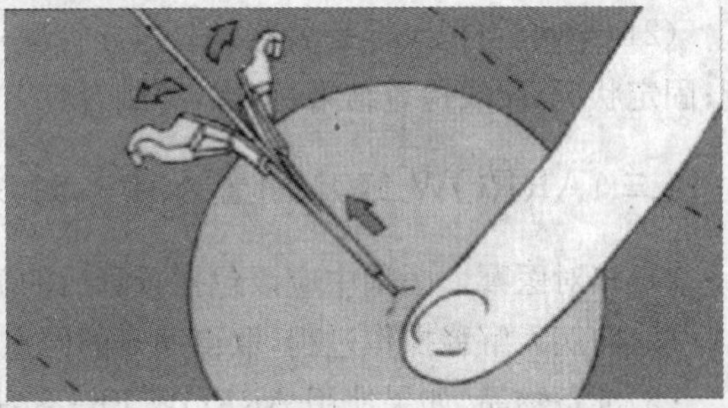

图 4-3-27　在到达预定的插管长度之前 5cm，停止插管

(14)查导管位置。抽回血，直到可以看见血液。用足够量的生理盐水冲洗管腔以保证没有残留血液。双腔导管可以打开近端腔抽取血液，用肝素盐水封管。

(15)清理穿刺点，固定导管。使用导管夹、固定夹和胶条固定导管。穿刺点加盖一块小纱布后(加压、封闭)，用透明贴膜或类似敷料包扎(图 4-3-28)。

(16)拍胸片确定导管尖端位置。

(17)在病程记录内记录置管过程。使用导管管身的厘米刻度再次确认导管尖端的位置。

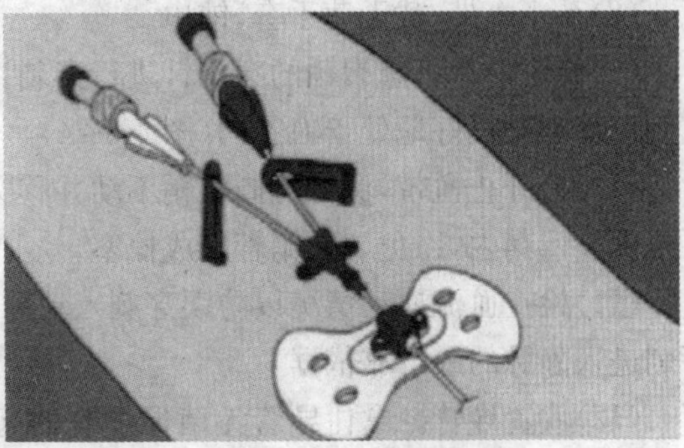

图 4-3-28　清理穿刺点，固定导管

（四）PICC的维护和管理

1. 冲洗导管技术

(1)静脉输液间歇期每7天冲管1次。

(2)以下情况需立即冲管：①静脉输液前、静脉输液结束后；②输血、血制品后，包括红细胞、血小板、血浆、白蛋白、纤维蛋白原等；③输注静脉高营养液后；④输注高黏滞性药品后，包括10%葡萄糖、脂肪乳、甘露醇等；⑤抽血后。

(3)冲洗导管方法：①工作人员洗手，戴口罩，准备用物；②消毒肝素帽；③以脉冲方式注入20ml生理盐水，正压封管。

(4)冲洗导管注意事项：①必须使用10ml以上的注射器；②如经导管抽血、输血、输注其他黏滞性液体，必须先用此方式冲洗干净导管后再接其他静脉输液；③重力输注生理盐水或其他任何方式都不能有效冲洗导管；④儿科患者冲管(3Fr)，常规维护时使用3ml生理盐水；取血、输血、输注TPN等高黏滞性药品后，使用6ml生理盐水；⑤末端开口式PICC的封管方法，应先盐水后肝素即静脉输液后先推注生理盐水20ml，再以肝素盐水3～5ml正压封管(100U/ml)；静脉输液间歇期每12h封管1次；封管后、更换肝素帽时，应夹住导管末端的夹子。

2. PICC换药维护标准

(1)PICC换药维护原则：严格采用无菌技术和严密的标准预防措施。

(2)PICC换药步骤：

①洗手，戴口罩、帽子(图4-3-29)。

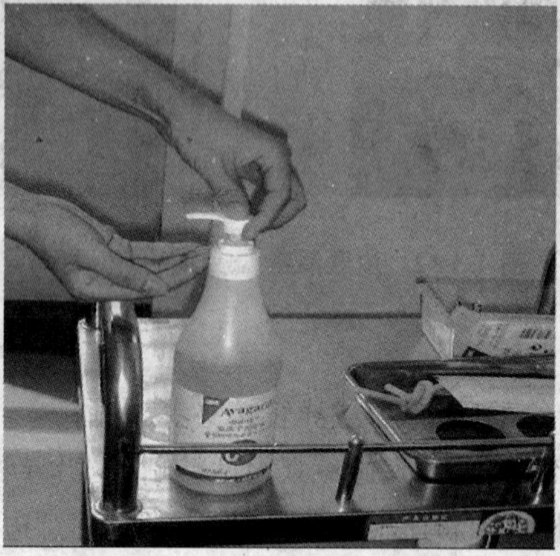

图4-3-29　洗手，戴口罩、帽子

②准备用物，包括换药车、换药包，换药包包括一次性无菌铺巾，一次性无菌手套1付，75%酒精棉棒3根/包，1%有效碘伏棉棒3根/包，Tegaderm 1630/9546 1张，无菌免缝胶带3根/片，75%酒精棉片1片/包，一次性无菌小方纱1片(图4-3-30)。

③去除胶布、透明贴膜：使用胶布粘卷起贴膜边缘；按压固定穿刺点，0°角撕除透明贴膜若使用180°角去除贴膜，应固定导管且“逆血管方向”去除，防止牵拉出导管；去除贴膜后再仔细观察穿刺局部有无异常表现。

④再次洗手。

⑤打开无菌换药包(图 4-3-31)。

⑥皮肤消毒:3 遍酒精,3 遍碘伏,直径不小于 15cm,注意无菌操作原则(图 4-3-32)。

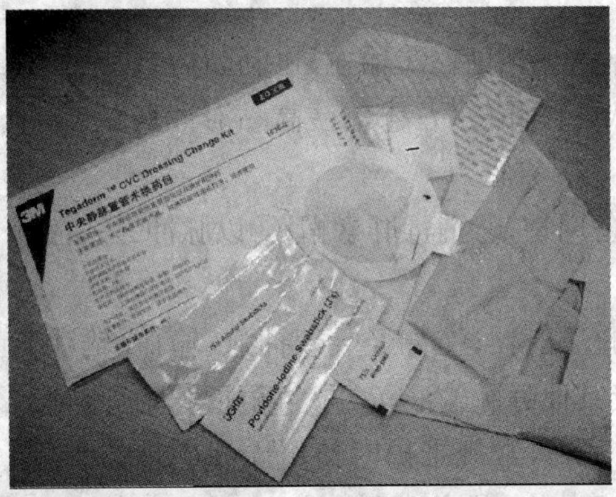

图 4-3-30　准备用物

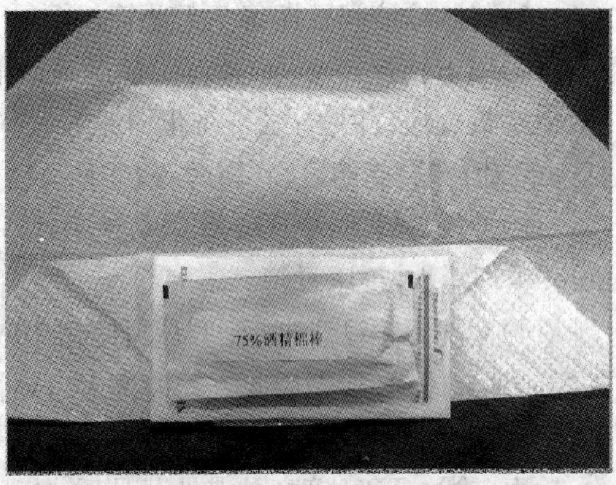

图 4-3-31　打开无菌换药包

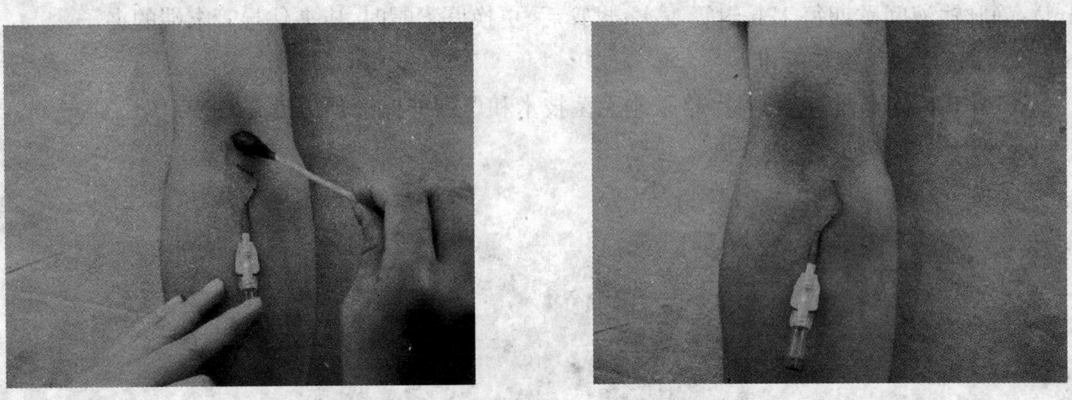

图 4-3-32　皮肤消毒(戴无菌手套操作)

⑦戴无菌手套。

⑧使用免缝胶带固定导管的固定翼,或导管接头等。

⑨贴好透明贴膜:消毒剂充分待干;避免张力性粘贴,先沿导管(导管接头)边缘捏压贴膜,使之沿导管边缘贴敷,再将整片敷料压牢;撕除框形边缘时注意边按压边去除。

⑩使用免缝胶带,蝶形交叉,加强固定导管接头、延长管等处(图 4-3-33)。

⑪备软纱布,若穿刺点有渗血时将之折叠压于穿刺点再贴透明贴膜。

⑫备单独包装酒精棉片。

(3)PICC 换药维护注意事项:①自下而上小心拆除原有敷料,防止将导管带出体外;②不要用手触摸贴膜覆盖的区域,防止污染无菌区;③贴膜以穿刺点为中心,覆盖全部体外部分导管;④必须使用 10ml 以上的注射器;⑤勿用胶布直接固定导管,防止损伤导管;⑥如未使用白色固定夹,则直接消毒穿刺点及周围皮肤,方法、顺序同上;⑦消毒剂使用碘伏或与之等效的消毒剂均可。

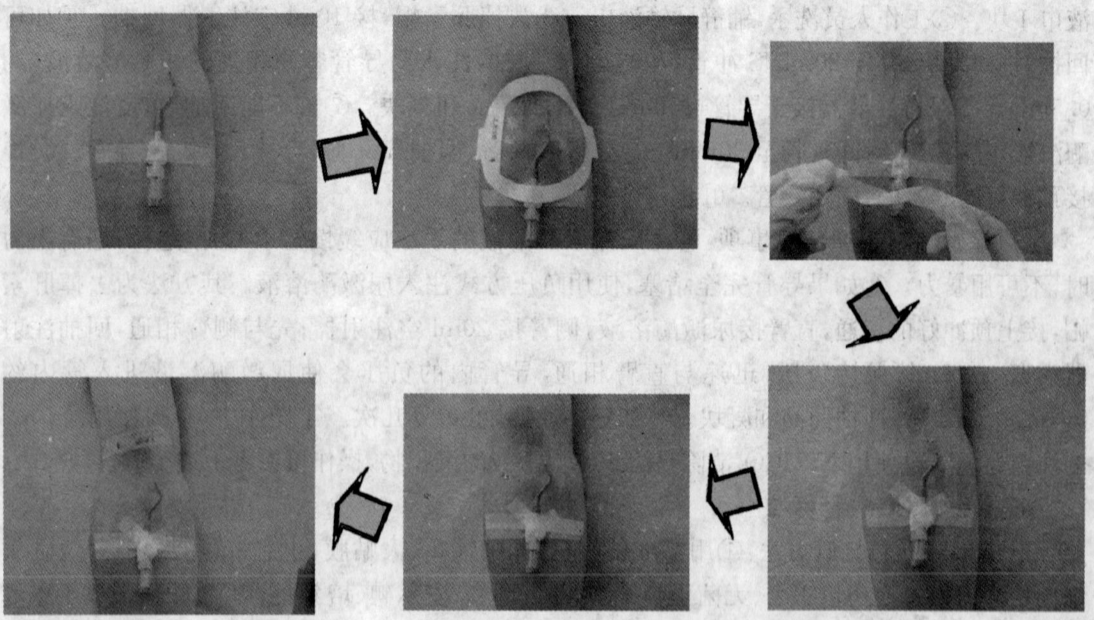

图 4-3-33　使用免缝胶带固定导管的固定翼，或导管接头等

3. 更换肝素帽

（1）更换频率及原则：应按制造商的使用说明和指南制定更换频率及原则；大部分产品通常每 7 天更换 1 次。在以下情况如取下肝素帽后、肝素帽有损坏、取血、输血后等应及时更换。

（2）更换肝素帽方法：①工作人员洗手、戴口罩。准备用物，包括肝素帽，生理盐水 20ml，20ml 注射器，胶布。②用生理盐水预冲肝素帽。③拆除原有胶布、取下旧的肝素帽。④消毒导管接头的外壁。⑤连接新的肝素帽。⑥冲洗导管。⑦胶布固定连接器、肝素帽。

4. 更换连接器方法

（1）工作人员洗手，准备用物，包括连接器 1 套、换药包 1 个、无菌手套 1 副、20ml 生理盐水、75%酒精、安尔碘、10cm×10cm 贴膜 1 个，胶布。

（2）拆除原有敷料，检查导管，确定由何处剪断导管。

（3）打开换药包，戴手套。

（4）消毒穿刺点周围，特别是导管将要被剪断的部分。

（5）预冲连接器、肝素帽。

（6）以 90°角剪断导管，去掉受损部分。

（7）安装连接器，把减压套筒套在导管外，导管套在翼形部分的金属柄上，推进到底，勿出皱褶；对齐，锁住。

（8）冲洗导管，连接肝素帽，固定。

5. 由血凝引起导管堵塞的再通

（1）导管堵塞再通方法：①用物准备，包括 5000U/ml 尿激酶溶液（NS 10ml＋5 万 U 尿激酶 1 支）、生理盐水 100ml、20ml 注射器 2 个、10ml 注射器 1 个、三通 1 个、肝素帽 1 个、静脉输液巾1块。②工作人员洗手，铺静脉输液巾。③去掉肝素帽，接10ml空注射器回抽。④如可回抽，抽回凝块，并用20mlNS冲管。⑤若不能回抽，注入与导管容积相等的尿激酶溶液(约0.5ml)。⑥保持注射器接于导管，15min后，回抽药品和凝块。⑦若不能回抽，重复注入尿激酶溶液，并将等待时间延长至30min。⑧导管通畅后，回抽5ml血，弃掉。⑨冲洗导管。⑩连接预冲好的肝素帽，固定导管。⑪记录全过程。

(2)导管堵塞再通注意事项：①注入尿激酶溶液的手法应缓慢轻柔，边推边拉，遇有阻力时，不可用暴力。②如果导管完全堵塞，使用负压方式注入尿激酶溶液。其方法为去掉肝素帽，接上预冲好的三通，直臂接尿激酶溶液，侧臂接20ml空注射器；先与侧臂相通，回抽注射器活塞3～5ml，保持负压，迅速与直臂相通，导管内的负压会使尿激酶溶液进入管内约0.5ml；15min后，回抽药品和凝块。③如仍不通畅，可重复几次。④操作中，不得使用＜10ml的注射器。⑤可使用$NaHCO_3$清除易溶于碱性溶液的沉积物，操作可参考上述步骤。

6. 撤出PICC导管标准

(1)撤出PICC导管方法：①用物准备，包括无菌纱布、大贴膜、止血带、热水袋；若做管头细菌培养需另备换药包1个、无菌手套1副、75%酒精、安尔碘、培养瓶。②将止血带放于患者上臂下面，备用。③去掉敷料。④戴手套，消毒皮肤(如不需做培养，可省此步)。⑤于靠近穿刺点处捏住导管，缓慢拔出导管，不可用暴力。如遇阻力，停止拔管，热敷20～30min，再拔管。⑥导管全部拔出后，用纱布压迫穿刺点。⑦检查导管是否完整。⑧如需做培养，按无菌要求剪掉前端5cm至培养瓶内送检培养。⑨穿刺点覆盖纱布、贴膜。⑩记录全过程。

(2)撤出PICC导管注意事项：①如做管头细菌培养时，需严格无菌操作，防止污染导管前端，影响培养结果。②一旦发生导管断裂，立即用止血带结扎患者上臂血管。

7. PICC维护使用注意事项

(1)静脉输液前，先以20ml生理盐水冲管确认导管通畅，禁止抽回血，以免导管堵塞。

(2)冲管必须用脉冲方式，并做到正压封管，禁止用静脉滴注或普通静脉推注的方式。

(3)禁止使用小于10ml的注射器冲管、给药，勿使用暴力冲管。

(4)可以使用此导管进行常规加压静脉输液或输液泵给药，但不能用于高压注射泵推注造影剂等，如做CT、核磁、PET检查等，不得使用PICC导管推注药品。

(5)禁止将胶布直接贴于导管体上。

(6)经常观察静脉输液时的流速，若发现流速明显降低时，应及时查明原因，妥善处理。

(7)PICC为一次性用品，严禁重复使用。

8. 携带PICC导管患者的日常生活注意事项

(1)保持局部清洁干燥，不要擅自撕下贴膜；贴膜有卷曲、松动、贴膜下有汗液时，及时请护士更换。

(2)不影响从事一般性日常工作、家务劳动、体育锻炼，但需避免使用带有PICC一侧手臂提过重的物品等，不用这一侧手臂作引体向上、托举哑铃等持重锻炼，避免游泳等会浸泡到无菌区的活动。

(3)家长应嘱咐儿童患者不要玩弄PICC导管体外部分，以免损伤导管或把导管拉出。

(4)携带此导管的患者可以淋浴，但应避免盆浴、泡浴。淋浴前用塑料保鲜膜在肘弯处缠绕 2～3 圈，上下边缘用胶布贴紧，淋浴后检查贴膜下有无浸水，如有浸水应请护士更换。

(5)静脉输液间歇期每 7 天对 PICC 导管进行冲管、换贴膜、换肝素帽等维护，不要遗忘。

(6)观察针眼周围有无发红、疼痛、肿胀，有无渗出，如有异常及时通知医生或护士。

(7)如因为对透明贴膜过敏等原因，必须使用通透性更高的贴膜时，应缩短更换贴膜的时间间隔。

四、实施静脉输液过程中的注意事项

(一)持针方法

(1)最好的方法是以针尖斜面向上的方式将针头插入静脉中。

(2)单翼的穿刺针：用右手的拇指与食指捏住穿刺针的单翼，针尖斜面朝上进行穿刺。

(3)双翼的穿刺针：用右手的拇指与食指夹紧穿刺针的双翼，针尖斜面朝上进行穿刺。

(4)无翼的穿刺针：用右手的拇指与食指夹紧穿刺针的尾部，针尖斜面朝上进行穿刺。

(二)穿刺角度

(1)头皮针的穿刺角度为 5°～15°，见回血后降低角度再送针至全部针头的 2/3。

(2)外周静脉导管、中等长度导管、经外周穿刺的中心静脉导管的穿刺角度均为15°～30°，见回血后降低角度再送针少许。

(三)绷紧皮肤

(1)将穿刺侧的手臂放在低于心脏的位置或放低于床旁，可使静脉更容易充满血液。

(2)结扎止血带：适当使用止血带，保持弹力均匀，避免松开造成污染。

(四)穿刺技巧

(1)直接穿刺法：针头直接从静脉上方快速地穿过表皮、真皮、皮下组织、静脉外膜、中膜、内膜进入静脉中。

(2)间接穿刺法：针头从静脉旁边快速地穿过表皮、真皮、皮下组织，再轻柔地移动针头斜面穿过皮下组织，最后穿刺静脉。

(五)敷料应用的注意事项

(1)应使用无菌敷料(纱布和/或透明半透膜敷料)持续覆盖在穿刺点上。

(2)外周和中心静脉导管穿刺部位的纱布敷料应每 48h 更换 1 次，如其完整性受到破坏应立即更换。

(3)透明半透膜敷料更换的间隔时间一般为每周更换 1 或 2 次，当导管移位或敷料的完整性受损时应立即更换。

(4)若将纱布敷料与透明半透膜敷料一起使用，应被视为纱布敷料，每 48h 更换。

(5)另可根据敷料的材质、患者的年龄和身体状况、环境条件以及制造商的使用指南决定。

(6)应每日观察导管与皮肤连接处，通过触摸完整的敷料检查是否存在触痛。

(7)若存在穿刺部位的触痛、无原因的发热、局部或系统性感染的症状，应取下敷料，直接观察穿刺部位情况。

(8)护理病历中要记录有关对导管与皮肤连接处的常规评估状况。

(9)有关穿刺部位敷料的护理和维护的健康教育要记录在病历上。

(六)正确固定导管的原则

(1)导管的固定过程应严格执行无菌操作。

(2)导管应妥善固定，固定的方法应不影响对穿刺部位及导管的评估和监测，或不妨碍执行医嘱的静脉输液方案为原则。

(3)保护穿刺部位的敷料应允许直接用肉眼观察到穿刺部位的情况，固定方法不应影响血液循环或妨碍液体在导管内的流动。

(4)穿刺部位敷料的更换应根据规定的间隔周期进行，以便对穿刺部位的情况和穿刺部位皮肤的完整性进行监测。

(5)在患者身体条件允许的情况下，穿刺部位的保护材料应用于保护导管为目的。

(6)用于固定导管的材料包括无菌胶带、透明的半透膜敷料、缝线、导管固定装置等。

(7)使用无菌胶带固定导管时，只能将其粘贴在导管针座处，不能将其直接粘贴在导管与皮肤的连接处。

(8)使用透明的半透膜敷料固定导管时，等清洗液或消毒液完全干燥后，将穿刺点置于敷料的中央再粘贴，只有无菌胶带才能置于敷料下。

(9)如果导管脱出，应及时采取其他固定措施固定，以防止导管移位，脱出的导管不应再送入。

(七)各类导管留置的时间

(1)外周静脉——短导管：静脉留置针留置时间为72～96h。

(2)外周静脉——中长导管：中等长度导管留置时间为2～4周。

(3)外周静脉——中心静脉导管：PICC留置时间为半年到1年。

(4)普通肝素帽：一般每周更换1～2次，如输血或TPN需每24h更换1次。

(5)无针正压接头：一般每周更换1或2次，如输血或TPN需每24h更换1次。

五、静脉输液用具的应用

(一)流速控制设备

1. 手动流速控制设备

手动流速控制设备包括普通输液器和恒速调节输液器或配有恒速调节装置的输液器。临床常用的输液器均标有该输液器1ml相当于多少滴。但患者的体位、静脉内压力、残余液量都会影响静脉输液的速度。因此，需严格控制速度和静脉输液量的患者不适宜应用手控流速输液器，可选择加用恒速调节器或配有恒速调节装置的输液器，它是机械性静脉输液滴速控制装置，通过一个弹性横隔膜作为限速器，能够精确控制滴速，可以补偿因液面高度变化或患者体位改变而产生的滴速误差。当穿刺点与静脉输液面之间的垂直高度在76～150cm时，恒速调节器误差在7%～10%，并在长时间的静脉输液过程中保证滴速恒定。

2. 电动输液设备

这些设备可准确地控制流速，护士应熟悉电动输液装置的使用常规。临床常用的电动输液装置有输液泵、注射泵等。

(1)输液泵的使用程序：①检查仪器→②连接电源→③打开泵门安装输液器（输液泵的标准配置输液器）→④开总开关，输液泵自检→⑤按容量键（VOL）预置静脉输液总量→⑥再按键输入每小时输入量→⑦按起始键（START）开始。

(2)注射泵的使用程序：①检查仪器→②连接电源→③抽吸药液与静脉输液管连接→④开总开关，机器自检→⑤固定注射器→⑥按F键清零→⑦输入静脉输液速度（ml/h）→⑧按起始键（START）开始→⑨连接患者。

(3)输液泵常见故障及排除：当输液泵出现各种原因的报警情况时，按消音键可消除报警声音2min。然后寻找原因消除故障，重新启动静脉输液（见表4-3-1）。

表4-3-1 输液泵常见故障及排除（以“贝朗 Infusomat P”为例）

报警显示	可能的原因	纠正的方法
Drop alarm（滴数报警） *仅在滴数控制功能存在并使用贝朗公司专用输液泵管路时，才可能发生滴数报警	请检查输液泵以上的部分	
	·静脉输液瓶已空？	·更换新的静脉输液瓶
	·水止紧闭？	·打开水止
	·传感器未放在滴液室上？	·将传感器放置在滴液室上
	·传感器连接松动？	·检查传感器连接是否松动，可先取下后再重新安装
	·传感器有损坏？	·更换传感器
	·滴液室摆动？	·保持滴液室稳定，必要时暂时取消滴数报警
	·滴液室有雾气？	·晃动滴液室去除雾气
	·液面过高？	·将静脉输液瓶正置，再将部分液体挤回瓶内使液面降低
	·在使用硬质静脉输液瓶时排气小帽未打开？	·打开排气孔小帽
Pressure alarm（压力报警）	·静脉输液管水止关闭？	·打开水止
	·静脉输液管有压折吗？	·保持管路通畅
	·患者静脉通路阻塞？	·恢复静脉通路通畅

续表

报警显示	可能的原因	纠正的方法
Air alarm (空气报警)	·在管路系统中有空气?	·请在准备静脉输液时,将管路系统中的气泡完全排出 ·报警后请重新排气和调整滴液室内的液面
Preselect volume (未设定预置总量报警)	·未设定静脉输液总量?	·设定静脉输液总量
Invalid rate (未设定速率报警)	·未设定速率?	·请重新设定速率
KOR end (液体输完前预置报警)	·静脉输液瓶已空?	·更换新的静脉输液瓶
Recall alarm (暂停结束报警)	·在暂停结束后报警?	·用特殊功能键[SM]调至 Stand by,按(ON)键后,清除暂停时间以结束暂停或重新设定时间以延长暂停
Pump door open (泵门打开报警)	·泵门打开?	·关闭泵门
Battery pre-alarm (蓄电池预报警)	·蓄电池电量将耗尽? (蓄电池容量被用完前 20min 开始报警)	·连接主电源
Battery alarm (蓄电池报警)	·蓄电池没电?	·连接主电源

(二)止血带的应用

1. 止血带的应用原则

橡胶或非橡胶的止血带使用最多,正确使用时应能够增加静脉的充盈度,并且仅影响静脉血流而对动脉血流无影响。

2. 止血带的应用方法和注意事项

(1)止血带的位置应尽可能靠近选择的穿刺部位的近端,一般在静脉穿刺点以上10~15cm处系止血带,如患者血压高,移到离穿刺点较远处,如患者血压低,在不污染穿刺点情况下尽可能靠近穿刺点。

(2)结扎止血带不宜过紧,时间不宜超过 1min,以防止出现血液循环障碍或化验数值误差。

(3)在结扎止血带的肢体远端,应能很容易地触摸到动脉的搏动。

(4)建议选择宽扁的、不含乳胶的止血带。

(5)为防止交叉感染,止血带应一人一带。

六、相关记录与数据收集

医疗机构应有明确的记录要求制度，至少包括以下要求：

(1)病历中应记载有关输液治疗和血管通路、导管维护的全部信息。

(2)护理记录应包括评估、干预及患者对干预的反映。

(3)文件书写应清晰可辨，相关人员可获得和易于追踪，操作者应签全名。

PICC 置管记录内容：

(1)插管日期、时间，操作者、助手姓名。

(2)导管的类型、批号、规格、型号、材料。

(3)穿刺部位，选择的血管。

(4)穿刺、置管过程有无异常，异常情况的处理过程。

(5)回血、冲管是否正常。

(6)固定方法，所用敷料。

(7)术中出血量。

(8)导管内置、外留长度；拔出导丝长度。

(9)术中患者是否配合，有无异常。

(10)胸片结果，导管位置；导管异位时的处理过程。

(11)患者教育记录。

第 4 节　静脉输液效果评价

护士应观察与记录静脉输液后的效果，包括药品反应观察以及输液相关并发症的观察及护理，通过效果的评价，不断改进护理计划，以便为患者进一步制订符合个体的、高质量的、经济有效的静脉输液方案。高质量的静脉输液护理能够使患者达到预期的治疗和护理效果，并减少与静脉输液相关并发症的发生。

一、药品反应观察

药品反应观察主要指观察药品的有效性、无效反应、毒性反应、耐药性、药品蓄积、特异反应性、药品过敏以及对药品的依赖性等。具体见表 4-4-1。

表 4-4-1　药品反应的观察

反　应	效　应	举　例
有效性	意味着药品已经产生了预期的效应	
无效反应	给予的剂量小于最低所需剂量或是其他因素干扰药品的作用	给药吗啡后疼痛仅轻微缓解的患者其反应则无效
毒性反应	药品常规的药理作用加重或是出现与药品毒性有关的体征和症状	地高辛的毒性反应通常表现为食欲不振、呕心和呕吐临床症状

续表

反应	效应	举例
耐药性	增加产生相同静脉输液反应所需的药品量	2周内接受吗啡滴注的患者其疼痛缓解降低
药品蓄积	药品在体内蓄积,由输入超过输出导致	当常规的庆大霉素成人剂量给药时,肾功能受损的患者时可能出现
特异反应性	质量上不同于预期反应,但非过敏性导致的无法预计的反应	每40000位接受氯霉素静脉输液的患者中有1位出现再生障碍性贫血
药品过敏	既往暴露于该药或有关药品导致的并且经抗原-抗体反应介导的药品不良反应;过敏性反应	当对青霉素过敏的患者给青霉素药时出现的反应
依赖性	为防止撤药综合征需要持续给药的药品	因癌症疼痛而接受氢吗啡酮的患者当停药时出现明显的震颤、坐立不能和盗汗

二、相关并发症的观察及护理

静脉输液过程中常见并发症有静脉炎、渗出、外渗、感染、导管栓塞、空气栓塞、静脉痉挛、循环负荷过重、败血症、PICC导管断裂等。本节将介绍几种常见并发症的观察与处理。

(一)静脉炎

1. 原因

静脉炎是一种炎症反应,可因物理或化学性刺激及感染引起,沿静脉走向有疼痛及触痛,静脉炎也可以在拔管后48h发生。静脉炎分为机械性静脉炎、化学性静脉炎、细菌性静脉炎、血栓性静脉炎与拔针后静脉炎。其发病原因可能与以下因素有关:细菌感染、长期输注高浓度、刺激性较强的药液、静脉内放置导管型号不当、导管留置时间过长或导管维护不当等。

2. 临床表现与分级标准

静脉炎的级别是判断静脉炎严重程度的有效标准,有助于区分、记录、管理、追踪静脉炎和评估预后,静脉炎分级标准(2006年美国INS标准)见表4-4-2。各级静脉炎临床表现见图4-4-1。

表4-4-2 静脉炎分级标准(2006年美国INS标准)

级别	临床标准
0级	没有症状
1级	输液部位发红,伴有或不伴有疼痛
2级	输液部位疼痛,伴有发红和/或水肿
3级	输液部位疼痛,伴有发红和/或水肿,条索样物形成,可触摸到条索状的静脉
4级	输液部位疼痛,伴有发红和/或水肿,条索样物形成,可触摸到条索样静脉大于2.5cm,有脓液流出

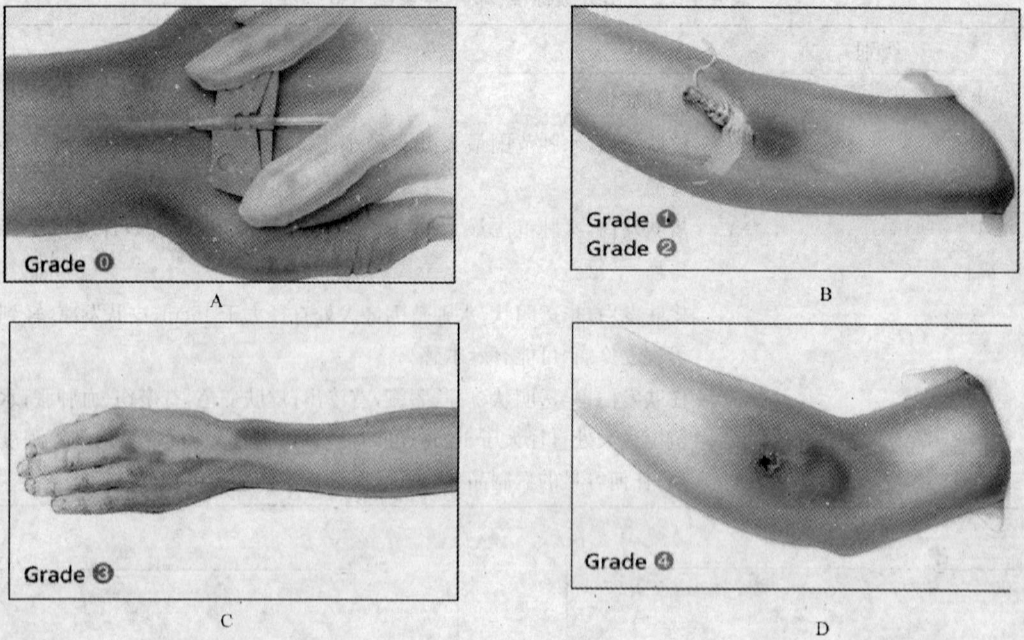

图 4-4-1　静脉炎临床表现

3. 处理

评估静脉炎程度、等级；拔除穿刺导管；湿敷；清疮换药；大于 3 级通知医生。

4. 预防

严格无菌操作；置管于适宜的血管和部位；合理选择穿刺工具；对刺激性溶液充分稀释；外周短期导管 48～96h 拔除，按时更换输液器。

（二）渗出

1. 原因

渗出是指由于输液管理疏忽造成的非腐蚀性的药品或溶液进入周围组织，而没有进入正常的血管通路。其发病原因可能与以下因素相关：导管固定不妥发生移位或脱出，所输注液体的 pH 值或渗透压过低或过高，所用静脉脆性过高，穿刺过浅或过深使导管没有完全进入血管或穿刺部位在关节处等。

2. 临床表现与分级标准

渗出的级别是判断渗出严重程度的有效标准，有助于区分、记录、管理、追踪渗出和评估质量进步。根据渗出最严重的临床表现，将渗出分级如下（2006 年美国 INS 标准）（见表 4-4-3）。渗出临床表现见图 4-4-2。

表 4-4-3　渗出分级标准(2006 年美国 INS 标准)

级别	临床症状
0 级	没有症状
1 级	皮肤发白，水肿范围最大处直径小于 2.5cm，皮肤发凉，伴有或不伴有疼痛
2 级	皮肤发白，水肿范围最大处直径 2.5～15cm，皮肤发凉，伴有或不伴有疼痛
3 级	皮肤发白，半透明状，水肿范围最大处直径大于 15cm，皮肤发凉，轻到中等程度疼痛，可能有麻木感
4 级	皮肤发白，半透明状；皮肤紧绷，有渗出；皮肤变色，有瘀伤、血肿胀；水肿范围最大处直径大于 15cm；可凹性水肿；循环障碍；中等到重等程度疼痛；任何容量的血制品、刺激性、腐蚀性液体的渗出

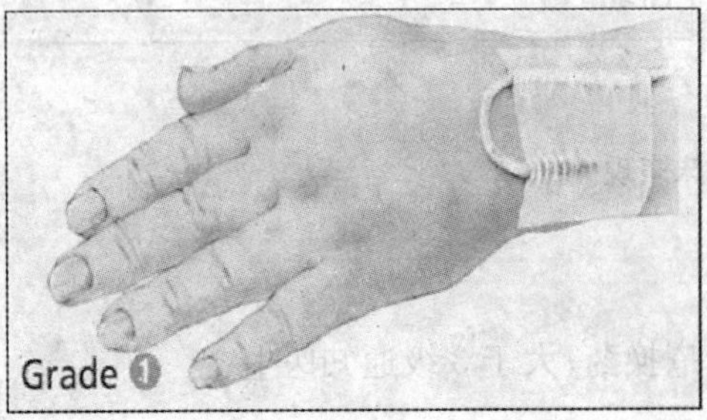

A

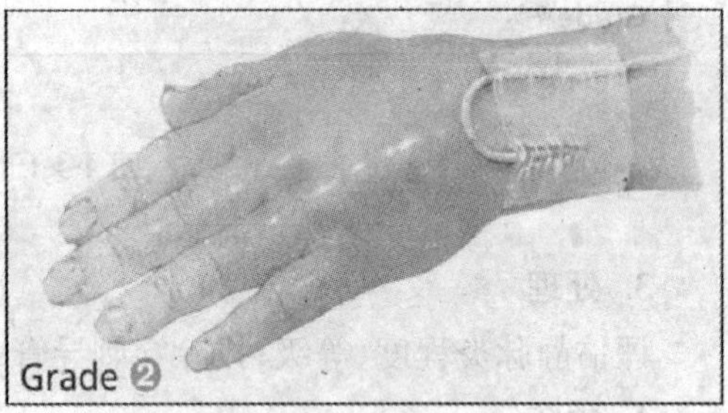

B

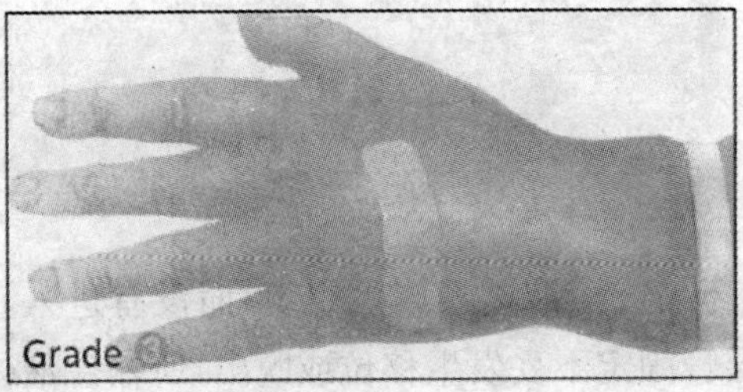

C

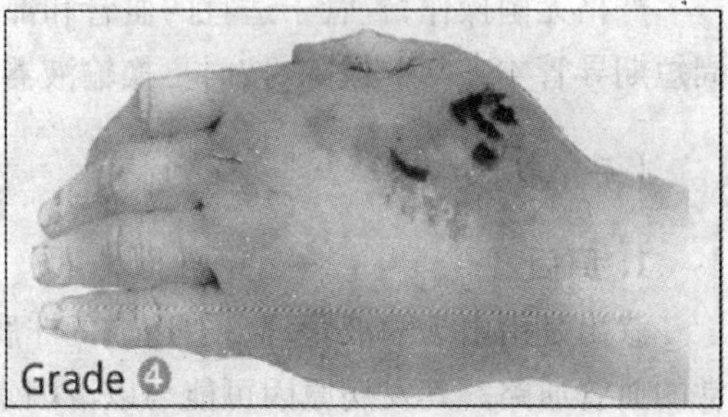

D

图 4-4-2　渗出临床表现(1 级—4 级)

3. 处理

当观察到有渗出发生时，应迅速终止输液并根据渗出的严重程度给与相应治疗，对于渗出的部位进行持续的观察与评估。

4. 预防

固定导管；置管于适宜位置；避免肘窝部位穿刺。

（三）外渗

1. 原因

外渗是指由于输液管理疏忽造成腐蚀性的药品或溶液进入了周围组织，而不是进入正常的血管通路。外渗可以引起水疱、组织溃烂、坏死等。外渗属于渗出标准量标中的第 4 级。其发生原因与渗出相似。

2. 临床表现与分级标准

与渗出相似。

3. 处理

外渗发生后必须立即终止输液，及时报告医师，并根据外渗液的性质和外渗的严重程度实施治疗与护理干预措施。如果是腐蚀性的药品外渗，在导管拔除前便应明确治疗方案。在撤除导管时，避免过重压迫出血部位。

4. 预防

尽量选择大血管及中央静脉；固定导管；密切观察局部表现；询问病人主诉。

（四）感染

1. 原因

感染是指发现并存在病原微生物的生长。与导管相关的感染包括穿刺部位、隧道、输液港药盒或与导管相关的血液感染。与输液管路有关的感染与输液管路污染，如给药装置和液体的污染等有关。

2. 临床表现

局部感染的主要症状有输液部位发红、肿胀，可能有分泌物，白细胞（WBC）升高、T 淋巴细胞升高。全身感染的主要症状有体温波动，多汗，恶心、呕吐，腹痛，心动过速，低血压，意识状态改变等菌血症或败血症的。临床表现见图 4-4-3。

3. 处理

发现输液部位红、肿、硬、温度改变和有渗出时，应立即通知医生，并采取有效措施。例如拔出导管并对穿刺导管及穿刺部位培养；血液培养；在穿刺部位覆盖无菌敷料；遵医嘱给予抗生素。

4. 预防

严格执行无菌技术；保持最少的中心导管的操作，给予恰当治疗与护理；保持良好的手卫生；仔细观察静脉输液液体；使用螺旋锁；使用恰当的敷料覆盖输液部位。关于静脉输液部位。静脉输液和容器更换时间，按操作标准执行。

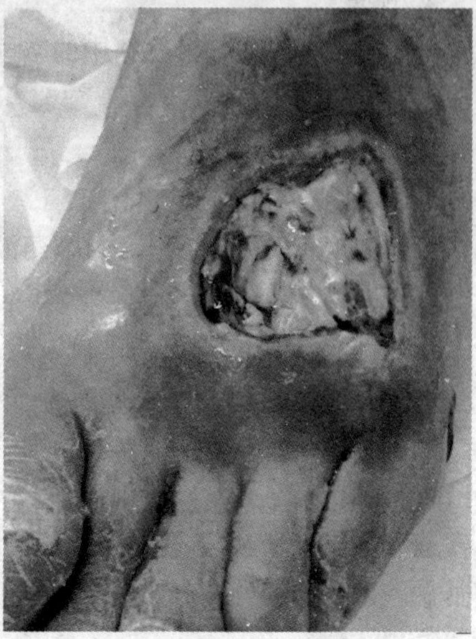

图 4-4-3 感染临床表现

(五)导管栓塞

1. 原因

导管在血管弯曲处或关节处受压或扭曲,导管内有异物堵塞管腔。

2. 症状

静脉输液速度减慢或停止;发热或不舒服;无法冲洗导管;撤除导管时发现导管粗糙不平;胸痛;心动过速。

3. 处理

在肘上使用止血带;通知医生;重新静脉输液;检查剩余导管。

4. 预防

使用不透X光的静脉输液导管;避免血管弯曲的地方;避免关节弯曲处;静脉输液部位勿施压;穿刺针从鞘中拔出后绝对不可以再重新插入。

(六)空气栓塞

1. 原因

输液导管内空气未排尽,导管连接不紧,有漏缝;液体输完时未及时更换药液或拔针,导致空气进入血管。

2. 症状

轻度兴奋;呼吸困难;发绀;呼吸急促;喘息;咳嗽;心脏杂音;胸痛;低血压;意识状态改变;昏迷。

3. 处理

呼救;安置患者左侧卧位并头低脚高;监测血氧;监测生命体征;通知医生。

4. 预防

静脉输液前排尽输液管路中的空气;使用螺旋锁;把针翼牢固固定在恰当的位置。

(七)静脉痉挛

1. 原因

液体温度较低;输液速度过快;药液的pH值或渗透压过高或过低。

2. 症状

穿刺部位疼痛;静脉输液速度减慢。

3. 处理

穿刺部位热敷;如果持续痉挛,则重新穿刺。

4. 预防

有既往史;检查敏感、特殊的患者;应用适当的保暖设备;监测静脉输液部位;遵医嘱稀释静脉输液浓度,慢速输入;如果使用pH值或渗透压过高或过低的药液,考虑采用PICC。

(八)循环负荷过重

1. 原因

输液速度过快,短时间内输入过多液体,使循环血容量急剧增加,心脏负荷过重;或原有心肺功能不良,尤多见于左心功能不全者。

2. 症状

体重增加;眼睑浮肿;水肿;血压升高;中心静脉压(CVP)升高;呼吸短促;肺湿性啰音;颈静脉怒张。

3. 处理

减慢静脉输液速度;置患者半卧位;保暖;观察生命体征;监测血氧,给予高流量氧气吸入,在湿化瓶内盛20%~30%乙醇溶液;使用静脉输液速度控制装置。

4. 预防

监测静脉输液速度;了解患者心血管病史;估计补液量应有依据。

(九)PICC导管断裂

1. 原因

导管受到损伤引起。

2. 症状

在撤出导管或导管损伤时可能发生导管断裂,导管可能脱入体内。

3. 处理

立即用止血带结扎穿刺侧上臂血管的近心端;通知医生,拍胸片确定导管位置;急请介入中心会诊,介入取管。

4. 预防

避免使用带有PICC一侧手臂提过重的物品等;不用这一侧手臂作引体向上、托举哑铃等持重锻炼;家长应嘱咐儿童患者不要玩弄PICC导管体外部分,以免损伤导管或把导管拉出;撤出PICC导管时动作应轻柔,撤出后应认真检查导管的完整性。

三、记录评价结果

(1)护士要严格按照药品说明书观察用药后反应,通常用药半小时内要巡视并询问患者的反应。

(2)将患者的主诉及反应如实记录在护理病历中。

(3)必要时采取护理手段对用药反应进行干预。

(4)做好药品不良反应与静脉输液并发症的监测与上报工作。

第5节　特殊人群的静脉输液护理

本节的特殊人群主要指老年患者、婴幼儿患者与化疗患者等。由于其生理、心理的特点,为老年人、婴幼儿患者与化疗患者提供静脉输液的护士应具有专门的临床知识和技术以满足这一特殊人群的需要，并且在操作时严格执行护理操作程序，加强护理，确保质量。

一、老年患者

（一）老年人生理特点

（1）老年人静脉管壁增厚、变硬，管腔狭窄，血管弹性差，脆性增强。

（2）皮下脂肪减少，皮肤松弛，不易固定，容易刺破。

（3）老年患者往往伴有其他疾病，机体抵抗力较差，输液反应发生率相对较高。

（4）老年患者各脏器功能逐渐衰退，机体调节机能减退，因此，输液速度不可过快，一般40～60滴/min。

（二）老年人心理特点

（1）老年患者长期受疾病折磨，可有悲观、失望、恐惧等心理，有人将输液当作一件大事，不愿主动配合治疗。

（2）个别老年患者由于反复住院，对静脉输液有一定经验，可能会干预护士的静脉输液穿刺，如静脉选择等。

（三）输液部位的选择原则

（1）一般选择粗、直、弹性好、容易固定、不易滑动的血管。

（2）先远端，后近端；选择上肢静脉。

（3）选择皮肤完整、弹性良好部位的血管。

（4）如病情危重、需长期输液或输注高渗或大量液体时，建议选择中心静脉输液。

（四）输液工具选择

（1）周围静脉输液的老年人，可使用头皮针，选择细、短、针尖斜面短的头皮针，以减少对皮肤刺激，减少患者疼痛。

（2）建议使用选择质地柔软的留置针，因为留置针比较容易固定，可减少与穿刺相关的局部并发症，如针头脱出、外渗等。由于留置时间为72～96h，可以减少患者穿刺次数，保护血管。

（3）中心静脉输液的老年人，可以选用中心静脉穿刺相关工具。

（五）护理要点

（1）护士在进行静脉输液前，应与患者及其家属主动进行有效沟通。要对患者充满同情心，了解其家庭状况及心理需求，尽可能满足其心理上、医疗护理上的要求，使他们感到被理解和尊重，以增进护患关系，取得患者的信任，消除其焦虑和不安心理。

（2）穿刺时避免在关节部位穿刺，必要时用小夹板固定。老年患者的静脉输液护理操作难度较高，需严格执行无菌操作，防止病原体或致热源污染而引起输液反应。

(3)拔针后及时覆盖无菌敷料，提醒患者要防水，注意穿刺点的防护，防止感染。

(4)护士在输液开始后观察至少 30min，确定无异常情况后方可离开，对可能发生过敏反应的药品应严格监测。并定期巡视病房以免发生意外。

(5)严密观察输液过程，包括输液是否通畅，针头有无脱出，注射部位有无液体外渗等。

(6)告知患者及其家属可能出现的不良反应症状，尤其是不可随意调节静脉输液速度，以免速度过快造成心脏负荷过重等内容。若患者或家属发现异常情况，需及时与护士联系。护士应立即停止输液，进行必要处理。

二、婴幼儿患者

(一)婴幼儿患者生理特点

1. 婴幼儿体液平衡特点

(1)婴幼儿体液总量占体重比例：婴幼儿体液总量占体重比例与成人不同，新生儿体液占体重的 80%，婴儿占 70%，2～14 岁占 65%，成人占 55%～60%。

(2)婴幼儿水交换：因生长发育需要，婴幼儿能量与水的需要量按体重计算高于成人。婴幼儿水代谢旺盛，婴儿每日水交换量约等于细胞外液的 1/2，而成人为 1/7，婴幼儿水交换率比成人快 3～4 倍，因此婴幼儿对缺水的耐受力差，容易发生脱水。

(3)肾脏调节能力：患者年龄越小，肾脏调节能力越差，其浓缩、酸化尿液和保留碱基的能力较低，易发生水、电解质、酸碱失调。因此，婴幼儿患者补液量与速度需严格控制。

2. 婴幼儿血管特点

(1)婴幼儿如出现严重呕吐、腹泻、高热、脱水等可导致血液浓缩、循环障碍、血管萎闭导致穿刺失败。

(2)婴儿肥胖儿童等外周血管暴露不明显，不容易穿刺，固定后容易被患儿拔出或移位，引起并发症。

(3)婴儿头皮静脉极为丰富，血管暴露清楚，相对周围静脉容易穿刺，固定后不容易被患儿拔出或移位。

(二)婴幼儿患者及家长心理特点

(1)新生儿和幼儿处于情感和认知发展的不同阶段，对于进行静脉输液，通常感到恐惧，表现为拒绝或对抗静脉输液，即使静脉穿刺成功，也易因烦躁导致机械性刺破血管使液体外渗等。

(2)患者父母或其他家庭成员可能会出现焦虑、紧张情绪，对护理人员的操作技术要求较高，从而增加护士的心理压力。

因此，静脉通路的建立与维护在儿科患者护理过程中起着非常重要的作用。由于婴幼儿这一群体的特殊性，在进行静脉输液过程中，护士是取得输液成功的关键。

（三）输液部位的选择原则

（1）一般选择粗、直、容易固定、不易滑动的血管。

（2）婴幼儿可选择的穿刺注射部位包括上肢静脉、颈部、下肢静脉与头皮静脉。

（四）输液工具选择

（1）婴幼儿进行静脉输液，INS《静脉输液护理指南》（2006）建议首选 PICC。PICC 留置时间较长（数月至 1 年），可减少反复穿刺对血管损伤，减少婴幼儿痛苦，提高婴幼儿的舒适度与满意度。

（2）婴幼儿进行周围静脉输液，建议选择质地柔软的小号留置针或中长导管。留置针或中长导管比较容易固定，可减少与穿刺相关的局部并发症，如针头脱出、外渗等。由于留置时间为 72～96h，可以减少患者穿刺次数，保护血管，减少疼痛。

（3）通过头皮静脉输液的婴幼儿，可选择细、短、针尖斜面短的头皮针，以减少对皮肤刺激，减少患者疼痛。

（五）护理要点

（1）护士应熟悉新生儿和小儿科患者相关的解剖学和生理学知识，了解与新生儿和幼儿患者相关的成长发育知识，掌握与年龄、身高、体重或体表面积相关的药品剂量计算方法。

（2）护士在进行静脉输液前要与患者及其家属主动进行有效沟通，鼓励患儿家长提问，取得家长配合。

（3）输液前对患儿进行心理护理，尽可能不在患儿住的病房内穿刺静脉，为患儿营造一个安全的病房环境；可以为患儿提供奶嘴或喜爱的玩具等分散其注意力，消除患儿恐惧心理，取得患儿的信任与合作。

（4）由家长选择是否陪伴患儿。

（5）选择适合患儿的静脉穿刺工具与合适的穿刺部位，必要时用小夹板固定局部。

（6）由于患儿情绪不稳定，容易发生针头移位，从而发生液体外渗等并发症。因此可根据相关规定，考虑对该年龄段患儿交替使用外周和中心血管穿刺通路。

（7）严密观察输液过程，包括输液是否通畅，针头有无脱出，注射部位有无液体外渗等。

（8）注射完毕后，教导家长及患儿如何保护静脉穿刺部位，避免拉扯、玩弄、碰撞等。若出现异常情况，及时与护士联系。护士应立即停止输液，进行必要处理。

三、化疗患者

（一）化疗患者生理特点

（1）进行化疗的肿瘤患者，一般全身营养情况较差，需要补充足够的能量以补充肿瘤的消耗。患者如果不能经口摄入营养物质，则需要肠内营养治疗或肠外高营养治疗（TPN）。

（2）化疗药品对正常组织与肿瘤细胞均有抑制作用，可使肿瘤患者出现毒性反应，全身抵抗力下降。

(3)化疗药品多为静脉给药。由于化疗药品对血管的刺激性较大,化疗患者的血管壁逐渐增厚、变硬,管腔狭窄,血管弹性差,脆性增强。化疗药品静脉应用过程中,容易引起局部组织损伤,包括静脉炎;如果发生外渗,可致局部化脓性蜂窝组织炎和渗出性坏死。

(二)化疗患者心理特点

(1)化疗患者不仅受疾病折磨,用药后的化疗反应也对肿瘤患者产生许多生理与心理压力。

(2)患者对肿瘤的预后不确定,可有悲观、失望、恐惧等心理,可能不愿主动配合治疗。

(三)输液部位的选择原则

(1)直接单次给药可通过周围静脉给药。应用周围静脉途径给药时,一般选择粗、直、弹性好、容易固定、不易滑动、局部皮肤完整的血管。避免在循环不良的肢体上静脉穿刺,如乳腺切除后的患肢、淋巴水肿、血栓性静脉炎、创伤的肢体以及骨折的肢体等。

(2)连续静脉给药或多疗程给药时,建议选择中心静脉途径给药,如 PICC 或静脉输液港。

(四)输液工具选择

(1)周围静脉途径输液,建议使用静脉留置针或中长导管,直接单次给药可以选择头皮针。留置针或中长导管比较容易固定,可减少与穿刺相关的局部并发症,如针头脱出、化疗药物外渗等。由于留置针的留置时间为 72~96h,可以减少患者穿刺次数,保护血管,减少疼痛。

(2)中心静脉途径输液,可选择 PICC 或静脉输液港,留置时间较长,可以更好地保护静脉,防止外渗等局部不良反应发生,减少患者痛苦,提高患者的舒适度与满意度。

(五)护理要点

(1)输液前向患者讲述药品的作用与毒性反应,以及用药时的注意事项。

(2)向患者介绍中心静脉输液与周围静脉输液的优缺点,建议患者选择中心静脉途径输液。

(3)在每次给药前均应抽回血,通过观察血液回流确认静脉通路通畅,并进行记录。

(4)向患者说明输液速度的重要性,患者不可自行调节输液速度。

(5)周围静脉输液的患者如出现局部疼痛、不适或输液不通畅,及时呼叫护士。护士应及时检查,必要时立即停止输液,对局部进行对症处理。

(6)鼓励患者进食,宜清淡宜消化饮食,少量多餐。鼓励患者多饮水,使尿量维持在每日 2000~3000ml 以上,以减轻肾脏毒性反应。

(7)化疗期间注意口腔卫生,保持清洁湿润,每日饭前饭后用生理盐水漱口,睡前和早晨用软毛牙刷清洁口腔,动作轻柔,避免损伤口腔黏膜和牙龈。

(8)若患者出现骨髓抑制时,应减少探视,患者应多休息、少活动,避免磕碰等。

(9)化疗药品的静脉用药对于经常接触化疗药品的专业人员也会带来一定危害。因此,必须由经过培训的专业护士执行，严格遵守操作规程，包括药物的配置、使用与废物处理等环节，加强职业防护，确保用药安全。化疗药物的配置建议在静脉药物配置中心（Pharmacy Intravenous Admixture Service，简称 PIVAS）进行（具体见第 5 章第 4 节）。

第 5 章　静脉注射剂相关知识

第 1 节　概　述

一、注射剂使用现状

目前我国注射剂的使用处于一种自由状态，各级医疗机构中处方注射剂使用率相差很大。有研究者对 40 家医院（20 家三级甲等医院，20 家二级甲等医院）进行调查，发现 27.5%的处方为输液治疗，其中三级医院为 20%，二级医院为 35%。基层卫生所注射剂使用率为 26.7%，农村有些地方 75.1%的处方含有注射用药。注射剂过度使用必然伴随着注射剂的不合理使用。注射剂不合理使用主要表现为：注射剂口服，上呼吸道感染或轻度腹泻者应用抗生素注射，慢性疾病如脑血管病患者定期静脉滴注丹参等。

二、注射剂种类及给药途径

（一）注射剂分类

（1）溶液型注射剂：水溶液和非水溶液。

（2）混悬型注射剂：在水中难溶的固体药品或注射后要求延长作用时间的固体药品，包括水性和油性和混悬液，如醋酸可的松注射液（仅供肌注）。

（3）乳剂型注射剂：水不溶性的液体药品可制成乳剂型注射剂，如注射脂肪乳等。

（4）注射用无菌粉末：注射用无菌粉末状药品装入安瓿或适宜容器中，临用前用适当溶酶溶解。常用于水中不稳定的药品。

（二）注射剂给药途径

（1）静脉注射：包括静脉推注和静脉滴注。静脉注射多为水溶液，油溶液或混悬液一般不能作静脉注射。

（2）肌内注射：包括水溶液、油溶液、混悬液或乳剂，单次剂量一般在 5ml 以下。

（3）皮下注射：主要是水溶液，注射于真皮和肌肉之间，单次剂量一般在 2ml 以下。

（4）皮内注射：注射于表皮和真皮之间，单次注射量在 0.2ml 以下，主要用于过敏性试验或疾病诊断。

(5)脊髓腔注射:注射于脊髓四周蛛网膜下腔内。由于脊髓液量少且循环慢,神经组织较敏感,故脊髓腔注射产品质量应严格控制,其 pH 值和渗透压与脊髓液相等。

(6)其他:动脉注射、关节内注射、心内注射、瘤内注射和穴位注射等。

本章主要介绍静脉注射用注射剂相关知识。

第 2 节　合理用药知识

一、合理用药的概念

世界卫生组织 1985 年在肯尼亚首都内罗毕召开的合理用药专家会议上,对合理用药作了如下定义:“合理用药要求患者接受的药品适合他们的临床需要,药品的剂量符合他们的个体需要,疗程足够,药价对患者及其社区最为低廉。”即合理用药的概念包括合适的适应证;合适的药品;合适的用药方法、剂量、疗程;合适的病人;病人得到正确的药品信息;正确的评价和价格适宜或低廉。

二、合理使用注射剂相关指导原则

(一)安全和适当使用注射的国家战略

世界卫生组织提出的“安全和适当使用注射的国家战略”包括以下三项内容:

(1)病人和卫生保健工作者为减少过多使用注射和实现安全注射做出行为变化。安全和适当使用注射的基础是以消费者以及公立和私立医疗机构及非专业的卫生保健工作者为实现这一目标所采取的行为变化。

(2)必要设备和物资的提供。杜绝再次使用未经消毒的注射器和针头,需要在所有卫生保健设施中持续提供足够的注射器械和感染控制材料。

(3)尖锐废弃物的管理。安全、有效和有益环境的尖锐废弃物管理是确保一次性注射器和针头不被再次使用,并且不导致意外的针刺损伤的唯一手段。

(二)防止过度使用注射剂的策略

世界卫生组织提出了防止过度使用注射剂的策略,国家药品政策应该促进注射剂治疗的合理使用,包括从国家基本药品目录中删除不必要的注射剂药品。

(三)描述一个国家注射行为的关键指标

世界卫生组织描述一个国家注射行为的关键指标如下:

(1)公众调查中发热时注射用药所占的比例少于15%。

(2)处方者调查中发热时注射用药所占的比例少于15%。

(3)每人每年平均注射药品数<1种。

(四)合理使用注射剂相关指导原则

(1)注射剂均应视为处方药,患者使用注射剂,须持有医生处方。

(2)凡是口服可以收到效果的就不要注射。

(3)在不同给药途径的选择上,能够肌内注射的就不选择静脉注射。

(4)必须注射时应尽可能减少注射次数,积极采用序贯疗法。

(5)应严格掌握注射剂量和疗程,抗感染药品使用1周无效,应考虑停药或换药。

(6)应尽量减少注射剂联合使用的种类,以避免不良相互作用和发生配伍禁忌。

(7)选择输液时必须考虑以下事项:①不滥用输液,灵活掌握消除半衰期确定给药方案和选择适宜的给药方法;②优化抗感染治疗方案,重新评价抗感染药品的联合使用;③对特殊人群(老年人、婴幼儿等)的用药应特别注意;④注意药品在输液管道内的配伍变化及中药并非"完全无毒"的药品;⑤考虑输液中配伍品种增加,副作用和不良反应发生率也相应增加。

三、不安全注射带来的危害

(一)注射剂本身存在的问题

1. 注射剂的不良反应

用注射针穿刺皮肤,将药液注入体内,由于吸收过程短或根本没有吸收过程,一旦发生不良反应,其严重程度往往比口服药品或其他剂型要大;同时注射剂发生不良反应的数量也比口服药多。在我国,中药注射剂引起的不良反应仅次于抗生素,而且情况都较为严重,1999年全国药品不良反应监察中心收到的中药不良反应报告中注射液占78.3%。北京市2005年中成药1459例不良反应中,注射剂占71.3%。

2. 注射剂中的微粒带来的危害

注射剂中的微粒给患者带来的危害往往不会像其他不良反应那样快速出现,因此不易被察觉。微粒进入体内可以引起局部循环障碍、血管栓塞、水肿、静脉炎、肉芽肿等。人体毛细血管直径为4~7μm,大于8μm的粒子可沉积于肺部,小于8μm的粒子则沉积在肝、脾及骨髓中。虽然我国对于装量大于100ml的输液微粒做了限制,但是"零微粒"是难以达到的。在输液器的终端添加微孔滤膜作为滤器,在一定程度上可以减少微粒进入人体的数量。但是由于目前市场还不规范,各种输液器终端微孔滤膜的孔径大小不一,加之有些医院使用的输液器滤膜并非微孔滤膜或根本没有终端滤器,这无疑加重了微粒对人体的危害。

(二)不安全注射带来的问题

注射给药属于侵入式给药,伴有明显的疼痛感,而且药品直接进入人体内,避开了人体正常的生理保护功能，如果药品稍有质量问题，就可能带来安全隐患。

由于注射剂的不安全使用，注射器和针头将成为病人当中传播病原体的媒介。在有些发展中国家，不安全注射的现象十分普遍。常见到在两次注射之间将注射器和注射针在温水容器中简单冲洗的现象。在这些国家，有相当多的乙肝和丙肝病毒引起的新感染是由重复使用注射器具造成的。据估计，全球不清洁注射器具的重复利用每年造成800万～1600万人感染乙肝病毒，230万～470万人感染丙肝病毒以及8万～16万人感染HIV。这些慢性感染引起每年大约130万人早逝，并导致5.35亿美元的直接医疗费用。

第3节　影响静脉注射剂安全应用的因素

一、静脉注射液质量要求

(1)无菌：非无菌制剂(口服制剂、局部外用制剂吸入剂等)按照药典规定，只进行微生物限量检查，即允许有限量的微生物存在，不得有某些种类的微生物存在。静脉注射液为无菌制剂，无菌制剂是指采用某种物理或化学方法灭活所有活的微生物繁殖体或芽孢的一类药品制剂；也指采用无菌操作技术制备的不含任何活的微生物繁殖体或芽孢的一类药品制剂。

(2)无热原：热原是微生物代谢产生的内毒素，主要由细菌产生，存在于细菌的细胞膜和固体膜之间，革兰阴性杆菌产生的热原致热力最强，真菌和病毒也能产生热原。静脉注射剂热原检查合格后方能使用。

(3)安全性：静脉注射液对组织应无刺激性和毒性。

(4)澄明度：澄明度的影响主要包括可见异物和不溶性微粒。药典要求不得检出粒径或长度大于50μm的不溶性微粒(可见异物)；可见异物检查符合规定后，对静脉注射液检查不溶性微粒(粒径＜50μm)，2005年版药典规定(光阻法)：100ml以上的静脉注射液，每毫升中含10μm以上的微粒不能超过25粒，含25μm以上的微粒不能超过3粒。

(5)渗透压：渗透压是指阻止纯溶剂通过半透膜向溶液渗透所需的压力。半透膜的特点是允许溶剂分子通过而溶质分子不能透过，人体细胞膜属于半透膜。渗透总是溶剂分子从溶剂向溶液，或从稀溶液向浓溶液的迁移，从而缩小溶液的浓度差。将红细胞置于低渗溶液，水分透过细胞膜渗入红细胞，细胞膨胀可能导致溶血。红细胞置于高渗溶液，细胞内水分外渗，导致红细胞逐渐皱缩。静脉注射液应尽可能与血液相等或稍高渗。

(6)pH值：正常人血液pH值为7.35～7.45，人体有一定调节功能，与正常范围差距较大的药品均会损伤血管内膜，致血管疼痛、静脉炎。静脉注射液的pH值应尽可能与血液相等。

二、药品的稳定性

静脉注射液必须具有必要的物理、化学和生物学稳定性，以保障其在有效期内稳定和安全。

三、微生物

微生物是导致输液反应的主要原因。有研究报道，21例出现输液反应的病例中，检测其剩余药液，其中检出 8 例致病菌，其中表皮葡萄球菌 2 例，枯草杆菌 2 例，肺炎克雷伯菌 1 例，粪产碱杆菌 1 例，金黄色葡萄球菌 1 例，蜂房哈夫尼亚菌 1 例，热原阳性 2 例。其中微粒超标 12 例。静脉注射液在出厂前的无菌和热原检查合格，只说明检测标准的条件下合格，并不保证输液过程始终合格。尤其为多组液体配伍后，增加了物品与手之间的接触污染，手部小动作使手部皮肤带菌机会增加，这些均与输液反应呈正相关。

四、微粒

注射液微粒包括可见异物和不溶性微粒。临床注射液中最为常见的可见异物或不溶微粒有尘埃微粒、炭粒、玻璃屑、橡胶塞屑、纸屑、纤维素、细菌、药品微晶等。这些异物进入人体后，可随血液循环，引起血管内壁刺激损伤使血管壁正常状态发生改变，变得不光滑，引起血小板的黏着，导致静脉炎；不溶性微粒在脑、肺、肾、肝、眼等处的小血管内会引起巨噬细胞增殖，形成肉芽肿而堵塞，从而引起脑、肺、肾和眼等部位不同程度的供血不足，造成循环障碍；引起不同程度组织坏死和损伤，形成梗塞。微粒形成的静脉血栓影响人们的微循环，使心脑血管病的发病率升高和年轻化。

药品结晶微粒、聚合物、降解物及其他异物都可在注射部位或静脉血管与组织蛋白发生反应，从而引起过敏反应；大于毛细血管直径的微粒，就可直接堵塞毛细血管，导致血管栓塞，小动脉的阻塞可抑制氧化代谢或其他代谢活动，导致细胞损伤和器官坏死。大量不溶性微粒可能引起热原反应、血小板减少等。

微粒的产生原因有许多种，包括：①输液环境污染，空气中的烟尘、粉尘；②药品和输液器生产过程，如炭粒；③玻璃安瓿的切割割锯安瓿时砂锯与玻璃摩擦，在安瓿局部产生玻璃碎屑和脱落砂粒，割痕越长，玻璃碎屑越多，不溶性大颗粒的数目也随之增加；④胶塞，穿刺胶塞会造成橡胶微粒脱落；人的毛细血管直径平均为 4～7μm，最大的小静脉为 200～300μm，瓶塞微粒一旦进入人体是不能通过一般的小静脉和毛细血管，可能引起血管栓塞；配液的针头越大，液体中的胶屑越大；⑤药品的配制，药品的复配次数越多，导致药液的微粒加和；抽药的空针也不能反复多次使用，因使用次数越多可能污染微粒的数量也越多；有实验表明，粉针剂复配后微粒明显多于水针剂；而且配置过程越复杂，在环境中暴露时间越长，微粒增多越明显；⑥温度变化、pH 值变化以及药品之间相互作用可能产生药品结晶微粒；⑦一次性输液器内不溶性微粒；排出一次性输液器腔内不溶性微粒选 10ml 液体为最适合的毫升数；⑧操作的医务人员手部的皮屑等。总之，除了不合规定的药品外，微粒可来源于输液的全过程。

五、pH 值

酸碱度是影响药品稳定性的重要因素之一，选择注射剂溶媒时，必须考虑 pH 值的影响。

1. pH 值与静脉炎

人体正常 pH 值为 7.35～7.45，当输液 pH 值超过人体的缓冲能力时，将导致血管内皮细胞的损伤而发生静脉炎。有研究表明，pH 值为 4.5，100%诱发严重的外周静脉血管炎；pH 值为 5.9，50%的静脉发生轻到中度的静脉炎；pH 值为 6.5，没有静脉炎发生。而临床所应用的药品中，说明书和标签很少标注药品的 pH 值，在临床用药时应引起特别注意。

2. pH 值影响药品溶解度

葡萄糖中含少量盐酸，pH 值为 3.2～5.5，磺胺嘧啶注射液 pH 值为 9.0，混合后会出现沉淀。咪达唑仑注射剂在 pH 值等于 4 的条件以下稳定。遇碱性溶液易析出。丙戊酸钠注射液为强碱弱酸盐溶液，pH 值为 7.5～9.0，具有一定的碱性，咪达唑仑与丙戊酸钠注射液一起通过同一静脉通道时，容易析出结晶，会引起静脉血管堵塞。因此，咪达唑仑和丙戊酸钠注射液应避免同时应用，必须同时使用时应该分开输注。

3. pH 值导致药品降解

第一，pH 值影响药品的水解反应。如氯化琥珀胆碱等酯类药品、青霉素等酰胺类药品在水中易发生水解，致药效降低。药品的水解速度与溶液的 pH 值关系密切。在输液中，青霉素的稳定性主要由 pH 值和温度决定。青霉素 G 的最适 pH 值为 6.0～6.5；葡萄糖注射液 pH 值为 3.2～5.5，故 5%和 10%两种葡萄糖注射液不宜作该药的溶媒，应将青霉素溶于近中性的 0.9%氯化钠注射液中，在 0.5～1h 内滴完。第二，pH 值影响药品的分解反应。乳糖酸红霉素是弱酸弱碱盐，在氯化钠溶液中，则被复分解，容易将红霉素析出，产生沉淀影响静脉注射。因此，注射用乳糖酸红霉素在使用时不能直接用 0.9%氯化钠注射液、葡萄糖氯化钠注射液、复方氯化钠注射液等做溶媒溶解，也不能直接用 5%葡萄糖、10%葡萄糖注射液稀释，因这两种液体的酸性较大，导致红霉素效价降低。相反，红霉素在弱碱性环境中，稳定并增效。乳糖酸红霉素注射液正确的配置方法是：先加灭菌注射用水 10ml 至 0.5g 乳糖酸红霉素粉针瓶中或加 20ml 至 1g 乳糖酸红霉素粉针瓶中，用力振摇至溶解。然后加入生理盐水或其他电解质溶液中稀释，缓慢静脉滴注，注意红霉素浓度在 1%～5%以内。溶解后也可加入含葡萄糖的溶液稀释，但因葡萄糖溶液偏酸性，必须每 100ml 溶液中加入 4%碳酸氢钠 1ml。注射用泮托拉唑钠，其有 pH 值依赖的活化特性，其稳定性受 pH 值的影响。有研究表明 pH 值低于 7.0 时溶解度降低，pH 值在 7～8 时，4h 内，随时间延长而出现沉淀，pH 值大于 8 时，4h 内稳定。第三，pH 值变化可导致氧化还原反应。抗坏血酸为一个含 5 元内酯环的烯二醇，其稳定 pH 值为 5.0～7.0。此时，抗坏血酸和去氢抗坏血酸呈平衡状态，这个平衡混合物的代表是维生素 C。若 pH 值继续升高，去氢抗坏血酸的内酯环发生碱催化水解，产生 2,3－二酮古罗酸，其钠盐呈黄色，这是抗坏血酸变黄的原因。而且再进一步氧化分解产生 2,3,4－三羟丁酸和草酸，反应过程受金属离子特别是铜离子的催化作用。第四，pH 值变化影响药液吸收。非离子型药品易于吸收，离子型药品吸收甚微。如：磺胺＋碳酸氢钠，pH 值升高将非离子型脂溶性高的磺胺变成离子型，减少肾小管重吸收，增加排泄。

六、渗透压

渗透现象为溶剂分子通过半透膜从纯溶剂或稀溶液向较高浓度溶液的净迁移，渗透压为阻止纯溶剂向溶液渗透的压力。人正常血浆渗透压为 280～320mOsm/L。临床应用应尽可能输入等渗溶液，血浆具有一定的渗透压的调节能力，但输入过高渗透压的液体使细胞外液渗透压过高，导致血细胞脱水皱缩而黏合在一起形成血栓；输入低渗溶液，使水渗透到细胞内，当红细胞体积增加45%～60%时，细胞膜张力过高而破裂而溶血。当输入高渗液体时，血浆渗透压升高，使组织渗透压也升高，血管内皮细胞脱水，局部血小板凝集，形成血栓并释放前列腺素

E_1 及 E_2，静脉壁通透性增强，静脉中膜层出现血细胞浸润的炎症改变，释放组胺，使静脉收缩、变硬，易引起静脉炎。

渗透压的计算方法：已知溶液的百分浓度为 $X\%$，则计算公式为：

$$\mathrm{mOsmol/L}=\frac{\frac{X}{100}\times 1000}{M}\times 1000\times f$$

X：100ml 溶液中所含溶质的量；M：指溶质分子量；f：指电解质分子能电离出的离子个数。

七、光线

光线是影响药品稳定性的又一个重要因素。注射剂在储存和使用过程中都必须考虑光线的影响。光是一种辐射能，能激发化学反应，加速药品的降解。所以为了减少光线对药品稳定性的影响，避免光照降低药效，避免增加毒性产物，所有注射剂在贮藏过程中都应注意避光。

药品对光线是否敏感，主要与药品是否存在不饱和的化学结构有关，如酚类药品（苯酚、肾上腺素、吗啡等）、分子中有双键的药品（维生素 A、维生素 D、维生素 B_{12} 等）、含卤元素的药品如碘仿、氯仿等。临床上把这种易被光降解的物质称为光敏感物质。硝普钠是临床使用中对光极为敏感的药品，如果不避光，室内光线条件下半衰期仅为 4h，而用 5%G 配制成 0.05%溶液后，在阳光下照射 10min 就分解 13.5%，不仅颜色变化、pH 下降，而且光降解过程可产生有毒的氢氰酸及普鲁士蓝、NO^{2-}、NO^{3-} 等物质，所以在输注过程中需要采用避光输液器等避光措施。

在输注过程中需要采用避光输液器等避光措施的药品主要有表柔比星、顺铂、盐酸多柔比星、注射用水溶性维生素、对氨基水杨酸等。另外喹诺酮类抗菌药物引起的光毒性也已十分明了。因此为了减少光线对药品稳定性的影响，避免光照降低药效，增加毒性产物，无论是在贮藏、配制和输注过程中都应避光。并且在应用喹诺酮类抗菌药物期间避免过度日光或人工紫外线照射。

八、输液包材

静脉输液经历了全开放、半开放和全封闭式三种方式，其包装材料从最初的玻璃瓶到塑料瓶，由此逐渐发展为聚氯乙烯（PVC）输液袋以及目前被广泛使用的非 PVC 软袋输液。但通气管路可能带来污染，PVC 对药液有吸附作用，对人体有危害，因而非 PVC 多层共挤膜输液袋正在逐渐进入我国临床。玻璃瓶透明性好，对各种药很少有吸附现象，价格低廉，但材质重，易碎，瓶塞易掉屑，瓶口密封不严；塑料瓶质量较轻，避免了掉屑，易于储存和运输，但价格较玻璃瓶贵，且透明度、耐热性能较玻璃瓶差。塑料瓶的最大缺陷和玻璃瓶相似的是只能采取半开放输液方式，药液易受污染。软袋包材输液无需进气即可输液，可减少污染机会，但 PVC 材质对输液安全应用的影响不容忽视。硝酸甘油、硝酸异山梨酯于 PVC 包材的葡萄糖和生理盐水中，在 1h 后有效成分分别降低 12%～20%和 12%～18%。由于紫杉醇注射剂中含有聚氧乙基蓖麻油，可将 PVC 材质中的增塑剂溶出，故应避免使用该材质。

九、输液速度

静脉输液恒速滴注的稳态血药浓度取决于药液的滴速。滴速增加 1 倍，稳态血药浓度也增加 1 倍。当滴注速度大于血液流速时，可引起如下变化：①血管壁侧压力增大；②血液回流受阻，从而使静脉压增高；③血液回流受阻，药品对血管壁的刺激性增高，血管壁失去正常的血液营养，进而导致静脉炎、注射部位疼痛、瘙痒、麻木、硬结等不良反应。

一般成人滴速为 40～60 滴/min（每毫升 20 滴）。有研究对 100 名 18～60 岁无心肺疾患，用药对心率、血压无明显影响，补液量在 750ml 以上的患者进行观察，认为输液速度标准放宽至 100 滴/分，似乎在安全范围之内，可明显缩短病人的输液时间。有报道，32 名患者在 37℃环境下输液，其中 4 名自行调快液体滴速，而出现面色苍白、心慌、手脚发凉、畏寒、全身颤抖等表现。其余 28 名患者（包括老年人、儿童和妇女）以 40～80 滴/min 缓慢滴注，均未出现不适。

十、环境温度

环境温度对静脉有影响，大量低温液体在短时间内进入机体，增加了患者体内热能的消耗，导致机体应激力降低，不能适应这种突然的冷刺激，可导致病人寒战，四肢觉冷。局部可刺激病人血管引起血管痉挛及局部疼痛，严重的可导致静脉炎。低温液体进入体内需要吸收机体的热量方能达到正常体温的温度（1kg 液体升高 1℃需要吸收 418kJ 热量），这样就增加了机体额外热量的消耗。因此在静脉输注低温液体时，应在使用前使药液接近体温。寒战病人术后心肌缺血的发生率明显增加，术后渗血量和切口感染率也相应增多。因此输液温度应尽可能接近人体体温。

十一、药品的配伍

pH 值变化会引起注射液配伍反应。有人粗略统计了 104 种临床常用注射剂的配伍禁忌，90%是由于 pH 的变化导致药液降解、沉淀、变色。选择注射剂的溶媒时，应考虑到溶媒 pH 是影响药品稳定性的重要因素。如青霉素、红霉素在偏酸性溶媒中（葡萄糖注射液）导致效价降低。注射用阿昔洛韦（0.25g/20ml）水的 pH 为 10.5～11.5（碱性），而注射用头孢米诺钠药品说明书注明其水溶液 pH 为 4.5～6.0（酸性），将阿昔洛韦和头孢米诺钠混溶，由于溶液的 pH 值改变，使混合溶液出现白色沉淀。阿昔洛韦呈强碱性，在临床应用时应避免与其他药品混合使用。

药品分子结构之间发生氧化还原等，可导致药品结构发生变化，引起注射液效价降低、浑浊、变色、结晶等。例如青霉素与氨基糖苷类合用，氨基糖苷类可被 β 内酰胺环灭活，因此两药合用，不能在针管内互混。维生素 K_1 与维生素 C 注射液混合后，由于维生素 C 含烯二醇结构，具有强还原性，而醌类药品维生素 K_1 具氧化性，两药伍用可发生氧化还原反应，使维生素 K_1 疗效降低。多种微量元素注射液（安达美）与维生素 C 注射液混合后，前者中有氧化性的三价铁离子，与具有强还原性的维生素 C 会发生氧化还原反应而使混合液变色。

物质的溶解都遵守“相似者相溶”原则。物质可分为极性物质和非极性物质两大类，溶媒按极性程度可分为极性溶媒、非极性溶媒以及介于它们两者之间半极性溶媒三类。极性物质易溶于极性溶媒中。水是极性溶媒，盐类、电解质、醇类、糖类以及其他含极性集团多的药品均易溶于水中。非极性物质一般不能被极性溶媒溶解，而溶于非极性溶媒中。黄体酮、维生素K_1、地西泮(安定)非极性药品均是以非极性的油做溶媒的制剂。同样，离子型和极性物质不溶或仅微溶于非极性溶媒中。乙醇是双溶性溶媒，有些药品在水中溶解度较小或不稳定，但在乙醇中溶解度大而又稳定。如洋地黄毒甙、西地兰、氢化可的松等的注射剂。

十二、环境温度对药品的影响

温度是影响药品剂型或结构稳定性的影响因素，温度过低或过高均可导致剂型或结构被破坏。例如维生素K_1注射液的说明书中明确规定：本品应避免冻结，如有油滴析出或分层则不宜使用。多数生物制品对温度都有一定要求，如白蛋白等适宜贮存温度为2～8℃，温度过高或过低均可导致药物性质改变而失效。

第4节　静脉药品配置中心

在有效的静脉输液治疗中，药品的配置是一个关键环节，只有保证了药品配制质量，才能提升药品治疗水平，减少药品不良反应。传统的药品配制方法是由护士根据患者需要在各种应用场所分散配制，不能为患者提供无菌、安全、高品质的输液液体，存在着安全隐患。

美国于1969年率先在俄亥俄州州立大学医院建立了世界上第一个静脉药物配置中心(pharmacy intravenous admixture service，PIVAS)。静脉药物配置中心是指在符合国际标准和依据药品特性设计的操作环境下，由受过培训的工作人员严格按照操作程序进行包括细胞毒性药品、抗生素与全静脉营养液等静脉用药品的配置，是集临床与科研于一体的机构。其宗旨是使整个系统最大程度地保证工作人员与患者的安全。随后，美国及欧洲各国的医院纷纷建立了自己的PIVAS。美国93%的营利性医院与100%的非营利性医院都建有规模不等的PIVAS。欧洲、澳大利亚和日本也建有自己的PIVAS。鉴于传统静脉注射剂配置中存在的种种弊端，以及由此对人体造成的危害，2002年以来，国内上海、北京、江苏、广东等多家医院先后引进了具有国际先进水平的静脉注射剂配置技术，建立了自己的PIVAS。由于我国静脉注射剂配制中心才刚刚起步，还缺乏应急系统，无法满足危重患者抢救的临时需要，但PIVAS是今后发展的趋势。

一、PIVAS的布局及工作流程

1. 布局

PIVAS宜选择靠近病区的区域，以便于药品的供应与运输。其环境由办公区、摆药区、准备区、缓冲区、更衣区、配置区、成品区和药库组成。空气净化采用层流装置，各区域分别达30万级、10万级、万级及百级净化标准。

2. 工作流程

可分为人流、物流、信息流三方面。

(1)人流：PIVAS人员进入外更衣室，更换工作服、工作帽和工作鞋。加药护士更衣后进入第一更衣室对手和前臂进行清洗、消毒、风干，然后进入第二更衣室戴上一次性口罩、帽子和无菌手套，穿无菌连体服和洁净鞋进入配置间；药师更衣后直接进入摆药间；送药工及核对护士更衣后进入成品间。

(2)物流：药师在库房将药品及液体的外包装拆除后放至摆药间；药师根据电脑医嘱审核其中的药物配伍禁忌等不合理用药情况，经审核确认无误后打印输液标签进行摆药；摆药间护士进行首次核对并将抗生素、营养药及细胞毒药物分开，然后通过输液传送带系统（图 5-4-1）传至配置间；配置间护士进行二次核对；次日将药品配置完毕后通过输液传送带系统传至成品间；送药工包装后送至各病区，由病区护士签收。

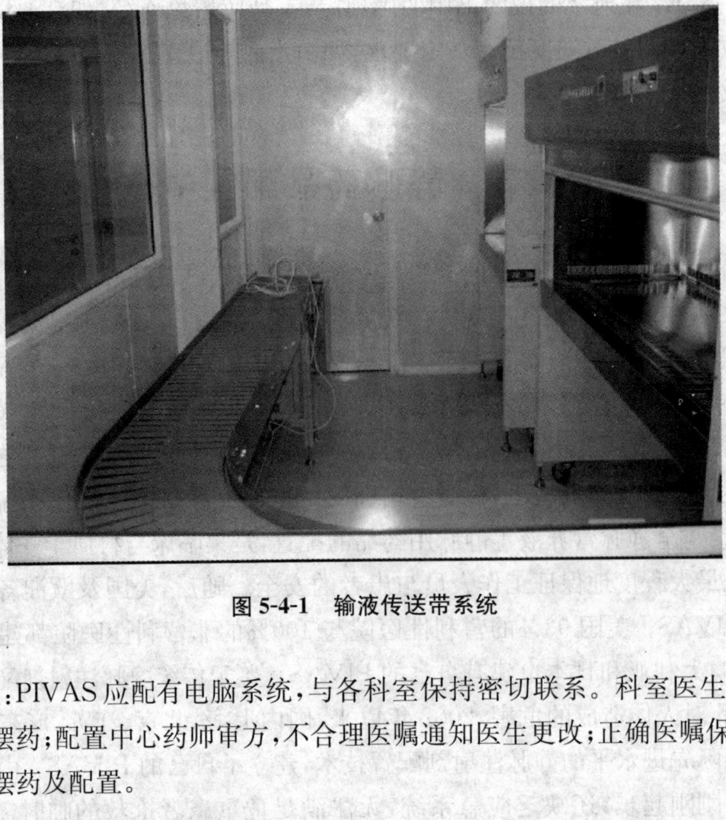

图 5-4-1 输液传送带系统

(3)信息流：PIVAS 应配有电脑系统，与各科室保持密切联系。科室医生下达医嘱，由护士确认后申请摆药；配置中心药师审方，不合理医嘱通知医生更改；正确医嘱保存后，由电脑打印输液标签并摆药及配置。

二、PIVAS 特点及设备监测

1. 工作时间

PIVAS 护士需要提前进入配置间进行药品配置，确保第一批药品在 8:00 下送到各个科室。

2. 操作特点

操作前 1h 进行配制间紫外消毒。操作前后用乙醇纱布擦拭工作台，工作台内放置多个无菌物品时要保持一定间距，确保高效过滤器吹出来的风不会形成涡流。抽吸药品时，在水平层流台中与在生物安全柜中操作手法也有所不同，每加完 1 袋液体，要用乙醇喷洒双手，每隔3～5min 用乙醇喷洒台面。水平层流台创造局部百级无菌环境用于配置电解质类药物及 TPN 药物。生物安全柜创造局部百级无菌环境用于配置抗生素类药物及化疗药物。图 5-4-2 为水平层流洁净工作台，图 5-4-3 给出了该平台创造的局部百级无菌环境，图 5-4-4 给出了生物安全柜创造的局部百级无菌环境。

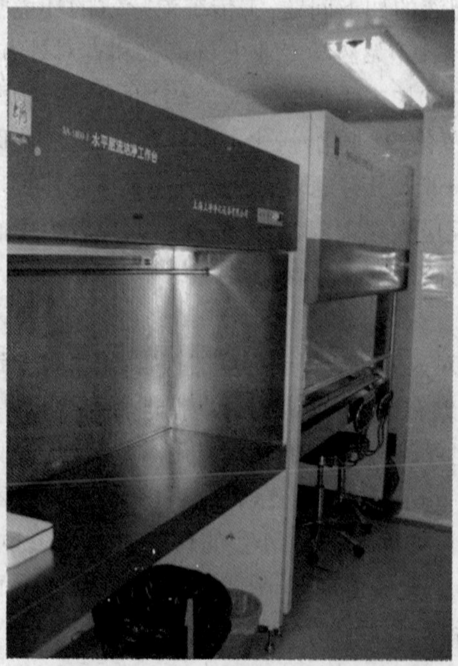

图 5-4-2　水平层流洁净工作台

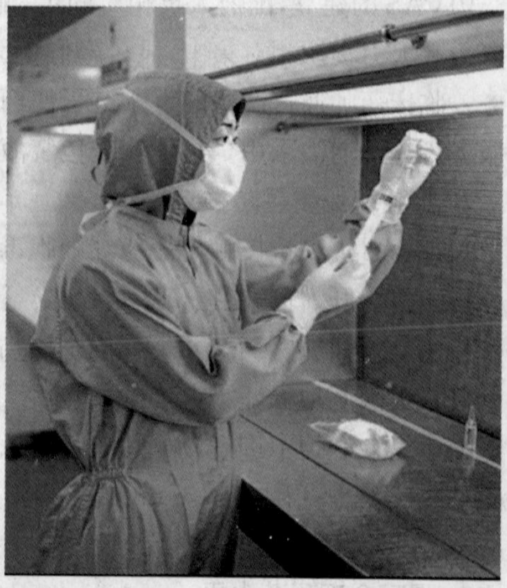

图 5-4-3　水平层流台创造局部百级无菌环境

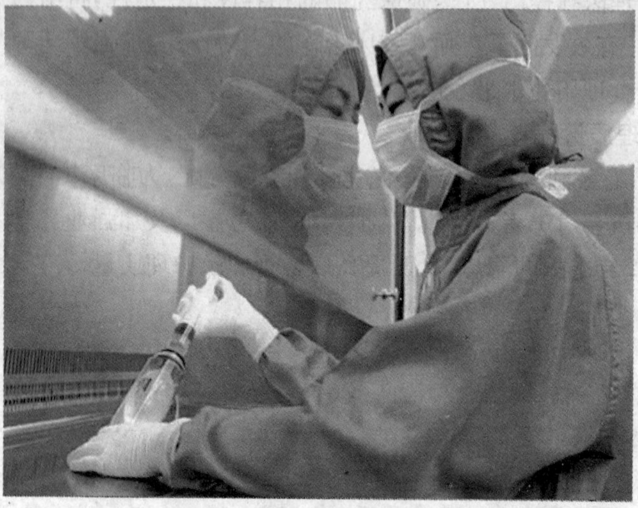

图 5-4-4　生物安全柜创造局部百级无菌环境

3. 设备检测

每半年进行 1 次风速测定、层流空气微粒监测、层流空气微生物监测；每年进行 1 次高效过滤器空气流速测试及其表面和边框完整性测试。

三、PIVAS的优势

1. 保证药品配置质量和静脉用药安全

PIVAS成立后，解决了传统的治疗室护士分散配液的如下问题：①传统治疗室的环境空气和药品生产的洁净环境不平行；②护士加药的随机性；③无药学专业人员审核和查对处方；④微粒、热源对药物造成的污染；⑤配置操作不规范；⑥护士手抄医嘱失误；⑦不合理药物配伍。PIVAS的建立，配液人员相对固定，配置操作规范化、专业化，强化了配液环节质控，使医疗资源和人力资源相对集中，显著降低了医疗成本，护理人员有更多的时间参与临床整体护理服务。临床药师通过严格的审方过程使药源性不良反应大幅下降，最终体现了以患者为中心的服务理念。输液采用全封闭软袋包装液体，避免了外界空气对输液的污染。

2. 加强职业暴露防护

长期、大量、直接接触化疗药等细胞毒性药品，会对人体造成不同程度的损害，重者可导致消化道出血及肝、肾功能损伤甚至死亡。国家卫生部颁布的《医疗机构药事管理暂行规定》中明确指出：全胃肠外营养（TPN）和化疗药品应集中配置。PIVAS的合理设施、严格操作及科学管理最大限度地保证了人体的安全性。PIVAS实行药品分开配置，将抗生素、细胞毒性药品等在生物安全柜中进行，从根本上消除了对工作人员的危害，其工作台的高效过滤器系统可驱除99.99%的直径在0.3μm以上的微粒，并保证空气的流向及流速（水平0.3m/s，垂直0.45m/s），由配置间排出的气体经过净化装置过滤后，不会污染大气。

3. 提高合理用药水平

PIVAS由药师参与审核处方，掌握静脉药物的用法用量、配伍禁忌及最新的药物信息，及时发现问题，对不合理医嘱提出建议，确保药品的相容性和稳定性，将给药错误降至最低，利于全院用药信息共享。有效发挥了药师对临床工作的支持作用，加强了药师与临床医生、护士的密切合作，促进临床合理用药水平。

4. 提高临床护理质量

PIVAS的成立，有效利用护理资源，优化护理资源分配，为临床护士节约了大量的时间及精力，使她们有更多机会对患者进行观察、护理、交流思想以及加强业务学习等，将护士还给病人，减少、避免护理差错事故的隐患，从而提高病区管理及护理质量。

第6章　静脉注射剂应用护理

第1节　抗感染药

抗感染药物系指具有杀灭或抑制各种病原微生物的作用，可以口服、肌肉注射、静脉注射等全身应用的各种药物。它包括β-内酰胺类（青霉素类、头孢菌素类、非典型β-内酰胺类）、氨基糖苷类、大环内酯类、喹诺酮类、磺胺类、抗结核类、抗真菌类、抗病毒类等。

一、青霉素类

青霉素类抗生素因其结构中有β-内酰胺环，故又称为β-内酰胺抗生素。青霉素类抗生素的作用是干扰细菌细胞壁的合成，而哺乳类动物的细胞没有细胞壁，所以青霉素对人体的毒性很低，达到有效杀菌浓度的青霉素对人体细胞无影响。因青霉素分子在水溶液中重新排列进而分解为青霉噻唑酸，是引起青霉素过敏反应的主要致敏物质。它与体内组织蛋白结合成完全抗原刺激人体产生免疫反应，导致过敏性休克。因此青霉素类药物必须现配现用，用前必须询问有无过敏史。

青霉素G钠
(benzylpenicillin sodium)

通用名　青霉素G钠

商品名　注射用青霉素G钠

规　格　80万U，160万U，400万U

储　存　未开启的此品在室温下储存

药理作用

主要用于革兰阳性菌、革兰阴性球菌、螺旋体、放线菌感染，对革兰阴性杆菌不敏感。革兰阳性菌等敏感菌的细胞壁主要由黏肽组成，青霉素可抑制细菌细胞壁黏肽合成酶(青霉素结合蛋白 PBPs)触发细菌的自溶酶活性，使细菌细胞壁缺损，水分渗入胞浆，菌体膨胀破裂死亡。

药代动力学

广泛分布于组织、体液中。胸、腹腔和关节腔液中浓度约为血清浓度的 50%。不易透入眼、骨组织、无血供区域和脓腔中，易透入有炎症的组织。青霉素可通过胎盘，除在妊娠头 3 个月羊水中青霉素浓度较低外，一般在胎儿和羊水中皆可获得有效治疗浓度。此品难以透过血-脑脊液屏障。青霉素主要通过肾小管分泌排泄，亦有少量青霉素经胆道排泄。由于青霉素被肠道细菌所产生的青霉素酶破坏，粪便中不含或仅含少量青霉素。

适应证及禁忌证

适应证：主要用于链球菌、肺炎球菌、葡萄球菌、革兰阳性杆菌、革兰阴性球菌引起的感染。

(1)链球菌感染：扁桃体炎、蜂窝组织炎、败血症心内膜炎(草绿色链球菌)、猩红热等常作首选药。

(2)肺炎球菌感染：大叶性肺炎、急慢性气管炎。

(3)葡萄球菌感染：疖、痈、败血症。

(4)革兰阴性球菌感染：淋病。

(5)螺旋体病：梅毒。

(6)革兰阳性杆菌感染：破伤风、白喉、气性坏疽等，但不能对抗外毒素，须合用抗毒素。

禁忌证：对青霉素过敏者及青霉素皮试阳性者禁用。

用药护理

配制方法：钠盐粉针剂稳定。水溶液不稳定，常温数小时部分水解，效价降低，可产生致敏物质，故注射液应新鲜配制应用。80 万～400 万 U 加入 100ml 0.9%氯化钠注射液中静脉滴注。

用法用量：

(1)注射前必须先做青霉素皮肤敏感试验，皮试液浓度为每 1ml 含 500U 青霉素，皮内注射 0.05ml，阳性反应者禁用。

(2)成人：静脉滴注：每日 80 万～400 万 U，分 2～4 次给药。

(3)小儿：静脉滴注：每日按体重 5 万～20 万 U/kg，分 2～4 次给药。

(4)新生儿(足月产)：每次按体重 5 万 U/kg，肌肉注射或静脉滴注给药；出生第 1 周每 12h 1 次，1 周以上者每 8h 1 次，严重感染每 6h 1 次。

(5)早产儿：每次按体重 3 万 U/kg，出生第 1 周每 12h 1 次，2～4 周者每 8h 1 次；以后每 6h 1 次。

(6)肾功能减退者：轻、中度肾功能损害者使用常规剂量不需减量，严重肾功能损害者应延长给药间隔或调整剂量。当内生肌酐清除率为 10～50ml/min 时，给药间期自 8h 延长至 8～12h 或给药间期不变、剂量减少 25%；内生肌酐清除率小于 10ml/min 时，给药间期延长至 12～18h 或每次剂量减至正常剂量的 25%～50%而给药间期不变。

配伍禁忌：禁与以下药物合用：盐酸异丙嗪、万古霉素、林可霉素、辅酶 A、宫缩素、氨茶碱、麻黄碱、奈替米星、庆大霉素、清开灵注射液等。

用药告知：

(1)用药前应询问有无青霉素过敏史。若无过敏史再做皮试，皮试阳性严禁使用。若既往有青霉素过敏，则应告知医生慎做皮试或改用其他抗生素。

(2)青霉素可经乳汁排出，婴儿哺乳后可产生致敏或皮疹、腹泻。应为哺乳期患者做好宣教，用药期间暂停哺乳。

监测要点：

(1)不良反应的监测：①皮肤过敏、血清病样反应多见。②过敏性休克：发生率为0.004%～0.0415%，死亡率20%。表现：循环衰竭，呼吸困难，中枢症状(昏迷、惊厥、意识丧失)。抢救：首选肾上腺素，皮下或肌肉注射0.5～1mg；对症治疗：人工呼吸、吸氧、抗休克等。因水溶液不稳定，常温数小时部分水解，效价降低，可产生致敏物质，故现用现配可降低过敏反应发生率，通常2h内用完。初用或停药3日以上、更换批号时需重新做皮试。用药前备好抢救药品。③毒性反应：静点剂量过大可引起中枢神经系统毒性反应，如肌肉阵挛、抽搐、昏迷等，护士应及时观察。④赫氏反应和治疗矛盾：梅毒或钩端螺旋体感染的患者用药后会出现症状加剧，应做好用药指导和心理护理。⑤二重感染：遵医嘱及时准确留取各类标本及涂片，如痰、尿、便、分泌物等。严重的二重感染可致舌苔棕色。

(2)应用大剂量青霉素G钠可因摄入大量钠盐而导致心力衰竭。静脉滴注此品可出现血钠测定值增高。护士应掌握青霉素中钠离子的含量(钠盐每100万U含钠离子约39mg)，遵医嘱定时复查血钠。

(3)因青霉素可加强华法林的作用，应注意长期服用抗凝药患者的凝血机制。

注意事项：肌肉注射时不应以氯化钠注射液为溶剂。

苯唑西林钠

(oxacillin sodium)

通用名 苯唑西林钠

商品名 注射用苯唑西林钠

规 格 粉针剂：0.5g，1g

储 存 密闭在干燥处保存

药理作用

苯唑西林钠是耐酸和耐青霉素酶青霉素，对产青霉素酶的葡萄球菌具有良好的抗菌活性，对各种链球菌及不产青霉素酶的葡萄球菌的抗菌活性则逊于青霉素G。苯唑西林钠通过抑制细菌细胞壁合成而发挥杀菌作用。

药代动力学

静脉滴注苯唑西林钠在肝、肾、肠、脾、胸腔积液和关节腔液中均可达到有效治疗浓度，在腹水和痰液中浓度较低。苯唑西林钠难以透过正常血脑屏障，可透过胎盘进入胎儿体内，亦有少量分泌至乳汁。此品健康成人消除半衰期为0.4～0.7h;苯唑西林钠约49%在肝脏代谢,约10%原药经胆道排泄。血液透析和腹膜透析均不能清除此品。

适应证及禁忌证

适应证:用于治疗产青霉素酶葡萄球菌感染,包括败血症、心内膜炎、肺炎和皮肤、软组织感染等;也可用于化脓性链球菌或肺炎球菌与耐青霉素葡萄球菌所致的混合感染。

禁忌证:对青霉素过敏者及青霉素皮肤试验阳性者禁用。

慎用:有哮喘、湿疹、枯草热、荨麻疹等过敏性疾病及肝病患者。

用药护理

配制方法:

(1)静脉滴注:溶液浓度一般为20～40mg/mL,可用0.9%氯化钠、5%葡萄糖液溶解。

(2)静脉注射:0.5g、1g分别溶于5mL、10mL0.9%氯化钠或注射用水中。

用法用量:

(1)静脉滴注:每日6～8g,分3或4次给药。快速静脉滴注;败血症和脑膜炎病人的每日剂量可增至12g。

(2)静脉注射:每日6～8g,分3或4次给药。缓慢静脉推注。

(3)对轻中度肾功能减退病人,苯唑西林的剂量可不作调整;但对严重肾功能减退病人,应避免应用过大剂量。

配伍禁忌:

(1)可配伍的药物有氯化钾、法莫替丁。

(2)配伍禁忌的药物有阿糖胞苷、维拉帕米、去甲万古霉素、与氨基糖苷类、去甲肾上腺素、间羟胺、苯巴比妥、维生素B族、维生素C等,不宜同瓶滴注。

用药告知:用药前应询问有无青霉素过敏史。若无过敏史应再做皮试,皮试阳性严禁使用。此药少量从乳汁中分泌,应对哺乳期妇女用药安全进行宣教,宜暂停哺乳。

监测要点:

(1)不良反应的观察同青霉素。出现荨麻疹等各类皮疹较常见,白细胞减少、间质性肾炎、哮喘发作等和血清病型反应少见。

(2)静脉使用可产生恶心、呕吐和血清氨基转移酶升高。应观察胃肠道反应和生化指标。

(3)大剂量静脉滴注可引起抽搐,应观察中枢神经系统症状。

注意事项:此药对弱酸稳定,可溶于氯化钠或葡萄糖液中。

氯唑西林钠
(cloxacillin sodium)

通用名 氯唑西林钠

商品名 邻氯青霉素,氯唑西林

规　格 注射剂:0.5g

储　存 密闭在干燥处保存

药理作用

氯唑西林钠为半合成青霉素，具有耐酸、耐青霉素酶的特点，对革兰阳性球菌和奈瑟菌属有抗菌活性，对葡萄球菌属(包括金黄色葡萄球菌和凝固酶阴性葡萄球菌)产酶株的抗菌活性较苯唑西林强，但对青霉素敏感葡萄球菌和各种链球菌的抗菌作用较青霉素为弱，对甲氧西林耐药葡萄球菌无效。

药代动力学

此药能渗入急性骨髓炎病人的骨组织、脓液和关节腔积液中，在胸腔积液中也有较高浓度。亦能透过胎盘进入胎儿，但难以透过正常的血-脑脊液屏障。主要通过肾小球滤过和肾小管分泌，自尿中排出，约6%自胆汁排出，少量在肝脏代谢。

适应证及禁忌证

适应证：用于治疗产青霉素酶葡萄球菌感染，包括败血症、心内膜炎、肺炎、骨髓炎和皮肤、软组织感染等；也可用于化脓性链球菌或肺炎球菌与耐青霉素葡萄球菌所致的混合感染。

禁忌证：对青霉素过敏者及青霉素皮肤试验阳性者禁用。

慎用：哮喘、湿疹、枯草热、荨麻疹等过敏性疾病患者应慎用。因此药还可降低患者胆红素与血清蛋白结合能力，新生儿尤其是有黄疸者亦应慎用。

用药护理

配制方法：

(1)静脉注射：0.5g溶于0.9%氯化钠注射液10ml中静脉注射。

(2)静脉滴注：0.5～2g溶于50～100ml 0.9%氯化钠注射液中。

用法用量：

(1)静脉注射：每日4～8g，分2至4次；

(2)静脉滴注：0.5～1g溶于100ml溶液中。

配伍禁忌：静脉注射液与盐酸氯丙嗪、庆大霉素、去甲万古霉素、奈替米星等有配伍禁忌。

用药告知：应用此品前需详细询问药物过敏史并进行青霉素皮肤试验。青霉素类药物过敏史者或青霉素皮肤试验阳性患者禁用。

监测要点：

(1)不良反应的监测：主要是变态反应，如休克、皮疹、白细胞减少、哮喘发作和血清病型反应(Ⅲ型变态反应)等。一旦出现应立即处理。

(2)观察患者有无出现腹胀、食欲减退，甚至恶心、呕吐、腹痛、腹泻等症状。

(3)曾有发生粒细胞缺乏症或淤胆型黄疸病例。应遵医嘱复查血常规，生化及凝血功能。

(4)大剂量注射此品可引起抽搐等中枢神经系统毒性反应。

注意事项：溶液可室温保持8h。静脉注射及滴注速度宜缓慢。注射时一般为5min。静脉滴注时0.5h至2h内滴完。

氨苄西林钠

(ampicillin sodium)

通用名 氨苄西林钠

商品名 注射用氨苄西林钠,氨苄青霉素

规 格 粉针剂:0.5g,1g

储 存 密闭在干燥处保存,制备的注射液在室温下至少1h内保持稳定,冷藏4h内保持稳定。塑料制品不吸附此品

药理作用

氨苄西林钠为广谱半合成青霉素。此品对溶血性链球菌、肺炎链球菌和不产青霉素酶葡萄球菌具较强抗菌作用,与青霉素相仿或稍逊于青霉素。氨苄西林钠对草绿色链球菌亦有良好的抗菌作用,对肠球菌属和李斯特菌属的作用优于青霉素。此品对白喉棒状杆菌、炭疽芽孢杆菌、放线菌属、流感嗜血杆菌、百日咳鲍特杆菌、奈瑟菌属以及除脆弱拟杆菌外的厌氧菌均具抗菌活性。部分奇异变形杆菌、大肠埃希菌、沙门菌属和志贺菌属细菌对此品敏感。氨苄西林钠通过抑制细菌细胞壁合成发挥杀菌作用。

药代动力学

此品可透过胎盘屏障,在羊水中达到一定浓度。肺部感染病人的支气管分泌液中浓度为同期血药浓度的1/50。此药在胸腹水、眼房水、关节腔积液、乳汁中皆有相当的数量。少量在肝脏代谢灭活或经胆汁排泄。

适应证及禁忌证

适应证:氨苄西林钠在临床上主要用于敏感菌所致的下列感染:

(1)呼吸系统感染,如急性和慢性支气管炎、支气管扩张、肺炎、扁桃腺炎、咽炎、喉炎、鼻窦炎。

(2)胃肠道感染,如伤寒、副伤寒、菌痢、沙门菌属和志贺菌引起的菌痢、细菌性腹泻。

(3)尿系统感染,如尿道炎、淋病、膀胱炎、肾盂肾炎。

(4)其他感染,如脑膜炎、心内膜炎、中耳炎、败血症等。

禁忌证:对青霉素过敏者及青霉素皮肤试验阳性者禁用。

慎用:传染性单核细胞增多症、巨细胞病毒感染、淋巴细胞白血病、淋巴瘤患者应用此品时易发生皮疹,应慎用。

用药护理

配制方法:

(1)静脉注射:0.5g、1g的氨苄西林钠分别用5ml、10ml 0.9%氯化钠注射液溶解。于10~15min内徐缓注入静脉内,以免发生抽搐反应。

(2)静脉滴注:1~3g的氨苄西林钠用100ml 0.9%氯化钠注射液溶解。氨苄西林钠静脉滴注液的浓度不宜超过30mg/ml。pH值:制备后溶液8~10。

用法用量：静脉滴注或注射剂量为每日4～8g，分2至4次给药。重症感染患者1日剂量可以增加至12g。须新鲜配制。氨苄西林钠溶液浓度愈高，稳定性愈差。浓度为30mg/ml的氨苄西林钠静脉滴注液在室温放置2～8h仍能至少保持其90%的效价，放置冰箱内则可保持其90%的效价至72h。稳定性可因葡萄糖、果糖和乳酸的存在而降低，亦随温度升高而降低。

配伍禁忌：氨苄西林钠与硫酸阿米卡星、卡那霉素、庆大霉素、链霉素、磷酸克林霉素、盐酸林可霉素、黏菌素甲磺酸钠、多黏菌素B、琥珀氯霉素、红霉素乙基琥珀酸盐和乳糖酸盐、四环素类注射剂、新生霉素、肾上腺素、间羟胺、多巴胺、阿托品、盐酸肼肽嗪、水解蛋白、氯化钙、葡萄糖酸钙、维生素B族、维生素C、含有氨基酸的营养注射剂、多糖（如右旋糖酐40）和氢化可的松琥珀酸钠等有配伍禁忌。

用药告知：用前须用青霉素做过敏试验。有青霉素类药物过敏史或青霉素皮肤试验阳性患者禁用。哺乳期妇女用药时宜暂停哺乳。

监测要点：

（1）不良反应可有：过敏反应较为常见，皮疹是最常见的反应，多发生于用药后5天，呈荨麻疹或斑丘疹，严重者应停药；过敏性休克偶见，一旦发生必须就地抢救，予以保持气道畅通、吸氧及给用肾上腺素、糖皮质激素等治疗措施；少数病人出现血清转氨酶升高；大剂量氨苄西林钠静脉给药可发生抽搐等神经系统毒性症状。

（2）肾功能不全者内生肌酐清除率为10～50ml/min或小于10ml/min时，给药间期应遵医嘱分别延长至6～12h和12～24h给药，护理人员应注意药物的合理使用。

注意事项：糖可降低此药的稳定性，不建议加入葡萄糖液中应用。

氨苄西林钠-舒巴坦钠
（ampicillin sodium，sulbactam）

通用名 氨苄西林钠-舒巴坦钠

商品名 舒氨西林、凯兰欣、优立欣

规　格 粉针剂：0.75g（含舒巴坦0.25g和氨苄西林0.5g），1.5g（含舒巴坦0.5g和氨苄西林1g）

储　存 密闭在干燥处保存

药理作用

此品为舒巴坦和氨苄青霉素的混合物，对包括产酶菌株在内的葡萄球菌、链球菌、肺炎球菌、肠球菌、流感杆菌、大肠杆菌、克雷伯菌属、脆弱拟杆菌等均具抗菌活性。

药代动力学

给药后8h约75%～85%以原形经尿排出。氨苄西林蛋白结合率为28%，舒巴坦为38%。两者在组织体液中分布良好，均可通过有炎症的脑脊髓膜。

适应证及禁忌证

适应证：适用于产β-内酰胺酶的流感嗜血杆菌、卡他莫拉菌、淋病奈瑟菌、葡萄球菌属、产内酰胺酶的流感嗜血杆菌、卡他莫拉菌、淋病奈瑟菌、葡萄球菌属、大肠埃希菌、克雷伯菌属、奇

异变形杆菌、脆弱拟杆菌、不动杆菌属、肠球菌属等所致的呼吸道、肝胆系统、泌尿系统、皮肤软组织感染，对需氧菌与厌氧菌混合感染，特别是腹腔感染和盆腔感染尤为适用；对于氨苄西林敏感菌所致的上述感染也同样有效。

禁忌证：对青霉素过敏者及青霉素皮肤试验阳性者禁用。此品不宜用于铜绿假单胞菌、枸橼酸杆菌、普罗威登菌、肠杆菌属、莫根菌属和沙雷菌属所致的感染。

慎用：接受别嘌呤醇治疗的传染性单核细胞增多症、巨细胞病毒感染、淋巴细胞白血病、淋巴瘤病人应用此品易发生皮疹，故应慎用。

用药护理

配制方法：静脉滴注：以0.9%氯化钠注射液100ml溶解，滴注15～30min。pH值：制备后溶液8～10。

用法用量：成人每日1.5～12g，分2至4次。

配伍禁忌：与氨基糖苷类抗生素、盐酸昂丹司琼、血液制品、环丙沙星配伍禁忌。

用药告知：

(1)应用此品前需详细询问药物过敏史并进行青霉素皮肤试验。青霉素类药物过敏史者或青霉素皮肤试验阳性患者禁用。

(2)白细胞与血小板减少以及红细胞增多为可逆性，停药后可恢复，应向病人做好宣教。

(3)静脉给药后少数病人可发生静脉炎。

监测要点：不良反应有胃肠道反应如恶心、呕吐、腹泻；常见皮疹、瘙痒，应注意观察皮肤完整性情况，发生静脉炎后应用硫酸镁外敷。遵医嘱复查血常规。大剂量注射给药可出现高钠血症，应定期查血电解质。

注意事项：治疗中如发生二重感染应立即停药。

阿莫西林-克拉维酸钾

(amoxicillin and potassium clavulanate augmentin)

通用名 阿莫西林-克拉维酸钾

商品名 奥格门汀、安美汀

规　格 注射剂：1.2g(阿莫西林1g，克拉维酸0.2g)

储　存 密闭在干燥处保存

药理作用

此品为阿莫西林钠和克拉维酸钾的复方制剂。阿莫西林为广谱青霉素类抗生素，克拉维酸钾本身只有微弱的抗菌活性，但具有强大广谱β内酰胺酶抑制作用，两者合用，可保护阿莫西林免遭β内酰胺酶水解。此品的抗菌谱与阿莫西林相同，且有所扩大。对产酶金黄色葡萄球菌、表皮葡萄球菌、凝固酶阴性葡萄球菌及肠球菌均具良好作用，对某些产β-内酰胺酶的肠杆菌科细菌、流感嗜血杆菌、卡他莫拉菌、脆弱拟杆菌等也有较好抗菌活性。此品对耐甲氧西林葡萄球菌及肠杆菌属等常染色体介导Ⅰ型酶的肠杆菌科细菌和假单胞菌属无作用。

药代动力学

血清蛋白结合率较低，约以 70%游离状态存在于血清中，阿莫西林和克拉维酸均以很高的浓度从尿中排出。

适应证及禁忌证

适应证：用于一般产酶耐药菌引起的各种感染。但对高度耐药的肠杆菌属引起的感染、绿脓杆菌感染与耐甲氧苯青霉素金黄色葡萄球菌(MRSA)感染无效。用于敏感菌所致的下呼吸道、中耳、鼻窦、皮肤组织、尿路等部位感染。对肠杆菌属所致的尿路感染也有效。

(1)上呼吸道感染：鼻窦炎、扁桃体炎、咽炎等。

(2)下呼吸道感染：急性支气管炎、慢性支气管炎急性发作、肺炎、肺脓肿和支气管合并感染等。

(3)泌尿系统感染：膀胱炎、尿道炎、肾盂肾炎、前列腺炎、盆腔炎、淋病奈瑟菌尿路感染。

(4)皮肤和软组织感染：疖、脓肿、蜂窝组织炎、伤口感染等。

(5)其他感染：中耳炎、骨髓炎、败血症、腹膜炎。

禁忌证：对青霉素过敏者及青霉素皮肤试验阳性者禁用。

慎用：头孢菌素类药物过敏者及有哮喘、湿疹、枯草热、荨麻疹等过敏性疾病史和严重肝功能障碍者慎用。

用药护理

配制方法：0.6～1.2g 加入 50～100ml 0.9%氯化钠注射液中静脉滴注。

用法用量：静脉滴注，一次剂量 1.2g，每日 3 次。

配伍禁忌：与环丙沙星、甲硝唑、氯丙嗪、异丙嗪、地西泮、奈替米星呈配伍禁忌。在含有葡萄糖、葡聚糖或酸性碳酸盐的溶液中会降低稳定性，故此品不能与含有上述物质的溶液混合。此品溶液在体外不可与血制品、含蛋白质的液体(如水解蛋白等)混合，也不可与静脉脂质乳化液混合。

用药告知：应询问青霉素过敏史，青霉素过敏者禁用；用药前作皮试。

监测要点：胃肠道反应比单独使用阿莫西林增多，主要为腹泻、恶心、呕吐、消化不良等。对怀疑为伴梅毒损害之淋病患者，在使用本品前应进行暗视野检查，并至少在 4 个月内，每月接受血清试验 1 次。长期或大剂量使用此品者，应定期检查肝、肾、造血系统功能和检测血清钾或钠。

注意事项：葡萄糖、葡聚糖、酸性碳酸盐的溶液可降低此药的稳定性。

哌拉西林钠
(piperacillin sodium)

通用名 哌拉西林钠

商品名 氧哌嗪青霉素、哌拉西林钠

规　格 注射剂：0.5g，1g，2g

储　存 密闭在干燥处保存

药理作用

为酰脲类广谱抗绿脓杆菌抗生素，对绿脓杆菌有较强作用，对肺炎克雷伯杆菌的作用也优于其他青霉素类抗生素。

药代动力学

注射后完全吸收，生物利用度为71%。于30min内静滴4g，即时血药浓度>200mg/L，半衰期为1h。体内分布广，在胆汁和前列腺液中有高浓度。血浆蛋白结合率为16%～32%。此品主要由肾排泄。较长期使用无蓄积作用，比氨苄西林、羧苄西林更为安全。

适应证及禁忌证

适应证：用于敏感菌所致的呼吸道、尿路、胆道等部位感染。对于化脓性脑膜炎亦有效。对革兰阴性菌的作用强，抗菌谱包括淋球菌、大肠杆菌、变形杆菌、克雷伯肺炎杆菌、绿脓杆菌、枸橼酸杆菌、肠杆菌属、嗜血杆菌等，对沙门杆菌、痢疾杆菌以及除绿脓杆菌外的一些假单胞菌、脑膜炎球菌、雅森杆菌等虽也在体外有抗菌作用，但其临床意义尚未明确。

禁忌证：对青霉素过敏者及青霉素皮肤试验阳性者禁用。

用药护理

配制方法：

(1)静脉注射：0.5g、1g、2g、4g分别溶于5ml、10ml、20ml、40ml灭菌注射用水或0.9%氯化钠、5%葡萄糖溶液中。

(2)静脉滴注：每克至少需要50ml 0.9%氯化钠、5%葡萄糖溶液或葡萄糖氯化钠溶液。

用法用量：静脉滴注和静脉注射。成人中度感染每日8g，分2次静脉滴注；严重感染每次3g～4g，每4～6h静脉滴注或静脉注射。每日总剂量不超过24g。婴幼儿和12岁以下儿童的剂量为每日按体重100～200mg/kg。尿路感染，1次1g，1日4次，肌肉注射或静脉注射。其他部位(呼吸道、腹腔、胆道等)的感染：1日4～12g，分3或4次静脉注射或静脉滴注。严重感染可用10～24g/日。

配伍禁忌：此品不能与庆大霉素和阿米卡星等氨基糖苷类抗生素在同一容器中滴注。

用药告知：用前应询问青霉素过敏史，青霉素过敏者禁用；使用前必须作皮肤过敏试验。

监测要点：注意不良反应的观察，与青霉素G有交叉过敏反应。也可发生皮疹，但低于氨苄西林；偶见有转氨酶一过性增高，在疗程中定期检查肝功能和肾功能。少数患者尤其是肾功能不全患者可导致出血，应观察有无出血倾向，如消化道、皮肤黏膜。

注意事项：静脉注射速度不宜太快，静脉点滴速度不宜太慢。

阿洛西林钠
(azlocillin sodium)

通用名 阿洛西林钠

商品名 注射用阿洛西林钠

规　格 粉针剂：0.5g，1g，2g

储　存　密闭在干燥处保存

药理作用

为半合成青霉素，对革兰阳性菌和阴性菌及铜绿假单胞菌均有良好的抗菌作用。与阿米卡星、庆大霉素、奈替米星合用时可产生协同作用。

药代动力学

阿洛西林钠在支气管分泌物及组织间液和伤口渗出物中浓度高；脑膜有炎症时，脑脊液中浓度可达同期血药浓度的10%～30%。阿洛西林钠可透过胎盘，在胎儿组织中的浓度较高。给药量的50%～80%以原形自肾排出，尿浓度可达200μg/ml。此品的血浆蛋白结合率为30%。

适应证及禁忌证

适应证：主要用于敏感的革兰阳性菌及阴性菌所致的各种感染以及铜绿假单胞菌感染，包括败血症、脑膜炎、心内膜炎、化脓性胸膜炎、腹膜炎及下呼吸道、胃肠道、胆道、泌尿道、骨及软组织和生殖器官等感染，妇科、产科感染，恶性外耳炎、烧伤、皮肤及手术感染等。

禁忌证：对青霉素过敏者及青霉素皮肤试验阳性者禁用。

慎用：有哮喘、湿疹、枯草热、荨麻疹等过敏性疾病史者应慎用。

用药护理

配制方法：加入5%葡萄糖氯化钠注射液或5%～10%葡萄糖注射液100ml中。

用法用量：

(1)一般2g/次，1次/8h，肌肉注射、静脉注射或静脉滴注。重症5g/次，1次/8h。小于7日的新生儿每次100mg/kg，2次/日。

(2)肾功能不全时剂量：肌酐清除率大于30ml/min的病人，剂量不需调整。肌酐清除率为10～30ml/min的严重感染病人，推荐用静脉给药2g，每8h 1次。肌酐清除率低于10ml/min的病人，推荐用静脉给药3g，每12h 1次。

(3)肝功能不全时剂量：阿洛西林钠部分在肝脏中代谢，肝功能受损患者的阿洛西林胆汁排泄量显著减少，然而没有关于肝功能不全时推荐用量的具体资料。在严重肝脏疾病时，应考虑减小剂量。

配伍禁忌：环丙沙星、甲硝唑、氨基糖苷类抗生素。

用药告知：用药前须做青霉素皮肤试验，阳性者禁用，对青霉素类抗生素过敏者禁用。妊娠3个月内的妇女禁用，应告知患者。静脉滴注时注意速度不宜太快，滴注30min以上，应告知患者输液速度应由护理人员控制和调节。

监测要点：可能发生的不良反应有：

(1)个别病例可见腹泻、恶心、呕吐、发热，应做好胃肠道反应的观察。

(2)较少见出血时间延长、白细胞减少，血清丙氨酸氨基转移酶或门冬氨酸氨基转移酶升高，电解质紊乱（高钠血症），应遵医嘱复查血常规，生化及凝血功能。当患者血清肌酐清除率低于30ml/min时，应遵医嘱严格间隔12h用药。

替卡西林钠

(ticarcillin sodium)

通用名 替卡西林钠

商品名 羧噻吩青霉素钠、噻卡青霉素

规　格 注射剂:每瓶 1g,3g,6g

储　存 密闭在干燥处保存

药理作用

为半合成的抗假单胞菌青霉素。对革兰阳性菌的抑菌作用低于青霉素 G。对革兰阴性菌的抑制作用较羧苄西林强数倍。绿脓杆菌、变形杆菌、肠杆菌属、大肠杆菌对此品较敏感,沙雷杆菌对本品耐药。口服不易吸收。

药代动力学

体内分布较广,可渗透入脑脊液和胎盘,胆汁中浓度也较高。此品主要以原形从尿排泄。

适应证及禁忌证

适应证:主要用于革兰阴性菌感染,包括变形杆菌、大肠杆菌、肠杆菌属、淋球菌、流感杆菌等所致全身感染,对尿路感染的效果甚好。对于绿脓杆菌感染,常需与氨基糖苷类抗生素联合应用。

禁忌证:对青霉素过敏者及青霉素皮肤试验阳性者禁用。

用药护理

配制方法:

(1)静脉注射:1g、3g 分别溶于 5ml、15ml 注射用水、5%葡萄糖注射液或 0.9%氯化钠中。

(2)静脉滴注:用 5%葡萄糖注射液或 0.9%氯化钠配制成浓度为 10~100mg/ml 的溶液。静脉滴注 0.5~1h。

用法用量:成人 1 日量每公斤体重200~300mg,分次给予或 1 次 3g,根据病情每 3~4h 1 次或每 6h 1 次。

配伍禁忌:盐酸多沙普仑、氟康唑、盐酸万古霉素、氨基糖苷类抗生素。

用药告知:用药前须做青霉素皮肤试验,阳性者禁用,对青霉素类抗生素过敏者禁用。肌肉注射后偶有局部疼痛和静脉注射后发生静脉炎,应告知患者不必紧张。静脉滴注时注意速度不宜太快,静脉滴注 30min 以上,应告知患者不应随便调节输液速度。

监测要点:定时巡视,观察穿刺点有无红肿。静脉滴注时注意速度不宜太快,静脉滴注 30min 以上。因此药可使出血时间延长和电解质紊乱、血钾降低,亦有血清转氨酶增高出现应遵医嘱复查血常规,生化及凝血功能。

注意事项:溶液可于室温保持 48h。

替卡西林钠-克拉维酸钾
(ticarcillin clavulanate)

通用名 替卡西林钠-克拉维酸钾

商品名 注射用替卡西林钠-克拉维酸钾，特美汀

规　格 粉针剂：3.2g

储　存 密闭在干燥处保存

药理作用

替卡西林是一种具有高效性杀菌作用的青霉素，克拉维酸是一种不可逆性强力β-内酰胺酶抑制剂，可阻断酶类对青霉素药物的水解作用，扩大和加强青霉素类的抗菌范围和活性，成为一种具有广谱抗菌范围的抗生素。适合于治疗革兰阳性需氧菌、厌氧菌和革兰阴性需氧菌、厌氧菌引起的各种感染。

药代动力学

静脉给药后吸收迅速，平均血清半衰期为1h。药物吸收后可广泛分布于心肌、子宫附件、痰液、腹水、羊水、胆汁、脐带血等组织及体液中。替卡西林和克拉维酸钾在体内几乎不代谢，约60%～70%的替卡西林和35%～45%的克拉维酸以原形药物经肾随尿液排泄，另有部分药物随胆汁排泄。正常人反复给药无蓄积作用，肾功能不全时药物排泄时间延长。

适应证及禁忌证

适应证：败血症特殊人群（继发于免疫系统抑制或受损）的感染，术后感染严重的或复杂的泌尿道感染（如肾盂肾炎），骨及关节感染，皮肤及软组织感染，耳、鼻、喉感染。

禁忌证：对青霉素过敏者及青霉素皮肤试验阳性者禁用。

用药护理

配制方法：将3.2g此品溶于100ml 5%葡萄糖注射液100～150ml后使用。

用法用量：

(1)根据体重，每6～8h给药1次，每次1.6～3.2g。

(2)常用剂量：根据体重，每6～8h给药1次，每次1.6～3.2g。

(3)最大剂量：每4h给药1次，每次3.2g。

(4)肾功能不全患者的推荐剂量：轻度受损（肌酐清除率>30ml/min）每8h用3.2g；中度受损（肌酐清除率10～13ml/min）每8h 1.6g；严重受损（肌酐清除率<10ml/min）每12h 1.6g。

配伍禁忌：与氨基糖苷类抗生素、去甲万古霉素、碳酸氢钠呈配伍禁忌。

用药告知：

(1)应仔细询问患者有无β-内酰胺类抗菌素（如青霉素、头孢菌素）过敏的病史。在使用此品治疗前，须进行β-内酰胺类敏感试验（如青霉素、头孢菌素）。

(2)可出现静脉注射部位的局部血栓性静脉炎，穿刺点可有红肿表现，告知患者不必紧张，

相应处理即可缓解。

监测要点:不良反应可有:

(1)皮疹、疱疹、荨麻疹,严重者应立即停止用药。

(2)恶心、呕吐和腹泻,应观察有无胃肠道反应。

(3)肝脏功能改变AST和/或ALT增高,个别报道可出现肝炎和胆汁淤积性黄疸。血液系统改变血小板减少症、白细胞减少症和出血现象。应遵医嘱复查血常规,生化及凝血功能。

(4)观察局部用药反应,静脉注射部位可有血栓性静脉炎出现。

注意事项:

(1)此品不能用于肌肉注射。

(2)注射用替卡西林钠-克拉维酸钾溶解时会产生热量,配制好的溶液通常为浅灰黄色。

(3)配制好的注射用替卡西林钠-克拉维酸钾静脉注射液须立即使用。

(4)注射用替卡西林钠-克拉维酸钾的一次静脉滴注须在30～40min内完成。应避免滴注时间过长而造成血药浓度低于治疗水平。

美洛西林钠
(mezlocillin sodium)

通用名 美洛西林钠

商品名 磺苯咪唑青霉素、美洛西林、拜明

规 格 粉针剂:1g,2g,3g,4g

储 存 密闭在干燥处保存

药理作用

系半合成广谱青霉素,对革兰阴性菌和阳性菌的作用比氨苄西林及替卡西林强。对流感杆菌、化脓性链球菌、淋球菌、肺炎杆菌、脑膜炎双球菌、大肠杆菌等均有较强的抗菌作用。对变形杆菌、破伤风杆菌、产气杆菌及厌氧菌亦有效。

药代动力学

此品到达脑脊液的渗透率为17%～25%,蛋白结合率为42%,尿排泄率为50%～55%。其消除半衰期约为1h。

适应证及禁忌证

适应证:用于治疗敏感菌引起的脓毒症;心内膜炎;胸膜炎;腹膜炎;下呼吸道感染;胃肠道及胆道感染;肾、输尿管、尿路感染;生殖器感染、妇产科感染;抵抗力下降患者的感染或有感染危险;围手术期感染的短期预防或早期治疗。对脑膜炎的疗效优于氨苄青霉素,与庆大霉素合用对绿脓杆菌感染有良效。

禁忌证:对青霉素过敏者及青霉素皮肤试验阳性者禁用。

用药护理

配制方法：

(1)静脉滴注：1g 溶于 5%葡萄糖液或 0.9%氯化钠注射液 50～100ml 中稀释。

(2)静脉注射：1g 的此药干品溶于 10ml 灭菌注射用水中，振摇，只有澄清溶液才能使用。以 5ml/min 速度注射该溶液。

用法用量：

(1)静脉注射或静脉滴注：1～3g/次，4 次/日。

(2)静脉注射/滴注：此药溶液与配伍溶液稀释后推荐用于静脉短时滴注(持续时间 20～30min)。

配伍禁忌：与氨基糖苷类药物、环丙沙星、胺碘酮、昂丹司琼、人粒细胞集落刺激因子呈配伍禁忌。

用药告知：用药前须做青霉素皮肤试验，阳性者禁用，对青霉素类抗生素过敏者禁用。

监测要点：不良反应少见，偶有皮疹、发热、恶心、腹胀、软便、腹泻、转氨酶升高及肝、肾功能损害等，长期治疗应监测血象、生化指标。

注意事项：储存冷处可以析出结晶，应将容器置温水中使其溶解后再用。溶液为淡黄色时不影响其疗效及耐受性。溶液室温可保持 48h，4℃时可保持 3 天。

羧苄西林钠

(carbenicillin sodium)

通用名 羧苄西林钠

商品名 注射用羧苄西林钠

规　格 1g，2g，5g

储　存 密闭在干燥处保存

药理作用

为广谱青霉素类抗生素，通过抑制细菌细胞壁合成发挥杀菌作用。对大肠埃希菌、变形杆菌属、肠杆菌属、枸橼酸菌属、沙门菌属和志贺菌属等肠杆菌科细菌，以及铜绿假单胞菌、流感嗜血杆菌、奈瑟菌属等其他革兰阴性菌具有抗菌作用。对溶血性链球菌、肺炎链球菌以及不产青霉素酶的葡萄球菌亦具抗菌活性。脆弱拟杆菌、梭状芽孢杆菌等许多厌氧菌也对此品敏感。

药代动力学

此品只有高浓度时方有可靠抗菌作用。口服不吸收。肌注和静脉推注 1g 的血药峰浓度分别为 58mg/L 和 142mg/L。血浆半衰期为 1h 左右。静脉注射后体内组织中血药浓度由高到低分别为肾、肺、心、胆汁、胃、肝、脑。血清蛋白结合率为 47%。进入体内的药物，约 90%由尿排泄。

适应证及禁忌证

适应证：主要适用于系统性铜绿假单胞菌感染，如败血症、尿路感染、呼吸道感染、腹腔、盆腔感染以及皮肤、软组织感染等，也可用于其他敏感肠杆菌科细菌引起的系统性感染。

禁忌证：对青霉素过敏者及青霉素皮肤试验阳性者禁用。

用药护理

配制方法：溶于5%葡萄糖液或0.9%氯化钠注射液100ml中。

用法用量：

(1)静脉滴注和静脉注射。

(2)中度感染，成人每日8g，分2或3次静脉注射，儿童每6h按体重12.5～50mg/kg注射；严重感染，成人每日10～30g，分2至4次静脉滴注或注射，儿童每日按体重100～300mg/kg，分4至6次注射。新生儿体重低于2kg者，首剂按体重100mg/kg，出生第1周每12h 75mg/kg，静脉滴注；出生第2周起100mg/kg，每6h 1次。新生儿体重2kg以上者出生后第1周每8h 75mg/kg，静脉滴注，以后每6h 75mg/kg。严重肾功能不全者，每8～12h静脉给药2g即可维持血药浓度在100μg/ml水平；如同时伴肝功能损害，每日2g即可。

配伍禁忌：琥乙红霉素、盐酸土霉素、盐酸四环素、卡那霉素、链霉素、庆大霉素、妥布霉素、两性霉素B、维生素B族、维生素C、苯妥英钠、拟交感类药物、异丙嗪等呈配伍禁忌。

用药告知：有青霉素类药物过敏史或青霉素皮肤试验阳性患者禁用。因此药含钠量较高，故限制钠盐摄入的患者应慎用。对病人做好宣教。

监测要点：不良反应可有：

(1)过敏反应。青霉素类药物的过敏反应较常见，包括荨麻疹等各类皮疹，严重者偶可发生过敏性休克。过敏性休克一旦发生必须就地抢救，予以保持气道畅通、吸氧及肾上腺素、糖皮质激素等治疗措施。

(2)致白细胞减少，应遵医嘱复查血象。

(3)消化道反应：恶心、呕吐和肝肿大等，ALT、AST、肌酐升高应遵医嘱复查血生化。

(4)大剂量静脉注射此品时可出现抽搐等神经系统反应、高钠和低钾血症，应观察有无精神症状，应遵医嘱查电解质。做好安全防护，防止意外发生。

(5)肾功能不全患者应用可导致出血，应注意观察凝血时间、发生出血时应及时告知医生。

注意事项：由于浓度较高的羧苄西林钠溶液可形成多聚体(为致敏物质)，因此注射液皆须新鲜配制。

美西林
(mecillinam)

通用名　美西林

商品名　氮䓬脒青霉素

规　格　粉针剂：0.5g，1g

储　存　密闭在干燥处保存

药理作用

新型的半合成青霉素类抗生素。对革兰阳性菌作用弱；对革兰阴性菌，包括大肠杆菌、克雷伯杆菌、肠杆菌属、枸橼酸杆菌、志贺菌、沙门菌和部分沙雷杆菌等有良好的抗菌作用；但对假单细胞菌、吲哚阳性变形菌、奈瑟菌属、厌氧杆菌和肠球菌等无效。

药代动力学

此药血浆蛋白结合率为5%～10%。广泛分布于组织和体液中。在肝、肾、胆汁、肺组织中分布高。70%的药物可经尿排泄。在许多器官及胆汁中都有活性药物存在。此品穿透血脑屏障的能力弱。

适应证及禁忌证

适应证：基本与氨苄西林相似，可用于大肠杆菌、克雷伯菌属、肠杆菌属等敏感微生物引起的单纯性或复合性泌尿道感染，以及由此引起的败血症。对于很严重的病例，可考虑加用其他β-内酰胺类抗生素。

禁忌证：对青霉素过敏者及青霉素皮肤试验阳性者禁用。

慎用：严重肝肾功能不全及哺乳期妇女。

用药护理

配制方法：静脉滴注时每 0.5g 或 1g 溶于 50ml 0.9%氯化钠注射液中，使 10mg/ml 或 20mg/ml 药液缓慢滴入或加到莫菲滴管中。

用法用量：静脉滴注：成人按每日 60mg/kg，分 4～6 次给药。

用药告知：用前须做皮试。有青霉素类药物过敏史或青霉素皮肤试验阳性患者禁用。应告知妊娠 3 个月内的孕妇不宜用。

监测要点：少数病人用药后可出现粒细胞增多应遵医嘱查血象。长期应用应定期检查肝肾功能。出现皮疹过敏反应时嘱病人勿用手抓挠，遵医嘱用抗过敏的药物。出现头晕时要注意安全，增加安全防护，防止外伤的发生。

注意事项：与其他青霉素药（如氨苄西林、哌拉西林等）联用有协同抗菌作用。与氨基糖苷类药合用有协同抗菌作用。

磺苄西林钠

(sulbenicillin sodium)

通用名 磺苄西林钠

商品名 注射用磺苄西林钠

规　格 1.0g(100 万 U)，2.0g(200 万 U)，4.0g(400 万 U)

储　存 密闭在干燥处保存

药理作用

属广谱半合成青霉素类抗生素，对大肠埃希菌、变形杆菌属、肠杆菌属、枸橼酸菌属、沙门菌属和志贺菌属等肠杆菌科细菌，以及铜绿假单胞菌、流感嗜血杆菌、奈瑟菌属等其他革兰阴性菌具有抗菌作用。此品对溶血性链球菌、肺炎链球菌以及不产青霉素酶的葡萄球菌亦具抗菌活性。此品对链球菌、梭状芽孢杆菌在内的厌氧菌也对有一定作用。作用机制为通过抑制细菌细胞壁合成发挥杀菌作用。

药代动力学

抗菌谱与羧苄西林相似，抗菌作用较强，但对铜绿假单胞菌的活性比羧苄西林强。革兰阳性球菌对此药敏感，对青霉素酶比较稳定。在胆汁中浓度可为血浓度的3倍。

适应证及禁忌证

适应证：敏感菌所致的肺炎、尿路感染、复杂性皮肤软组织感染和败血症等。对此品敏感菌所致腹腔感染、盆腔感染宜与抗厌氧菌药物联合应用。

禁忌证：对青霉素过敏者及青霉素皮肤试验阳性者禁用。

慎用：心、肾功能不全者慎用。

用药护理

配制方法：静脉滴注时1～2g溶于100ml 0.9%氯化钠注射液中。

用法用量：静脉滴注，也可静脉注射。中度感染成人每日剂量8g，重症感染或铜绿假单胞菌感染时剂量需增至每日20g，分4次静脉给药；儿童根据病情酌减。

用药告知：用药前需做皮试。有青霉素类药物过敏史或青霉素皮肤试验阳性患者禁用。

监测要点：过敏反应较常见，包括皮疹、发热等；过敏性休克偶见，一旦发生，必须就地抢救，予以保持气道畅通、吸氧及给用肾上腺素、糖皮质激素等治疗措施；观察有无恶心、呕吐等胃肠道反应；因长期应用可导致白细胞或中性粒细胞减少，血清转氨酶一过性增高，应复查血象及肝肾功。大剂量应用可致出血倾向，应观察皮肤黏膜有无出血点，有无胃肠道黏膜出血现象。手术后病人有无出血程度加重。

注意事项：此药含钠较多(1g含101mg钠)，因此心、肾功能不全者慎用。

呋布西林钠

(furbencillin sodium)

通用名　呋布西林钠

商品名　注射用呋布西林钠

规　格　0.25g，0.5g

储　存　密闭在干燥处保存

药理作用

此品为广谱半合成青霉素，对流感嗜血杆菌、奇异变形杆菌、伤寒沙门菌、部分大肠埃希菌和铜绿假单胞菌等革兰阴性杆菌具有良好的抗菌作用。对链球菌属、肺炎链球菌、部分肠球菌属和不产青霉素酶金葡菌等革兰阳性细菌也有较好的抗菌作用。此品对革兰阳性厌氧菌具抗菌作用，但对脆弱拟杆菌和其他拟杆菌属细菌作用差。

药代动力学

在尿液和胆汁中有较高的浓度，在各脏器中浓度均较低。血浆蛋白结合率为90%。静滴此药2g后的血药峰浓度于滴注后5min到达，为174.4mg/L。

适应证及禁忌证

适应证：对绿脓杆菌有较强的抗菌作用，体外抑菌试验时比羧苄西林强4～16倍；对感染动物的保护作用也比羧苄西林强2～3倍。对其他革兰阳性菌和阴性菌的作用类似氨苄西林。临床上主要用于绿脓杆菌、铜绿假单胞菌感染，也可用于大肠杆菌、奇异变形杆菌及其他敏感菌所致的感染。

禁忌证：对青霉素过敏者及青霉素皮肤试验阳性者禁用。

用药护理

配制方法：静脉滴注时1～2g溶于50～100ml 0.9%氯化钠注射液中。

用法用量：静脉滴注：成人4～8g/日，分4次给予，每次1～2g，溶于等渗氯化钠注射液50～100ml中，缓缓静脉滴注，控制在0.5～1h左右滴完。极重感染时可加大剂量到12g/日。小儿每日量为100～150mg/kg，用法同上。

用药告知：有青霉素类药物过敏史或青霉素皮肤试验阳性患者禁用。可发生静脉炎，应注意输液速度不宜过快。

监测要点：青霉素类药物过敏反应较常见，包括皮疹、药物热等；过敏性休克偶见，一旦发生，必须就地抢救，予以保持气道畅通、吸氧及使用肾上腺素、糖皮质激素等治疗措施。少数病人出现恶心、呕吐、食欲减退、上腹部不适等胃肠道反应。还可出现血清氨基转移酶升高应复查血象及肝肾功。不良反应还可发生口周、面部和四肢皮肤麻木感；严重时有肌颤等，一旦出现应停药。用药时应询问病人神经系统有无异常表现和感觉异常。

注意事项：由于此品溶解度小，局部刺激性大，所以不宜作静脉推注。

萘夫西林
(nafcillin)

通用名 萘夫西林

商品名 乙氧萘青霉素钠，新青霉素Ⅲ

规　格 粉针剂：0.5g

储　存 密闭，在干燥处保存

药理作用

此品为半合成青霉素，对耐青霉素酶有高度耐受性。脑脊液中浓度较高。

药代动力学

此药在体内分布容积较大，在肝内灭活较快，其血药浓度低于苯唑西林。人血清蛋白结合率为80%～85%。

适应证及禁忌证

适应证:主要用于治疗耐药性金黄色葡萄球菌感染,可作为首选药,有效率达85%以上。

禁忌证:对青霉素过敏者及青霉素皮肤试验阳性者禁用。

用药护理

配制方法:静脉滴注时溶于100ml 0.9%氯化钠注射液中。

用法用量:肌肉注射或静脉注射:4～6g/日,分4次,用注射用水或等渗盐水溶解。

用药告知:有青霉素类药物过敏史或青霉素皮肤试验阳性患者禁用。肌肉注射可致疼痛;静脉注射可致静脉炎,所以应注意注射速度不宜过快。会有食欲不振、口中异味的感觉。

监测要点:转氨酶升高、肾功能损害等应复查血象及肝肾功,还可出现胃肠道反应,出血时间延长,应及时观察消化道症状和出血倾向。

注意事项:此品极易吸潮和不稳定,应现用现配。

氨氯西林

(ampicloxacillin)

通用名 氨氯西林,氨氯青霉素,氨苄邻氯青霉素

商品名 氨氯西林钠,美佳林,氨氯青霉素钠,安洛欣,氨唑青霉素钠,氨唑西林,白萝仙,淋必清

规　格 粉针剂:0.5g(含氨苄西林0.25g,氯唑西林0.25g)

储　存 密闭在干燥处保存

药理作用

此品是氨苄西林和氯唑西林的等量混合物,对产酶株金黄色葡萄球菌有效。

适应证及禁忌证

适应证:为治疗各种感染性疾病的首选药品,常用于呼吸道混合感染(肺炎、急慢性支气管炎、咽喉炎、扁桃体炎、小儿上呼吸道感染、百日咳等)、泌尿道感染(淋病、尿道炎、膀胱炎、盆腔炎、阴道炎、肾盂肾炎等)治疗;其他对此品敏感的革兰阳性及阴性菌感染,如胆道感染、急慢性菌痢及皮肤、软组织感染、脑膜炎、败血症、心内膜炎等。

禁忌证:对青霉素过敏者及青霉素皮肤试验阳性者禁用。

用药护理

配制方法:静脉滴注:0.5～1g用葡萄糖液或0.9%氯化钠注射液100ml稀释。

用法用量:

(1)静脉注射:每次0.5～1g,每日3或4次。

(2)静脉滴注:每次0.5～1g。每日用量为6～12g。

用药告知:用前须做皮试,青霉素过敏者忌用。偶有眩晕、耳鸣等不良反应,应告知。

监测要点:出现过敏反应,如皮疹、荨麻疹、痒疹等应停药,嘱病人勿用手抓挠。偶有转氨酶升高等应复查血象及肝肾功,肝功能不良者慎用。

二、头孢菌素类

头孢菌素类抗生素是以冠头孢菌素 C 作为原料半合成改造其侧链而得到的一类抗生素。常用的约 30 种，分为一、二、三、四代。头孢菌素类具有抗菌谱广、抗菌作用强、耐青霉素酶、临床疗效高、毒性低、过敏反应较青霉素类少见等优点。

目前，临床上应用头孢菌素类抗生素较广泛。因此，在临床治疗过程中，护士应掌握药物的药理作用、适应证、禁忌证、配伍禁忌，严格遵守静脉输液现用现配的原则，用药前仔细询问过敏史并做药物过敏试验，用药过程中还应密切观察药物的不良反应，保证静脉治疗的顺利进行，达到合理用药的目的。

头孢拉定
(cefradine)

通用名 头孢拉定

商品名 泛捷复

规　格 500mg/支，1g/支，1.5g/支

储　存 避光，密闭，在凉暗处保存

药理作用

为半合成第一代头孢类广谱抗生素，对革兰阳性及阴性菌，如葡萄球菌、肺炎球菌、奇异变形杆菌、克雷伯杆菌属、流感嗜血杆菌均有杀菌作用。不受青霉素酶的影响，对大多数产青霉素酶的金葡菌和大肠杆菌有显著的抗菌活性。对革兰阳性球菌，特别是溶血性链球菌和肺炎球菌有较好的抗菌作用。

药代动力学

静脉滴注此品 0.5g 后 5min 血药浓度为 46μg/ml，肌肉注射 0.5g 后平均 6μg/ml 的血药峰浓度(Cmax)于给药后 1～2h 到达。肌肉注射吸收较口服为差，但血药浓度维持较久，半衰期为 0.8～1h。此品在组织体液中分布良好。组织中的浓度与血清浓度相等。在心肌、子宫、肺、前列腺和骨组织中皆可获有效浓度。脑脊液中药物浓度仅为同期血药浓度的 8%～12%。此品可透过血-胎盘屏障进入胎儿血循环，少量经乳汁排出。血清蛋白结合率为 6%～10%。静脉给药后 6h 尿中累积排出量为给药量的 90%以上；肌肉注射后 6h 尿中累积排出给药量的 66%。尿中浓度甚高，多可超过 1000μg/ml。少量此品可自胆汁排泄，后者的浓度可为血清浓度的 4 倍。此品在体内很少代谢，能为血液透析和腹膜透析清除。丙磺舒可减少本品经肾排泄。

适应证及禁忌证

适应证：主要用于敏感菌所致的急性咽炎、扁桃体炎、中耳炎、支气管炎、肺炎等呼吸道感染、泌尿生殖道感染及皮肤软组织感染等。

禁忌证:对头孢菌素过敏者及有青霉素过敏性休克或即刻反应史者禁用此品。

用药护理

配制方法:配制静脉注射液时,将至少 10ml 灭菌注射用水或 5%葡萄糖注射液分别注入 0.5g 装瓶内于 5min 内注射完毕;配制静脉滴注液时,将 0.9%氯化钠注射液 10ml 分别注入 0.5g 装瓶内,然后再以 0.9%氯化钠注射液或 5%葡萄糖液 100ml 做进一步稀释。

用法用量:静脉滴注、静脉注射。成人每次 0.5～1.0g,每 6h 1 次,1 日最高剂量为 8g。儿童(1 周岁以上)按体重 1 次 12.5～25mg/kg,每 6h 1 次。

配伍禁忌:与呋塞米、依他尼酸、布美他尼等强利尿药、卡氮芥,链佐星等抗肿瘤药以及糖肽类和氨基糖苷类抗生素有配伍禁忌。此品中含有碳酸钠,因此与含钙溶液如复方氯化钠注射液有配伍禁忌。

用药告知:

(1)用药前详细询问药物过敏史。须做皮肤过敏试验。

(2)用药过程中可能会出现恶心、呕吐、腹泻、上腹部不适等胃肠道反应,可能出现红疹等过敏反应,如出现上述症状应及时通知医护人员。

(3)应用此药可能会导致肝肾功能损害,出现血尿素氮暂时性升高,血清氨基转移酶、血清碱性磷酸酶一过性升高。

(4)此药肌肉注射可能会出现疼痛。

(5)用药过程中可能会出现静脉炎,如出现注射部位疼痛或不适,立即通知医护人员。

监测要点:

(1)护理人员在药品输注过程中应耐心倾听患者主诉,如患者有恶心、呕吐、腹泻、上腹部不适等胃肠道反应出现,应通知医生。

(2)医护人员应动态监测肝、肾功能变化,如出现血尿素氮暂时性升高,血清氨基转移酶、血清碱性磷酸酶一过性升高等肝、肾功能改变时应考虑停药。

(3)用药过程中应经常询问并观察患者有无皮肤红疹、发痒等不适。

(4)严密观察注射部位有无疼痛、发热等静脉炎的症状,如出现上述症状,应按静脉炎的处理方法给予相应处理。

注意事项:

(1)在应用此品前须详细询问患者对头孢菌素类、青霉素类及其他药物过敏史,有青霉素类药物过敏性休克史者不可应用此品,其他患者应用此品时必须注意头孢菌素类与青霉素类存在交叉过敏反应的机会约有5%～7%,需在严密观察下慎用。

(2)此品主要经肾排出,肾功能减退者须减少剂量或延长给药间期。

(3)应用此品的患者以硫酸铜法测定尿糖时可出现假阳性反应。

(4)此品与氨基糖苷类抗生素可相互灭活,同时给予时,应在不同部位给药,两类药物不能混入同一容器内。

(5)不能与其他抗生素混合给药。

头孢唑林钠
(cefazolin sodium)

通用名 头孢唑林钠

商品名 头孢唑林钠

规　格 500mg/支,1g/支

储　存 密闭在凉暗干燥处保存

药理作用

此品的抗菌范围主要是革兰阳性菌,对革兰阴性菌的作用也较强,特别对于大肠杆菌、肺炎球菌、奇异变形杆菌、流感嗜血杆菌、产气肠杆菌也有较强的抗菌作用。

药代动力学

肌肉注射此品 500mg 后,血药峰浓度(Cmax)经 1～2h 达 38μg/ml(32～42μg/ml),6h 血药浓度尚可测得 7μg/ml。30min 内静脉滴注此品 0.5g,平均血药浓度于 30min 到达,血药峰浓度为 143.6μg/ml,有效浓度维持 8h。此品难以透过血-脑脊液屏障,脑脊液中不能测出药物浓度。头孢唑林在胸水、腹水、心包液和滑囊中可达较高浓度。炎症渗出液中的药物浓度基本与血清浓度相等;胆汁中浓度等于或略超过同期血药浓度。胎儿血药浓度为母体血药浓度的 70%～90%,乳汁中含量低。此品蛋白结合率为 74%～86%。正常成人的半衰期为 1.5～2h,老年人中可延长至 2.5h。肾衰竭患者的半衰期可延长,内生肌酐清除率为 12～17ml/min 和低于 5ml/min 时分别为 12h 和 57h。出生 1 周内新生儿的半衰期为 4.5～5h。此品在体内不代谢,原形药通过肾小球滤过,部分通过肾小管分泌自尿中排出。24h 内可排出给药量的 80%～90%。丙磺舒可使血药浓度提高约 30%,有效血药浓度时间延长。血液透析 6h 后血药浓度减少 40%～50%,腹膜透析一般不能清除本品。

适应证及禁忌证

适应证:主要用于敏感菌所致的呼吸道感染,肺炎、胆囊炎、肝脓肿、尿路感染、心内膜炎、败血症、扁桃体炎、肾盂肾炎、膀胱炎、蜂窝组织炎、中耳炎等感染症。

禁忌证:对头孢菌素过敏者及有青霉素过敏性休克或即刻反应史者禁用此品。

用药护理

配制方法:以 10ml 氯化钠注射液或葡萄糖注射液溶解。缓慢静脉注射(3～5min),每次 0.5～1g,每日 3 或 4 次。灭菌注射用水 10ml 溶解,再用氯化钠或葡萄糖注射液 100ml 稀释后静脉滴注,每日 2～4g,严重感染患者每日 4～6g,分 2 至 4 次注射。

用法用量:静脉注射、静脉滴注。临用前加灭菌注射用水或氯化钠注射液溶解,也可用 5%盐酸利多卡因注射液 2～3ml 溶解。

配伍禁忌:与硫酸阿米卡星、硫酸卡那霉素、盐酸金霉素、盐酸土霉素、盐酸四环素、红霉素、硫酸多黏菌素 B、黏菌素甲磺酸钠、戊巴比妥、葡萄糖酸钙、维生素 C、盐酸利多卡因、盐酸雷尼替丁、盐酸异丙嗪等有配伍禁忌。

用药告知：

(1)用药前详细询问药物过敏史。

(2)用药过程中可能会出现恶心、呕吐、腹泻、上腹部不适等胃肠道反应，如出现此症状应及时通知医护人员。

(3)用药过程中如出现皮疹、心悸、发热、眩晕等，应及时通知医护人员。

(4)用药过程中可能会出现静脉炎，如出现注射部位疼痛或不适，立即通知医护人员。

(5)用药过程中可能出现白细胞减少，如感觉疲乏、无力等，应及时通知医护人员。

(6)此药肌肉注射可能会出现疼痛。

监测要点：

(1)严密观察注射部位有无疼痛、发热等静脉炎的症状，静脉注射应注意有无血栓性静脉炎，如出现上述症状，应按静脉炎的处理方法给予相应处理。

(2)肾功能减退病人应用高剂量(每日 12g)的此品时可出现脑病反应。应观察病人神志、意识。

(3)护理人员在药品输注过程中应及时巡视，询问病人的主诉，如患者有恶心、呕吐、腹泻等胃肠道反应出现，应通知医生。

(4)用药期间应经常询问并观察患者有无皮肤红疹、皮肤瘙痒、眩晕等不适。

(5)注意观察体温变化，如出现发热应及时通知医生。

(6)定期检查血常规，注意白细胞是否正常。

注意事项：

(1)用药前进行皮肤过敏试验。

(2)此品与强利尿药、氨基糖苷类抗生素合用可能增加肾毒性。

头孢孟多
(cefamandole)

通用名 头孢孟多

商品名 猛多力

规　格 500mg/支，1g/支

储　存 密闭，在凉暗干燥处保存

药理作用

此品对革兰阴性菌作用强，对厌气梭状芽孢杆菌、脑膜炎球菌、淋球菌、大肠杆菌、肺炎杆菌、流感杆菌及吲哚阳性变形杆菌等作用较强，特别是对嗜血杆菌属最有效。

药代动力学

肌肉注射头孢孟多 1g，血药峰浓度(C_{max})于 1h 后达到，为 21.2μg/ml，6h 的血药浓度为 1.3μg/ml。静脉注射和静脉滴注(滴注时间 1h)1g 后即刻血药浓度分别为 104.7μg/ml 和 53.9μg/ml，15min 后皆约下降一半，头孢孟多的分布容积(V_d)为 0.16L/kg。当脑膜有炎症

时，此品可透过血-脑脊液屏障，其脑脊液中浓度与蛋白量有关。正常成人肌肉注射和静脉给药的半衰期为0.5～1.2h。肾功能中度和重度减退病人的半衰期分别延长至3h和10h以上。此品在体内不代谢，经肾小球滤过和肾小管分泌，自尿中以原形排出。肌肉注射1g后0～3h的尿药浓度在3000μg/ml以上，24h的排出量为61%。静脉给药后24h的尿排泄量为70%～90%。

适应证及禁忌证

适应证：主要用于敏感菌所致呼吸道感染、胆道感染、肾盂肾炎、尿路感染、腹膜炎、败血症及皮肤软组织、骨、关节等感染。

禁忌证：对头孢菌素类抗生素过敏者禁用。

用药护理

配制方法：用0.9%氯化钠注射液、10%葡萄糖注射液10ml稀释。如需静脉注射，宜将此品溶于10ml 0.9%氯化钠注射液中，于3～5min内静脉注射。

用法用量：静脉注射。成人0.5～1.0g/次，3或4次/日；儿童每日50～100mg/kg，分次给予。

配伍禁忌：与肝素钠、盐酸西咪替丁、盐酸雷尼替丁、盐酸胺碘酮、氨基糖苷类抗生素、镁盐、甲硝唑、盐酸多柔比星、葡萄糖酸钙、氯化钙有配伍禁忌。

用药告知：

(1)用药前详细询问药物过敏史。

(2)用药期间饮酒时可发生恶心、呕吐、头痛、面红、低血压及呼吸困难等反应，应忌酒。

(3)用药过程中注意有无荨麻疹及药物热等过敏反应，如用药后出现寻麻疹，应立即通知医护人员。

(4)用药可能导致血栓性静脉炎，如出现输液部位及肢体疼痛，应及时通知医护人员。

监测要点：

(1)用药期间应加强巡视，注意观察患者有无恶心、呕吐、头痛、面红、低血压及呼吸困难等反应，如出现上述症状，应立即通知医生。

(2)主动询问患者主诉，观察全身皮肤有无荨麻疹等过敏反应的表现，如发生过敏反应，立即停药并通知医生。

(3)用药过程中应严密观察输液部位及输液侧肢体有无红肿、疼痛等血栓性静脉炎的表现，如发生血栓性静脉炎应立即停药并按血栓性静脉炎处理方法给予处理。

(4)观察体温变化，注意有无药物热。

注意事项：

(1)用药前进行皮肤过敏试验。

(2)肾功能减退病人应减少剂量，并须注意出血并发症的发生。若应用大剂量，偶可发生低凝血酶原血症，有时可伴出血，因此在治疗前和治疗过程中应测定出血时间。

(3)应用此品期间饮酒可出现双硫仑样反应，故在应用此品期间和以后数天内，应避免饮酒和含酒精饮料。

头孢西丁钠

(cefoxitin sodium)

通用名 头孢西丁钠

商品名 泛司博林

规　格 1g/支，2g/支

储　存 密闭在凉暗干燥处保存

药理作用

头孢西丁通过与一个或多个青霉素结合蛋白(PBPs)结合，抑制细菌分裂活跃的细胞的细胞壁生物合成，从而起抗菌作用。对革兰阳性菌中金黄色葡萄球菌、肺炎链球菌或其他链球菌(除了肠球菌)的敏感菌株均有较强的抗菌作用。对革兰阴性菌中流感嗜血杆菌、克雷伯杆菌、大肠埃希杆菌、摩氏摩根菌、紫茉莉变形菌、雷氏普罗威登斯菌和淋球菌的敏感菌株均有较强的抗菌作用。

药代动力学

静脉注射1g后5min，血药浓度达峰值为110μg/ml，4h后血药浓度低于1μg/ml。静脉注射后此品半衰期为41～59min，肌肉注射后此品半衰期为64.8min。6h后约85%药物以原型由经肾脏排泄，肌肉注射此品1g后，尿药浓度可达3000μg/ml以上。此品在体内分布广泛，给药后可迅速进入各种体液，包括胸水、腹水、胆汁，但脑脊液穿透率较低，蛋白结合率为80.7%。注射用头孢西丁钠主要以原型从肾脏排泄，肾消除率包括肾小球滤过和肾小管排泄，给药后6h相当于所给剂量85%经肾从尿液中排出，血浆消除半衰期为1h。

适应证及禁忌证

适应证：主要用于呼吸道感染、泌尿生殖系统感染、腹内感染(包括腹膜炎、胆道炎)、骨、关节、皮肤和软组织等部位感染。

禁忌证：对头孢菌素过敏者禁用。

用药护理

配制方法：用0.9%氯化钠注射液、10%葡萄糖注射液10ml稀释。如需静脉注射，宜将此品溶于10ml 0.9%氯化钠注射液中，于3～5min内静脉注射。配制静脉滴注液时，将0.9%氯化钠注射液10ml分别注入1g装瓶内，然后再以0.9%氯化钠注射液或5%葡萄糖液100ml做进一步稀释。

用法用量：静脉注射、静脉滴注。轻至中度感染：每日3g；重度感染：每日可递增至6～8g。

配伍禁忌：与阿米卡星、氨曲南、红霉素、非格司亭、庆大霉素、氢化可的松、卡那霉素、甲硝唑、新霉素、奈替米星、去甲肾上腺素等药物有配伍禁忌。

用药告知：

(1)用药前详细询问药物过敏史。

(2)用药过程中可能会出现恶心、呕吐、食欲下降、腹痛、腹泻、便秘等胃肠道反应，如出现此症状应及时通知医护人员。

(3)用药过程中注意有无皮疹、荨麻疹、红斑等过敏反应，如出现上述症状，应立即通知医护人员。

(4)用药可能导致血栓性静脉炎，如出现输液部位及肢体疼痛，应及时通知医护人员。

(5)用药期间及用药后 1 周内应避免饮酒和禁止口服或静脉输入含乙醇的药物。

监测要点：

(1)长期用药时应常规监测患者肝、肾功能及血常规。

(2)用药期间应加强巡视，注意观察患者有无恶心、呕吐、头痛、食欲下降、腹痛、腹泻、便秘等胃肠道反应，如出现上述症状，应立即通知医生。

(3)听取患者主诉，观察全身皮肤有无皮疹、荨麻疹、红斑等过敏反应的表现，如发生过敏反应，应立即停药并通知医生。如出现过敏性休克，应立即进行抢救。

(4)长期大剂量使用此品可致菌群失调，发生二重感染。还可能引起维生素 K、维生素 B 缺乏。应严密观察患者排便情况，如排便次数多，应立即通知医生。

(5)静脉注射剂量过大或过快时可产生灼热感、血管疼痛，严重者可致血栓性静脉炎。如出现上述症状，应按照血栓性静脉炎处理方法进行处理。

注意事项：

(1)用药前进行皮肤过敏试验。

(2)头孢西丁钠不宜用大量输液稀释，药液宜现配现用，不宜配制后久置。

(3)配制好的溶液室温下保持 24h。

(4)与氨基糖苷类抗生素配伍时，会增加肾毒性。

头孢呋辛钠

(cefuroxime sodium)

通用名 头孢呋辛钠

商品名 西力欣

规　格 750mg/支

储　存 密闭在凉暗干燥处保存

药理作用

此品为第二代头孢菌素类抗生素。对革兰阳性球菌的抗菌活性与第一代头孢菌素相似或略差，但对葡萄球菌和革兰阴性杆菌产生的 β 内酰胺酶相当稳定。其作用机制为与细菌细胞膜上的青霉素结合蛋白(PBPs)结合，使转肽酶酰化，抑制细菌中隔和细胞壁的合成，影响细胞壁黏肽成分的交叉连结，使细胞分裂和生长受到抑制，细菌形态变长，最后溶解和死亡。

药代动力学

静脉注射给予 0.75g 和 1.5g 剂量后，15min 时的血药浓度分别达 50μg/ml 和 100μg/ml 左右，并分别能维持 5.3h 和 8h 或更长时间或更高的有效血药浓度。每隔 8h 经静脉注射给予正常受试者 1.5g 剂量后，未出现血液中头孢呋辛的蓄积作用。经静脉注射或肌肉注射给药的半衰期约为 80min。约 89%的药物在给药后 8h 内经肾排泄，故导致尿药浓度较高。单剂量 0.75g 肌肉注射头孢呋辛后 8h，尿药浓度平均可达 1300μg/ml。单剂量 0.75g 和 1.5g 静脉注射头孢呋辛后 8h，尿药浓度平均可达 1150μg/ml 和 2500μg/ml。若同时口服丙磺舒，则可延长头孢呋辛的肾小管排泄时间，降低肾清除率约 40%，提高血药浓度约 30%，延长血浆半衰期约 30%。头孢呋辛在胸膜液、关节液、胆汁、痰液、骨和眼房水中达到治疗浓度。研究表明成人和儿童脑膜炎患者的脑脊液中，头孢呋辛可达到治疗浓度。多次用药的脑膜炎患者的脑脊液中也可测到头孢呋辛。头孢呋辛的血清蛋白结合率约为 50%。

适应证及禁忌证

适应证：主要用于呼吸道感染，泌尿道感染，耳、鼻、喉科感染，皮肤和软组织感染，骨和关节感染，产科和妇科感染等。

禁忌证：对头孢菌素过敏者禁用。

用药护理

配制方法：静脉注射：750mg 注射用头孢呋辛钠最少加 6ml 注射用水，使溶解成黄色的澄清溶液；静脉滴注：可将 1.5g 注射用头孢呋辛钠溶于 0.9%氯化钠注射液 100ml 中。

用法用量：静脉注射或静脉滴注。一般剂量为 750mg/次，每日 3 次。

配伍禁忌：与硫酸阿米卡星、庆大霉素、卡那霉素、妥布霉素、新霉素、盐酸金霉素、盐酸四环素、盐酸土霉素、黏菌素甲磺酸钠、硫酸多黏菌素 B、红霉素、林可霉素、磺胺异噁唑、氨茶碱、可溶性巴比妥类、氯化钙、葡萄糖酸钙、盐酸苯海拉明和其他抗组胺药、利多卡因、去甲肾上腺有配伍禁忌。

用药告知：

(1)用药前详细询问药物过敏史。

(2)用药过程中可能会出现静脉炎，如出现注射部位疼痛或不适，立即通知医护人员。

(3)应用此药可能会出现伪膜性肠炎，如出现不明原因腹泻症状，应立即通知医护人员。

(4)用药过程中注意有无皮疹、荨麻疹、红斑等过敏反应，如出现上述症状，应立即通知医护人员。

监测要点：

(1)用药过程中及时巡视，严密观察输液局部情况，如出现输液部位红、肿等静脉炎的表现时，应按静脉炎处理方法进行处理。

(2)此药会影响肝、肾功能，应定期监测肝肾功能变化。

(3)主动询问患者的排便情况，发现患者出现不明原因腹泻，应立即通知医生。

(4)主动询问患者主诉，观察全身皮肤有无皮疹、荨麻疹等过敏反应的表现，如发生过敏反应，立即停药并通知医生。如出现过敏性休克，应立即进行抢救。

注意事项：

(1)用药前进行皮肤过敏试验。

(2)对青霉素类药物过敏者，慎用此品。

(3)不应在注射器内将此药与氨基糖苷类抗菌素相混合。

(4)配制好的静脉注射溶液，存放在25℃以下，可保持药效5h；若存放在冰箱内冷藏可保留48h。稀释的静脉滴注溶液存在25℃以下，可保留24h；存于冰箱内冷藏，可保留72h。

头孢美唑钠

(cefmetazole sodium)

通用名 头孢美唑钠

商品名 先锋美他醇

规　格 250mg/支，500mg/支，1g/支，2g/支

储　存 室温避光保存

药理作用

此品为第二代头孢菌素，为杀菌性抗生素，对阴性杆菌产生的广谱β-内酰胺酶有较好的稳定性。大肠杆菌、克雷伯肺炎杆菌、奇异变形杆菌、志贺菌属、沙门菌属等阴性杆菌对此品有较好的敏感性。金葡菌、A组溶血性链球菌、卡他布拉汉菌对此品高度敏感。

药代动力学

药物动力学研究表明，头孢美唑钠口服不吸收，静脉注射后吸收迅速，健康成人1次静脉注射头孢美唑钠0.5g、1g约数分钟达血药浓度峰值，若半小时内滴注此品1g，滴注完毕后即可达有效抑菌浓度。药物广泛分布于体内组织及体液，内脏组织器官中。其中以肾、肺含量最高，胆汁中也有较高浓度，痰液及腹水中次之。此品不易透过正常人的脑膜，但在脑膜发炎时，能增加对脑膜的透入量，并达有效抑菌浓度；此品可透过胎盘屏障进入胎儿血循环，但极少向乳汁移行。头孢美唑钠与血浆蛋白结合率约为41%，血浆半衰期约为0.9～1.1h。此品在体内几乎不代谢，给药后24h内约80%～90%以呈高度活性的原形药物从尿中排泄，少量从胆汁排泄；正常人反复给药无蓄积作用，肾功能不全尤其是尿毒症无尿时，药物排泄时间明显延长，新生儿、早产儿药物排泄时间相对较成人延长。

适应证及禁忌证

适应证：主要用于敏感菌引起的呼吸系统感染、胆道感染、泌尿系感染、妇产科细菌感染、皮肤软组织感染及手术后预防感染等。

禁忌证：对头孢菌素过敏者禁用。

用药护理

配制方法：静脉注射时，将1g此品溶于0.9%氯化钠注射液或10%葡萄糖注射液10ml中，缓慢注入；静脉滴注时，将1g此品溶于0.9%氯化钠注射液或10%葡萄糖注射液100ml中，静脉滴注。

用法用量：静脉缓慢注射或静脉滴注。成人1次0.5～1g，每日2次，重症感染剂量可加倍。小儿每日25～100mg/kg，分2至4次静脉滴注。

配伍禁忌：头孢美唑钠与氨基糖苷类药有配伍禁忌。头孢美唑与速尿等强利尿剂合用时，可增加肾毒性。

用药告知：

(1)用药前详细询问药物过敏史。

(2)用药期间及用药后1周避免饮酒。

(3)用药过程中可能会出现静脉炎，如出现注射部位疼痛或不适，立即通知医护人员。

(4)用药过程中注意有无皮疹、皮肤瘙痒等过敏反应，如出现上述症状，应立即通知医护人员。

(5)用药可能会导致急性肾功能衰竭，应记录每日尿量，嘱患者多饮水。

监测要点：

(1)严密监测肾功能，记尿量，注意观察尿量变化。

(2)定期检查肝、肾功能及血常规。

(3)主动询问患者，观察全身皮肤有无皮疹、皮痒等过敏反应的表现，如发生过敏反应，立即停药并通知医生。如出现过敏性休克，应立即进行抢救。

(4)用药过程中及时巡视，严密观察输液局部情况，如出现输液部位红、肿等静脉炎的表现时，应按静脉炎处理方法进行处理。

注意事项：

(1)用药前进行皮肤过敏试验。

(2)此剂遇光会逐渐着色，故启封后注意保存。

(3)不能与利尿剂合用。

(4)头孢美唑钠与速尿等强利尿剂合用时，可增加肾毒性。

盐酸头孢替安

(cefotiam dihydrichloride)

通用名 盐酸头孢替安

商品名 头孢替安

规　格 500mg/支，1g/支

储　存 密闭在凉暗干燥处保存

药理作用

为半合成的第二代头孢菌素，对革兰阳性菌的作用与头孢唑啉相接近，而对革兰阴性菌，如嗜血杆菌、大肠杆菌、克雷伯杆菌、奇异变形杆菌等作用比较优良，对枸橼酸杆菌、吲哚阳性变形杆菌等也有抗菌作用。

药代动力学

静脉注射此品0.5g后，即刻血药浓度为65μg/ml，半小时后为20μg/ml。肌肉注射0.5g后30min达血药峰浓度，为20μg/ml。内脏器官中药物浓度以肺中为最高，在其他内脏和肌肉组织中也有一定浓度。不易进入脑脊液中。以原形自肾排泄，半衰期约为0.5h。

适应证及禁忌证

适应证：主要治疗敏感菌所致的感染如肺炎、支气管炎、胆道感染、腹膜炎、尿路感染，以及手术后或外伤引起的感染和败血症。

禁忌证：对头孢菌素类抗生素过敏者禁用。

用药护理

配制方法：静脉注射时，用灭菌注射用水、0.9%氯化钠注射液或5%葡萄糖注射液溶解，每0.5g药物稀释成约20ml，缓慢注射；静脉滴注时将1次用量溶于5%葡萄糖注射液、0.9%氯化钠注射液100ml中，于30min内滴入。

用法用量：静脉注射或静脉滴注。成人1日常用量为1～2g，分2至4次给予。严重感染如败血症也可用至1日4g。

配伍禁忌：与氨基糖苷类抗生素有配伍禁忌。

用药告知：

(1)用药前详细询问药物过敏史。

(2)用药过程中可能会出现恶心、呕吐、腹痛、腹泻等胃肠道反应，如出现此症状应及时通知医护人员。

(3)用药可能会导致肠道菌群改变，应密切关注排便情况，如排便次数增多，应及时通知医护人员。

监测要点：

(1)用药期间应加强巡视，注意观察患者有无恶心、呕吐、头痛、腹痛、腹泻等胃肠道反应，如出现上述症状，应立即通知医生。

(2)主动询问患者的排便情况，发现患者出现不明原因腹泻，应立即通知医生。

(3)用药有出现继发感染的危险，注意观察患者的体温变化。

注意事项：

(1)用药前进行皮肤过敏试验。

(2)此品溶解后应立即应用，否则药液色泽会变深。

(3)本品与呋塞米等强利尿药合用可造成肾损害。

头孢他啶

(ceftazidime)

通用名 头孢他啶

商品名 复达欣

规　格 1g/支

储　存 25℃以下避光储存

药理作用

此品为第三代头孢菌素类抗生素。其作用机制为与细菌细胞膜上的青霉素结合蛋白

(PBPs)结合，使转肽酶酰化，抑制细菌中隔和细胞壁的合成，影响细胞壁黏肽成分的交叉连结，使细胞分裂和生长受到抑制，细菌形态变长，最后溶解和死亡。对大肠埃希菌、肺炎杆菌等肠杆菌科细菌和流感嗜血杆菌、铜绿假单胞菌等有高度抗菌活性。对硝酸盐阴性杆菌、产碱杆菌等亦有良好抗菌作用。

药代动力学

成人单次静脉滴注和静脉注射头孢他啶 1g 后，血药峰浓度(C_{max})分别可达 70～72μg/ml 和 120～146μg/ml。血消除半衰期约为 1.5～2.3h。给药后在多种组织和体液中分布良好，也可透过血-脑脊液屏障，脑膜有炎症时，脑脊液内药物浓度可达同期血浓度的 17%～30%。血浆蛋白结合率为 5%～23%。此品主要自肾小球滤过排出，静脉给药后 24h 内以原形自尿中排出给药量的 84%，胆汁中排出量少于给药量 1%。此品可通过血液透析清除。

适应证及禁忌证

适应证：主要用于敏感革兰阴性杆菌所致的败血症、下呼吸道感染、腹腔和胆道感染、复杂性尿路感染和严重皮肤软组织感染等。对于由多种耐药革兰阴性杆菌引起的免疫缺陷者感染、医院内感染以及革兰阴性杆菌或铜绿假单胞菌所致中枢神经系统感染尤为适用。

禁忌证：对头孢菌素类抗生素过敏者禁用。

用药护理

配制方法：配制静脉注射液时，每 500mg 用 5ml 注射用水或 5%(10%)葡萄糖注射液 5～10ml 溶解；配制静脉滴注液时，将 1 次用量溶于 5%葡萄糖注射液、0.9%氯化钠注射液 100ml 中，于 30min 内滴入。

用法用量：静脉注射或静脉滴注。1 日4～6g，每日 2 或 3 次。

配伍禁忌：与硫酸阿米卡星、庆大霉素、卡那霉素、妥布霉素、新霉素、盐酸金霉素、盐酸四环素、盐酸土霉素、黏菌素甲磺酸钠、硫酸多黏菌素 B、红霉素、林可霉素、磺胺异噁唑、氨茶碱、可溶性巴比妥类、氯化钙、葡萄糖酸钙、盐酸苯海拉明和其他抗组胺药、利多卡因、去甲肾上腺素、间羟胺、哌甲酯、琥珀胆碱、青霉素、甲氧西林、琥珀酸氢化可的松、苯妥英钠、丙氯拉嗪、维生素 B 族和维生素 C、水解蛋白有配伍禁忌。

用药告知：

(1)用药前详细询问药物过敏史。

(2)用药过程中可能会出现恶心、腹痛、腹泻等胃肠道反应，如出现此症状应及时通知医护人员。

(3)用药过程中可能会出现静脉炎，如出现注射部位疼痛或不适，立即通知医护人员。

(4)用药过程中注意有无皮疹、皮肤瘙痒等过敏反应，如出现上述症状，应立即通知医护人员。

监测要点：

(1)用药期间应加强巡视，注意观察患者有无恶心、呕吐、腹痛、腹泻等胃肠道反应，如出现上述症状，应立即通知医生。

(2)用药过程中及时巡视，严密观察输液局部情况，如出现输液部位红、肿等静脉炎的表现时，应按静脉炎处理方法进行处理。

(3)主动询问患者主诉，观察全身皮肤有无皮疹、皮肤瘙痒等过敏反应的表现，如发生过敏反应，立即停药并通知医生。

(4)用药可造成白细胞异常，应定期查血常规。

(5)用药可引起肾功能损害，长期用药应定期查肾功能。

注意事项：

(1)用药前进行皮肤过敏试验。

(2)以 0.9%氯化钠注射液、5%葡萄糖注射液稀释成的静脉注射液(20mg/ml)在室温存放不宜超过 24h。

头孢曲松钠

(ceftriaxone sodium)

通用名 头孢曲松钠

商品名 罗氏芬

规　格 250mg/支，500mg/支，1g/支

储　存 避光，密闭，在阴凉干燥处保存

药理作用

此品为第三代头孢菌素类抗生素。通过抑制细胞壁的合成而产生杀菌作用，对杆菌科细菌有强大活性。对流感嗜血杆菌、淋病奈瑟菌和脑膜炎奈瑟菌有较强抗菌作用，对溶血性链球菌和肺炎球菌亦有良好作用。

药代动力学

1min 内静脉注射此品 0.5g，即刻血药峰浓度(C_{max})为 150.9μg/ml，24h 后的血药浓度为 9.9μg/ml，半衰期为 7.87h。30min 内静脉滴注此品 1g，滴注结束时的即刻血药峰浓度(C_{max})为 150.7μg/ml，24h 的血药浓度为 9.3μg/ml。静脉滴注此品 1g 后 5h 和 14h 胆汁中浓度分别为 1600μg/ml 和 13.5μg/ml。蛋白结合率为 95%。头孢曲松钠在人体内不被代谢，约 40%的药物以原形自胆道和肠道排出，60%自尿中排出。

适应证及禁忌证

适应证：主要用于敏感致病菌所致的下呼吸道感染、尿路感染、胆道感染，以及腹腔感染、盆腔感染、皮肤软组织感染、骨和关节感染、败血症、脑膜炎等及手术期感染预防。此品单剂可治疗单纯性淋病。

禁忌证：对头孢菌素类抗生素过敏者禁用。

用药护理

配制方法：静脉给药：将 9.6ml 0.9%氯化钠注射液加入 1g 瓶装中，制成每 1ml 含 100mg 头孢曲松的溶液，再用 5%葡萄糖注射液或 0.9%氯化钠注射液 100～250ml 稀释后静脉滴注。

用法用量：静脉给药。成人常用量，每 24h 1～2g 或每 12h 0.5～1g。最高剂量 1 日 4g。

配伍禁忌：与林格液等含有钙的溶液、红霉素、四环素、两性霉素 B、血管活性药(间羟胺、

去甲肾上腺素等)、苯妥英钠、氯丙嗪、异丙醇、维生素B族、维生素C等有配伍禁忌。

用药告知：

(1)用药前详细询问药物过敏史。

(2)用药过程中可能会出现恶心、呕吐、腹痛、腹泻等胃肠道反应，如出现此症状应及时通知医护人员。

(3)用药过程中可能会出现静脉炎，如出现注射部位疼痛或不适，立即通知医护人员。

(4)用药过程中注意有无皮疹、皮肤瘙痒等过敏反应，如出现上述症状，应立即通知医护人员。

(5)应用此品期间应避免饮酒。

监测要点：

(1)用药期间应加强巡视，注意观察患者有无恶心、呕吐、腹痛、腹泻等胃肠道反应，如出现上述症状，应立即通知医生。

(2)用药过程中及时巡视，严密观察输液局部情况，如出现输液部位红、肿等静脉炎的表现时，应按静脉炎处理方法进行处理。

(3)主动询问患者主诉，观察全身皮肤有无皮疹、皮肤瘙痒等过敏反应的表现，如发生过敏反应，立即停药并通知医生。如出现过敏性休克，支气管痉挛时应立即抢救。

(4)用药可引起肝、肾功能损害，长期用药应定期查肝、肾功能。

注意事项：

(1)用药前进行皮肤过敏试验。

(2)应避免饮酒。

拉氧头孢钠
(latamoxef sodium)

通用名 拉氧头孢钠

商品名 噻吗灵

规　格 250mg/支，500mg/支，1g/支

储　存 密闭阴凉干燥处保存

药理作用

新型半合成β-内酰胺类的广谱抗生素。作用机制是与细胞内膜上的靶位蛋白结合，使细菌不能维持正常形态和正常分裂繁殖，最后溶菌死亡。由于对β-内酰胺酶极为稳定，对革兰阴性菌和厌氧菌具有强大的抗菌力，对革兰阳性菌作用略弱，对绿脓杆菌亦有一定的抗菌作用。

药代动力学

肌肉注射后血药峰浓度约0.5～1h到达，血浆蛋白结合率约50%。此品能广泛分布于多种组织(如心脏、骨、前列腺)和体液(如胸腹水、组织间液、胆汁、尿液、房水、支气管分泌物)中，有炎症时，可进入脑脊液中，并达到对许多病原菌的治疗水平。此品可透过胎盘并进入乳汁

中。此品在体内不代谢，约 90%以原形经肾小球过滤排出。

适应证及禁忌证

适应证：主要用于敏感菌引起的各种感染症，如败血症、脑膜炎、呼吸系统感染、消化系统感染、腹腔内感染、泌尿系统及生殖系统感染。

禁忌证：对头孢菌素类有过敏反应史者禁用。

用药护理

配制方法：静脉注射时，1g 或 0.5g 此品以 5%葡萄糖注射液或 0.9%氯化钠注射液 5～10ml 溶解。静脉滴注时，将 1 次用量溶于 5%葡萄糖注射液、0.9%氯化钠注射液 100ml 中，于 30min 内滴入。

用法用量：静脉滴注、静脉注射。成人 1～2g/天，分 2 次；小儿 40～80mg/kg，分 2 至 4 次。

配伍禁忌：与甘露醇注射液、庆大霉素有配伍禁忌。

用药告知：

(1)用药前详细询问过敏史。

(2)用药过程中可能会出现恶心、呕吐、腹痛、腹泻等胃肠道反应，如出现此症状应及时通知医护人员。

(3)用药过程中注意有无皮疹、荨麻疹、皮肤瘙痒等过敏反应，如出现上述症状，应立即通知医护人员。

(4)用药过程中可能会出现静脉炎，如出现注射部位疼痛或不适，立即通知医护人员。

(5)用药超过 4 天，应注意有无心慌、出虚汗等不适症状，如出现上述症状应及时通知医护人员。

监测要点：

(1)用药可导致肝功能异常，偶有转氨酶(SGPT、SGOT)升高，应定期监测肝功能。

(2)对青霉素过敏的患者应用时应进行严密监测。

(3)出血是常见而严重的副作用，应用此品 4 天以上者更为多见。应用超过 4 天，应严密监测生命体征，观察有无出血倾向。

(4)用药过程中及时巡视，严密观察输液局部情况，如出现输液部位红、肿等静脉炎的表现时，应按静脉炎处理方法进行处理。

(5)主动询问患者主诉，观察全身皮肤有无皮疹、荨麻疹、皮肤瘙痒等过敏反应的表现，如发生过敏反应，立即停药并通知医生。

(6)用药期间应加强巡视，注意观察患者有无恶心、呕吐、腹痛、腹泻等胃肠道反应，如出现上述症状，应立即通知医生。

注意事项：

(1)用药前进行皮肤过敏试验。

(2)静脉内大量注射，应选择合适部位，缓慢注射，以减轻对管壁的刺激及减少静脉炎的发生。

(3)对青霉素过敏者，肾功能损害者慎用。

头孢哌酮钠-舒巴坦钠

(cefoperazone sodium, sulbactam sodium)

通用名 头孢哌酮钠-舒巴坦钠

商品名 舒普深

规　格 1g/支

储　存 密闭储存在25℃以下

药理作用

此品的抗菌成分为头孢哌酮，它是一种第三代头孢菌素，可通过在敏感菌繁殖活动期抑制其细胞壁黏肽的生物合成而达到杀菌作用。舒巴坦是一种由β内酰胺类抗生素细菌产生的多种重要的β内酰胺酶的不可逆性抑制剂，可防止耐药菌对青霉素类和头孢菌素类抗生素的破坏。对大肠埃希菌、克雷伯菌属、变形杆菌属、伤寒沙门菌、志贺菌属、枸橼酸杆菌属等肠杆菌科细菌和铜绿假单胞菌有良好抗菌作用。流感嗜血杆菌、淋病奈瑟菌和脑膜炎奈瑟菌对此品高度敏感。此品对各组链球菌、肺炎球菌亦有良好作用，对葡萄球菌(甲氧西林敏感株)仅具中度作用。头孢哌酮对多数革兰阳性厌氧菌和某些革兰阴性厌氧菌有良好作用。

药代动力学

静脉注射此品5min后，头孢哌酮和舒巴坦的平均血清峰浓度分别为236.8μg/ml和130.2μg/ml，蛋白结合率分别为70%～90%和38%，提示舒巴坦分布容积大于头孢哌酮的分布容积，并已证实二者血清浓度与使用此品剂量成正比，且与以前单独使用二药时血清浓度值一致。头孢哌酮和舒巴坦均能广泛地分布到各组织和体液中，包括胆汁、胆囊、皮肤、阑尾、输卵管、卵巢、子宫和其他组织及体液中。此品对血脑屏障的渗透性较差。此品在体内几乎不被代谢，以原形排出体外。所给剂量的约84%舒巴坦和25%头孢哌酮经肾脏排泄，余下的头孢哌酮大部分由胆汁排泄。

适应证及禁忌证

适应证：主要用于敏感菌所致的呼吸道感染、泌尿道感染、腹膜炎、胆囊炎、胆管炎和其他腹腔内感染、败血症、脑膜炎、皮肤软组织感染、骨骼及关节感染、盆腔炎、子宫内膜炎、淋病及其他生殖系统感染。

禁忌证：禁用于已知对青霉素类抗生素、舒巴坦、头孢哌酮及其他头孢菌素类抗生素过敏的患者。

用药护理

配制方法：用5%葡萄糖注射液或0.9%氯化钠注射液5～10ml溶解，然后再用同一溶媒稀释至50～100ml供静脉滴注，滴注时间为30～60min。

用法用量：静脉滴注。成人：常用量每日2～4g，严重或难治性感染可增至每日8g。分等量每12h静脉滴注1次。每日最高剂量不超过4g。

配伍禁忌：与阿米卡星、庆大霉素、卡那霉素B、多西环素、氯酯醒、阿马灵、苯海拉明、门冬酸钾镁、安太乐、普鲁卡因胺、氨茶碱、丙氯拉嗪、细胞色素C、镇痛新、抑肽酶有配伍禁忌。

用药告知：

(1)用药前详细询问药物过敏史。

(2)用药过程中可能会出现腹痛、腹泻、恶心、呕吐等胃肠道反应，如出现此症状应及时通知医护人员。

(3)用药可导致出血，用药期间应注意有无出血等不适。

(4)用药过程中注意有无斑丘疹、荨麻疹等过敏反应，如出现上述症状，应立即通知医护人员。

(5)用药可能会出现注射部位疼痛，如出现注射部位疼痛或不适，立即通知医护人员。

监测要点：

(1)用药期间应进行出血时间、凝血酶原时间监测，同时应用维生素 K_1 可防止出血现象的发生。

(2)应定期检查患者肝、肾、血液等系统功能。

(3)主动询问患者主诉，观察全身皮肤有无皮疹、荨麻疹、皮肤瘙痒等过敏反应的表现，如发生过敏反应，立即停药并通知医生。

(4)腹泻腹痛最为常见，其次是恶心及呕吐，发生率为3.6%～10.8%。用药期间应加强巡视，注意观察患者有无腹痛、腹泻、恶心、呕吐等胃肠道反应，如出现上述症状，应立即通知医生。

注意事项：

(1)用药前进行皮肤过敏试验。

(2)如患者同时存在肝功能障碍和肾脏损害，头孢哌酮的血清浓度应加以监测。

(3)应检查患者的凝血酶原时间，必要时应加用维生素K。

(4)患者在使用此品时，对于含酒精饮料应格外小心注意，对于需要鼻饲或胃肠外营养患者，输注营养液中应避免含酒精成分。

(5)定期检查肝、肾和造血系统等器官的功能情况。特别是对早产儿尤为重要。

头孢噻肟钠
(cefotaxime sodium)

通用名 头孢噻肟钠

商品名 泰可欣，凯福隆

规　格 1g/支，2g/支

储　存 密闭，在凉暗干燥处保存(20℃以下)

药理作用

此品为第三代头孢菌素类抗生素，抗菌谱广，对大肠埃希菌、奇异变形杆菌、克雷伯菌属和沙门菌属等革兰阴性菌有强大活性。对流感杆菌、淋病奈瑟菌(包括产β内酰胺酶株)、脑膜炎奈瑟菌和卡他莫拉菌等均有强大作用。

药代动力学

肌肉注射此品 0.5g 或 1.0g 后，0.5h 达血药峰浓度(C_{max})，分别为 12μg/ml 和 25μg/ml，8h 后血中仍可测出有效浓度。4h 的血药浓度为 1.5μg/ml。头孢噻肟广泛分布于全身各种组织和体液中。正常脑脊液中的药物浓度很低；脑膜炎患者应用此品后，脑脊液中可达有效浓度。支气管分泌物、中耳溢液、胸腔积液、脓胸脓液、腹水、胆囊壁、胆汁、骨组织中亦均可达有效浓度。此品可透过血-胎盘屏障进入胎儿血循环，少量亦可进入乳汁。此品半衰期为 1.5h，老年人的半衰期(2～2.5h)较年轻人为长，肾功能不全者半衰期可延长为 14.6h。约 80%(74%～88%)的给药量经肾排泄，其中约 50%～60%为原形药，10%～20%为去乙酰头孢噻肟，头孢噻肟经胆汁排泄的量甚少，约为给药量的 0.01%～0.1%。丙磺舒可使头孢噻肟的肾清除减少 5%，半衰期延长 45%。血液透析能将 62.3%的药物自体内清除。腹膜透析对药物的清除量很少。

适应证及禁忌证

适应证：主要适用于敏感细菌所致的肺炎及其他下呼吸道感染、尿路感染、脑膜炎、败血症、腹腔感染、盆腔感染、皮肤软组织感染、生殖道感染、骨和关节感染等。头孢噻肟可以作为小儿脑膜炎的选用药物。

禁忌证：对头孢菌素过敏者及有青霉素过敏性休克或即刻反应史者禁用此品。

用药护理

配制方法：静脉注射时，加至少 10～20ml 灭菌注射用水溶于 1g 头孢噻肟钠内，于5～10min 内徐缓注入。静脉滴注时，将 1 次用量溶于 5%葡萄糖注射液、0.9%氯化钠注射液 100ml 中，于 30min 内滴入。

用法用量：静脉注射或静脉滴注。成人每日 2～6g，分 2 或 3 次静脉注射或静脉滴注；严重感染者每 6～8h 2～3g，1 日最高剂量不超过 12g。

配伍禁忌：与碳酸氢钠液、氨基糖苷类有配伍禁忌。

用药告知：

(1)用药前详细询问药物过敏史。

(2)用药过程中注意有无皮疹等过敏反应，如出现上述症状，应立即通知医护人员。

(3)用药过程中可能会出现腹泻、恶心、呕吐、食欲不振等胃肠道反应，如出现此症状应及时通知医护人员。

(4)用药过程中可能会出现静脉炎，如出现注射部位疼痛或不适，立即通知医护人员。

监测要点：

(1)与氨基糖苷类抗生素联合应用时，用药期间应监测肾功能。大剂量头孢噻肟与强利尿药联合应用时，应注意肾功能变化。

(2)主动询问患者主诉，观察全身皮肤有无皮疹等过敏反应的表现，如发生过敏反应，立即停药并通知医生。

(3)用药期间应加强巡视，注意观察患者有无腹泻、恶心、呕吐、食欲不振等胃肠道反应，如出现上述症状，应立即通知医生。

(4)用药过程中严密观察输液局部情况，如出现输液部位红、肿等静脉炎的表现时，应按静脉炎处理方法进行处理。

注意事项：

(1)用药前进行皮肤过敏试验。

(2)对青霉素过敏者，肾功能损害者慎用。

头孢唑肟钠

(ceftizoxime sodium)

通用名 头孢唑肟钠

商品名 益保世灵

规　格 500mg/支，1g/支

储　存 室温保存

药理作用

此品属第三代头孢菌素类抗生素，具广谱抗菌作用，其作用机制为通过抑制细菌细胞壁黏肽的生物合成而达到杀菌作用。对多种革兰阳性菌和革兰阴性菌有良好的作用。此品对大肠埃希菌、肺炎克雷伯菌、奇异变形杆菌等肠杆菌科细菌有强大抗菌作用，铜绿假单胞菌等假单胞菌属和不动杆菌属对此品敏感性差。头孢唑肟对流感嗜血杆菌和淋病奈瑟球菌有良好抗菌作用。各种链球菌对此品均高度敏感。

药代动力学

静脉注射此品 2g 或 3g，5min 后血药峰浓度(C_{max})分别为 131.8μg/ml 和 221.1μg/ml。头孢唑肟广泛分布于全身各种组织和体液中，包括胸水、腹水、胆汁、胆囊壁、脑脊液(脑膜有炎症时)、前列腺液和骨组织中均可达治疗浓度。蛋白结合率 30%。此品半衰期为 1.7h。在体内不代谢，24h 内给药量的 80%以上以原形经肾排泄，因此尿液中药物浓度高。丙磺舒可使头孢唑肟的肾清除减少，血药浓度增高。

适应证及禁忌证

适应证：主要用于敏感菌所致的下呼吸道感染、尿路感染、腹腔感染、盆腔感染、败血症、皮肤软组织感染、骨和关节感染、肺炎链球菌或流感嗜血杆菌所致脑膜炎和单纯性淋病。

禁忌证：对头孢菌素类有过敏反应史者禁用。

用药护理

配制方法：此品可用注射用水、0.9%氯化钠注射液、5%葡萄糖注射液 5～10ml 溶解后缓慢静脉注射，亦可加在 5%、10%葡萄糖注射液 100ml 中静脉滴注 30min 至 2h。

用法用量：静脉注射或静脉滴注。成人常用量：每次 1～2g，每 8～12h 1 次；严重感染者的剂量可增至每次 3～4g，每 8h 1 次。治疗非复杂性尿路感染时，每次 0.5g，每 12h 1 次。

配伍禁忌：与氨基糖苷类抗生素有配伍禁忌。

用药告知：

(1)用药前详细询问药物过敏史。

(2)用药过程中注意有无皮疹、皮肤瘙痒、药物热等过敏反应，如出现上述症状，应立即通知医护人员。

(3)告知一次大量静脉注射时，可引起血管痛及血栓性静脉炎，故要尽量减慢注射速度。

(4)用药过程中可能会出现腹泻、恶心、呕吐、食欲不振等胃肠道反应，如出现此症状应及时通知医护人员。

(5)静脉注射可能会出现静脉炎、注射部位有烧灼感等，如用药过程中出现注射部位红、肿、疼痛等，应及时通知护士。

监测要点：

(1)主动询问患者主诉，观察全身皮肤有无皮疹、皮肤瘙痒、药物热等过敏反应的表现，如发生过敏反应，立即停药并通知医生。

(2)用药期间应加强巡视，注意观察患者有无腹泻、恶心、呕吐、食欲不振等胃肠道反应，如出现上述症状，应立即通知医生。

(3)用药过程中及时巡视，严密观察输液局部情况，如出现输液部位红、肿等静脉炎的表现时，应按静脉炎处理方法进行处理。

(4)用药会造成肝肾功能异常。若碱性磷酸酶、血清氨基转移酶轻度升高，暂时性血胆红素、血尿素氮和肌酐升高等，应注意监测肝肾功能。

注意事项：

(1)用药前进行皮肤过敏试验。

(2)此品溶解后要迅速使用，在室温下放置不宜超过7h，冰箱中冷藏保存放置不宜超过48h。

头孢哌酮钠
(cefoperazone sodium)

通用名 头孢哌酮钠
商品名 麦道必，先锋必
规　格 500mg/支，1g/支，2g/支
储　存 25℃以下避光保存

药理作用

为第三代头孢菌素，广谱抗生素，主要作用机制是抑制细菌细胞壁的合成。对大肠埃希菌、克雷伯菌属、变形杆菌属、伤寒沙门菌、志贺菌属、枸橼酸杆菌属等肠杆菌科细菌和铜绿假单胞菌有良好抗菌作用。

药代动力学

静脉注射和静脉滴注此品1g后，即刻血药峰浓度分别达178.2μg/ml和106.0μg/ml，12h

后尚有 1.2μg/ml 和 1.5μg/ml。头孢哌酮仅能进入炎性脑脊液，化脓性脑膜炎病人静脉注射 2g 后的脑脊液内药物浓度为0.95～7.2μg/ml，为血药浓度的 1%～4%。脑脊液中头孢哌酮浓度随脑脊液中蛋白含量的增高而增高。此品能透过血-胎盘屏障，约 40%以上从胆汁中排出，胆汁中浓度为血药浓度的 12 倍。此品在前列腺、骨组织、腹腔渗出液、子宫内膜、输卵管等组织和体液中浓度较高，在痰液、耳溢液、扁桃体和上颌窦黏膜中亦有良好分布。不同途径给药后的半衰期约 2h，肾功能严重减退时内生肌酐清除率<7ml/min 或严重肝病伴肝功能减退时，半衰期将延长。血液透析可清除此品。在体内不代谢，主要经胆汁排泄，严重肝功能损害或有胆道梗阻者，尿中排泄量可达 90%。

适应证及禁忌证

适应证：主要适用于敏感菌所致的各种感染如肺炎及其他下呼吸道感染、尿路感染、胆道感染、皮肤软组织感染、败血症、腹膜炎、盆腔感染等，后两者宜与抗厌氧菌药联合应用。

禁忌证：对头孢菌素类过敏及有青霉素过敏休克和即刻反应史者禁用此品。

用药护理

配制方法：静脉注射时，每 1g 药物加 5%葡萄糖氯化钠注射液 40ml 溶解。静脉滴注时，取 1～2g 头孢哌酮溶解于 100～200ml 5%葡萄糖氯化钠注射液中。

用法用量：静脉注射或静脉滴注。成人常用量：一般感染，一次 1～2g，每 12h 1 次；严重感染，每次 2～3g，每 8h 1 次。成人 1 日剂量不超过 9g，但在免疫缺陷病人有严重感染时，剂量可加大至每日 12g。小儿常用量：每日 50～200mg/kg，分 2 或 3 次静脉滴注。

配伍禁忌：与阿米卡星、庆大霉素、卡那霉素 B、多西环素、甲氯芬酯、阿马林（缓脉灵）、苯海拉明、门冬酸钾镁、盐酸羟嗪（安太乐）、普鲁卡因胺、氨茶碱、丙氯拉嗪、细胞色素 C、喷他佐辛（镇痛新）、抑肽酶有配伍禁忌。

用药告知：

(1)用药前详细询问药物过敏史。

(2)头孢哌酮可与酒精、口服抗凝药以及其他影响凝血的药物发生相互作用，告知用药期间应戒酒。

(3)用药过程中注意有无皮疹等过敏反应，如出现上述症状，应立即通知医护人员。

(4)用药过程中可能会出现腹痛、腹泻等胃肠道反应，如出现此症状应及时通知医护人员。

监测要点：

(1)用药期间应进行出血时间、凝血酶原时间监测，同时应用维生素 K_1 可防止出血现象的发生。

(2)皮疹较为多见，达 2.3%或以上。用药期间主动询问患者主诉，观察全身皮肤有无皮疹等过敏反应的表现，如发生过敏反应，立即停药并通知医生。

(3)用药期间应加强巡视，注意观察患者有无腹痛、腹泻等胃肠道反应，如出现上述症状，应立即通知医生。

(4)应用此品期间饮酒或接受含酒精药物或饮料者可出现双硫仑(disulfiram)样反应，应密切观察。

(5)定期查肝、肾功能及血常规。

注意事项：

(1)用药前进行皮肤过敏试验。

(2)配制的注射液在室温下稳定 24h，如冷藏(5℃)可贮存 5 日。

硫酸头孢匹罗

(cefpirome sulfate)

通用名 硫酸头孢匹罗

商品名 先比罗

规　格 500mg/支，1g/支

储　存 遮光、密闭，在阴凉(不超过 20℃)干燥处保存

药理作用

此品是一种对β-内酰胺酶稳定的头孢菌素类杀菌性抗生素。其通过阻断细菌细胞壁多聚体——肽聚糖的合成而发挥作用。因其可迅速穿透细菌的细胞壁并且与靶酶(青霉素结合蛋白)高亲和地结合，因此在低浓度水平即可对相当广谱的革兰阴性及革兰阳性病原菌具有杀菌作用，其他注射头孢菌素或氨基糖苷类耐药的菌株对此品依然敏感。

药代动力学

此药口服几乎不吸收。单次静脉注射 1g，血药浓度峰值可达 80～90mg/ml。药物吸收后在体内分布广泛，分布容积为 14～19L。药物能进入痰液、腹水、胆汁、脑脊液、心、肺、肾、前列腺、子宫等组织和体液中，也可分泌至乳汁中。此药血浆蛋白结合率为 5%～10%，呈剂量依赖性。少量药物在体内代谢，大部分(80%～90%)药物以原形经肾随尿液排泄。多次给药无蓄积作用。药物清除半衰期约为 1.8～2.2h。肾功能不全者，半衰期明显延长。血液透析可清除约 30%的药物，腹膜透析可清除约 12%的药物。

适应证及禁忌证

适应证：此药适用于严重的下呼吸道感染(如支气管肺炎、大叶性肺炎、肺脓肿、支气管扩张合并感染等)；严重的泌尿道感染(如复杂性尿路感染)；严重的皮肤及软组织感染(如蜂窝织炎、皮肤脓肿及伤口感染)；中性粒细胞减少患者所患严重感染；败血症、化脓性脑膜炎、腹腔内感染、肝胆系统感染、盆腔内感染。

禁忌证：对头孢菌素类药物过敏者禁用。

用药护理

配制方法：静脉注射：将 1g 或 2g 分别溶解于 10ml 或 20ml 灭菌注射用水，然后在3～5min 内将药液直接注入静脉内。对于肾功能损害患者，则可将 0.25g 或 0.5g 此品分别溶解于 2ml 或 5ml 注射用水中。短时静脉输注：将 1g 或 2g 溶于 50ml 灭菌注射用水，在 20～30min 内输完。

用法用量：静脉注射、短时静脉输注在 20～30min 内输完。

配伍禁忌：与强利尿药合用可能增加肾毒性。

用药告知：

(1)用药前详细询问药物过敏史。

(2)用药过程中注意有无皮疹、荨麻疹、皮肤瘙痒、药物热等过敏反应，如出现上述症状应立即通知医护人员。

(3)用药过程中可能会出现恶心、呕吐、腹泻等胃肠道反应，如出现此症状应及时通知医护人员。

(4)告知可能会出现静脉炎及注射部位疼痛。

监测要点：

(1)应监测血常规，若出现白细胞减少，应终止治疗。

(2)应严密监测肝、肾功能。

(3)用药过程中可能会出现静脉炎，如出现注射部位疼痛或不适，立即通知医护人员。

(4)用药期间应加强巡视，注意观察患者有无恶心、呕吐、腹泻等胃肠道反应，如出现上述症状，应立即通知医生。

(5)主动询问患者主诉，观察全身皮肤有无皮疹、荨麻疹、皮肤瘙痒、药物热等过敏反应的表现，如发生过敏反应，立即停药并通知医生。有可能发生严重的急性过敏反应、血管性水肿、支气管痉挛等，应密切观察，如出现上述症状，应立即抢救。

注意事项：

(1)用药前进行皮肤过敏试验。

(2)用药疗程超过 10 天应监测血常规。

盐酸头孢吡肟
(cefepime)

通用名 盐酸头孢吡肟

商品名 马斯平

规　格 500mg/支，1g/支

储　存 遮光、密闭，在干燥凉暗处保存

药理作用

为广谱第四代头孢菌素，通过抑制细菌细胞壁的生物合成而达到杀菌作用。此品对革兰阳性菌和阴性菌均有作用。此品对细菌染色体编码的β-内酰胺酶的亲和力低，可高度耐受多数β-内酰胺酶的水解，并可迅速渗入革兰阴性菌的细胞内。在菌体细胞内，其靶分子为青霉素结合蛋白(PBP)。

药代动力学

静脉滴注此品 2g 后，血药峰浓度为126～193μg/ml 和 57.5μg/ml，头孢吡肟在尿液、胆汁、腹膜液、水疱液、气管黏膜、痰液、前列腺液、阑尾、胆囊中均能达到治疗浓度。其平均血浆清除半衰期为 2h。头孢吡肟总清除率为 120mL/min，几乎全部经肾脏排除，其中主要由肾小

球滤过。自尿液中测得的头孢吡肟原形为给药量的85%。头孢吡肟与血清蛋白的结合率低于19%,且与药物血浓度无关。对不同程度的肾功能不全患者的研究结果表明,头孢吡肟的消除半衰期延长。在需要接受透析的严重肾功能不全患者中,血透患者的头孢吡肟平均半衰期为13h,连续腹膜透析患者为19h。肾功能不全患者必须调整头孢吡肟的剂量。肝功能不全或囊性纤维症病人的头孢吡肟药代动力学无改变,这些病人无需调整剂量。

适应证及禁忌证

适应证:主要用于治疗敏感细菌引起的中重度感染,包括下呼吸道感染,单纯性下尿路感染和复杂性尿路感染,非复杂性皮肤和皮肤软组织感染,复杂性腹腔内感染,妇产科感染,败血症。也可用于儿童细菌性脑脊髓膜炎。

禁忌证:禁用于对头孢吡肟或L-精氨酸、头孢菌素类药物过敏者。

用药护理

配制方法:静脉滴注:可将此品1～2g溶于0.9%氯化钠注射液、5%或10%葡萄糖注射液50～100ml,药物浓度不应超过40mg/ml,约30min滴注完毕。

用法用量:静脉滴注。常用剂量为1g,每12h静脉滴注,疗程一般为7～10天。

配伍禁忌:与甲硝唑、万古霉素、庆大霉素、妥布霉素、硫酸奈替米星、氨茶碱有配伍禁忌。

用药告知:

(1)用药前详细询问药物过敏史。

(2)用药过程中可能会出现恶心、呕吐、腹泻等胃肠道反应,如出现此症状应及时通知医护人员。

(3)用药过程中注意有无皮疹、皮肤瘙痒、药物热等过敏反应,如出现上述症状应立即通知医护人员。

(4)用药过程中可能会出现恶心、呕吐、腹泻等胃肠道反应,如出现此症状应及时通知医护人员。

(5)静脉注射可能会出现静脉炎、注射部位有烧灼感等,如用药过程中出现注射部位红、肿、疼痛等,应及时通知护士。

监测要点:

(1)用药期间应加强巡视,注意观察患者有无恶心、呕吐、腹泻等胃肠道反应,如出现上述症状,应立即通知医生。

(2)主动询问患者主诉,观察全身皮肤有无皮疹,有无发热等过敏反应的表现,如出现上述症状,应立即停药并通知医生。

(3)用药过程中可能会出现静脉炎,如出现注射部位疼痛或不适,立即通知医护人员。

(4)用药会导致肝功能及白细胞异常,应定期查肝功能及血常规。

注意事项:

(1)用药前进行皮肤过敏试验。

(2)头孢吡肟可引起尿糖试验假阳性反应。

头孢米诺钠

(cefminox sodium)

通用名 头孢米诺钠

商品名 美士灵

规　格 1g/支

储　存 遮光、密闭，在阴凉干燥处保存

药理作用

此品对革兰阳性菌和革兰阴性菌有广谱抗菌活性；特别对大肠杆菌、克雷伯杆菌属、流感嗜血杆菌、变形杆菌属及脆弱拟杆菌有很强的抗菌作用。其作用机理是对 β-内酰胺类抗生素通常作用点的青霉素结合蛋白显示很强亲和性，可抑制细胞壁合成，并与肽聚糖结合，抑制肽聚糖与脂蛋白结合以促进溶菌，在短时间内显示很强杀菌力。

药代动力学

此品对肾功能正常成人显示剂量依赖性，其平均半衰期为 2.5h。在慢性支气管炎患者的咳痰中、腹膜炎患者的腹水中以及其他患者的胆汁、子宫内膜、卵巢、输卵管中均能达到治疗浓度。头孢米诺钠在人体内未见有抗菌活性代谢物。主要从肾排泄，12h 内尿中排泄率约为 90%。不同程度的肾功能不全的患者其消除率半衰期延长，肾功能重度损害者($C_{cr}<10$)24h 内尿中排泄率约为 10%，中度损害者($C_{cr}\approx48$)12h 内尿中排泄率约为 60%。

适应证及禁忌证

适应证：此品可用于治疗上述敏感细菌引起的下列感染症：呼吸系统感染——扁桃体炎扁桃体周围脓肿、支气管炎、支气管扩张症(感染时)、慢性呼吸道疾患继发感染、肺炎、肺化脓症；泌尿系统感染——肾盂肾炎、膀胱炎；腹腔感染——胆囊炎、胆管炎、腹膜炎；盆腔感染——盆腔腹膜炎、子宫附件炎、子宫内感染、盆腔死腔炎、子宫旁组织炎；败血症。

禁忌证：禁用于对头孢米诺或头孢烯类抗生素有过敏反应的病人。

用药护理

配制方法：静脉注射：在静脉注射时，每 1g 药物可用 20ml 注射用水、5%葡萄糖注射液或 0.9%氯化钠注射液 5～10ml 溶解。静脉滴注：在静脉滴注时，每 1g 药物可用 5%葡萄糖注射液或 0.9%氯化钠注射液 100ml 中溶解，滴注 1～2h。

用法用量：此品仅用于静脉注射或静脉滴注给药。常用剂量为：成人每次 1g，1 日 2 次，可随年龄及症状适宜增减，对于败血症、难治性或重症感染症，1 日可增至 6g，分 3 或 4 次给药；儿童按体重计每次 20mg/kg，1 日 3 或 4 次。

配伍禁忌：与氨茶碱、磷酸吡哆醛、呋喃硫胺、硫辛酸、氢化可的松琥珀酸钠、腺苷钴胺有配伍禁忌。

用药告知：

(1)用药前详细询问药物过敏史。

(2)用药中如出现不适感、口内异物感、喘鸣、眩晕、便意、耳鸣、出汗等，应及时通知医护人员。

(3)用药过程中如出现腹痛、频繁腹泻，应及时通知医护人员。

(4)主动询问患者主诉，观察全身皮肤有无皮肤发红、皮肤瘙痒、发热等过敏反应的表现，如出现上述症状，应立即停药并通知医生。

(5)静脉注射可能会出现静脉炎、注射部位有烧灼感等，如用药过程中出现注射部位红、肿、疼痛等，应及时通知护士。

监测要点：

(1)老年患者多见生理功能降低，易出现副作用，有可能出现维生素K缺乏引起的出血倾向，应注意观察有无出血倾向。

(2)及时巡视病房，主动询问患者有无不适主诉，观察患者的生命体征。

(3)用药会造成全血细胞减少症，偶出现全血细胞减少症，故应定期进行检查，注意观察若出现异常，应停药并适当处置。

(4)观察患者的腹部体征，用药可能会出现假膜性大肠炎等伴有血便的严重大肠炎，故注意观察，若出现腹痛、频繁腹泻，应停药并适当处置。

(5)主动询问患者主诉，观察全身皮肤有无皮肤发红、皮肤瘙痒、发热等过敏反应的表现，如出现上述症状，应立即停药并通知医生。

(6)肾脏会偶出现BUN上升、血中肌酐上升、少尿、蛋白尿等肾损害，故应定期进行检查，注意观察。若出现少尿、血尿等及尿蛋白、BUN上升、血中肌酐上升等，应停药并适当处置。

注意事项：

(1)用药前进行皮肤过敏试验。

(2)经口摄食不足患者或非经口维持营养患者、全身状态不良患者有可能出现维生素K缺乏症状慎用。

(3)饮酒可能引起颜面潮红、心悸、眩晕、头痛、恶心等，故用药期间及用药后至少1周避免饮酒。

(4)此品应现用现配，溶解后尽快使用。

(5)与利尿剂(呋喃苯胺酸等)合用有可能增加肾毒性，应谨慎使用。

三、碳青霉烯类

碳青霉烯类药物抗菌谱广，抗菌活性强，并对内酰胺酶高度稳定。因此近年来该类药物在重症医院感染的治疗中占有重要地位。

亚胺培南-西司他丁钠
(imipenem and cilastatin sodium)

通用名 亚胺培南-西司他丁钠，伊米配能-西司拉丁钠，亚胺硫霉素-西司他丁钠

商品名 泰能，泰宁

规　格 1g(亚胺培南 500mg，西司他 500mg)/支

储　存 此药之粉干剂可室温保存

药理作用

亚胺培南为新型β-内酰胺类抗生素，既有极强的广谱抗菌活性，又有β-内酰胺酶抑制作用。此品具有第一代头孢菌素强大的抗革兰阳性菌的作用特点，又具有第三代头孢菌素对阴性杆菌产生的广谱β-内酰胺酶的高度稳定性，对阴性杆菌，包括耐药阴性杆菌有极强的抗菌活性，极易对β-内酰胺类抗生素产生耐药性的绿脓杆菌、金黄色葡萄球菌、粪链球菌、脆弱拟杆菌等，对此品也高度敏感。

药代动力学

静注此品 250mg、500mg 或 1000mg(均按亚胺培南计量)后 20min，血药峰浓度分别为 20μg/ml、35μg/ml 或 66μg/ml，蛋白结合率约为 20%。此品体内分布广泛，以细胞间液、肾脏、上颌窦、子宫颈、卵巢、盆腔、肺等部位浓度最高，在胆汁、前列腺、扁桃体、痰中浓度也较高，能通过胎盘而难以通过血-脑脊液屏障。半衰期约为 1h，主要经肾排泄。肾功能减退时，排泄量减少，血药浓度上升，半衰期延长。亚胺培南单独应用，受肾肽酶的影响而分解，在尿液中只能回收少量的原形药物。西司他丁是肾肽酶抑制剂，保护亚胺培南在肾脏中不受破坏，因此在尿液中回收的原形药物可达 70%。且西司他丁能抑制亚胺培南进入肾小管上皮组织，因而减少亚胺培南的排泄并减轻药物的肾毒性。

适应证及禁忌证

适应证：多种细菌混合感染和需氧/厌氧的混合感染，以及在尚未确定病原菌前的早期治疗。由敏感细菌引起的下列感染：腹腔内感染，泌尿生殖道感染，妇科感染，败血症，下呼吸道感染，骨与关节感染，皮肤和软组织感染，心内膜炎(不适用于肌肉注射剂型)。预防手术后感染。此药不适用于脑膜炎的治疗。

禁忌证：对此品中的任何成分过敏者禁用。

慎用：β-内酰胺类抗生素过敏者慎用。

用药护理

配制方法：静脉滴注：每支药物用 100ml 输液(0.9%氯化钠注射液、5%葡萄糖注射液、10%葡萄糖注射液、5%葡萄糖氯化钠注射液)配成浓度为 5mg/ml，4h 内应用。

用法用量：静脉滴注。轻度感染：每次 250mg，每日 2 次。中度感染：每次 500～1000mg，每日 1 次。严重感染：每次 1000mg，每日 3 或 4 次。

配伍禁忌：氟康唑、咪达唑仑、盐酸哌替啶、碳酸氢钠、甘露醇、甲氨蝶呤、盐酸多柔比星、奈替米星、妥布霉素。

用药告知：偶见白细胞减少，血小板减少或增多，血红蛋白下降及 Coomb 试验阳性，护士应遵医嘱定时监测血象变化。用药前须做皮试。

观察要点：不良反应少见，但可出现：

(1)胃肠道反应，恶心、呕吐、伪膜性肠炎。

(2)皮肤过敏反应，皮疹、皮痒可出现嗜酸性粒细胞升高。

(3)偶见白细胞减少，血小板减少或增多，血红蛋白下降及 Coomb 试验阳性。护士应遵医嘱定时监测血象变化。

注意事项：

(1)对青霉素及头孢菌素过敏者可能对此品出现交叉过敏，因此使用此品前应询问过敏史。

(2)此品可致抽搐、肌阵挛等中枢神经系统不良反应，因此有中枢神经疾患者宜避免使用或严密观察下慎用。

美罗培南

(meropenem)

通用名 美罗培南

商品名 美平

规　格 0.5g/支，0.25g/支

储　存 室温下保存

药理作用

美罗培南对革兰阳性菌、革兰阴性菌均敏感，尤其对革兰阴性菌有很强的抗菌活性。对约 90%肠杆菌属的最小抑菌浓度(MIC)为 0.08～0.15μg/ml；90%以上的铜绿假单胞菌菌株对其高度敏感，最小抑菌浓度(MIC)＜4μg/ml；全部嗜血菌(包括耐氨苄西林菌株)对其高度敏感，最小抑菌浓度(MIC)为 0.06～1μg/ml；淋球菌对美罗培南也高度敏感，其活性强于亚胺培南 15 倍；表皮葡萄球菌、腐生葡萄球菌和其他凝固酶阴性葡萄球菌对美罗培南敏感；粪肠球菌的大多数菌株对美罗培南高度或中度敏感；美罗培南可抑制几乎全部的脆弱拟杆菌；厌氧菌如消化链球菌属、丙酸杆菌属、放线菌属等也对美罗培南敏感。

药代动力学

健康志愿者 5min 内单次静脉推注美罗培南的血峰浓度为：500mg 剂量组 52μg/ml，1g 剂量组 112μg/ml。静脉输注 1g 美罗培南 2min、3min、5min 后，得到的血药峰浓度分别为 110μg/ml、91μg/ml、94μg/ml。静脉输注 500mg 美罗培南 6h 后，血浆中美罗培南的浓度≤1μg/ml。肾功能正常志愿者间隔 3h 给予不同剂量的美罗培南未见蓄积作用。肾功能正常的志愿者静脉注射美罗培南的半衰期约为 1h。静脉注射美罗培南 12h 后，约 70%美罗培南以原型从尿中排泄，12h 后尿中几乎不能检出。静脉注射 500mg 美罗培南，尿中美罗培南的浓度 10μg/ml，并保持 5h 以上，健康志愿者每 8h 静注 500mg 美罗培南或 6h 静注 1g 美罗培南，未见美罗培南在血浆和尿液中蓄积。美罗培南能很好地穿透进入包括细菌性脑膜炎患者脑脊液在内的大部分体液和组织中达到有效浓度。美罗培南在儿童体内的药代动力学参数与成人相似，2 岁以下儿童体内美罗培南的半衰期约为 1.5～2.3h，药代动力学参数在剂量 10～40mg/kg 范围内呈良好的线性关系。肾功能不全患者，美罗培南的血浆清除率与肌酐清除率相关，

对肾功能损害患者有必要进行剂量调整。老年病人药代动力学研究表明:美罗培南血浆清除率随年龄增大、肌酐清除率的降低而降低。肝病患者药代动力学研究表明:肝病对美罗培南的药代动力学参数没有影响。

适应证及禁忌证

适应证:此品适应证与亚胺培南-西司他丁基本相同,此外尚可用于敏感细菌所致的脑膜炎。此品应主要用于多重耐药革兰阴性杆菌感染。

禁忌证:对此品过敏者禁用。

用药护理

配制方法:通常 250mg 及 500mg 此品用 100ml 以上溶液如 0.9%氯化钠注射液、5%葡萄糖注射液、10%葡萄糖注射液配成静脉点滴注射液,经 15～30min 静脉点滴给药。

用法用量:此品静脉给药。

(1)常规剂量:每 8h 给药 500～1000mg。①脑膜炎:每 8h 给药 2000mg。②有发热特征的中性粒细胞减少症的癌症患者:每 8h 给药 1000mg。③合并腹内感染和敏感菌引起的腹膜炎;每 8h 给药 1000mg。④皮肤和软组织感染:每 8h 给药 500mg。⑤尿路感染:1 次 500mg,1 日 2 次。

(2)肾功能不全时剂量:肌酐清除率为 26～50ml/min 时,每 12h 给药 1000mg;肌酐清除率为 10～25ml/min 者,每 12h 给药 500mg;肌酐清除率小于 10ml/min 者,每 24h 给药 500mg。

(3)肝功能不全时剂量:轻度肝功不全患者不需调整剂量。

(4)透析时剂量:透析患者在血液透析时建议增加剂量。

配伍禁忌:丙戊酸钠、阿昔罗韦、两性霉素 B、地西泮、甲硝唑、盐酸昂丹司琼、盐酸多柔比星、奈替米星、妥布霉素。

用药告知:注射给药时可出现血栓性静脉炎,护士应注意注射技巧的选择及护患沟通。

观察要点:不良反应观察:

(1)过敏反应:观察患者有无皮疹、瘙痒、药热等过敏反应;严密观察生命体征,谨防过敏性休克。

(2)护士应观察有无腹泻、恶心、呕吐、便秘等胃肠道症状。

(3)肝脏:偶见肝功异常、胆汁淤积型黄疸等,遵医嘱定时进行肝功能检查。

(4)肾脏:观察有无排尿困难,遵医嘱定时检查肾功能,观察有无急性肾衰先兆。

(5)中枢神经系统:应观察有无失眠、焦虑、意识模糊、眩晕、神经过敏、感觉异常、幻觉、抑郁、痉挛、意识障碍等中枢神经系统症状。国外有报道,用药后偶可诱发癫痫发作。

(6)血液系统:偶见胃肠道出血、鼻出血和腹腔积血等出血症状,应观察患者有无黏膜出血症状。

(7)注射给药时可致局部疼痛、红肿、硬结,严重者可致血栓性静脉炎,护士应注意注射技巧的选择。

注意事项:此品慎用于对其他β-内酰胺类药物过敏患者。

四、氨基糖苷类

氨基糖苷类抗生素在其分子结构中都有一个氨基环醇环和一个或多个氨基糖分子，由配糖链相连接。氨基糖苷类抗生素的共同特点为：①水溶性好，性质稳定；②抗菌谱广，对葡萄球菌属、需氧革兰阴性杆菌均具有良好的抗菌活性；③其作用机制主要为抑制细菌合成蛋白质；④细菌对不同品种之间有部分或完全性交叉耐药；⑤与人血清蛋白结合率低；⑥胃肠道吸收差，肌注后大部分经肾脏以原形排出；⑦因氨基糖苷类抗生素具有不同程度的肾毒性和耳毒性，在使用周期中护士应遵医嘱监测患者肾功能情况及有无耳毒性的发生。

硫酸庆大霉素注射液

(gentamycin sulfate)

通用名 硫酸庆大霉素注射液

商品名 硫酸庆大霉素注射液

规　格 4 万 U/2ml，8 万 U/2ml

储　存 室温下保存

药理作用

此品为氨基糖苷类抗生素。对各种革兰阴性细菌及革兰阳性细菌都有良好抗菌作用，对各种肠杆菌科细菌如大肠埃希菌、克雷伯菌属、变形杆菌属、沙门菌属、志贺菌属、肠杆菌属、沙雷菌属及铜绿假单胞菌等有良好的抗菌作用。

药代动力学

此品肌内注射后吸收迅速而完全，在 0.5～1h 达到血药峰浓度(C_{max})。半衰期约 2～3h，肾功能减退者可显著延长。蛋白结合率低。在体内可分布于各种组织和体液中，在肾皮质细胞中积聚，也可通过胎盘屏障进入胎儿体内，不易透过血-脑脊液屏障进入脑组织和脑脊液中。在体内不代谢，以原形经肾小球滤过随尿排出，给药后 24h 内排出给药量的 50%～93%。血液透析与腹膜透析可从血液中清除相当药量，使半衰期显著缩短。

适应证及禁忌证

适应证：适用于治疗敏感革兰阴性杆菌，如大肠埃希菌、克雷伯菌属、肠杆菌属、变形杆菌属、沙雷菌属、铜绿假单胞菌以及葡萄球菌甲氧西林敏感株所致的严重感染，如败血症、下呼吸道感染、肠道感染、盆腔感染、腹腔感染、皮肤软组织感染、复杂性尿路感染等。治疗腹腔感染及盆腔感染时应与抗厌氧菌药物合用，临床上多采用庆大霉素与其他抗菌药联合应用。与青霉素(或氨苄西林)合用可治疗肠球菌属感染。用于敏感细菌所致中枢神经系统感染，如脑膜炎、脑室炎时，可同时用此品鞘内注射作为辅助治疗。

禁忌证：对庆大霉素或其他氨基糖苷类过敏者禁用此品。

用药护理

配制方法：静脉滴注：加入50～200ml输液，浓度不超过1000U/ml。

用法用量：成人肌内注射或稀释后静脉滴注，1次80mg（8万U），或按体重1次1～1.7mg/kg，每8h 1次；或1次5mg/kg，每24h 1次。疗程为7～14日。静脉滴注时将一次剂量加入50～200ml的0.9%氯化钠注射液或5%葡萄糖注射液中，每日1次静脉滴注时加入的液体量应不少于300ml，使药液浓度不超过0.1%，该溶液应在30～60min内缓慢滴入，以免发生神经肌肉阻滞作用。

配伍禁忌：氨苄西林钠、头孢孟多、头孢唑林钠、头孢呋辛钠、氯唑西林钠、磺胺嘧啶钠、肝素钠、替卡西林钠、别嘌呤醇钠、呋塞米、6%羟乙基淀粉、盐酸柔红霉素、安痛定、甲氨蝶呤钠、丝裂霉素、顺铂、促皮质素、柴胡注射液、复方丹参注射液、灯盏花素注射液、清开灵注射液、两性霉素B、头孢吡肟钠、头孢噻肟钠、头孢他啶、头孢噻吩、氢化可的松磷酸钠、苯妥英钠、碳酸氢钠、奥美拉唑钠、氨苄西林钠-舒巴坦钠、哌拉西林钠-三唑巴坦钠、阿洛西林钠、头孢曲松钠、头孢哌酮钠、头孢哌酮钠-舒巴坦钠、头孢唑肟钠、头孢西丁钠、哌拉西林钠、盐酸普鲁卡因胺、双黄连冻干粉针。

用药告知：用药过程中可出现听力减退、耳鸣或耳部饱满感等耳毒性反应。

观察要点：不良反应的观察：

(1)用药过程中应观察患者是否有听力减退、耳鸣或耳部饱满感等耳毒性反应，影响前庭功能时可发生步履不稳、眩晕，应防止患者意外受伤。

(2)遵医嘱监测肾功能变化，观察有无血尿、排尿次数显著减少或尿量减少、食欲减退、极度口渴等肾毒性反应。发生率较低者有因神经肌肉阻滞或肾毒性引起的呼吸困难、嗜睡、软弱无力等。

(3)偶有皮疹、恶心、呕吐、肝功能减退、白细胞减少、粒细胞减少、贫血、低血压等。

(4)少数患者停药后可发生听力减退、耳鸣或耳部饱满感等耳毒性症状，应引起注意。

(5)全身给药合并鞘内注射可能引起腿部抽搐、皮疹、发热和全身痉挛等。

注意事项：

(1)治疗疗程一般不大于2周，以减少耳、肾毒性的发生。

(2)在此品使用过程中应定期检查尿常规、血尿素氮、血肌酐，注意听力变化和听力损害先兆，有条件进行血药浓度监测。

(3)与其他氨基糖苷类合用或先后连续局部或全身应用，可能增加其产生耳毒性、肾毒性及神经肌肉阻滞作用的可能性。

(4)与神经肌肉阻滞剂合用，可加重神经肌肉阻滞作用，导致肌肉软弱、呼吸抑制等症状。

(5)与卷曲霉素、顺铂、依他尼酸、呋塞米或万古霉素（或去甲万古霉素）等合用，或先后连续局部或全身应用，可能增加耳毒性与肾毒性。

(6)与头孢噻吩、头孢唑啉局部或全身合用可能增加肾毒性。

(7)与多黏菌素类注射剂合用或先后连续局部或全身应用，可增加肾毒性和神经肌肉阻滞作用。

硫酸阿米卡星注射液

(amikacin sulfate)

通用名 硫酸阿米卡星注射液

商品名 丁胺卡那霉素

规 格 0.2g(20万U)/2ml

储 存 室温下保存

药理作用

硫酸阿米卡星是一种氨基糖苷类抗生素。此品对多数肠杆菌科细菌如大肠埃希菌、克雷伯菌属、肠杆菌属、变形杆菌属、志贺菌属、沙门菌属、枸橼酸杆菌属、沙雷菌属等均具良好作用,对铜绿假单胞菌及部分其他假单胞菌、不动杆菌属、产碱杆菌属等亦有良好作用;对脑膜炎球菌、淋球菌、流感杆菌、耶尔森菌属、胎儿弯曲菌、结核杆菌及某些分枝杆菌属亦具较好抗菌作用,其抗菌活性较庆大霉素略低。此品最突出的优点是对许多肠道革兰阴性杆菌所产生的氨基糖苷类钝化酶稳定,不会为此类酶钝化而失去抗菌活性。

药代动力学

阿米卡星口服吸收很少。肌内注射后迅速被吸收。主要分布于细胞外液,部分药物可分布到各种组织,并可在肾脏皮质细胞和内耳液中积蓄;但在心脏心耳组织、心包液、肌肉、脂肪和间质液内的浓度很低。支气管分泌物、胆汁及房水中浓度低。蛋白结合率低。在体内不代谢。成人半衰期为2~2.5h。可透过胎盘进入胎儿组织。脑脊液中浓度低。主要经肾小球滤过排出,给药后24h内排出90%以上。血液透析与腹膜透析可自血中清除相当量的药物。

适应证及禁忌证

适应证:由于此品对多数氨基糖苷类钝化酶稳定,故尤其适用于治疗革兰阴性杆菌对卡那霉素、庆大霉素或妥布霉素耐药菌株所致的严重感染。

禁忌证:对阿米卡星或其他氨基糖苷类过敏的患者禁用。

用药护理

配制方法:400mg溶于100~200ml输液(5%葡萄糖注射液、10%葡萄糖注射液、0.9%氯化钠注射液)中。

用法用量:静脉滴注。单纯性尿路感染对常用抗菌药耐药者每12h 0.2g;用于其他全身感染每12h 7.5mg/kg,或每24h 15mg/kg。成人每日不超过1.5g,疗程不超过10天。肾功能减退患者:肌酐清除率>50~90ml/min者每12h给予正常剂量(7.5mg/kg)的60%~90%;肌酐清除率10~50ml/min者每24~48h用7.5mg/kg的20%~30%。

配伍禁忌:肝素钠、苯妥英钠、硫喷妥钠、两性霉素B、氨苄西林钠、头孢唑林钠、头孢拉定、乳糖酸红霉素、磺胺嘧啶钠、别嘌呤醇钠、6%羟乙基淀粉、TPN、表柔比星、醋酸氢化可的松、氨茶碱、奥美拉唑钠、丝裂霉素、氨苄西林钠-舒巴坦钠、哌拉西林钠-三唑巴坦钠、替卡西林钠、阿洛西林钠、头孢呋新钠、头孢他啶、头孢曲松钠、头孢噻肟钠、头孢哌酮钠、头孢哌酮钠-舒巴坦钠、头孢唑肟钠、头孢孟多、头孢西啶钠、哌拉西林钠、盐酸普鲁卡因胺、双黄连冻干粉针。

用药告知:患者可发生听力减退、耳鸣或耳部饱满感;少数患者亦可发生眩晕、步履不稳等症状。听力减退一般于停药后症状不再加重,但个别在停药后可能继续发展至耳聋。

观察要点:

(1)患者可发生听力减退、耳鸣或耳部饱满感;少数患者亦可发生眩晕、步履不稳等症状。听力减退一般于停药后症状不再加重,但个别在停药后可能继续发展至耳聋。应观察患者听力水平,并注意患者安全管理。

(2)此品有一定肾毒性,患者可出现血尿,排尿次数减少或尿量减少,血尿素氮、血肌酐值增高等。大多系可逆性,停药后即见减轻,但亦有个别报道出现肾功能衰竭。应遵医嘱监测肾功变化。

注意事项:氨基糖苷类与β-内酰胺类混合使用可导致失活,因此联合使用时必须分瓶滴注。阿米卡星不宜与其他药物同瓶滴注。

硫酸奈替米星注射液

(netilmicin sulfate)

通用名 硫酸奈替米星注射液

商品名 力确星

规　格 5万U/1ml,10万U/2ml

储　存 密闭,在干燥处保存

药理作用

此品为半合成的氨基糖苷类抗生素。对需氧革兰阴性杆菌有强大抗菌活性,抗菌谱与庆大霉素相似,对大肠埃希菌、铜绿假单胞菌、吲哚阴性和阳性变形杆菌、克雷伯杆菌、不动杆菌、枸橼酸杆菌,以及沙雷杆菌和肠杆菌的部分菌株有良好的抗菌作用。对于结核杆菌、非典型性分枝杆菌和金黄色葡萄球菌(产酶和不产酶株)也有良好的抗菌作用。其他革兰阳性菌(包括粪链球菌)、厌氧菌、立克次体、真菌和病毒均对此品不敏感。

药代动力学

此品肌内注射吸收迅速而完全。一次肌内注射此品2mg/kg,30～60min达血药峰浓度(C_{max}),约为7μg/ml,此后缓慢下降,12h尚可测到。一次静脉滴注此品2mg/kg,若于60min滴完,则滴完时即达血药峰浓度,与肌内注射相同剂量所达峰浓度相仿;若静脉滴注时间短于60min,则血药峰浓度可为肌内注射的2～3倍。此品在体内不代谢,广泛分布于各主要脏器和体液中,但在胆汁、痰液、前列腺中浓度低。不易透过血-脑脊液屏障,脑膜有炎症时,使用较大剂量亦仅有微量到达脑脊液中。可有一定量透过血-胎盘屏障进入胎儿体内。由于此品可进入腹水或水肿液中,故此类患者的血药浓度常低于其他患者。发热者的血药浓度亦常低于不发热者。此品的血清蛋白结合率低,仅为0～30%。半衰期为2～2.5h。主要自肾小球滤过排出,给药后24h内以药物原形排出给药量的约80%,尿药浓度可达100μg/ml以上,自胆汁中排出少。此品用于肾功能减退者时，因肾排出量明显减少而在体内积聚，半衰期明显延长。

适应证及禁忌证

适应证：

(1)此品适用于治疗敏感革兰阴性杆菌所致严重感染。如铜绿假单胞菌、变形杆菌属(吲哚阳性和阴性)、大肠埃希菌、克雷伯菌属、肠杆菌属、沙雷菌属及枸橼酸杆菌属等所致的新生儿脓毒症、败血症、中枢神经系统感染(包括脑膜炎)、尿路生殖系统感染、呼吸道感染、胃肠道感染、腹膜炎、胆道感染、皮肤或骨骼感染、中耳炎、鼻窦炎、软组织感染、李斯特菌病等。

(2)此品亦可与其他抗菌药物联合用于治疗葡萄球菌感染，但对耐甲氧西林葡萄球菌感染常无效。

禁忌证：对此品或任何一种氨基糖苷类抗生素过敏或有严重毒性反应者禁用。

用药护理

配制方法：静脉滴注每天剂量 3～6.5mg/kg，分 2 或 3 次给予。

用法用量：

(1)肾功能正常者：成人肌内注射或稀释后静脉滴注。按体重每 8h 1.3～2.2mg/kg；或每 12h 2～3.25mg/kg；治疗复杂性尿路感染，按体重每 12h 1.5～2mg/kg。疗程均为7～14 日。1 日最高剂量不超过 7.5mg/kg。血液透析后应补给 1mg/kg。

(2)肾功能减退者：必须根据肾功能减退程度调整剂量，有条件时宜进行血药浓度监测，据其结果拟订个体化给药方案，使血药浓度调整至上述范围，也可根据测得的肌酐清除率或参考肌酐值、血尿素氮值减少此品剂量或延长给药间期。

配伍禁忌：呋塞米、别嘌呤醇钠、肝素钠、青霉素类、头孢菌素类、氨苄西林钠-舒巴坦钠、哌拉西林钠-三唑巴坦钠、替卡西林钠、阿洛西林钠、头孢唑林钠、头孢他啶、头孢曲松钠、头孢噻肟钠、头孢哌酮钠、头孢哌酮钠-舒巴坦钠、头孢唑肟钠、头孢孟多、头孢西丁钠、哌拉西林钠、盐酸普鲁卡因胺。

用药告知：患者长期或大剂量使用此品可引起蛋白尿、管型尿、不可逆听力减退及神经肌肉阻滞作用等。

观察要点：

(1)此品肾毒性轻微并较少见。常发生于原有肾功能损害者，或应用剂量超过一般常用剂量的感染患者。

(2)神经系统毒性：可发生第 8 对脑神经的毒性反应，但与其他常用氨基糖苷类抗生素相比，此品的毒性发生率较低，程度亦较轻，易发生在原有肾功能损害者，或治疗剂量过高、疗程过长的感染患者，表现为前庭及听力受损的症状，如出现头晕、眩晕、听觉异常等。

(3)其他：偶可出现头痛、全身不适、视觉障碍、心悸、皮疹、发热、呕吐及腹泻等。

(4)局部反应一般少见，偶有注射区疼痛。

注意事项：

(1)此品避免与其他氨基糖苷类抗生素、万古霉素、多黏菌素、强利尿药和神经肌肉阻断药等肾毒性和神经毒性药物合用。

(2)此品与β内酰胺类(头孢菌素类或青霉素类)混合可导致相互失活,需联合应用时必须分瓶滴注;此品亦不宜与其他药物同瓶滴注。参见硫酸庆大霉素。

硫酸妥布霉素注射液
(tobramycin sulfate)

通用名 硫酸妥布霉素注射液

商品名 泰星

规　格 40mg(4 万 U)/1ml,80mg(8 万 U)/2ml

储　存 密闭,在干燥处保存

药理作用

此品属氨基糖苷类抗生素。抗菌谱与庆大霉素近似,对大肠埃希菌、产气杆菌、克雷伯杆菌、奇异变形杆菌、某些吲哚阳性变形杆菌、铜绿假单胞菌、某些奈瑟菌、某些无色素沙雷杆菌和志贺菌等革兰氏阴性菌有抗菌作用。

药代动力学

此品肌内注射后吸收迅速而完全。主要分布在细胞外液,其中5%～15%再分布到组织中,在肾皮质细胞中蓄积。此品可穿过胎盘。分布容积(V_d)为0.26L/kg。尿液中药物浓度高,肌内注射此品1mg/kg后尿中浓度可达75～100μg/ml。滑膜液内可达有效浓度,在支气管分泌液、脑脊液、胆汁、粪便、乳汁、房水中浓度低。肌内注射此品1mg/kg后血药浓度约为4μg/ml;1h内静脉滴注此品1mg/kg,所得血药浓度与肌内注射相似。半衰期为1.9～2.2h,蛋白结合率很低。此品在体内不代谢,经肾小球滤过排出。24h排出给药量的85%～93%。此品可经血液透析或腹膜透析清除。

适应证及禁忌证

适应证:此品适用于铜绿假单胞菌、变形杆菌属、大肠埃希菌、克雷伯菌属、肠杆菌属、沙雷菌属所致的新生儿脓毒症、败血症、中枢神经系统感染(包括脑膜炎)、泌尿生殖系统感染、肺部感染、胆道感染、腹腔感染及腹膜炎、骨骼感染、烧伤、皮肤软组织感染、急性与慢性中耳炎、鼻窦炎等,或与其他抗菌药物联合用于葡萄球菌感染(耐甲氧西林菌株无效)。

禁忌证:对此品或其他氨基糖苷类过敏者、本人或家族中有人因使用链霉素引起耳聋或其他耳聋者禁用;肾衰竭者禁用。

用药护理

配制方法:肌内注射或静脉滴注。

用法用量:

(1)成人:每次1～1.7mg/kg,每8h 1次,疗程7～14日。

(2)小儿:早产儿或出生0～7日小儿,1次2mg/kg,每12～24h 1次;其他小儿,每次2mg/kg,每8h 1次。

配伍禁忌:头孢孟多、盐酸头孢吡肟、磷酸克林霉素、肝素钠、别嘌呤醇钠、环磷酰胺、β-内酰胺类抗生素、钙盐、镁盐、双黄连冻干粉针。

用药告知：应给患者补充足够的水分，以减少肾小管损害。

观察要点：在全身给药时，应观察患者合并鞘内注射可能引起腿部抽搐、皮疹、发热和全身痉挛等。停药后如发生听力减退、耳鸣或耳部饱满感，须注意耳毒性。

注意事项：

(1)肾功能不全、肝功能异常、前庭功能或听力减退者、失水、重症肌无力或帕金森病及老年患者慎用。

(2)对患者(尤其对肾功能减退者、早产儿、新生儿、婴幼儿或老年患者、休克、心力衰竭、腹水或严重失水等患者)应遵医嘱注意监测：①听电图：对老年患者须在用药前、用药过程中定期及长期用药后用以检测高频听力损害；②温度刺激试验：在用药前、用药过程中定期及长期用药后用以检测前庭毒性；③尿常规检查和肾功能测定，在用药前、用药过程上中定期测定肾功能，以防止严重肾毒性反应；④在用药过程中应注意监测此品的血清浓度，一般于静脉滴注后30min到1h测血清峰浓度，于下次用药前测血清谷浓度，当峰浓度超过12μg/ml、谷浓度超过2μg/ml时易出现毒性反应。

(3)此品静脉滴注时必须经充分稀释。可将每次用量加入50～200ml 5%葡萄糖注射液或氯化钠注射液稀释成浓度为1mg/ml(0.1%)的溶液，在30～60min内滴完(滴注时间不可少于20min)，小儿用药时稀释的液量应相应减少。

(4)此品不能静脉注射，以免产生神经肌肉阻滞和呼吸抑制作用。不宜皮下注射，因可引起疼痛。

(5)应给患者补充足够的水分，以减少肾小管损害。

(6)对实验室检查指标的干扰：此品可使丙氨酸氨基转移酶、门冬氨酸氨基转移酶、血清胆红素浓度及血清乳酸脱氢酶浓度的测定值增高；血钙、镁、钾、钠浓度的测定值可能降低。

硫酸依替米星注射液

(etimicin sulfate)

通用名 硫酸依替米星注射液

商品名 爱大霉素

规　格 50mg(5万U)/1ml，0.1g(10万U)/2ml

储　存 密闭，在干燥处保存

药理作用

此品系半合成水溶性抗生素，属氨基糖苷类。体外抗菌作用研究表明：此品抗菌谱广，对多种病原菌有较好的抗菌作用，其中对大肠埃希杆菌、克雷伯肺炎轩菌、肠杆菌属、沙雷菌属、奇异变形杆菌、沙门菌属、流感嗜血杆菌及葡萄菌属等有较高的抗菌活性，对部分假单胞杆菌、不动杆菌属等具有一定抗菌活性，对部分庆大霉素、小诺霉素和头孢唑啉耐药的金黄色葡萄球菌、大肠埃希菌和克雷伯肺炎杆菌，其体外MIC值仍在此品治疗剂量的血药浓度范围内。

药代动力学

健康成人一次静脉滴注 0.1g、0.15g 和 0.2g 硫酸依替米星后血清药物浓度分别为 11.30μg/ml、14.6μg/ml、19.79μg/ml。半衰期约为 1.5h，24h 内原型在尿中的排泄量约为 80%左右。健康成人每日给药 2 次，间隔 12h，连续给药 7 日，血中也无明显的蓄积作用，此品与血清蛋白的结合率为 25%左右。

适应证及禁忌证

适应证：使用于敏感革兰阴性杆菌所致的各种感染，如支气管炎、肺部感染、膀胱炎、肾盂肾炎、皮肤软组织感染。

禁忌证：对此品及其他氨基糖苷类抗生素过敏者禁用。

用药护理

配制方法：50～100mg 此品稀释于 100ml 0.9%氯化钠注射液或 5%葡萄糖注射液中。

用法用量：静脉滴注。成人推荐剂量：对于肾功能正常泌尿系感染或全身性感染的患者，每日 2 次，1 次 0.1～0.15g(每 12h 1 次)，稀释于 100ml 的氯化钠注射液或 5%葡萄糖注射液中，静脉滴注 1h。疗程为 5～10 日。

配伍禁忌：氨苄西林钠-舒巴坦钠、哌拉西林钠-三唑巴坦钠、替卡西林钠、阿洛西林钠、头孢唑林钠、头孢呋辛钠、头孢他啶、头孢曲松钠、头孢噻肟钠、头孢哌酮钠、头孢唑肟钠、头孢孟多、头孢西丁钠、哌拉西林钠、盐酸普鲁卡因胺。

用药告知：此品系半合成氨基糖苷类抗生素，其不良反应为耳、肾的不良反应，发生率和严重程度与奈替米星相似，用药期间应观察听力及肾脏功能。

观察要点：

(1)用药期间应观察听力及肾脏功能。此品的耳毒性和前庭毒性主要发生于肾功能不全的患者、剂量过大或过量的患者，表现为眩晕、耳鸣等，个别患者电测听力下降，程度均较轻。

(2)应观察有无其他罕见的反应有恶心、皮疹、静脉炎、心悸、胸闷及皮肤瘙痒等。

注意事项：此品应当避免与其他具有潜在耳、肾毒性药物如多黏菌素以及其他氨基糖苷类等抗生素、强利尿酸及呋塞米(速尿)等联合使用，以免增加肾毒性和耳毒性。参阅硫酸链霉素。

硫酸小诺霉素注射液

(micronomicin sulfate)

通用名 硫酸小诺霉素注射液

商品名 硫酸小诺霉素注射液

规　格 30mg(3 万 U)/1ml，60mg(6 万 U)/2ml，80mg(8 万 U)/2ml

储　存 密闭，在干燥处保存

药理作用

此品为氨基糖苷类抗生素。抗菌谱与庆大霉素相似，对大肠埃希菌、产气杆菌、克雷伯杆菌、奇异变形杆菌、某些吲哚阳性变形杆菌、铜绿假单胞菌、某些奈瑟菌、某些无色素沙雷杆菌和志贺菌等革兰阴性菌有抗菌作用。

药代动力学

此品肌内注射吸收良好。肌内注射此品 60mg 和 120mg，血药峰浓度(C_{max})分别为(4.67±1.00)μg/ml 和(9.60±3.86)μg/ml，达峰时间(t_{max})分别为 0.67h 和 0.75h，半衰期分别为 2.34h 和 2.63h。以 60mg/h 恒速滴注此品，半小时血药浓度平均值约为 2.54μg/ml，血药峰浓度(C_{max})(滴注完毕时)为(4.75±0.65)μg/ml，半衰期约为 2.5h。此品吸收后广泛分布于各种体液和组织中，但在胆汁中浓度低。本品主要随尿排泄，给药后 6～8h，给药量的 60%～70%被排泄，肾功能减退时，尿中排泄量减低。此品可进入胎儿脐带和羊水中，但浓度仅为母体浓度的 1/2；乳汁中的浓度约为母体浓度的 15%。尿中未发现有活性的代谢物。

适应证及禁忌证

适应证：此品主要用于大肠埃希菌、克雷伯杆菌、变形杆菌、肠杆菌属、沙雷杆菌、铜绿假单胞菌等革兰阴性杆菌引起的呼吸道、泌尿道、腹腔及外伤感染，也可用于败血症。

禁忌证：对此品或其他氨基糖苷类及杆菌肽过敏者、本人或家族中有人因使用链霉素引起耳聋或其他耳聋者禁用。肾衰竭者禁用。

用药护理

配制方法：0.9%氯化钠注射液稀释后静脉滴注。

用法用量：肌内注射或稀释后静脉滴注。静脉滴注：1 次 60mg，加入 0.9%氯化钠注射液 100ml 中恒速滴注，于 1h 滴完。小儿按体重 3～4mg/kg，分 2 或 3 次给药。

配伍禁忌：此品与两性霉素 B、头孢噻吩钠、呋喃妥因钠、磺胺嘧啶钠和盐酸四环素等(以上均为注射液)有配伍禁忌。

用药告知：可见听力减退，偶有静脉炎出现。

观察要点：

(1)常见听力减退、耳鸣或耳部饱满感(耳毒性)、血尿、排尿次数显著减少或尿量减少、食欲减退、极度口渴(肾毒性)、步履不稳、眩晕(耳毒性，影响前庭)、恶心或呕吐(耳毒性，影响前庭，肾毒性)。

(2)少见注射部位疼痛、硬结、静脉炎等，注意注射技巧。

(3)极少见过敏性休克。

注意事项：参见庆大霉素。

氯霉素注射液

(chloramphenicol)

通用名　氯霉素注射液

商品名　氯霉素注射液

规　格　0.125g/1ml，0.25g/2ml

储　存　密闭，在干燥处保存

药理作用

此品在体外具广谱抗微生物作用，包括需氧革兰阴性菌及革兰阳性菌、厌氧菌、立克次体属、螺旋体和衣原体属。

药代动力学

此品静脉给药后广泛分布于全身组织和体液，在肝、肾组织中浓度较高，其余依次为肺、脾、心肌、肠和脑组织。可透过血-脑脊液屏障进入脑脊液中，脑膜无炎症时，脑脊液药物浓度为血药浓度的21%～50%，脑膜有炎症时，可达血药浓度的45%～89%，新生儿及婴儿患者可达50%～99%。也可透过胎盘屏障进入胎儿循环，胎儿血药浓度可达母体血药浓度的30%～80%。还可透过血眼屏障进入房水、玻璃体液，并可达治疗浓度。尚可分泌至乳汁、唾液、腹水、胸水以及滑膜液中。表观分布容积（V_d）为0.6～1L/kg。蛋白结合率约为50%～60%。半衰期成人为1.5～3.5h，肾功能损害者为3～4h，严重肝功能损害者半衰期延长（4.6～11.6h），出生2周内新生儿半衰期为24h，2～4周者为12h，大于1个月的婴幼儿为4h。在肝内游离药物的90%与葡萄糖醛酸结合为无活性的氯霉素单葡萄糖醛酸酯。在24h内5%～10%以原形由肾小球滤过排泄，80%以无活性的代谢产物由肾小管分泌排泄。透析对此品的清除无明显影响。

适应证及禁忌证

适应证：

（1）伤寒和其他沙门菌属感染：为敏感菌株所致伤寒、副伤寒的选用药物，由沙门菌属感染的胃肠炎一般不宜应用此品，如病情严重，有合并败血症可能时仍可选用。

（2）耐氨苄西林的B型流感嗜血杆菌脑膜炎或对青霉素过敏患者的肺炎链球菌、脑膜炎奈瑟菌脑膜炎、敏感的革兰阴性杆菌脑膜炎，此品可作为选用药物之一。

（3）脑脓肿，尤其耳源性，常为需氧菌和厌氧菌混合感染。

（4）严重厌氧菌感染，如脆弱拟杆菌所致感染，尤其适用于病变累及中枢神经系统者，可与氨基糖苷类抗生素联合应用治疗腹腔感染和盆腔感染，以控制同时存在的需氧和厌氧菌感染。

（5）无其他低毒性抗菌药可替代时治疗敏感细菌所致的各种严重感染，如由流感嗜血杆菌、沙门菌属及其他革兰阴性杆菌所致败血症及肺部感染等，常与氨基糖苷类联合。

（6）立克次体感染，可用于Q热、落矶山斑点热、地方性斑疹伤寒等的治疗。

禁忌证：对此品过敏者禁用。

用药护理

配制方法：静脉注射：用10mlDW或5%葡萄糖注射液配成100mg/ml的溶液；静脉滴注：用输液（0.9%氯化钠注射液、5%葡萄糖注射液、10%葡萄糖注射液、RG、5%葡萄糖氯化钠注射液）稀释成20mg/ml。

用法用量：稀释后静脉滴注。成人每日2～3g，分2次给予；小儿按体重每日25～50mg/kg，分3次或4次给予；新生儿每日不超过25mg/kg，分4次给予。

配伍禁忌：此品与盐酸去甲万古霉素、氟康唑、乳糖酸红霉素、磺胺嘧啶、盐酸西咪替丁、氨茶碱、尼可刹米、盐酸洛贝林、盐酸精氨酸有配伍禁忌。

用药告知:用药时应补充足量水分,以利于达到有效血药浓度。

观察要点:

(1)对造血系统的毒性反应是氯霉素最严重的不良反应。应遵医嘱定时进行血象检查。

(2)灰婴综合征,典型的病例发生在出生后48h内即投予高剂量的氯霉素,治疗持续3～4日后可发生灰婴综合征,血药浓度可高达40～200μg/ml。临床表现为腹胀、呕吐、进行性苍白、紫绀、微循环障碍、体温不升、呼吸不规则。常发生在早产儿或新生儿应用大剂量氯霉素(按体重每日超过25mg/kg)时,类似表现亦可发生在成人或较大儿童应用更大剂量(按体重每日约100mg/kg)时。及早停药,尚可完全恢复。

(3)周围神经炎和视神经炎,常在长程治疗时发生,及早停药,常属可逆,也有发生视神经萎缩而致盲者。

(4)二重感染,可致变形杆菌、铜绿假单胞菌、金黄色葡萄球菌、真菌等的肺、胃肠道及尿路感染。

(5)可有腹泻、恶心及呕吐等,护士应注意观察消化道反应。

注意事项:由于氯霉素可透过血-胎盘屏障,对早产儿和足月产儿均可引起毒性反应,因此妊娠期或围生期不宜使用此品。

盐酸克林霉素葡萄糖注射液

(clindamycin hydrochloride and glucose injection)

通用名 盐酸克林霉素葡萄糖注射液

商品名 盐酸克林霉素葡萄糖注射液

规　格 0.3g/100ml,0.9g/200ml

储　存 密闭,在干燥处保存

药理作用

克林霉素对以下微生物有活性:需氧革兰阳性球菌——金黄色葡萄球菌和表皮葡萄球菌(均包括产青霉素酶和不产青霉素酶的菌株)、链球菌(粪肠道球菌除外)、肺炎球菌;厌氧革兰阴性杆菌属——拟杆菌属(含脆弱拟杆菌群和产黑素拟杆菌群)和梭杆菌;厌氧革兰阳性不产芽孢杆菌属——丙酸杆菌属、真细菌属和放线菌属;厌氧和微需氧的革兰阳性杆菌属——消化球菌属、微需氧链球菌和消化链球菌属。

药代动力学

我国目前尚缺乏盐酸克林霉素葡萄糖注射液的详细药代动力学研究资料。

适应证及禁忌证

适应证:

(1)此品适用于革兰阳性菌引起的下列各种感染性疾病:①扁桃体炎、化脓性中耳炎、鼻窦炎等;②急性支气管炎、慢性支气管炎急性发作、肺炎、肺脓肿和支气管扩张合并感染等;③皮肤和软组织感染:疖、痈、脓肿、蜂窝组织炎、创伤和手术后感染等;④泌尿系统感染:急性尿道炎、急性肾盂肾炎、前列腺炎等；⑤其他：骨髓炎、败血症、腹膜炎和口腔感染等。

(2)此品还适用于厌氧菌引起的各种感染性疾病：①脓胸、肺脓肿、厌氧菌性肺病；②皮肤和软组织感染、败血症；③腹腔内感染：腹膜炎、腹腔内脓肿；④女性盆腔及生殖器感染：子宫内膜炎、非淋球菌性输卵管和卵巢脓肿、盆腔蜂窝组织炎及妇科手术后感染等。

禁忌证：此品与林可霉素、克林霉素有交叉耐药性，对克林霉素或林可霉素有过敏史者禁用。

用药护理

配制方法：0.6g 此品溶于 100～200ml 溶液。

用法用量：静脉滴注，每次滴注时间不少于 30min。中度感染：0.6～1.2g/日，每 12h、8h、6h 1 次；严重感染：1.2～2.7g/日，每 12h、8h、6h 1 次；或遵医嘱。

配伍禁忌：氨苄西林钠、苯妥英钠、巴比妥盐、氨茶碱、葡萄糖酸钙、硫酸镁、头孢曲松钠、乳酸环丙沙星、氟康唑、硫酸妥布霉素、人粒细胞集落刺激因子、盐酸柔红霉素、维生素 B_1、阿糖胞苷、硫酸长春新碱、盐酸雷尼替丁、奥美拉唑钠。

用药告知：此品可出现注射部位的疼痛，护士应注意注射技巧及护患沟通；长期静脉滴注应注意静脉炎的出现。

观察要点：

(1)局部反应：在注射部位偶可出现轻微疼痛，长期静脉滴注应注意静脉炎的出现。

(2)护士应观察有无恶心、呕吐、腹痛及腹泻等胃肠道反应。

(3)过敏反应：少数病人可出现药物性皮疹。

(4)对造血系统基本无毒性反应，偶可引起中性粒细胞减少、嗜酸性粒细胞增多，血小板减少等，一般轻微为一过性。护士应遵医嘱定期进行血象检查。

注意事项：

(1)用药期间密切观察大便次数，如出现排便次数增多，应注意假膜性肠炎的可能，须及时停药对症处理。

(2)孕妇使用此品前应充分权衡利弊后决定。

(3)一个月内的新生儿不宜使用。

(4)业已证实克林霉素与红霉素之间的拮抗作用具有临床意义，两种药物不应同时使用。

(5)此品与氨苄青霉素、苯妥英钠、巴比妥盐酸盐、氨茶碱、葡萄糖酸钙及硫酸镁可产生配伍禁忌。

(6)克林霉素具有神经肌肉阻滞作用，可能会提高其他神经肌肉阻滞剂的作用。所以，使用这些药物的病人应该慎用氯林可霉素。

五、大环内酯类

大环内酯类抗生素具有大环内酯环基本结构而命名，其代表作品为 1952 年最早发现的红霉素。使用此类药物时护士应重点观察患者有无胃肠不适。

红霉素

(erythromycin lactobionate)

通用名 红霉素

商品名 乳糖酸红霉素

规　格 0.25g(25 万 U),0.3g(30 万 U)

储　存 密闭,在干燥处保存

药理作用

此品属大环内酯类抗生素,为水溶性的红霉素乳糖醛酸酯,对葡萄球菌属、各组链球菌和革兰阳性杆菌均具抗菌活性。奈瑟菌属、流感嗜血杆菌、百日咳鲍特氏菌等也可对此品呈现敏感。此品对除脆弱拟杆菌和梭杆菌属以外的各种厌氧菌亦具抗菌活性;对军团菌属、胎儿弯曲菌、某些螺旋体、肺炎支原体、立克次体属和衣原体属也有抑制作用。此品系抑菌剂,但在高浓度时对某些细菌也具杀菌作用。

药代动力学

静脉滴注后立即达血药浓度峰值,24h 内静脉滴注 2g,平均血药浓度为 2.3～6.8μg/ml,但个体差异较大。每 12h 连续静脉滴注此品 1g,则 8h 后的血药浓度可维持于 4～6μg/ml。乳糖酸红霉素除脑脊液和脑组织外,广泛分布于各组织和体液中,尤以肝、胆汁和脾中的浓度为最高,在肾、肺等组织中的浓度可高出血药浓度数倍,在胆汁中的浓度可达血药浓度的 10～40 倍以上。在皮下组织、痰及支气管分泌物中的浓度也较高,痰中浓度与血药浓度相仿;在胸、腹水、脓液等中的浓度可达有效水平。此品有一定量(约为血药浓度的 33%)进入前列腺及精囊中,但不易透过血脑屏障,脑膜有炎症时脑脊液中浓度仅为血药浓度的 10%左右。可进入胎血和排入母乳中,胎儿血药浓度为母体血药浓度的 5%～20%,母乳中药物浓度可达血药浓度的 50%以上。表观分布容积为 0.9L/kg。蛋白结合率为 70%～90%。游离红霉素在肝内代谢,血半衰期为 1.4～2h,无尿患者的血半衰期可延长至 4.8～6h。红霉素主要在肝中浓缩和从胆汁排出,并进行肠肝循环,约 2%～5%的口服量和 10%～15%的注入量自肾小球滤过排除,尿中浓度可达 10～100μg/ml。粪便中也含有一定量。血或腹膜透析后极少被清除,故透析后无需加用。

适应证及禁忌证

适应证:抗菌谱与青霉素相似,且对支原体,衣原体,立克次体等及军团菌有抗菌作用。适用于支原体肺炎、沙眼衣原体引起的新生儿结膜炎、婴儿肺炎、生殖泌尿道感染(包括非淋病性尿道炎)、军团菌病、白喉(辅助治疗)及白喉带菌者、皮肤软组织感染、百日咳、敏感菌(流感杆菌、肺炎球菌、溶血性链球菌、葡萄球菌等)引起的呼吸道感染(包括肺炎)、链球菌咽峡炎、李斯德菌感染、风湿热的长期预防及心内膜炎的预防、空肠弯曲菌肠炎,以及淋病、梅毒、痤疮等。

禁忌证:对红霉素类药物过敏者禁用。

用药护理

配制方法：用前先用溶解，然后加入5%葡萄糖注射液中，浓度不超过0.1%。

用法用量：静脉滴注：成人每次0.5～1.0g，每日2或3次。治疗军团菌病剂量可增加至每日3～4g，分4次。成人每日不超过4g。小儿每日按体重20～30mg/kg，分2或3次。滴注速度要慢，避免肌肉注射。

配伍禁忌：硫酸阿米卡星、呋塞米、肝素钠、盐酸甲氧氯普胺、氨苄西林钠、氯唑西林钠、氟康唑、酚磺乙胺、辅酶A、阿糖胞苷、重酒石酸间羟胺、奥美拉唑钠、氯化钾、氯霉素、清开灵注射液、清开灵冻干粉针、因栀黄注射液。

用药告知：静脉滴注速度宜慢。

观察要点：不良反应观察：

(1)胃肠道反应多见，应观察患者有无腹泻、恶心、呕吐、中上腹痛、口舌疼痛、胃纳减退等，症状出现，其发生与剂量大小有关。

(2)肝毒性少见，应观察患者有无乏力、恶心、呕吐、腹痛、发热等症状，并定时检查肝功能情况。

(3)大剂量(≥4g/日)应用时，尤其肝、肾疾病患者或老年患者，可能引起听力减退，主要与血药浓度过高(>12μg/ml)有关，停药后大多可恢复。

(4)过敏反应表现为药物热、皮疹、嗜酸粒细胞增多等，发生率约0.5%～1%，用药期间应观察患者皮肤黏膜情况。

(5)其他：偶有心律失常、口腔或阴道念珠菌感染。

注意事项：

(1)患者对一种红霉素制剂过敏或不耐受时，对其他红霉素制剂也可能过敏或不耐受。

(2)此品主要有肝脏代谢、胆道排出，肝功能损害患者尽量避免使用。

阿奇霉素
(azithromycin)

通用名 阿奇霉素

商品名 亚思达

规　格 0.25g/2ml

储　存 应在室温下或30℃以下避光储存

药理作用

阿奇霉素为氮杂内酯类抗生素，其作用机制是通过与敏感微生物的50S核糖体的亚单位结合，从而干扰其蛋白质的合成(不影响核酸的合成)。体外试验和临床研究均表明，阿奇霉素对以下多种致病菌有效：革兰阳性需氧微生物：金黄色葡萄球菌、酿脓链球菌、肺炎链球菌、溶血性链球菌。阿奇霉素对于耐红霉素的革兰阳性菌有交叉耐药性。大多数粪链球菌(肠球菌)以及耐甲氧西林的葡萄球菌对此品耐药。革兰阴性需氧微生物：流感嗜血杆菌、卡他莫拉菌、沙眼支原体。

药代动力学

每日静脉滴注阿奇霉素 0.5g，连续 2～5 日，平均血浆峰浓度(C_{max})为(3.63±1.60)μg/ml，平均血浆谷浓度(C_{min})为(0.20±0.15)μg/ml，AUC24 为(9.60±4.80)μg·h/ml。单次静脉滴注阿奇霉素 1～4g，滴注时间大于 2h，其清除率(CLt)和表观分布容积(V_d)分别为 10.18ml/(min·kg)和 33.3L/kg。此品在体内分布广泛，在各组织内浓度可达同期血浓度的 10～100 倍，在巨噬细胞及纤维母细胞内浓度高，前者能将阿奇霉素转运至炎症部位。每日静脉滴注阿奇霉素 0.5g，连续 5 日，第 1 次给药后的 24h 内约 11%的给药量以原形从尿液中排出，第 5 次给药后排到尿液中的阿奇霉素约为 14%。此外，阿奇霉素可经胆道以原形(胆汁内可见高浓度的阿奇霉素)及 10 种代谢物排出。阿奇霉素的血清蛋白结合率随血药浓度的增加而减低，当血药浓度为 0.02μg/ml 时，血清蛋白结合率为 15%；当血药浓度为 2μg/ml 时，血清蛋白结合率为 7%。阿奇霉素单剂给药后的半衰期为 35～48h。

适应证及禁忌证

适应证：

(1)由肺炎衣原体、流感嗜血杆菌、嗜肺军团菌、卡他摩拉菌、金黄色葡萄球菌或肺炎链球菌引起的需要首先采取静脉滴注治疗的社区获得性肺炎。

(2)由沙眼衣原体、淋病双球菌、人型支原体引起的需首先采取静脉滴注治疗的盆腔炎。若怀疑合并厌氧菌感染，应合用抗厌氧菌的抗生素。

禁忌证：对阿奇霉素、红霉素或其他任何大环内酯类药物过敏者禁用。

用药护理

配制方法：将此品加入到 250ml 或 500ml 的 0.9%氯化钠注射液或 5%葡萄糖注射液中，使最终阿奇霉素浓度为 1.0～2.0mg/ml 静脉滴注，滴注时间不少于 60min。pH 值：制备后溶液 6.4～6.6。

用法用量：治疗社区获得性肺炎，成人用量为每次 0.5g，每天 1 次，至少连续用药 2 天。继之换用阿奇霉素口服制剂 0.5g/天，治疗 7～10 天为 1 个疗程。

配伍禁忌：麦角类药物。

用药告知：观察局部用药反应，如注射部位疼痛、局部炎症等。

观察要点：不良反应观察：

(1)观察有无胃肠道反应，如腹泻、恶心、腹痛、稀便、呕吐等。

(2)观察局部用药反应，如注射部位疼痛、局部炎症等。

(3)观察有无皮疹、瘙痒等皮肤症状。

注意事项：大环内酯类已有报道能增加地高辛(改变肠道菌丛)、环孢菌素和酰胺咪嗪(通过抑制代谢)的血药浓度，所以与这 3 种药同时使用时，也可能会增加这几种药的血药浓度。合用时需监测后者的血药浓度。此品每次滴注时间不少于 60min，滴注液浓度不得高于 2.0mg/ml。

六、喹诺酮类

喹诺酮类又称吡酮酸类或吡啶酮酸类，是人工合成的含 4-喹诺酮基本结构，对细菌 DNA 螺旋酶(DNA gyrase)具有选择性抑制作用的抗菌药物。国际学术界将喹诺酮类药物的发展分为 3 个阶段：第一阶段为发展初期，时间是 20 世纪 70 年代，产品为萘啶酸、吡哌酸，仅有中等抗菌活性，药代动力学及安全性不理想，目前基本属淘汰品种。从第二阶段开始，喹诺酮进入快速发展时期，化学修饰在其主环 6 或 8 位加入氟原子后又被称为氟喹诺酮，代表产品有诺氟沙星、氧氟沙星、环丙沙星。其综合临床疗效对革兰阴性菌来讲，已经超过了青霉素族，达到了第一代、第二代头孢菌素的效果。第三阶段是进入 20 世纪 90 年代以来的新上市产品，与老的氟喹诺酮类化合物相比，药效学上抗菌谱扩大到抗革兰阳性及阴性菌、衣原体、支原体及细胞内致病菌，抗菌活性也大大提高，同时药代动力学及安全性也有了很大的改善，综合临床疗效达到了新的水平，学术界公认已完全达到了或超过了第三代头孢菌素的效果。其代表产品为左氧氟沙星。

氧氟沙星
(ofloxacin)

通用名 氧氟沙星

商品名 奥复星注射液；赞诺欣注射液；泰利必妥注射液

规　格 浓度为 2～4mg/ml(稀释液为 5%葡萄糖注射液、0.9%氯化钠注射液、乳酸钠林格液)

储　存 遮光、密闭，在阴凉干燥处保存

药理作用

主要药理作用是通过抑制细胞 DNA 旋转酶而抑制细菌 DNA 复制，为广谱杀菌药物。

药代动力学

此品给药后广泛分布至各组织、体液，组织中的浓度常超过血药浓度而达有效水平。此品可通过胎盘屏障。蛋白结合率为 20%～25%。此品主要以原形药自肾排泄，少量(3%)在肝内代谢。尿中代谢物很少。此品以原形自粪便中排出少量，给药后 24h 和 48h 内累积排出量分别为给药量的 1.6%和 3.9%。此品也可通过乳汁分泌。

适应证及禁忌证

适应证：用于敏感菌引起的泌尿系统感染如肾盂肾炎、膀胱炎、前列腺炎、附睾炎、淋菌性及非淋菌性尿道炎；呼吸系统感染如肺炎、急慢性支气管炎、支气管扩张合并感染、慢性呼吸道二重感染、咽喉炎、扁桃体炎、副鼻窦炎；淋病。其他感染如皮肤及软组织感染、胆管炎、胆囊炎、肠炎、菌痢、中耳炎、泪囊炎、眼睑炎、麦粒肿、角膜溃疡。

禁忌证：对喹诺酮药物过敏者、妊娠及哺乳期妇女、18 岁以下患者禁用。

用药护理

配制方法：静脉滴注：浓度为2～4mg/ml（稀释液为5%葡萄糖注射液、0.9%氯化钠注射液、乳酸钠林格液）。

用法用量：

(1)静脉缓慢滴注，不少于60min。

(2)成人常用量：①支气管感染、肺部感染：每次0.3g，每日2次，疗程7～14日；②急性单纯性下尿路感染：每次0.2g，每日2次，疗程5～7日；复杂性尿路感染：每次0.2g，每日2次，10～14日；③前列腺炎：每次0.3g，每日2次，疗程6周；衣原体宫颈炎或尿道炎，每次0.3g，每日2次，疗程7～14日；④单纯性淋病：每次0.4g，单剂量；⑤伤寒：每次0.3g，每日2次，疗程10～14日；⑥铜绿假单胞菌感染或较重感染：剂量可增至每次0.4g，每日2次。

配伍禁忌：应单独给药。

用药告知：静脉缓慢滴注，时间不少于60min。应嘱病人不可自行调整输液速度。为避免结晶尿的发生，宜多饮水，保持24h排尿量在1200ml以上。

监测要点：应严密监测不良反应。需注意观察过敏反应及静脉炎的早期征象，以便提早预防其发生发展。胃肠道反应需与胃肠道疾病鉴别。

(1)胃肠道反应：腹部不适或疼痛、腹泻、恶心或呕吐。

(2)中枢神经系统反应可有头昏、头痛、嗜睡或失眠。

(3)过敏反应：皮疹、皮肤瘙痒，偶可发生渗出性多形性红斑及血管神经性水肿。光敏反应较少见。

(4)偶可发生：癫痫发作、精神异常、烦躁不安、意识混乱、幻觉、震颤；血尿、发热、皮疹等间质性肾炎表现；静脉炎；结晶尿，多见于高剂量应用时；关节疼痛。

(5)少数患者可发生血清氨基转移酶升高、血尿素氮增高及周围血象白细胞降低，注射部位刺激症状，多属轻度，并呈一过性。

注意事项：

(1)对此品及氟喹诺酮类药过敏的患者禁用。

(2)不宜与其他药物同时使用同一输注管路，在使用此品前后，应使用上述稀释液冲洗管路。

(3)与茶碱合用时应监测茶碱血药浓度。

(4)严禁直接肌肉注射和静脉推注。

(5)此品大剂量应用或尿pH值在7以上时可发生结晶尿。为避免结晶尿的发生，宜多饮水，保持24h排尿量在1200ml以上。

环丙沙星注射液
(ciproflox for injection)

通用名　环丙沙星注射液

商品名　环丙沙星注射液，丙氟哌酸，悉复欣，环丙氟哌酸，悉复欢，适普灵

规　格　0.1g/100ml,0.2g/100ml,0.25g/250ml

储　存　此品遮光、密闭,在阴凉干燥处保存

药理作用

主要药理作用是为广谱抗菌药,尤其对需氧革兰阴性杆菌的抗菌活性高,对下列细菌在体外具良好抗菌作用:肠杆菌科的大部分细菌,包括枸橼酸杆菌属、阴沟、产气肠杆菌等肠杆菌属、大肠埃希菌、克雷伯菌属、变形杆菌属、沙门菌属、志贺菌属、弧菌属、耶尔森菌等。常对多重耐药菌也具有抗菌活性。对青霉素耐药的淋病奈瑟菌、产酶流感杆菌和莫拉菌属均具有高度抗菌活性。对铜绿假单胞菌等假单胞菌属的大多数菌株具抗菌作用。此品对甲氧西林敏感葡萄球菌具抗菌活性,对肺炎链球菌、溶血性链球菌和粪肠球菌仅具中等抗菌活性。对沙眼衣原体、支原体、军团菌具良好抗微生物作用,对结核杆菌和非典型分枝杆菌也有抗菌活性。对厌氧菌的抗菌活性差。环丙沙星为杀菌剂,通过作用于细菌 DNA 螺旋酶的 A 亚单位,抑制 DNA 的合成和复制而导致细菌死亡。

药代动力学

静脉滴注本品 0.2g 和 0.4g 后,其血药峰浓度(C_{max})分别为 2.1μg/ml 和 4.6μg/ml。广泛分布至各组织、体液(包括脑脊液),组织中的浓度常超过血药浓度,蛋白结合率约为 20%~40%,静脉给药后排出给药量的50%~70%,以代谢物形式排出约 15%,同时亦有相当数量的药物经胆汁和粪便排泄。

适应证及禁忌证

适应证:适用于敏感菌引起的泌尿生殖系统感染,包括单纯性、复杂性尿路感染,细菌性前列腺炎,淋病奈瑟菌尿道炎或宫颈炎(包括产酶株所致者);呼吸道感染,包括敏感革兰阴性杆菌所致支气管感染急性发作及肺部感染;由志贺菌属、沙门菌属、产肠毒素大肠杆菌、亲水气单胞菌、副溶血弧菌等所致胃肠道感染;伤寒、骨和关节感染、皮肤软组织感染、败血症等全身感染。

禁忌证:对喹诺酮药物过敏者、妊娠及哺乳期妇女、18 岁以下者禁用。

用药护理

配制方法:静脉滴注:浓度为 1~2mg/ml(稀释液为 5%葡萄糖注射液或 0.9%氯化钠注射液)。

用法用量:

(1)成人常用量每日 0.2g,每 12h 静脉滴注 1 次,滴注时间不少于 30min。

(2)严重感染或铜绿假单胞菌感染可加大剂量至每日 0.8g,分 2 次静脉滴注。

(3)疗程:①尿路感染:急性单纯性下尿路感染 5~7 日;复杂性尿路感染 7~14 日;②肺炎和皮肤软组织感染:7~14 日;③肠道感染:5~7 日;④骨和关节感染:4~6 周或更长;⑤伤寒:10~14 日。

配伍禁忌:哌拉西林钠、氨茶碱、阿莫西林-克拉维酸钾、氨苄西林钠-舒巴坦钠、美洛西林钠、阿洛西林钠、磷酸克林霉素、磷酸地塞米松、呋塞米、肝素钠、琥珀酸钠氢化可的松、硫酸镁、琥珀酸钠甲泼尼龙、苯妥英钠、碳酸氢钠、盐酸维拉帕米、氟尿嘧啶、左旋门冬酰胺酶、复方丹参

注射液、盐酸头孢吡肟、盐酸异丙嗪、氢化可的松、去甲万古霉素、双黄连冻干粉针。

用药告知:缓慢静脉滴注:不少于60min。嘱病人不可自行调整输液速度。为避免结晶尿的发生,宜多饮水,保持24h排尿量在1200ml以上。

监测要点:应严密观察不良反应:

(1)胃肠道反应较为常见,可表现为腹部不适或疼痛、腹泻、恶心或呕吐。

(2)中枢神经系统反应可有头昏、头痛、嗜睡或失眠。

(3)过敏反应:皮疹、皮肤瘙痒,偶可发生渗出性多形性红斑及血管神经性水肿。少数患者有光敏反应。

(4)偶可发生:癫痫发作、精神异常、烦躁不安、意识混乱、幻觉、震颤;血尿、发热、皮疹等间质性肾炎表现;静脉炎;结晶尿,多见于高剂量应用时;关节疼痛。

(5)少数患者可发生血清氨基转移酶升高、血尿素氮增高及周围血象白细胞降低,多属轻度,并呈一过性。

注意事项:

(1)与茶碱合用时监测茶碱血药浓度。

(2)大剂量应用或尿pH值在7以上时可发生结晶尿。为避免结晶尿的发生,宜多饮水,保持24h排尿量在1200ml以上。

(3)应用氟喹诺酮类药物可发生中、重度光敏反应。应用此品时应避免过度暴露于阳光,如发生光敏反应需停药。

乳酸左氧氟沙星注射液
(levofloxacin lactate for injection)

通用名 乳酸左氧氟沙星注射液

商品名 可乐必妥注射液,利复星注射液,来立信注射液,爱兴注射液

规　格 200mg/100ml,300mg/100ml

储　存 遮光,密闭,置阴凉处保存

药理作用

此品为氧氟沙星的左旋体,其抗菌活性约为氧氟沙星的2倍,它的主要作用机制为抑制细菌DNA旋转酶活性,抑制细菌DNA复制。具有抗菌谱广、抗菌作用强的特点,对多数肠杆菌科细菌,如肺炎克雷伯菌、变形杆菌属、伤寒沙门菌属、志贺菌属、流感杆菌、部分大肠杆菌、铜绿假单胞菌、淋球菌等有较强的抗菌活性;对部分葡萄球菌、肺炎链球菌、衣原体等也有良好的抗菌作用。

药代动力学

静脉制剂,健康人恒速静脉滴注乳酸左氧氟沙星注射液0.2g,滴注时间为1h,血药峰浓度(C_{max})为3.40(2.8～4.0)μg/ml,12h后血药浓度为0.55(0.3～0.7)μg/ml,半衰期约为5.2h,清除率(CL)约11.2L/h。广泛分布于各组织,该药大部分以原形经肾脏排泄,24h累积排泄量

达 74.6%。

适应证及禁忌证

适应证:适用于革兰阴性菌和革兰阳性菌中的敏感菌株引起的中、重度呼吸系统、泌尿系统、消化系统和皮肤软组织感染,败血症、伤寒副伤寒菌痢以及由淋球菌、沙眼衣原体所致的尿道炎、宫颈炎等。

禁忌证:对喹诺酮类药物过敏者及癫痫患者,妊娠、哺乳期妇女,16 岁以下患者禁用。

用药护理

配制方法:单独使用。

用法用量:静脉滴注。成人每次 0.1g~0.2g,每日 2 次,或遵医嘱。

配伍禁忌:不宜与其他药物配伍滴注。

用药告知:静脉滴注速度每 100ml 至少 60min,滴速过快易引起静脉刺激症状或中枢神经系统反应。嘱病人不可自行调整输液速度。

监测要点:可能出现的不良反应有偶见纳差、恶心、呕吐、腹泻、失眠、头晕、头痛、皮疹及血清谷丙转氨酶升高及注射局部刺激症状等,一般均能耐受,疗程结束后即可消失。

注意事项:只能用于静脉滴注。对喹诺酮药物过敏者、妊娠及哺乳期妇女、18 岁患者禁用。

培氟沙星注射液

(pefloxacin for injection)

通用名 培氟沙星注射液

商品名 培氟哌酸 AM725,甲氟哌酸,哌氟喹酸

规　格 400mg/5ml

储　存 遮光,密闭,在阴凉处保存

药理作用

甲磺酸培氟沙星为喹诺酮类抗菌药,作用机制为抑制细菌 DNA 螺旋酶,具有广谱抗菌作用,对肠杆菌属细菌如大肠杆菌、克雷伯菌属、变形杆菌属、志贺菌属、伤寒沙门菌属等以及流感杆菌、奈瑟菌属等具有强大抗菌活性,对金黄色葡萄球菌和铜绿假单胞菌亦具有一定抗菌作用。对肺炎球菌、各组链球菌和肠球菌仅具轻度作用。

药代动力学

此品 0.4g 静脉滴注后,原药血浓度为 5.8μg/ml,与人体血浆蛋白结合率为 20%~30%,半衰期较长,约 10~13h,体内分布广泛,在支气管、肺、肝、肾、肌肉、前列腺等组织和胆汁、胸、腹腔液中均能达有效浓度。此外尚可通过炎症脑膜进入脑脊液中,脑脊液中浓度约为血药浓度的 60%左右。主要在肝内进行代谢,主要代谢产物为 N-去甲基物和 N-氧化代谢物,其中 N-去甲基物同培氟沙星具有同样的体外抗菌作用。此品及其代谢物主要经肾排泄,约占给药剂量的 58.9%。

适应证及禁忌证

适应证:由培氟沙星敏感菌所致的各种感染:尿路感染;呼吸道感染;耳、鼻、喉感染;妇科、生殖系统感染;腹部和肝、胆系统感染;骨和关节感染;皮肤感染;败血症和心内膜炎;脑膜炎。

禁忌证:对此品或其他喹诺酮类药物过敏者、6-磷酸葡萄糖脱氢酶不足者禁用。对喹诺酮药物过敏者、妊娠及哺乳期妇女、18岁以上患者禁用。

用药护理

配制方法:成人常用量,每次0.4g,加入5%葡萄糖溶液250ml中缓慢静脉滴入。不可用含有氯离子的溶液稀释,以防沉淀。

用法用量:静脉滴注:成人常用量,每次0.4g,加入5%葡萄糖溶液250ml中缓慢静脉滴入,每12h 1次;患有黄疸的病人,每天用药1次;患有腹水的病人每36h用药1次;患有黄疸和腹水的病人,每48h用药1次。或遵医嘱。

配伍禁忌:单独输注。

用药告知:需缓慢静脉滴注,不少于60min。嘱病人不可自行调整输液速度。

监测要点:可能出现的不良反应,少数病人可出现:

(1)胃肠道反应,如恶心、呕吐、食欲减退、腹泻等。

(2)光敏反应、神经系统反应,如头昏、眩晕、头痛、震颤、失眠等。

(3)皮疹、血清天门冬氨酸氨基转移酶、丙氨酸氨基转移酶上升、白细胞减低等。

(4)偶见注射局部刺激症状。上述反应均属轻中度反应,停药后即可消失。

注意事项:

(1)稀释和输液时避免太阳或紫外线照射。

(2)避免同时服用茶碱、含镁或氢氧化铝抗酸剂。稀释液不能用氯化钠溶液或其他含氯离子的溶液。

(3)不宜与其他药物同时使用同一输注管路,在使用此品前后,应使用稀释液冲洗管路。

(4)对喹诺酮药物过敏者、妊娠及哺乳期妇女、18岁以上患者禁用。

(5)与茶碱合用时监测茶碱血药浓度。

(6)用药期间避免紫外光照射及日光曝晒。

诺氟沙星注射液

(norfloxacub for inhection)

通用名 诺氟沙星注射液

商品名 氟哌酸

规　格 0.1g/2ml,0.2g/2ml,0.2g/10ml,0.4g/20ml

储　存 遮光,密闭保存

药理作用

此品为一种广谱抗菌药,对革兰阳性菌及阴性菌均有较强的抗菌作用。在同类药物及抗生素之间也不存在交叉耐药性。对革兰阴性杆菌有强大的抗菌活性，特别是肠道杆菌科的细菌，如大肠杆菌、志贺菌属、克雷伯菌属、变形杆菌属、产气肠杆菌、沙雷菌属、枸橼酸菌属等对此品高度敏感，最低抑菌浓度一般低于 0.5μg/ml。对铜绿假单胞菌及其他假单胞菌亦有作用，但需要较高的浓度，最低抑菌浓度在 4～32μg/ml；由于在尿中浓度超过上述浓度数倍至10多倍，用于治疗铜绿假单胞菌泌尿系统感染仍然有效。在革兰阳性球菌中，对金黄色葡萄球菌及表皮葡萄球菌较敏感。抑制 90%细菌的最低浓度约为 1～2μg/ml，对肠球菌和肺炎球菌的抑制 90%细菌的最低浓度约为 4μg/ml 和 16μg/ml。

药代动力学

诺氟沙星葡萄糖注射液 250ml：0.4g 静脉滴注，0.5h 后，血药浓度可达峰值，约为 5μg/ml，随后逐渐降低，1h 后，血药浓度约为 2μg/ml，4h 后，血药浓度约为 1.0μg/ml，9h 后，血药浓度约为 0.05μg/ml。此品迅速分布，其半衰期约为 0.245h±0.93h。此品从体内消除较慢，半衰期约为 4.45h±1.42h。此品主要从尿中排出。

适应证及禁忌证

适应证：适用于敏感菌所引起的呼吸道、泌尿道、胃肠道感染，如急性支气管炎、慢性支气管炎急性发作、肺炎、急、慢性肾盂肾炎、膀胱炎、伤寒等。

禁忌证：对喹诺酮类药物过敏者及此品过敏者禁用，糖尿病患者禁用。

用药护理

配制方法：用葡萄糖注射液稀释后静脉滴注。

用法用量：静脉滴注：成人用 0.2g 稀释于 5%葡萄糖注射液 250ml 中使用，1.5～2h 滴完，每日 2 次。严重病例 0.4g 稀释于 5%葡萄糖注射液 500ml 中使用，3～4h 滴完，每日 2 次。急性感染一般 7～14 天为 1 疗程，慢性感染 14～21 天为 1 疗程，或遵医嘱。

配伍禁忌：单独输注。

用药告知：滴注不宜过快。嘱病人不可自行调整输液速度。此品大剂量应用或尿 pH 值在 7 以上时可发生结晶尿。为避免结晶尿的发生，宜多进水，保持 24h 排尿量在 1200ml 以上。

监测要点：可能出现的不良反应，少数患者可有腹部不适、恶心、呕吐等消化道症状，个别患者有头痛、头晕、皮疹、瘙痒等症状，偶见血清谷丙氨酸氨基转移酶升高，停药后症状可消失。

注意事项：

(1)尿碱化剂可减低此品在尿中的溶解度，导致结晶尿和肾毒性。

(2)与茶碱类合用时可能由于与细胞色素 P450 结合部位的竞争性抑制，导致茶碱类的肝清除明显减少，半衰期延长，血药浓度升高，出现茶碱中毒症状，如恶心、呕吐、震颤、不安、激动、抽搐、心悸等，故合用时应测定茶碱类血药浓度和调整剂量。

(3)与环孢素合用，可使其的血药浓度升高，必须监测环孢素血浓度，并调整剂量。

(4)与抗凝药华法林合用时可增强后者的抗凝作用，合用时应严密监测患者的凝血酶原时间。

(5)丙磺舒可减少此品自肾小管分泌约 50%，合用时可因此品血浓度增高而产生毒性。

(6)此品与呋喃妥因具拮抗作用，不推荐联合应用。

(7)此品干扰咖啡因的代谢，从而导致咖啡因清除减少，半衰期延长，并可能产生中枢神经系统毒性。

(8)肝肾功能不全者慎用。

(9)不应与茶碱同时使用。

(10)不宜做静脉推注，滴注速度不宜过快。

葡萄糖酸依诺沙星注射液

(enoxacin glyconate for injection)

通用名 葡萄糖酸依诺沙星注射液

商品名 诺佳

规　格 0.2g/100ml

储　存 遮光，密闭保存

药理作用

此品具广谱抗菌作用，尤其对需氧革兰阴性杆菌抗菌活性高，对下列细菌在体外具良好抗菌作用：肠杆菌科的大部分细菌，包括枸橼酸杆菌属、阴沟、产气肠杆菌等肠杆菌属、大肠埃希菌、克雷伯菌属、变形杆菌属、沙门菌属、志贺菌属、弧菌属、耶尔森菌等。常对多重耐药菌也具有抗菌活性。对青霉素耐药的淋病奈瑟菌、产酶流感嗜血杆菌和莫拉菌属均具有高度抗菌活性。对铜绿假单胞菌等假单胞菌属的大多数菌株具抗菌作用。此品对甲氧西林敏感葡萄球菌具抗菌活性，对肺炎链球菌、溶血性链球菌和粪肠球菌仅具中等抗菌活性。对沙眼衣原体、支原体、军团菌具良好抗微生物作用，对结核杆菌和非典型分枝杆菌也有抗菌活性。对厌氧菌的抗菌活性差。依诺沙星为杀菌剂，通过作用于细菌 DNA 螺旋酶的 A 亚单位，抑制 DNA 的合成和复制而导致细菌死亡。

药代动力学

静脉给药 0.2g 和 0.4g，血药达峰时间(T_{max})约为 1h，血药峰浓度(C_{max})约为 2μg/ml 和 3～5μg/ml。半衰期约为 3～6h，蛋白结合率为 18%～57%。此品吸收后广泛分布至各组织、体液，组织中的浓度常超过血药浓度而达有效水平。此品主要自肾排泄，48h 内给药量的 52%～60%以原形自尿中排出，一部分(20%)在体内代谢。胆汁排泄约 18%。

适应证及禁忌证

适应证：适用于由敏感菌引起的泌尿生殖系统感染，包括单纯性、复杂性尿路感染、细菌性前列腺炎、淋病奈瑟菌尿道炎或宫颈炎(包括产酶株所致者)；呼吸道感染，包括敏感革兰阴性杆菌所致支气管感染急性发作及肺部感染；胃肠道感染，由志贺菌属、沙门菌属、产肠毒素大肠杆菌、亲水气单胞菌、副溶血弧菌等所致；伤寒；骨和关节感染；皮肤软组织感染；败血症等全身感染。

禁忌证：对此品及氟喹诺酮类药过敏、缺乏葡萄糖-6-磷酸脱氢酶的患者禁用。

用药护理

配制方法：单独使用。

用法用量:避光静脉滴注。成人每次0.2g,每日2次。重症患者最大剂量1日不超过0.6g,疗程7～10日,治疗中病情显著好转后即可改用口服制剂。

配伍禁忌:单独输注。

用药告知:

(1)为避免结晶尿的发生,宜多饮水,保持24h排尿量在1200ml以上。

(2)如输液时穿刺局部有疼痛或不适,输液有渗出等情况应立即通知护士。

(3)药物在使用过程中有恶心等胃肠道不适症状或头晕等不适应告知医护人员,及时给予处理。

监测要点:严密观察不良反应:

(1)胃肠道反应较为常见,可表现为腹部不适或疼痛、腹泻、恶心或呕吐。

(2)中枢神经系统反应可有头昏、头痛、嗜睡或失眠。

(3)过敏反应:皮疹、皮肤瘙痒,偶可发生渗出性多形性红斑及血管神经性水肿。少数患者有光敏反应。

(4)偶可发生:癫痫发作、精神异常、烦躁不安、意识混乱、幻觉、震颤;血尿、发热、皮疹等间质性肾炎表现;静脉炎;结晶尿(多见于高剂量应用时);关节疼痛;面部潮红、心悸、胸闷。

(5)少数患者可发生血清氨基转移酶升高、血尿素氮增高及周围血象白细胞降低,多属轻度,并呈一过性。

注意事项:

(1)由于目前大肠埃希菌对氟喹诺酮类药物耐药者多见,应在给药前留取尿培养标本,参考细菌药敏结果调整用药。

(2)此品大剂量应用或尿pH值在7以上时可发生结晶尿。为避免结晶尿的发生,宜多饮水,保持24h排尿量在1200ml以上。

(3)肾功能减退者,需根据肾功能调整给药剂量。

(4)应用氟喹诺酮类药物可发生中、重度光敏反应。应用此品时应避免过度暴露于阳光,如发生光敏反应需停药。

(5)肝功能减退时,如属重度(肝硬化腹水)可减少药物清除,血药浓度增高,肝、肾功能均减退者尤为明显,均需权衡利弊后应用,并调整剂量。

(6)原有中枢神经系统疾患者,例如癫痫及癫痫病史者均应避免应用,有指征时需仔细权衡利弊后应用。

(7)不宜用于18岁以下的青少年及小儿。孕妇禁用,哺乳期妇女应用此品时应暂停哺乳。

(8)尿碱化剂可减低此品在尿中的溶解度,导致结晶尿和肾毒性。

盐酸洛美沙星注射液
(lomefloxacin hydrochloride for injection)

通用名 盐酸洛美沙星注射液

规　格 0.1g/2ml,0.1g/10ml,0.2g/100ml,0.2g/250ml

储　存　遮光，密闭，在凉暗处保存

药理作用

喹诺酮类广谱抗菌剂。对革兰阴性菌、革兰阳性菌及部分厌氧菌均显示强力的杀菌活性。对耐甲氧西林的金黄色葡萄球菌、耐氨苄青霉素的流感杆菌及吡哌酸的大肠杆菌及对其他药物耐药的细菌，此药抗菌效力优良。动物感染模型体内抗菌效力试验表明，此品优于诺氟沙星、依诺沙星。

药代动力学

体内分布广，组织穿透性好，在皮肤、痰液、扁桃体、前列腺、胆囊、泪液、唾液和齿龈等组织药物浓度均达到或高于血药浓度，半衰期6～7h，此品主要通过肾脏以原药形式从尿中排泄，在48h内约70%～80%从尿中排出。

适应证及禁忌证

适应证：适用于敏感细菌引起的下列感染：呼吸道感染，如慢性支气管炎急性发作、支气管扩张伴感染、急性支气管炎、肺炎等；泌尿生殖系统感染，如急性膀胱炎、急性肾盂肾炎、复杂性尿路感染、慢性尿路感染急性发作、急慢性前列腺炎、单纯性淋病等，腹腔胆道、肠道、伤寒等感染；皮肤软组织感染；其他感染，如鼻窦炎、中耳炎、眼睑炎等。

禁忌证：对此品或其他喹诺酮类药物过敏者禁用。

用药护理

配制方法：静脉滴注：每次0.2g，每日2次，加入5%葡萄糖注射液或0.9%氯化钠注射液250ml中静脉滴注。

用法用量：每瓶滴注时间60min左右。尿路感染每次0.1g每12h 1次，用法同上，疗程7～14天，或遵医嘱。

配伍禁忌：尚不明确。

用药告知：此品每次滴注时间不少于60min。不能随意调整输液速度。出现心悸、胸闷、头晕等不适症状应及时通知医护人员。

监测要点：可能出现的不良反应，个别患者可出现中上腹部不适、纳差、恶心、口干、轻微头痛、头晕等症状，偶可出现皮疹、皮肤瘙痒等过敏反应和心悸、胸闷等，偶有丙氨酸氨基转移酶、天门冬氨酸氨基转移酶或尿素氮(BUN)值升高。

注意事项：

(1)肾功能减退者或肝功能不全者慎用，若使用，应注意监测肝、肾功能。

(2)孕妇、哺乳期妇女禁用，18岁以下患者禁用。

氟罗沙星注射液

(fleroxacin for injection)

通用名　氟罗沙星注射液

商品名　辅欣，福路新

规　格　0.2g/2ml

储　存　遮光，密闭，在凉暗处保存

药理作用

此品的作用机制是通过抑制细菌的DNA旋转酶而起杀菌作用。此品为广谱抗菌药，对革兰阴性菌，包括大肠杆菌、肺炎杆菌、变形杆菌属、伤寒杆菌、副伤寒杆菌、志贺菌属、阴沟肠杆菌、产气肠杆菌、枸橼酸菌属、黏质沙雷菌、绿脓杆菌、脑膜炎双球菌、流感嗜血杆菌、摩拉卡他菌、嗜肺军团菌、淋球菌等均有较强的抗菌作用。对葡萄球菌属、溶血链球菌等革兰阳性球菌亦具有中等抗菌作用。

药代动力学

健康人静脉滴注氟罗沙星注射液0.1g后，血药峰浓度(C_{max})为2.85μg/ml，半衰期为8.6h±1.3h，达峰时间为0.33h，表观分布容积(V_d)为110L。此品在多数组织中的浓度接近或高于同时期血浓度，但中枢神经系统中浓度很低。给药量的60%～70%以原形及代谢物经肾脏排泄。少部分由胆汁排泄，随粪便排出量仅占3%。

适应证及禁忌证

适应证：可用于对此品敏感细菌引起的急性支气管炎，慢性支气管炎急性发作及肺炎等呼吸系统感染；膀胱炎、肾盂肾炎、前列腺炎、附睾炎、淋病奈瑟菌性尿道炎等泌尿生殖系统感染；伤寒沙门菌感染、细菌性痢疾等消化系统感染；皮肤软组织感染、骨感染、腹腔感染及盆腔感染等。

禁忌证：对此品或喹诺酮类药物过敏者禁用。

用药护理

配制方法：每0.2～0.4g稀释于5%葡萄糖250～500ml注射液中。

用法用量：避光缓慢静脉滴注，每次0.2～0.4g，每日1次。

配伍禁忌：单独输注。

用药告知：滴注速度宜慢，45～60min内不超过0.2g。嘱病人不宜自行调整输液速度。多饮水，保证尿量在1200～1500ml以上。在治疗过程中以及治疗结束后3天内，避免阳光浴和人工紫外线照射。

监测要点：应严密监测不良反应：

(1)胃肠道反应较为常见，可表现为腹部不适或疼痛、腹泻、恶心呕吐、食欲不振。

(2)中枢神经系统反应可有头昏、头痛、兴奋、嗜睡或失眠。

(3)过敏反应有皮疹、皮肤瘙痒，偶可发生渗出性多形红斑及血管神经性水肿。少数患者有光敏反应。

(4)少数患者可发生血氨基转移酶、血尿素氮增高及周围血象白细胞降低，多属轻度，并呈一过性。

(5)偶可发生：癫痫发作、精神异常、烦躁不安、意识混乱、幻觉、震颤；血尿、发热、皮疹等间质性肾炎表现；结晶尿，多见于高剂量应用时；关节疼痛；静脉炎。

注意事项：

(1)肾功能减退者慎用，若使用，应根据减退程度调整剂量。

(2)肝功能不全者慎用，若使用，应注意监测肝功能。

(3)原有中枢神经系统疾病的患者，包括脑动脉硬化或癫痫病史者均应避免应用，有指征时权衡利弊应用。

(4)喹诺酮类药物间存在交叉过敏反应，对任何一种喹诺酮类过敏者不宜使用此品。

(5)患者的尿 pH 值在 7 以上时易发生结晶尿，故每日饮水量必须充足，以使每日尿量保持在 1200～1500ml 以上。

(6)此品可引起光敏反应，至少在光照后 12h 才可接受治疗，治疗期间及治疗后数天内应避免过长时间暴露于明亮光照下。

(7)当出现光敏反应指征如皮肤灼热、发红、肿胀、水泡、皮疹、瘙痒、皮炎时应停止治疗。

(8)去羟肌苷(DDI)制剂中含有的铝及镁可与氟喹诺酮类螯合，不宜合用。

(9)尿碱化剂可减低此品在尿中的溶解度，导致结晶尿和肾毒性。

(10)丙磺舒可延迟此品的排泄，使此品血浓度增高而产生毒性。

(11)此品忌与氯化钠注射液或葡萄糖氯化钠注射液合用。

七、硝咪唑类

合成抗菌类药物。包括甲硝唑和磺甲硝咪唑等，对各种厌氧菌具有强大作用，对滴虫、阿米巴也有效。血中和脑脊液中浓度高，不良反应为胃肠不适。

甲硝唑葡萄糖注射液

(metronidazole and glucose for injection)

通用名 甲硝唑葡萄糖注射液

商品名 佳尔纳

规　格 0.915g

储　存 遮光，密闭保存

药理作用

此品为硝基咪唑衍生物，可抑制阿米巴原虫氧化还原反应，使原虫氮链发生断裂。体外试验证明，药物浓度为 1～2μg/ml 时，溶组织阿米巴于 6～20h 即可发生形态改变，24h 内全部被杀灭。浓度为 0.2μg/ml 时，72h 内可杀死溶组织阿米巴。此品有强大的杀灭滴虫的作用，其机制尚不清楚。

甲硝唑对厌氧微生物有杀灭作用，它在人体中还原时生成的代谢物也具有抗厌氧菌作用，抑制细菌的脱氧核糖核酸的合成，从而干扰细菌的生长、繁殖，最终致细菌死亡，甲硝唑对某些动物有致癌作用。

药代动力学

静脉给药后 20min 达峰值，有效浓度能维持 12h。蛋白结合率<5%，吸收后广泛分布于各组织和体液中，且能通过血脑屏障，药物有效浓度能够出现在唾液、胎盘、胆汁、乳汁、羊水、精液、尿液、脓液和脑脊液中。有报道，药物在胎盘、乳汁、胆汁的浓度与血药浓度相似。健康人脑脊液中血药浓度为血药浓度的 43%。此品经肾排出 60%～80%，约 20%的原形药从尿中排出，其余以代谢产物(25%为葡萄糖醛酸结合物，14%为其他代谢结合物)形式由尿排出，10%随粪便排出，14%从皮肤排泄。

适应证及禁忌证

适应证：主要用于厌氧菌感染的治疗。

禁忌证：有活动性中枢神经系统疾患和血液病者禁用。

用药护理

配制方法：0.915g 先用 5ml 注射用水、0.9%氯化钠注射液溶解，再加入到 100ml 输液(注射用水、0.9%氯化钠注射液)中进一步稀释后静脉滴注。

用法用量：静脉滴注。成人常用量：厌氧菌感染，静脉给药首次按体重 15mg/kg(70kg 成人为 1g)，维持量按体重 7.5mg/kg，每 6～8h 静脉滴注 1 次。小儿常用量：厌氧菌感染的注射剂量同成人。

配伍禁忌：氨基酸、氨曲南、阿洛西林钠、阿莫西林-克拉维酸钾、人粒细胞集落刺激因子、依托泊苷、盐酸多巴胺、环磷酰胺、头孢孟多、美罗培南、碳酸氢钠。

用药告知：100ml 液于 60min 左右滴完。不可自行调整输液速度。

监测要点：15%～30%病例出现不良反应，以消化道反应最为常见，包括恶心、呕吐、食欲不振、腹部绞痛，一般不影响治疗；神经系统症状有头痛、眩晕，偶有感觉异常、肢体麻木、共济失调、多发性神经炎等，大剂量可致抽搐。少数病例发生荨麻疹、潮红、瘙痒、膀胱炎、排尿困难、口中金属味及白细胞减少等，均属可逆性，停药后自行恢复。

注意事项：

(1)对诊断的干扰：此品的代谢产物可使尿液呈深红色。

(2)原有肝脏疾患者，剂量应减少。出现运动失调或其他中枢神经系统。有症状时应停药。重复一个疗程之前，应做白细胞计数。厌氧菌感染合并肾功能衰竭者，给药间隔时间应由 8h 延长至 12h。

(3)此品可抑制酒精代谢，用药期间应戒酒，饮酒后可能出现腹痛、呕吐、头痛等症状。用药期间禁酒。

(4)此品能增强华法林等抗凝药物的作用。

替硝唑注射液
(tinidazole for injection)

通用名　替硝唑注射液

规　格　0.4g/100ml，0.8g/200ml

储　存　遮光，密闭保存

药理作用

此品对原虫及厌氧菌有较高活性。对脆弱拟杆菌等拟杆菌属、梭杆菌属、梭菌属、消化球菌、消化链球菌、韦容球菌属及加得纳菌等具抗菌活性，2～4μg/ml 的浓度可抑制大多数厌氧菌；微需氧菌、幽门螺杆菌对其敏感；对阴道滴虫的 MIC 与甲硝唑相仿，其代谢物对加得纳菌的活性较替硝唑为强。此品的作用机制尚未完全阐明，厌氧菌的硝基还原酶在敏感菌株的能量代谢中起重要作用。此品的硝基被还原成一种细胞毒，从而作用于细菌的 DNA 代谢过程，促使细菌死亡。耐药菌往往缺乏硝基还原酶而对此品耐药。此品抗阿米巴原虫的机制为抑制其氧化还原反应反应，使原虫的氮链发生断裂，从而杀死原虫。

药代动力学

此品静脉滴注 0.8g 及 1.6g 后血药峰浓度(C_{max})分别为 14～21μg/ml 及 32μg/ml。静脉每日给药 1g，血药浓度可维持在 8μg/ml 以上。替硝唑在体内的分布广泛，在生殖器官、肠道、腹部肌肉、乳汁中可达较高浓度，在肝脏、脂肪中的浓度低，在胆汁、唾液中的浓度与同期血药浓度相仿，对血脑脊液屏障的穿透性较甲硝唑高，脑膜无炎症时脑脊液中的浓度为同期血药浓度的 80%，这与替硝唑的脂溶性较高有关。替硝唑可通过血胎盘屏障，在胎儿及胎盘中可达高浓度。蛋白结合率为 12%。在肝脏代谢，静脉给药后约20%～25%以原形从尿中排出。半衰期为 11.6～13.3h，平均为 12.6h。

适应证及禁忌证

适应证：用于各种厌氧菌感染，如败血症、骨髓炎、腹腔感染、盆腔感染、肺支气管感染、肺炎、鼻窦炎、皮肤蜂窝组织炎、口腔感染及术后伤口感染；用于结肠直肠手术、妇产科手术及口腔手术等的术前预防用药。

禁忌证：对此品或吡咯类药物过敏患者以及有活动性中枢神经疾病和血液病者禁用。

用药护理

配制方法：直接静脉滴注，100～200ml 替硝唑葡萄糖注射液不少于 60min。

用法用量：静脉滴注。

(1)厌氧菌感染：每次 0.8g，每日 1 次，静脉缓慢滴注，一般疗程 5～6 日，或根据病情决定。

(2)预防手术后厌氧菌感染：总量 1.6g，1 次或分 2 次滴注，第一次于手术前 2～4h，第二次于手术期间或术后 12～24h 内滴注。

配伍禁忌：需单独使用。

用药告知：输注时间不少于 60min，嘱病人不可自行调整速度。

监测要点：不良反应少见而轻微，主要为恶心、呕吐、上腹痛、食欲下降及口腔金属味，可有头痛、眩晕、皮肤瘙痒、皮疹、便秘及全身不适。此外还可有血管神经性水肿、中性粒细胞减少、双硫仑样反应及黑尿，偶见滴注部位轻度静脉炎。高剂量时也可引起癫痫发作和周围神经病变。

注意事项：

(1)此品滴注速度应缓慢，浓度为2mg/ml时，每次滴注时间应不少于1h，浓度大于2mg/ml时，滴注速度宜再降低1～2倍。药物不应与含铝的针头和套管接触，并避免与其他药物一起滴注。

(2)致癌、致突变作用：动物试验或体外测定发现此品具致癌、致突变作用，但人体中尚缺乏资料。

(3)如疗程中发生中枢神经系统不良反应，应及时停药。

(4)此品可干扰丙氨酸氨基转移酶、乳酸脱氢酶、三酰甘油、己糖激酶等的检验结果，使其测定值降至零。

(5)用药期间不应饮用含酒精的饮料，因可引起体内乙醛蓄积，干扰酒精的氧化过程，导致双硫仑样反应，患者可出现腹部痉挛、恶心、呕吐、头痛、面部潮红等。

(6)肝功能减退者此品代谢减慢，药物及其代谢物易在体内蓄积，应予减量，并作血药浓度监测。

(7)此品可自胃液持续清除，某些放置胃管作吸引减压者，可引起血药浓度下降。血液透析时，此品及代谢物迅速被清除，故应用此品不需减量。

(8)念珠菌感染者应用此品，其症状会加重，需同时给抗真菌治疗。

(9)妊娠3个月内应禁用。3个月以上的孕妇只有具明确指征时才选用此品。

(10)哺乳期妇女应避免使用。若必须用药，应暂停哺乳，并在停药3日后方可授乳。12岁以下患者禁用。

(11)用药期间禁酒。

八、磺胺类

磺胺药(sulfonamides)为比较常用的一类药物，具有抗菌谱广、可以口服、吸收较迅速等优点，有的(如磺胺嘧啶，SD)能通过血脑屏障渗入脑脊液，较为稳定、不易变质。磺胺药单独应用，微生物易产生耐药性，甲氧苄啶的出现，加强了磺胺药的抗菌作用，使磺胺药的应用更为普遍。

磺胺嘧啶钠注射液
(sulfadiazine sodium for injection)

通用名 磺胺嘧啶钠注射液

规　格 0.4g/2ml，1g/5ml

储　存 遮光，密封保存

药理作用

此品为中效磺胺类抗菌药，对许多革兰阳性和阴性菌均具抗菌作用。对非产酶金黄色葡萄球菌、化脓性链球菌、肺炎链球菌、大肠埃希菌、克雷伯菌属、沙门菌属、志贺菌属、淋病奈瑟菌、脑膜炎奈瑟菌、流感嗜血杆菌具有抗菌作用,此外在体外对沙眼衣原体、星形奴卡菌、疟原虫和弓形虫也有活性。此品抗菌活性同磺胺甲噁唑。但近年来细菌对此品的耐药性增高,尤其是链球菌属、奈瑟菌属以及肠杆菌科细菌。此品在结构上类似对氨基苯甲酸(PABA),可与PABA竞争性作用于细菌体内的二氢叶酸合成酶,从而阻止PABA作为原料合成细菌所需的叶酸,减少了具有代谢活性的四氢叶酸的量,而后者则是细菌合成嘌呤、胸腺嘧啶核苷和脱氧核糖核酸(DNA)的必需物质,因此抑制了细菌的生长繁殖。

药代动力学

此品吸收后广泛分布于全身组织和体液,后者包括胸膜液、腹膜液、滑膜液和房水等,易透过血脑屏障,脑膜无炎症时,脑脊液中药物浓度约为血药浓度的50%,脑膜有炎症时,脑脊液中药物浓度可达血药浓度的50%~80%,也易进胎儿血循环。此品的消除半衰期在正常肾功能者约为10h,肾功能衰竭者可达34h。给药后48~72h内以原形药物自尿中排出给药量的60%~85%。此品的蛋白结合率为38%~48%。

适应证及禁忌证

适应证:此品主要用于治疗敏感脑膜炎奈瑟菌所致的脑膜炎;对其敏感的流感嗜血杆菌、肺炎链球菌和其他链球菌所致的急性支气管炎、轻症肺炎;星形奴卡菌病。可作为治疗对氯喹耐药的恶性疟疾的辅助用药。可与乙胺嘧啶联合用药治疗鼠弓形虫引起的弓形虫病。

禁忌证:对磺胺类药物过敏者禁用,孕妇、哺乳期妇女禁用,不足2个月的婴儿禁用,严重肝、肾功能不良者禁用。

用药护理

配制方法:需用无菌注射用水或0.9%氯化钠注射液稀释成5%的溶液,缓慢静脉注射,不可用葡萄糖溶液稀释,以免出现结晶。

用法用量:静脉滴注浓度≤1%。治疗严重感染如流行性脑脊髓膜炎,成人静脉注射剂量为,首剂50mg/kg,继以每日100mg/kg,分3或4次静脉滴注或缓慢静脉注射。2个月以上小儿一般感染,此品剂量为每日50~75mg/kg,分2次应用;流行性脑脊髓膜炎者剂量为每日100~150mg/kg,分3或4次静脉滴注或缓慢静脉注射。

配伍禁忌:碳酸氢钠、硫酸阿米卡星、硫酸庆大霉素、磷酸可待因、盐酸肼苯达嗪、胰岛素、盐酸林可霉素、重酒石酸间羟胺、硫酸链霉素、异烟肼、尼可刹米、氨基已酸、酚磺乙胺、维生素B_1、三磷酸腺苷二钠、辅酶A、环磷酸胺、硫酸博莱霉素、马来酸氯苯那敏、盐酸苯海拉明、琥珀酸钠氢化可的松、缩宫素、垂体后叶素、贝美格、右旋糖酐、氯化钾、盐酸哌甲酯、盐酸消旋山莨菪碱、盐酸精氨酸、葡醛内酯、还原型谷胱甘肽、地塞米松磷酸钠、促皮质素、氯霉素、盐酸利多卡因。

用药告知:

(1)严密观察不良反应:过敏反应较为常见,可表现为药疹,严重者可发生渗出性多形红斑、剥脱性皮炎和大疱表皮松解萎缩性皮炎等;也有表现为光敏反应、药物热、关节及肌肉疼痛、发热等血清病样反应。当皮疹或其他反应早期征兆出现时即应立即停药。

(2)如咽痛、发热、苍白和出血倾向,可能发生中性粒细胞减少或缺乏症、血小板减少症及再生障碍性贫血。

(3)有恶心、呕吐、胃纳减退、腹泻、头痛、乏力等，一般症状轻微，不影响继续用药。

(4)如发生精神错乱、定向力障碍、幻觉、欣快感或抑郁感。应警惕中枢神经系统毒性发生。

(5)告知患者在治疗过程中应大量饮水，保证每天饮水1500ml以上。

注意事项：

(1)交叉过敏反应。对一种磺胺药呈现过敏的患者对其他磺胺药也可能过敏。

(2)下列情况应慎用：缺乏葡萄糖6-磷酸脱氢酶、血卟啉症、失水、艾滋病、休克和老年患者。

(3)对呋塞米、砜类、噻嗪类利尿药、磺脲类、碳酸酐酶抑制药呈现过敏的患者，对磺胺药亦可过敏。

(4)应用磺胺药期间多饮水，保持高尿流量，以防结晶尿的发生，必要时亦可服药碱化尿液。

(5)治疗中须注意检查：全血象检查，对接受较长疗程的患者尤为重要。定期尿液检查(每2～3日查尿常规1次)以发现长疗程或高剂量治疗时可能发生的结晶尿。定期肝、肾功能检查。

(6)严重感染者应测定血药浓度，对大多数感染性疾患游离磺胺浓度达50～150μg/ml(严重感染120～150μg/ml)可有效。总磺胺血浓度不应超过200μg/ml，如超过此浓度，不良反应发生率增高。

(7)新生儿患者和2个月以内婴儿除治疗先天性弓形虫病时可作为乙胺嘧啶联合用药外，应属禁忌。

(8)不可任意加大剂量、增加用药次数或延长疗程，以防蓄积中毒。

(9)由于此品能抑制大肠杆菌的生长，妨碍B族维生素在肠内的合成，故使用此品超过1周以上者，应同时给予维生素B以预防其缺乏。

(10)此品仅供重病人应用，病情改善后应尽早改为口服给药，不宜做皮下、肌肉注射与鞘内注射。

九、抗真菌药

近年来，随着广谱抗菌药、抗肿瘤药、糖皮质激素、免疫抑制剂、导管插管、内镜检查的广泛应用以及心脏、器官移植等深部大手术的广泛开展，条件致病性深部真菌感染的发生率日益增多，抗真菌药现已成为国内外研制的热点并有了长足的发展。根据抗真菌药的化学结构特点，可分为以下4类：多烯大环内酯类抗真菌抗生素、唑类(azole)抗真菌药、烯丙胺类抗真菌药、其他类如核酸抑制剂和细胞壁抑制剂等。

氟康唑

(fluconazole)

通用名 氟康唑

商品名 大扶康注射液

规　格 200mg/100ml,400mg/200ml

储　存 遮光,密闭保存

药理作用

此品属吡咯类抗真菌药,抗真菌谱较广。口服及静脉注射此品对人和各种动物真菌感染的作用机制主要为高度选择性干扰真菌的细胞色素 P450 的活性,从而抑制真菌细胞膜上麦角固醇的生物合成。

药代动力学

静脉给予此品 100mg,平均血药峰浓度(C_{max})为 4.5～8μg/ml。表观分布容积(V_d)接近于体内水分总量。此品血浆蛋白结合率低(11%～12%),在体内广泛分布于皮肤、水疱液、腹腔液、痰液等组织体液中,尿液及皮肤中药物浓度约为血药浓度的 10 倍;水疱皮肤中约为 2 倍;唾液、痰、水疱液、指甲中与血药浓度接近;脑膜炎症时,脑脊液中此品的浓度可达血药浓度的 54%～85%。此品少量在肝脏代谢。主要自肾排泄,以原形自尿中排出给药量的 80%以上。血消除半衰期为 27～37h,肾功能减退时明显延长。血液透析或腹膜透析可部分清除此品。

适应证及禁忌证

适应证:此品主要用于以下适应证中病情较重的患者。

(1)念珠菌病:治疗口咽部和食道念珠菌感染;播散性念珠菌病,包括腹膜炎、肺炎、尿路感染等;念珠菌外阴阴道炎等。

(2)隐球菌病:治疗脑膜以外的新型隐球菌病;治疗隐球菌脑膜炎时,此品可作为两性霉素 B 联合氟胞嘧啶初治后的维持治疗药物。

(3)球孢子菌病。

(4)亦可替代伊曲康唑用于芽生菌病和组织胞浆菌病的治疗。

禁忌证:对此品或其他吡咯类药物有过敏史者禁用。

用药护理

配制方法:

(1)静脉滴注:直接滴注使用。

(2)可与下列注射用溶液配伍:5%葡萄糖溶液、林格注射液、Hartmann 氏溶液、4.2%碳酸氢钠溶液、0.9%氯化钠注射液。可以加入上面所列的任何一种溶液,通过静脉输液通道输注。

(3)由于氟康唑注射液为盐水稀释液,对需要限制钠盐或液体摄入量的患者,同时应考虑液体输入的速度。

用法用量：静脉滴注：100ml 溶液不少于 60min 静脉滴注。

配伍禁忌：尚未发现有特殊的配伍禁忌，但不推荐与其他任何药物溶合。

用药告知：直接滴注使用时，须以不超过 10ml/min 的速度静脉滴注，因此特别强调病人不能擅自调整输液速度，必须提前告知病人。由于氟康唑注射液为盐水稀释液，对需要限制钠盐或液体摄入量的患者，也应考虑液体输入的速度这一因素。

监测要点：在临床中氟康唑有关的最常见不良反应如下，在临床用药过程中应该将下列的各种可能异常反应作为需要关注的观察点：

(1)常见消化道反应：表现为恶心、呕吐、腹痛或腹泻等。

(2)过敏反应：可表现为皮疹，偶可发生严重的剥脱性皮炎(常伴随肝功能损害)、渗出性多形红斑。

(3)肝脏毒性：治疗过程中可发生轻度一过性血清氨基转移酶升高，偶可出现肝毒性症状，尤其易发生于有严重基础疾病(如艾滋病和癌症)的患者。

(4)其他反应：可见头晕、头痛；某些患者，尤其有严重基础疾病(如艾滋病和癌症)的患者，可能出现肾功能异常；偶可发生周围血象一过性中性粒细胞减少和血小板减少等血液学检查指标改变，尤其易发生于有严重基础疾病(如艾滋病和癌症)的患者。

(5)必须保证氟康唑的输注速度，因此在输注过程中需多巡视，也可使用输液泵精确控制速度。

注意事项：

(1)此品主要自肾排出，因此治疗中需定期检查肾功能。用于肾功能减退患者需减量应用。

(2)此品目前在免疫缺陷者中的长期预防用药，已导致念珠菌属等对氟康唑等吡咯类抗真菌药耐药性的增加，故需掌握指征，避免无指征预防用药。

(3)治疗过程中可发生轻度一过性血清氨基转移酶升高，偶可出现肝毒性症状。因此用此品治疗开始前和治疗中均应定期检查肝功能，如肝功能出现持续异常，或肝毒性临床症状时均需立即停用此品。

(4)此品与肝毒性药物合用或服用此品 2 周以上或接受多倍于常用剂量的本品时，可使肝毒性的发生率增高，故需严密观察，在治疗前和治疗期间每 2 周进行一次肝功能检查。

(5)此品应用疗程应视感染部位及个体治疗反应而定。一般治疗应持续至真菌感染的临床表现及实验室检查指标显示真菌感染消失为止。

(6)接受骨髓移植者，如严重粒细胞减少已先期发生，则应预防性使用此品，直至中性粒细胞计数上升至 1×10^9/L 以上后 7 天。

两性霉素 B
(amphotericin B)

通用名 两性霉素 B

商品名 注射用两性霉素 B

规　格　5mg/支,25mg/支,50mg/支

储　存　应遮光,密闭,冷处保存

药理作用

此品为多烯类抗真菌药物。其作用机制是通过与敏感真菌(如新型隐球菌、皮炎芽生菌、组织胞浆菌、球孢子菌属、孢子丝菌属、念珠菌属等)细胞膜上的固醇相结合,损伤细胞膜的通透性,导致细胞内重要物质如钾离子、核苷酸和氨基酸等外漏,破坏细胞的正常代谢,从而抑制其生长。

药代动力学

开始治疗时,每天静脉滴注两性霉素 B1～5mg,后逐步增加至每天 0.65mg/kg,此时血药峰浓度(C_{max})为 2～4μg/ml,半衰期约为 24h,蛋白结合率为 91%～95%。此品在胸水、腹水和滑膜腔液中药物浓度通常低于同期血药浓度的一半,支气管分泌物中药物浓度亦低。此品在肾组织中浓度最高,依次为肝、脾、肾上腺、肺、甲状腺、心、骨骼肌、胰腺等。此品在体内经肾脏缓慢排泄,每日约有给药量的 2%～5%以原型排出,7 日内自尿排出给药量的 40%。停药后自尿中排泄至少持续 7 周,在碱性尿液中药物排泄增多。

适应证及禁忌证

适应证:用于敏感真菌所致的内脏或全身深部真菌感染且病情呈进行性发展者,如新型隐球菌脑膜炎、念珠菌病、球孢子菌病、组织胞浆菌病、皮炎芽生菌病、败血症、心内膜炎、腹腔感染(包括与透析相关者)、肺部感染、尿路感染和眼内炎等。

禁忌证:对两性霉素 B 过敏者;严重肝病患者。

慎用:肾功能损害,肾功能轻、中度损害的患者如病情需要仍可选用此品,重度肾功能损害者则需延长给药间期或减量应用,应用其最小有效量,当治疗累积剂量大于 4g 时可引起不可逆性肾功能损害。

用药护理

配制方法:静脉滴注时,先以灭菌注射用水 10ml 配制此品 50mg,或 5ml 配制 25mg,然后用 5%葡萄糖注射液稀释,滴注液的药物浓度不超过 10mg/100ml,稀释用葡萄糖注射液的 pH 值应在 4.2 以上。

用法用量:静脉滴注:开始静脉滴注时先试以 1～5mg 或按体重一次 0.02～0.1mg/kg 给药,以后根据患者耐受情况每日或隔日增加 5mg,当增至一次 0.6～0.7mg/kg 时即可暂停增加剂量,此为一般治疗量。成人最高 1 日剂量不超过 1mg/kg,每日或隔 1～2 日给药 1 次,累积总量 1.5～3.0g,疗程1～3 个月,也可长至 6 个月,视病情及疾病种类而定。对敏感真菌感染宜采用较小剂量,即成人一次 20～30mg,疗程仍宜长。

配伍禁忌:此品不可与其他药物配伍。

用药告知:

(1)此品不良反应的发生率较大,需提前告知病人可能出现的不良反应,为减少此品的不良反应,给药前可给解热镇痛药和抗组胺药,如吲哚美辛和异丙嗪等,同时给予琥珀酸氢化可的松 25～50mg 或地塞米松 2～5mg 一同静脉滴注。

(2)此品药液外渗可产生局部刺激，告知病人如穿刺点有疼痛及时呼叫护士。

监测要点：

临床中常见的不良反应有以下几点：

(1)毒性反应：约50%的受药者出现寒战、发热，20%出现呕吐。其他尚有贫血、厌食、血栓性静脉炎、头痛等。

(2)肾脏损害：80%的受药者肾功能有不同程度的降低，可致氮质血症、蛋白尿、管型尿。病理表现为肾小球基底膜变厚、碎裂、肾小球细胞增生、纤维化和肾小管变性萎缩。原因为药物引起肾小动脉痉挛性收缩造成缺血及直接对肾小管的损害作用。只要早期发现和及时停药，此肾脏损害作用是可逆的。

(3)其他反应：静脉给药速度过快可致全身抽搐，心律失常甚至心肌颤动、心跳停止。偶见急性黄疸和肝功能障碍。此外，尚可见白细胞减少、血小板减少、红细胞减少、血压下降等。由于不良反应发生率较大，所以需多巡视，倾听病人主诉，及时处理发生的并发症。

注意事项：

(1)此品与氯化钠注射液可产生沉淀，不可用氯化钠注射液稀释。

(2)此品毒性大，不良反应多见，但它又是治疗危重深部真菌感染的唯一有效药物，选用此品时必须由医生权衡利弊后作出决定。

(3)治疗期间定期严密随访血、尿常规、肝、肾功能、血钾、心电图等，如血尿素氮或血肌酐明显升高时，则需减量或暂停治疗，直至肾功能恢复。

(4)因此品可致局部刺激，静脉滴注时应避免外漏。

(5)此品宜缓慢避光滴注，每剂滴注时间至少6h。

两性霉素B脂质体
(amphotericin B liposome)

通用名 两性霉素B脂质体

商品名 安浮特克、锋克松

规　格 50mg/支，100mg/支，2mg/支

储　存 遮光，密闭，冷藏(1～10℃)

药理作用

两性霉素B脂质体的有效成分两性霉素B为多烯类抗真菌抗生素，它通过与真菌细胞膜上的固醇(主要为麦角固醇)结合，造成膜通透性改变胞内容物(如钾离子、核苷酸和氨基酸等)流出而使真菌细胞死亡，两性霉素B也能结合哺乳动物细胞膜中的固醇(主要为胆固醇)，这可能是其对动物和人类有毒性的原因。此品是内含有两性霉素B的双层脂质体，其胆固醇成分可增强药物的稳定性，使两性霉素B尽可能在疏水层中保留最大的含量，降低与人体细胞膜中胆固醇的结合而增强对真菌细胞麦角固醇的结合，从而发挥两性霉素B的最大杀菌能力。

药代动力学

此品未在中国人体内进行人体药代动力学研究。动物药代试验中，此品静脉给药后，药物进入体内迅速分布至各组织，符合三室开放模型。两性霉素 B 脂质体易被网状内皮系统的巨噬细胞所吞噬而较多地分布在肝、脾、肺、肾、心、脑、甲状腺，在各脏器的分布与普通两性霉素 B 不同，尤其在肾组织内浓度低，呈现非线性消除。尚未进行转化和排泄研究。

适应证及禁忌证

适应证：

(1)适用于敏感真菌所致全身性深部真菌感染的治疗，包括隐球菌性脑膜炎、念珠菌病、球孢子菌病播散性脑膜炎或慢性球孢子菌病等。

(2)适用于治疗组织胞浆菌病、曲霉病、皮炎芽生菌病和内脏利什曼原虫病等。

(3)适用于对普通两性霉素 B 无效或产生毒副反应的真菌感染患者。

禁忌证：对两性霉素 B 过敏者；严重肝病患者。

用药护理

配制方法：用注射用水稀释溶解并振荡摇匀后加至 5%葡萄糖 500ml 内静脉滴注。

用法用量：

(1)对成年人和儿童，根据要求可按3.0～4.0g/(kg·d)的剂量使用。若无改善或真菌感染恶化，剂量可增至 6.0mg/(kg·d)。

(2)将溶解的此品用 5%葡萄糖注射液稀释，以 1mg/(kg·h)速度作静脉注射。在第一疗程的第一次用药前建议作试验注射，以少量药(10ml 稀释液含有 1.6～8.3mg)用 15～30min 注射，再仔细观察 30min，若患者可以忍受并没有与输注有关的反应，则输注时间可缩短至不少于 2h，若患者出现急性反应或不能忍受输注体积，则输注时间要延长。

配伍禁忌：不可与其他药物配伍。

用药告知：告知病人在首次输注此药液时急性不良反应最常见，主要包括发冷、发热、低血压、恶心或心动过速。这些反应通常在开始输药后 1～3h 出现，并且在头几次给药时较为严重和频繁，以后会逐渐消失。病人应有充分思想准备，如有不适及时向医护人员反映。

观察要点：

(1)临床中常见的不良反应主要包括舌尖麻木感、寒战、发热、头痛、关节痛、低钾血症、恶心、呕吐、腹胀痛、肝肾功能异常、血尿、脱发、皮疹、血糖升高、胸闷、心悸、耳鸣及血管炎等。不良反应较为多见，但又是治疗危重深部真菌感染的唯一有效药物，选用此品时必须权衡利弊后作出决定。但此药不良反应发生率低于两性霉素 B；大多为轻到中度反应，对症治疗后尚可耐受。所以需在用药阶段密切观察病情，多倾听病人主诉，尤其是在开始用药的 30min 内。一旦出现药物不良反应，应立即终止给药，给予对症、支持治疗。

(2)为减少此品的输液相关的不良反应，此品应从小剂量开始，如病人可耐受毒副反应，才逐渐增加至所需量。给药前可给解热镇痛药和抗组胺药，如吲哚美辛和异丙嗪等，可遵医嘱可考虑同时给予琥珀酸氢化可的松 25～50mg 或地塞米松 2～5mg 一同静脉滴注，但应注意皮质激素可使感染扩散。

(3)用药前后及用药时应当检查或监测，用药中应定期(至少 1 周 1 次)监测：①肝、肾功能；②电解质（特别是镁、钾）；③血、尿常规。如有异常变化，则需减量或暂停治疗。

注意事项：

(1)配液必须始终严格无菌操作。

(2)勿用0.9%氯化钠注射液或葡萄糖溶解冻干粉，只能用无菌注射用水溶解；也不能将溶解好的溶液与0.9%氯化钠注射液或电解质混合。

(3)静脉输液瓶应加黑布遮光，以免药物效价降低。

(4)不要使用过滤或使用有内置过滤器的输液器。

(5)如通过正在使用的输液管，在给药前用5%葡萄糖冲洗输液管，或使用单独的输液管。

(6)5%葡萄糖稀释后药液须存于2～8℃并于24h内使用；禁止冷冻，未用完的药液必须抛弃。

十、抗病毒药

病毒是病原微生物中最小的一种，在细胞内繁殖，其核心是核糖核酸（RNA）或脱氧核糖核酸（DNA），外壳是蛋白质，不具有细胞结构。病毒寄生于宿主细胞内，依赖宿主细胞代谢系统进行增殖复制。在病毒基因提供的遗传信息调控下合成病毒核酸和蛋白质，然后在胞浆内装配为成熟的感染性病毒体，以各种方式自细胞释出而感染其他细胞。多数病毒缺乏酶系统，不能独立自营生活，必须依靠宿主的酶系统才能使其本身繁殖（复制），病毒核酸有时整合于细胞，不易消除，因此抗病毒药研究发展缓慢。抗病毒感染的途径很多，如直接抑制或杀灭病毒、干扰病毒吸附、阻止病毒穿入细胞、抑制病毒生物合成、抑制病毒释放或增强宿主抗病毒能力等。

阿昔洛韦
(acyclovir)

通用名 阿昔洛韦

商品名 阿昔洛韦葡萄糖注射液，天全息宁

规　格 0.5g/瓶，0.125g/250ml

储　存 遮光，阴凉处保存

药理作用

阿昔洛韦在体外对单纯疱疹病毒、水痘带状疱疹病毒、巨细胞病毒等具有抑制作用。药物易被单纯疱疹病毒摄取，然后磷酸化为三磷酸盐，通过两种方式抑制病毒复制：干扰病毒DNA多聚酶，抑制病毒的复制；在DNA多聚酶作用下，与增长的DNA链结合，引起DNA链的延伸中断。

药代动力学

此品能广泛分布至各组织与体液中，包括脑、肾、肺、肝、小肠、肌肉、脾、乳汁、子宫、阴道黏膜与分泌物、脑脊液及疱疹液。在肾、肝和小肠中浓度高，脑脊液中浓度约为血中浓度的一半。

药物可通过胎盘。按体重每 8h 静脉给药 5mg/kg(滴注时间大于 1h),血药峰浓度为 10μg/ml。此品的蛋白结合率低(9%～33%)。在肝内代谢,主要代谢物占给药量的 9%～14%,经尿排泄。半衰期约为 2.5h。肌酐清除率为 50～80ml/min 和 15～50ml/min 时,半衰期分别为 3.0h 和 3.5h。无尿者的半衰期达 19.5h,血透时降为 5.7h。此品主要经肾由肾小球滤过和肾小管分泌而排泄。注射时约 45%～79%的药物以原形由尿排泄,经粪便排泄率低于 2%,呼出气中含微量药物。血透 6h 约清除血中 60%的药物。腹膜透析清除量很少。

适应证及禁忌证

适应证:

(1)单纯疱疹病毒感染:用于免疫缺陷者初发和复发性黏膜皮肤感染的治疗以及反复发作病例的预防;也用于单纯疱疹性脑炎治疗。

(2)带状疱疹:用于免疫缺陷者严重带状疱疹病人或免疫功能正常者弥散型带状疱疹的治疗。

(3)免疫缺陷者水痘的治疗。

禁忌证:对有过敏反应既往史者禁用。

用药护理

配制方法:此品用 0.9%氯化钠注射液或 5%葡萄糖水稀释至至少 100ml,使最后药物浓度不超过 0.7%,否则易引起静脉炎。

用法用量:静脉滴注:

(1)重症生殖器疱疹的初治:按体重每8h 5mg/kg,共 5 日。

(2)免疫缺陷者皮肤黏膜单纯疱疹或严重带状疱疹:按体重每 8h 5～10mg/kg,静脉滴注 1h 以上,共 7～10 日。

(3)单纯疱疹性脑炎:按体重每 8h 10mg/kg,共 10 日。

(4)成人急性或慢性肾功能不全者不宜用此品静脉滴注,因滴速过快时可引起肾功能衰竭。

(5)成人每日最高剂量按体重 30mg/kg。

配伍禁忌:与盐酸多巴胺、美罗陪南、盐酸多巴酚丁胺有配伍禁忌。

用药告知:告知患者使用此药可能会出现的不良反应,药液外溢时注射部位可出现红肿、疼痛等炎症反应,如有注射部位肿胀及时告知护士。

监测要点:

(1)常见的不良反应:若注射浓度太高(10g/L)可引起静脉炎,外溢时注射部位可出现炎症。还可能引起皮肤瘙痒或荨麻疹。

(2)少见的不良反应:注射给药特别是静脉注射时,有急性肾功能不全、血尿和低血压。

(3)罕见的不良反应:注射给药时可能出现昏迷、意识模糊、幻觉、癫痫等中枢神经系统症状。

(4)以下症状如持续存在或明显时应引起注意:注射用药引起的轻度头痛(常见)、多汗(少见)。

注意事项：

(1)对更昔洛韦过敏者也可能对此品过敏。脱水或已有肾功能不全者，此品剂量应减少。

(2)严重肝功能不全者、对此品不能承受者、精神异常或以往对细胞毒性药物出现精神反应者，静脉用此品易产生精神症状，需慎用。

(3)严重免疫功能缺陷者长期或多次应用此品治疗后可能引起单纯疱疹病毒和带状疱疹病毒对此品耐药。如单纯疱疹患者应用此品后皮损无改善者应测试单纯疱疹病毒对此品的敏感性。

(4)对诊断的干扰：静脉给药可引起肾小管阻塞，使血肌酐和尿素氮增高。如剂量恰当、补水充足则不易引起。

(5)随访检查：由于女性生殖器疱疹患者大多易患子宫颈癌，因此患者每年至少应检查一次，以便早期发现。静脉用药可能引起肾毒性，用药前或用药期间应检查肾功能。

(6)一旦疱疹症状与体征出现，应尽早给药。

(7)静脉给药：①此品专供静脉滴注，药液至少在1h内匀速滴入，避免快速滴入或静脉推注，否则可发生肾小管内药物结晶沉积，引起肾功能损害(可达10%)。②静脉滴注后2h，尿药浓度最高，此时应给病人充足的水，防止药物沉积于肾小管内。③血透可使血药浓度降低60%，故每血透6h应重复给药一次。④配液方法：此品应加入适量的溶液(如葡萄糖注射液)，使药液浓度不高于7g/L。肥胖患者的剂量应按标准体重计算。

(8)儿童中未发现特殊不良反应；新生儿不宜以含苯甲醇的稀释液配制静脉滴注液，否则易引起致命的综合征，包括酸中毒、中枢抑制、呼吸困难、肾功能衰竭、低血压、癫痫和颅内出血等。

利巴韦林

(ribavirin)

通用名　利巴韦林

商品名　利巴韦林氯化钠注射液

规　格　100mg/1ml

储　存　密闭保存

药理作用

此品为广谱抗病毒药。体外具有抑制呼吸道合胞病毒、流感病毒、甲肝病毒、腺病毒等多种病毒生长的作用，其机制不全清楚。此品并不改变病毒吸附、侵入和脱壳，也不诱导干扰素的产生。药物进入被病毒感染的细胞后迅速磷酸化，其产物作为病毒合成酶的竞争性抑制剂，抑制肌苷单磷酸脱氢酶、流感病毒RNA多聚酶和mRNA鸟苷转移酶，从而引起细胞内鸟苷三磷酸的减少，损害病毒RNA和蛋白合成，使病毒的复制与传播受抑。对呼吸道合胞病毒也可能具免疫作用及中和抗体作用。

药代动力学

静脉滴注此品 0.8g，5min 后血浆浓度为 17.8μM±5.5μM，30min 后血浆浓度为 42.3μM ±10.4μM。进入体内迅速分布到身体各部分，并可通过血-脑脊液屏障。药物在呼吸道分泌物中的浓度大多高于血药浓度。药物能进入红细胞内，且蓄积量大。长期用药后脑脊液内药物浓度可达同时期血药浓度的 67%。此品可透过胎盘，也能进入乳汁。与血浆蛋白几乎不结合。在肝内代谢。半衰期为 0.5～2h。主要经肾排泄，48h 内从尿液中可检出 16.7%±10.3%的药物以原形排出，6.2%±1.7%的药物以代谢物排泄。药物在红细胞内可蓄积数周。

适应证及禁忌证

适应证：抗病毒药。用于呼吸道合胞病毒引起的病毒性肺炎与支气管炎。

禁忌证：对此品过敏者、孕妇禁用。

(1)此品有较强的致畸作用，家兔日剂量 1mg/kg 即引起胚胎损害，故禁用于孕妇和有可能怀孕的妇女(此品在体内消除很慢，停药后 4 周尚不能完全自体内清除)。

(2)少量药物由乳汁排泄，且对母子二代动物均具毒性，因此哺乳期妇女在用药期间需暂停哺乳，乳汁也应丢弃。由于哺乳期妇女呼吸道合胞病毒感染具自限性，故此品不用于此种病例。

用药护理

配制方法：用 0.9%氯化钠或 5%葡萄糖注射液稀释成每 1ml 含 1mg 的溶液后静脉缓慢滴注。

用法用量：成人每次 0.5g，每日 2 次。小儿按体重 1 日 10～15mg/kg，分 2 次给药。每次滴注 20min 以上，疗程 3～7 日。

配伍禁忌：与丝裂霉素有配伍禁忌。

用药告知：告知患者可能出现的不良反应有贫血、乏力等，停药后即消失。告知患者定期复查血象。

监测要点：较少见的不良反应有疲倦、头痛、失眠、食欲减退、恶心、呕吐等，应注意这些方面的监测。此品可致红细胞、白细胞及血红蛋白下降，定期监测血象变化。

注意事项：

(1)有严重贫血、肝功能异常者慎用。

(2)对诊断的干扰：口服此品后引起血胆红素增高者可高达 25%。大剂量可引起血红蛋白下降。

(3)尽早用药。呼吸道合胞病毒性肺炎病初 3 日内给药一般有效。此品不宜用于未经实验室确诊为呼吸道合胞病毒感染的患者。

(4)长期或大剂量服用对肝功能、血象有不良反应。

(5)药物相互作用：此品与齐多夫定同用时有拮抗作用，因此品可抑制齐多夫定转变成活性型的磷酸齐多夫定。

(6)药物过量：大剂量应用可致心脏损害，对有呼吸道疾病的患者(慢性阻塞性肺病或哮喘者)可致呼吸困难、胸痛等。

十一、抗结核药

异烟肼注射液

(isoniazid for injection)

通用名 异烟肼注射液

商品名 无

规　格 100mg/2ml

储　存 避光，封闭保存

药理作用

此药主要对生长繁殖期的分枝杆菌有效，是全效杀菌药。其作用是：

(1)阻碍结核杆菌细胞壁中磷脂和分枝菌酸的合成，使细胞壁通透性增加，细菌失去抗酸性而死亡

(2)可与NAD葡萄糖水解酶的抑制因子结合，使NAD降解而影响脱氧核糖核酸的合成。

(3)可与结核杆菌的某些酶所需的铜离子结合，使酶失去活性而发挥抗菌作用。

(4)在菌体内被氧化为异烟酸，因而抑制结核菌的生长。

药代动力学

此药蛋白结合率小于10%，分布容积为0.6～0.75L/kg，主要在肝脏中代谢，代谢速度快的血浆半衰期为0.5～1.6h，慢的为2～5h。药物以原形(7%～35%)及代谢产物的形式由尿中排除，24h内排出75%～90%。

适应证及禁忌证

适应证：主要用于各型肺结核的进展期、溶解播散期、吸收好转期及结核性脑膜炎、肺外活动性结核等。可用于儿童或青少年有结核密切接触史或对结核菌素呈强阳性反应者的预防药。

禁忌证：

(1)对此药及乙硫异烟胺、吡嗪酰胺、烟酸及其他化学相关的药物过敏者。

(2)肝功能不良者。

(3)精神病、癫痫患者。

慎用：

(1)严重肾功能损害者。

(2)嗜酒者。

(3)孕妇及哺乳期妇女。

用药护理

配制方法：常用0.9%氯化钠注射液、5%葡萄糖注射液、10%葡萄糖注射液稀释后使用。

用法用量：静脉滴注：

(1)与其他抗结核药合用时，每日5mg/kg，最高日剂量为300mg。或每次15mg/kg，最高剂量900mg，每周2或3次。

(2)间歇疗法：剂量为900mg或15mg/kg，每周2次。

(3)急性粟粒型肺结核或结核性脑膜炎：适当增加剂量，每日400～600mg。

配伍禁忌：

(1)与肾上腺皮质激素(尤其是泼尼松龙)合用时，可导致此品血药浓度降低而影响疗效。

(2)抗凝血药(如香豆素)与此品合用时，可使抗凝作用增强。

(3)此品可改变茶碱的代谢，使其血药浓度升高，毒性反应增加。

(4)此药可增加长春新碱的神经毒性。

(5)此品可抑制卡马西平的代谢，使其血药浓度增高，引起毒性反应。

(6)乳酸钙可使此药血药浓度降低。

用药告知：

(1)如果出现食欲不佳、异常乏力或软弱、恶心或呕吐等肝毒性前驱表现，要及时通知医生。

(2)如果出现麻木针刺感、烧灼感或手脚疼痛、兴奋、失眠等神经症状，也要及时告知医生。

(3)偶有口干、发热或多形性皮疹发生，停药或减少剂量后可消失。

(4)勿饮酒。因其可使肝损害增加。

观察要点：

(1)有无恶心呕吐、感觉异常、皮疹等表现。

(2)观察尿色、眼或皮肤有无黄染。

(3)定期检查血常规(粒细胞、血小板)及生化指标(肝、肾功能)。

(4)如若出现视神经炎症状，需立即进行眼部检查并定期复查。

用药禁忌：尚不明确。

注意事项：

(1)稀释后3～5h内滴完，溶液变色后不能应用。

(2)因其结构与维生素B_6相似，可增加维生素B_6的排除，注意补充。

对氨基水杨酸钠

(sodium aminosalicylate)

通用名 注射用对氨基水杨酸钠

规　格 2g，4g，6g

储　存 避光，封闭保存

药理作用

(1)此品为对氨基苯甲酸的同类物，只对结核杆菌有抑菌作用，对非结核分枝杆菌无效。

(2)通过对叶酸合成的竞争性抑制作用而抑制结核分枝杆菌的生长繁殖。

(3)另外此药还有较强的降血脂的作用。

药代动力学

此药吸收后迅速分布至各种体液中，同时迅速弥散至肾、肺和肝组织，在胸水及干酪样组织中可达高浓度，但在脑脊液中的浓度很低。半衰期为45～60min，但在肾功能不全时可长达23h，蛋白结合率为60%～70%，分布容积为0.23L/kg，给药后85%在7～10h内经肾排出。

适应证及禁忌证

适应证：适用于结核分枝杆菌所致的肺及肺外结核病，对结核性脓胸作胸腔注射有较好的效果，也可用于甲状腺功能亢进症。

禁忌证：对此药及其他水杨酸类药过敏者。

慎用：

(1)充血性心力衰竭患者。

(2)消化性溃疡患者。

(3)葡萄糖-6-磷酸脱氢酶缺乏者。

(4)严重肝、肾功能损害者。

(5)孕妇及哺乳期妇女。

用药护理

配制方法：常用5%葡萄糖注射液、10%葡萄糖注射液稀释后避光滴注。

用法用量：静脉滴注：从每日3～4g开始，逐渐增加至每日8～12g，每日或隔日一次。

配伍禁忌：

(1)溶液需现溶现配，滴注时应避光。

(2)与氨苯甲酸有拮抗作用，两种不宜合用。

(3)不应与其他药品混合配置。

用药告知：

(1)长期静脉滴注可导致静脉硬化、阻塞，注意保护血管。

(2)会出现恶心、呕吐、腹胀、腹泻或食欲不振等胃肠道反应。

(3)如出现皮肤瘙痒、皮疹以及结晶尿、蛋白尿时，需及时向医生汇报。

观察要点：

(1)有无胃肠道反应。

(2)局部皮肤、血管变化。

(3)尿液颜色、性质以及有无结晶。

(4)注意生化指标(肝、肾功能)是否异常。

用药禁忌：

(1)与异烟肼合用，能使异烟肼血药浓度升高，药效增加，肝毒性增强。

(2)能干扰利福平的吸收，导致利福平的血药浓度降低，两者合用时给药时间最好间隔8～10h。

注意事项：

(1)溶液配置后在避光条件下 3～5h 滴完。

(2)溶液变色后不得使用。

第 2 节　心血管系统药

许多药物对心血管系统功能有影响，其中一部分以其对心血管的作用为主要作用而用于治疗心血管疾病。另一部分原来以心血管作用为次要或被认为副作用的药物，经过研究和评价，发现对心血管系统疾病有肯定的疗效与用途，也被列入心血管药物。随着现代医学技术的不断发展，治疗心血管疾病的新药物、新剂型的不断问世，特别是近 20 年来 β 受体阻滞剂、钙拮抗剂、血管紧张素转换酶抑制剂、血管紧张素Ⅱ受体拮抗药、抗血小板凝集药和他汀类调脂药在心血管病的防治上发挥了重要作用。

一、抗心力衰竭药

依据心力衰竭的病理生理过程，临床治疗心功能不全的药物主要分为 5 类。第一类是正性肌力药，又可分为 3 类，即强心甙类。非苷类正性肌力药和拟交感胺类药物；第二类是利尿药；第三类是血管扩张剂，如硝普钠；第四类是血管紧张素转换酶抑制剂及血管紧张素Ⅱ受体拮抗药；第五类是 β 受体阻滞剂。

去乙酰毛花苷注射液
(deslanoside，cedilanid-D)

通用名　去乙酰毛花苷注射液，去乙酰毛花苷丙注射液

商品名　西地兰注射液

规　格　0.4mg/2ml

储　存　避光，密闭保存

药理作用

(1)正性肌力作用：此品选择性地与心肌细胞膜 Na^+-K^+ ATP 酶结合而抑制该酶活性，使心肌细胞膜内外 Na^+-K^+ 主动偶联转运受损，心肌细胞内 Na^+ 浓度升高，从而使肌膜上 Na^+-Ca^{2+} 交换趋于活跃，使细胞浆内 Ca^{2+} 增多，肌浆网内 Ca^{2+} 储量亦增多，心肌兴奋时，有较多的 Ca^{2+} 释放；心肌细胞内 Ca^{2+} 浓度增高，激动心肌收缩蛋白从而增加心肌收缩力。

(2)负性频率作用：由于其正性肌力作用，使衰竭心脏心输出量增加，血流动力学状态改善，消除交感神经张力的反射性增高，并增强迷走神经张力，因而减慢心率、延缓房室传导。此

外，小剂量时提高窦房结对迷走神经冲动的敏感性，可增强其减慢心率作用。由于其负性频率作用，使舒张期相对延长，有利于增加心肌血供；大剂量（通常接近中毒量）则可直接抑制窦房结、房室结和希氏束而呈现窦性心动过缓和不同程度的房室传导阻滞。

(3)心脏电生理作用：通过对心肌电活动的直接作用和对迷走神经的间接作用，降低窦房结自律性；提高普肯野氏纤维自律性；减慢房室结传导速度，延长其有效不应期，导致房室结隐匿性传导增加，可减慢心房纤颤或心房扑动的心室率。由于此药缩短心房有效不应期，当用于房性心动过速和房扑时，可能导致心房率的加速和心房扑动转为心房纤颤，缩短普肯野氏纤维有效不应期。

药代动力学

蛋白结合率低，静脉注射可迅速分布到各组织，10～30min 起效，1～3h 作用达高峰，作用持续时间 2～5h。$T_{1/2}$ 为 33～36h。在体内转化为地高辛，经肾脏排泄。

适应证及禁忌证

适应证：主要用于充血性心力衰竭。由于其作用较快，适用于急性心功能不全或慢性心功能不全急性加重的患者。

禁忌证：任何强心甙制剂中毒；室性心动过速、心室颤动；梗阻性肥厚型心肌病（若伴收缩功能不全或心房颤动仍可考虑）；预激综合征伴心房颤动或扑动。

慎用：低钾血症不完全性房室传导阻滞；高钙血症；甲状腺功能低下；缺血性心脏病；急性心肌梗死早期（AMI）；心肌炎活动期；肾功能损害。

用药护理

配制方法：常用稀释液为 5%葡萄糖注射液。

用法用量：去乙酰毛花苷注射液需经稀释后静脉缓慢注射。

(1)成人常用量：洋地黄化，总量 1～1.6mg，首剂 0.4～0.6mg，以后每 2～4h 可再给 0.2～0.4mg。

(2)小儿常用量：洋地黄化，按下列剂量分 2 或 3 次间隔 3～4h 给药。

(3)早产儿和足月新生儿或肾功能减退、心肌炎患者，按体重 0.022mg/kg；2 周～3 岁，按体重 0.025mg/kg。

配伍禁忌：

(1)禁与钙注射剂合用。

(2)与两性霉素 B、皮质激素或失钾利尿剂如布美他尼（bumetanide，制品为丁尿胺）、依他尼酸（ethacrynic acid，利尿酸）等同用时，可引起低血钾而致洋地黄中毒。

(3)与制酸药（尤其三硅酸镁）或止泻吸附药如白陶土、果胶、考来烯胺（cholestyramine，消胆胺）和其他阴离子交换树脂、柳氮磺吡啶（sulfasalazine）或新霉素、对氨基水杨酸同用时，可抑制洋地黄强心甙吸收而导致强心甙作用减弱。

(4)与抗心律失常药、可卡因、泮库溴胺（pancuronium bromide，潘可龙，巴活郎）、萝芙木碱、琥珀胆碱（司可林，scoline；suxamethonium chloride）或拟肾上腺素类药同用时，可因作用相加而导致心律失常。

(5)有严重或完全性房室传导阻滞且伴正常血钾者的洋地黄化患者不应同时应用钾盐，但噻嗪类利尿剂与此品同用时，常须给予钾盐，以防止低钾血症。

(6)β受体阻滞剂与此品同用，有导致房室传导阻滞发生严重心动过缓的可能，应重视。但并不排除β阻滞剂用于洋地黄不能控制心室率的室上性快速心律失常。

(7)与喹尼丁同用，可使此品血药浓度提高约1倍，提高程度与喹尼丁用量相关，甚至可达到中毒浓度，即使停用地高辛，其血药浓度仍继续上升，这是喹尼丁从组织结合处置换出地高辛，减少其分布容积之故。两药合用时应酌减地高辛用量1/2～1/3。

(8)与维拉帕米、地尔硫䓬、胺碘酮合用，由于降低肾及全身对地高辛的清除率而提高其血药浓度，可引起严重心动过缓。

(9)螺内酯可延长此品半衰期，需调整剂量或给药间期，随访监测此品的血药浓度。

(10)血管紧张素转换酶抑制剂及其受体拮抗剂可使此品血药浓度增高。

(11)依酚氯胺(edrophonium chloride，tensilon 腾喜龙)与此品合用可致明显心动过缓。

(12)吲哚美辛(indometacin，消炎痛)可减少此品的肾清除，使此品半衰期延长，有中毒危险，需监测血药浓度及心电图。

(13)与肝素同用，由于此品可能部分抵消肝素的抗凝作用，需调整肝素用量。

(14)洋地黄化时静脉用硫酸镁应极其谨慎，尤其是也静脉注射钙盐时，可发生心脏传导阻滞。

用药告知：

(1)由于此品安全性边界窄，对一位患者而言的治疗剂量可能对另一位患者而言则是有毒剂量，因此剂量必须是个性化剂量，用药前须告知患者中毒的相关症状便于识别。

(2)此品常见的中毒反应包括恶心、呕吐和食欲减退(刺激延髓中枢)以及异常的软弱无力(电解质平衡失调)。中毒表现最为严重的是心律失常，其中室颤可致患者死亡；患者还有可能出现视力模糊、色彩视力受损、头痛、精神抑郁或错乱。出现上述症状时必须及时通知医护人员。

监测要点：

(1)用药期间监测心电图、血压、心律、心功能、血电解质、肾功能、药物血药浓度(洋地黄毒甙治疗浓度为15～30ng/ml；交叉浓度为25～35ng/ml；中毒浓度为＞35ng/ml)。

(2)肾功能不全、老年及虚弱者在常用剂量及血药浓度时就可有中毒反应。婴幼儿尤其是早产儿和发育不全儿，要在血药浓度及心电监测下调整剂量。

(3)肝肾功能不全，表观分布容积减小，或电解质平衡失调者，对此品耐受性低，必须减少剂量。

(4)洋地黄化患者常对电复律极为敏感，应高度警惕。

注意事项：

(1)强心甙剂量计算应按标准体重，因脂肪组织不摄取强心甙。

(2)推荐剂量只是平均剂量，必须按照患者需要调整每次剂量。

(3)肝功能不全者，应选用不经肝脏代谢的地高辛。

(4)透析不能从体内迅速去除此品。

(5)在此品引起严重或完全性房室传导阻滞时，不宜补钾。

(6)此品过量及毒性反应的处理：轻度中毒者，停用此品及利尿治疗，如有低钾血症而肾功能尚好，可给以钾盐。

毒毛花苷K注射液

(strophanthin K)

通用名 毒毛花苷K注射液

商品名 毒毛旋花子苷K注射液，毒毛苷K注射液

规　格 0.25mg/1ml

储　存 此品遇光变质，需避光密闭保存

药理作用

此品系从康毗毒毛旋花种子中提取的强心甙，其化学极性高，脂溶性低，为常用、高效、速效、短效强心甙。

(1)正性肌力作用：此品选择性地与心肌细胞膜 Na^+-K^+-ATP 酶结合而抑制该酶活性，使心肌细胞膜内外 Na^+-K^+ 主动偶联转运受损，心肌细胞内 Na^+ 浓度升高，从而使肌膜上 Na^+-Ca^{2+} 交换趋于活跃，使细胞浆内 Ca^{2+} 增多，肌浆网内 Ca^{2+} 储量亦增多，心肌兴奋时，有较多的 Ca^{2+} 释放；心肌细胞内 Ca^{2+} 浓度增高，激动心肌收缩蛋白增加心肌收缩力。

(2)负性频率作用：由于其正性肌力作用，血流动力学状态改善，消除反射性交感神经张力的增高，增强迷走神经张力，因而减慢心率、延缓房室传导。

(3)心脏电生理作用：降低窦房结自律性；提高浦肯野纤维自律性；减慢房室结传导速度，延长其有效不应期，导致房室结隐匿性传导增加，可减慢心房纤颤或心房扑动的心室率。由于此药缩短心房有效不应期，当用于房性心动过速和房扑时，可能导致心房率的加速和心房扑动转为心房纤颤，缩短浦肯野纤维有效不应期。

(4)强心甙的心外作用：中毒量的强心甙可致中枢神经兴奋、头痛、头晕、疲倦和嗜睡，有时可出现神经痛，面部下1/3区痛，表现类似三叉神经痛。因兴奋延脑极后区催吐化学感受区而致呕吐，严重者甚至引发行为异常和精神症状，尤其易发生于动脉硬化症的老人，如定向困难、失语、幻觉和谵妄等。由于强心甙影响视神经功能，甚至引发球后视神经炎而发生视神经障碍，如视力模糊、复视及色视(黄视或绿视症)。中毒量强心甙对中枢交感神经的兴奋致使交感神经张力过高，是强心甙诱发心律失常的神经性因素。强心甙对人的动脉和静脉有直接收缩作用是强心甙对血管的直接作用。

(5)中毒浓度强心甙的电生理影响是由于强心甙明显抑制心肌细胞膜 Na^+-K^+-ATP 酶，使〔Na^+〕积聚增高，〔K^+〕明显降低，致使心肌细胞膜最大舒张电位降低，自律性增高，心肌、浦氏纤维兴奋下降，房室结、浦氏纤维以及心肌传导速度延缓，呈现不同程度的房室传导阻滞。中毒量强心甙还可使心肌细胞内 Ca^{2+} 浓度过高，Ca^{2+} 呈超负荷状态，使细胞内 Ca^{2+} 贮库振荡性地释出和再摄取 Ca^{2+}，同时细胞膜对 Na^+ 通透性增高，激发短暂的内向电流，心肌细胞膜出现迟后去极化，引起心肌触发活动，这是中毒量强心甙诱发心律失常的机制之一。

药代动力学

静脉注射后 10～15min 起效，1～2h 作用达高峰，作用持续时间 2～3h，$t_{1/2}$ 为 21h。此品在体内不代谢，以原形经肾排泄。

适应证及禁忌证

适应证：此品作用最快，维持时间短，适用于急性充血性心功能不全或慢性心功能不全急性加重者。

禁忌证：任何强心甙制剂中毒患者；室性心动过速、心室颤动；梗阻性肥厚型心肌病（若收缩功能不全或心房颤动仍可考虑）；预激综合征伴心房颤动或扑动；Ⅱ°以上 AVB（房-室传导阻滞）；严重低血压。

慎用：低钾血症；不完全性房室传导阻滞；高钙血症；甲状腺功能低下；缺血性心脏病；急性心肌梗死早期；活动心肌炎；肾功能损害；房、室早搏者。

用药护理

配制方法：毒毛花苷 K 注射液不可直接静脉给药，需稀释后给药，常用稀释液为 5%葡萄糖注射液。

用法用量：

(1)成人常用量：首剂 0.125～0.25mg，用 5%葡萄糖注射液 20～40ml 稀释后缓慢注入（时间不少于 5min），1～2h 后按需要再给 0.125～0.25mg，总量每天为 0.25～0.5mg。

(2)小儿常用量：按体重 0.007～0.01mg/kg，或按体表面积 0.3mg/m^2，首剂给予一半剂量，其余分成几个相等部分，间隔 0.5～2h 给予。

配伍禁忌：

(1)此品不宜与碱性溶液配伍。

(2)与两性霉素 B、皮质激素或失钾利尿剂如布美他尼（bumetanide，制品为丁尿胺）、依他尼酸（ethacrynic acid，利尿酸）等同用时，可引起低血钾而致洋地黄中毒。

(3)与抗心律失常药、钙盐注射剂、可卡因、泮库溴胺（pancuronium bromide，潘可龙，巴活郎）、萝芙木碱、琥珀胆碱（司可林，scoline，suxamethonium chloride）或拟肾上腺素类药同用时，可因作用相加而导致心律失常。

(4)血钾正常的严重或完全性房室传导阻滞的洋地黄化患者不应同时应用钾盐，噻嗪类利尿剂与本品同用时，常须给予钾盐，以防止低钾血症。

(5)应注意β受体阻滞剂与此品同用，有导致房室传导阻滞发生严重心动过缓的可能。但并不排除洋地黄不能控制心室率的室上性快速心律失常时应用β受体阻滞剂。

(6)与喹尼丁同用，可使此品血药浓度提高约 1 倍，提高程度与喹尼丁用量相关，甚至可达到中毒浓度。

(7)与维拉帕米、地尔硫䓬、胺碘酮合用，由于降低肾及全身对强心甙的清除率而提高其血药浓度，可引起严重心动过缓。

(8)螺内酯可延长此品半衰期，需调整剂量或给药间期，监测此品的血药浓度。

(9)血管紧张素转换酶抑制剂及其受体拮抗剂可使此品血药浓度增高。

(10)依酚氯胺（edrophonium chloride，tensilon 腾喜龙）与此品合用可致明显心动过缓。

(11)吲哚美辛(indomethacin,消炎痛)可减少此品的肾清除,使此品半衰期延长,有中毒危险,需监测血药浓度及心电图。

(12)与肝素同用,由于此品可能部分抵消肝素的抗凝作用,需调整肝素用量。

(13)应用此品时静脉注射硫酸镁应极其谨慎,尤其是静脉注射钙盐时,可发生心脏传导阻滞。

用药告知:

(1)毒毛花苷 K 注射液毒性剧烈,安全性边界窄,对一位患者而言的治疗剂量可能对另一位患者而言则是有毒剂量,因此剂量必须是个性化剂量,同时告知患者中毒的相关症状便于识别。

(2)中毒量的强心甙可致中枢神经兴奋、头痛、头晕、疲倦和嗜睡,有时可出现神经痛,面部下 1/3 区痛,表现类似三叉神经痛。因兴奋延脑极后区催吐化学感受区而致呕吐,严重者甚至引发行为异常和精神症状,尤其易发生于动脉硬化症的老人,如定向困难、失语、幻觉和谵妄等。由于强心甙影响视神经功能,甚至引发球后视神经炎而发生视神经障碍,如视力模糊、复视及色视(黄视或绿视症)。中毒量强心甙对中枢交感神经的兴奋致使交感神经张力过高,是强心甙诱发心律失常的神经性因素。出现上述异常症状时应及时通知医护人员。

(3)此品常见的不良反应包括恶心、呕吐和食欲减退(刺激延髓中枢);异常的软弱无力(电解质平衡失调)。中毒表现最为严重的是心律失常,其中室颤可致患者死亡;患者还有可能出现视力模糊、色彩视力受损、头痛、精神抑郁或错乱。出现上述症状应及时通知医护人员。

监测要点:

(1)用药期间随时听取患者主诉,应注意随访检查:血压、心率及心律;心电图;心功能监测;电解质尤其钾、钙、镁;肾功能。

(2)疑有洋地黄中毒时,应作血药浓度测定(洋地黄毒甙治疗浓度为 15~30ng/ml;交叉浓度为 25~35ng/ml;中毒浓度为>35ng/ml),同时遵医嘱给予相应处理。

注意事项:此品毒性剧烈,需严格控制给药剂量,过量时可引起严重心律失常,因此最好在监护条件下给药,同时注意监测药物血药浓度。下列情况用药需格外谨慎:

(1)近 1 周内用过洋地黄制剂者,不宜应用,以免造成中毒危险。

(2)已用全效量洋地黄者禁用,停药 7 天后慎用。

(3)急性心肌炎、感染性心内膜炎、晚期心肌硬化等患者忌用。

(4)强心甙中毒,一般会有恶心、呕吐、厌食、头痛、眩晕等,首先应鉴别是由于心功能不全加重,还是强心甙过量所致,因前者需调整剂量,后者则宜停药。

(5)用药期间忌用钙剂。

氨力农非冻干粉针剂

(amrinone lactate,inocor)

通用名 氨力农非冻干粉针剂

商品名 氨吡酮,氨双吡酮,氨利酮

规　格　氨力农非冻干粉针剂：50mg，100mg

储　存　此品需避光密闭保存

药理作用

此品为磷酸二酯酶抑制剂，其作用机制尚未完全阐明，试验证明此品具有正性肌力作用和血管扩张作用。正性肌力作用主要是通过抑制磷酸二酯酶，使心肌细胞内环磷酸腺苷(CAMP)浓度增高，细胞内钙增加，心肌收缩力加强，心排血量增加，与肾上腺素 β_1 受体或心肌细胞 Na^+、K^+-ATP 酶无关。其血管扩张作用可能是直接作用于小动脉，或心功能改善后交感神经的兴奋减轻而降低心脏前、后负荷，降低左心室充盈压，改善左室功能，增加心脏指数，但对平均动脉压和心率无明显影响。

药代动力学

据国外资料，正常人体静脉注射 0.68～1.2mg/kg 的表观分布容积 1.2L/kg。血浆分布半衰期约 4.6min，消除半衰期约 3.6h；充血性心力衰竭患者静脉注射后，消除半衰期约为 5.8h。主要通过尿以原药及数种代谢物形式排泄。

适应证及禁忌证

适应证：适用于对洋地黄、利尿剂、血管扩张剂治疗无效或效果欠佳的各种原因引起的急、慢性顽固性充血性心力衰竭。

禁忌证：严重瓣膜狭窄病变及肥厚梗阻性心肌病患者；严重主动脉或肺动脉瓣膜疾病患者禁用。

慎用：肝肾功能损害者慎用；急性心肌梗死或其他急性缺血性心脏病患者慎用；此品尚无用于心肌梗死、孕妇、哺乳妇女及儿童的经验，使用时应慎重。

用药护理

配制方法：静脉注射：粉剂与所附溶剂于 40～60℃温热、振摇，完全溶解后使用。静脉滴注：上述溶液用适量生理盐水稀释后使用。

用法用量：氨力农粉剂与所附溶剂完全溶解后用生理盐水稀释成 1～3mg/ml，负荷量为 0.5～1.0mg/kg，需 5～10min 缓慢静脉注射，继续以 5～10μg/(kg·min)静脉滴注，根据临床效应，必要时 30min 后可再次静脉注射 0.5～1.0mg/kg1 次。最大单次剂量≤2.5mg/kg，每日最大量＜10mg/kg。疗程不超过 2 周。应用期间不增加洋地黄的毒性，不增加心肌耗氧量，未见对缺血性心脏病增加心肌缺血的征象，故不必停用洋地黄、利尿剂及血管扩张剂。

配伍禁忌：

(1)此品禁与呋塞米、氯化钾配伍。

(2)合用强利尿剂，可使左室充盈压过度下降，且易引起水、电解质失衡。

(3)与丙吡胺同用可导致血压过低。

用药告知：告知患者可能出现的不良反应：可有胃肠反应、血小板减少(用药后 2～4 周)、室性心律失常、低血压及肝肾功能损害。偶可致过敏反应，出现发热、皮疹，偶有胸痛、呕血、肌痛、精神症状、静脉炎及注射局部有刺激。出现上述症状应及时通知医护人员，以便及时采取应对措施。

监测要点：

(1)应用此品期间应随时听取患者主诉，注意观察下列反应，遵医嘱给予相应处理：胃肠反应、血小板减少(用药后 2～4 周)、室性心律失常、低血压及肝肾功能损害。偶可致过敏反应，出现发热、皮疹，偶有胸痛、呕血、肌痛、精神症状、静脉炎及注射局部有刺激。

(2)用药期间应监测心率、心律、血压，必要时调整剂量。

注意事项：

(1)氨力农在溶媒中成盐速度较慢，需 40～60℃温热、振摇，待溶解完全后，方可稀释使用。静脉注射用生理盐水稀释成 1～3mg/ml。

(2)此品必须先用注射氨力农溶剂溶解，再以生理盐水稀释后使用，不能用含右旋糖酐或葡萄糖的溶液稀释。

(3)对房扑、房颤患者，因可增加房室传导作用导致心室率增快，宜先用洋地黄制剂控制心室率。

(4)合用强利尿剂时，可使左室充盈压过度下降，需注意监测水、电解质平衡。

(5)与速尿混用立即产生沉淀。

二、抗心律失常药

抗心律失常药物主要通过影响心肌细胞的离子转运来纠正心肌电生理紊乱而发挥作用。至今仍普遍采用 Vaughan Williams 的意见，将期分为Ⅰ—Ⅳ四大类。Ⅰ类为膜稳定剂，Na^+ 通道阻滞剂，此类又分为三亚类；Ⅱ类为β受体阻滞剂；Ⅲ类为延长动作电位时程的药物；Ⅳ类为 Ca^+ 通道阻滞剂。

普鲁卡因胺注射液
(procainamide hydrochloride，pronestyl)

通用名 普鲁卡因胺注射液

商品名 普鲁卡因酰胺

规　格 0.1g/1ml，0.2g/2ml，0.5g/5ml，1g/10ml

储　存 避光，密闭保存

药理作用

普鲁卡因胺注射液属ⅠA类抗心律失常药。可降低心肌细胞的自律性，延长不应期及抑制舒张期除极，降低传导速度。对心肌收缩力的抑制作用较弱。间接抗胆碱作用，小量可使房室传导加速，大量则直接抑制房室传导。此品有直接扩血管作用，但不阻断α受体。

药代动力学

此品静脉注射后即刻起效，有效血药浓度 4～10μg/ml，中毒血药浓度 12μg/ml 以上。透析可清除此品。

适应证及禁忌证

适应证：普鲁卡因胺注射液适用于利多卡因治疗无效而又不宜电转复的室性心动过速。

禁忌证：红斑狼疮（包括有既往史者）；病态窦房结综合征（除外已安装起搏器者）；Ⅱ或Ⅲ度房室传导阻滞（除外已安装起搏器者）；洋地黄中毒；重度低血钾；重症肌无力。

慎用：过敏患者，尤其对普鲁卡因及有关药物过敏者；支气管哮喘；肝、肾功能障碍；低血压。

用药护理

配制方法：静脉注射：普鲁卡因胺注射液原液可不经稀释直接静脉注射。静脉滴注：0.5～1g用100ml稀释用5%葡萄糖注射液、10%葡萄糖注射液稀释后缓慢滴注。

用法用量：

（1）成人常用量：一次0.1g，静脉注射5min，必要时每隔5～10min重复1次，总量按体重不得超过10～15mg/kg，或者10～15mg/kg静脉滴注1h，然后以每小时按体重1.5～2mg/kg维持。

（2）小儿常用量：按体重3～6mg/kg静脉注射5min，静滴维持量为每分钟按体重0.025～0.05mg/kg（仅供参考）。

配伍禁忌：

（1）禁与下列药品配伍：苯妥英钠、盐酸艾司洛尔、米力农、氨基糖苷类抗生素、肌肉松弛剂、甲苯磺酸溴苄胺、促皮质素。

（2）与降压药合用，降压作用增强。

（3）与其他抗心律失常药物合用时，效应增加。

（4）可削弱磺胺类药物的药效，不宜同时应用磺胺类药物。

（5）可增强洋地黄类药物的作用，合用可导致其毒性反应。

（6）与拟胆碱药合用，可抑制此类药物对横纹肌的效应。

（7）与神经肌肉阻滞剂合用时，神经肌肉接头的阻滞作用增强，时效延长。

用药告知：

（1）用药期间患者宜取卧位，以免不良反应发生时意外受伤。

（2）告知患者应用此品过程中可能出现如下不良反应：①心血管：产生心脏停搏、传导阻滞及室性心律失常，使血管扩张产生低血压；②胃肠道：厌食、恶心、呕吐、腹泻；③过敏反应：荨麻疹、瘙痒、血管神经性水肿；④红斑狼疮样综合征：发热、寒战、恶心、腹痛、肝肿大；⑤神经系统：头晕、精神抑郁及伴幻觉的精神失常；⑥血液：溶血性或再生不良性贫血、粒细胞减少、血小板减少、部分凝血活酶时间延长；⑦肝肾：肉芽性肝炎及肾病综合征；⑧肌肉：进行性肌病及Sjogren's综合征，加剧重症肌无力。出现时应及时通知医护人员。

监测要点：

（1）用药期间注意监测血压、心电图、肝功能、血小板计数、全血细胞计数及分类、抗核抗体试验。

（2）此品可有高敏反应和过敏反应，个别病人可出现高铁血红蛋白症。

（3）静脉注射时患者取卧位，并需连续监测血压及心电图。

注意事项：

(1)此品可透过胎盘屏障在胎儿体内蓄积，孕妇及乳母使用时需慎重。

(2)老年人的肾功能随着年龄的增长逐渐减退，故应依据肾功能情况调整剂量。

(3)有效血药浓度 4～10μg/ml，大于 12μg/ml 则毒性明显增加，尤其原药与其代谢产物总量超过 25μg/ml 时。

盐酸利多卡因注射液

(lidocaine hydrochloride)

通用名　盐酸利多卡因注射液

商品名　塞罗卡因注射液

规　格　100mg/5ml，400mg/20ml

储　存　未开启的在可控制室温下储存，应防止高温和冷冻

药理作用

利多卡因属ⅠB类抗心律失常药。可抑制心肌细胞舒张期除级，减低心室肌及心肌传导纤维的自律性及兴奋性，但对心房及窦房结作用很轻。可相对延长有效不应期，降低心室肌兴奋性，提高室颤阈值。治疗剂量可减轻单向阻滞，从而消除折返性室性心律失常。

药代动力学

静脉注射后立即起效(约 45～90s)，持续 10～20min。治疗血药浓度为 1.5～5μg/ml，中毒血药浓度为 5μg/ml 以上。持续静滴 3～4h 达稳态血药浓度。急性心肌梗死者需 8～10h。持续静滴 24h 以上者，代谢产物可产生治疗及中毒作用。静脉注射后 $t_{1/2}$ 约 1～2h。此品在肝内代谢，代谢物具药理活性，经肾脏排泄，不能被血液透析清除。

适应证及禁忌证

适应证：静脉注射适用于因急性心肌梗死、外科手术、洋地黄中毒及心脏导管等所致急性室性心律失常(包括室性早搏、室性心动过速及室颤)，其次也适用于癫痫持续状态用其他抗惊厥药无效者及局部或椎管内麻醉。

禁忌证：阿斯综合征；严重心脏阻滞；包括Ⅱ或Ⅲ度房室传导阻滞；双束支阻滞；严重窦房结功能障碍。

下列情况需慎用：充血性心力衰竭；肝功能障碍；老年人；低血容量休克；预激综合征；肾功能障碍等。

用药护理

配制方法：静脉注射：盐酸利多卡因注射液可不经稀释直接静脉注射。静脉滴注：用 5%葡萄糖注射液、5%葡萄糖氯化钠注射液稀释成 1～4mg/ml 药液缓慢滴注。盐酸利多卡因溶液当 pH 值在 3～6 之间时最稳定。

用法用量：

(1)建议静脉滴注时使用输液泵控制滴速。

(2)静脉注射：首次负荷剂量为1～1.5mg/kg，(一般用50～100mg)，静脉注射2～3min，必要时5min后重复1或2次，1h内最大量不能超过300mg。

(3)静滴：用负荷量后可继续以每分钟1～4mg速度静滴维持，或以每分钟0.015～0.03mg/kg速度静滴。使治疗血清水平保持在1.5～5μg/ml。

(4)老年人、心力衰竭、心源性休克、肝血流量减少、肝或肾功能障碍时应减量，以每分钟0.5～1mg静滴。

配伍禁忌：

(1)此品禁与下列药物配伍：头孢唑林钠、氨苄西林钠、磺胺嘧啶钠、氟尿嘧啶、甲氨蝶呤钠、丝裂霉素、苯妥英钠、两性霉素B、二氮嗪、重酒石酸去甲肾上腺素、盐酸氯丙嗪、氨基己酸、盐酸苯海拉明。

(2)此品与β受体阻滞剂合用可减低肝脏对本品的清除，不良反应增多加剧。

(3)神经肌肉阻滞剂与较大剂量利多卡因(按体重5mg/kg以上)合用，可使此类药的阻滞作用增强。

(4)与抗惊厥药合用，可增加心肌抑制作用，产生心脏停搏，同时中枢神经系统不良反应也增加。苯妥英钠及苯巴比妥也可增快此品的肝脏代谢，从而降低静脉注射后的血药浓度。曾有报道用此品静脉注射再加以戊巴比妥静脉注射时，可窒息致死。

(5)与普鲁卡因胺合用，可产生一过性谵妄及幻觉，但不影响此品血药浓度。

(6)异丙基肾上腺素因增加肝血流量，可使此品的总清除率升高。

(7)去甲肾上腺素因减少肝血流量，可使此品总清除率下降。

(8)西咪替丁可减少此品的清除。

用药告知：

(1)用药前需告知患者可能出现头晕、眩晕、倦怠、感觉异常；心动过缓、心脏停搏等不良反应，需绝对卧床，避免不良反应发生时意外受伤。

(2)如出现皮疹及水肿等表现，需立即通知医护人员，可能为过敏反应，如不及时处理可致呼吸停止，危及生命。

监测要点：

(1)利多卡因静脉给药应同时监测心电图，并备好抢救设备。出现心电图P-R间期延长或QRS波增宽，出现其他心律失常或原有心律失常加剧者应立即停药。

(2)利多卡因的安全性边界相对窄。利多卡因治疗血药浓度为1.5μg/ml，中毒血药浓度为5μg/ml以上。血清水平超过6μg/ml导致不完全性或完全性心脏传导阻滞，需进行血药浓度监测，尤其大量或较长期用药时更应注意。治疗量的血清水平可导致镇静和倦怠。血清水平高可能产生不良的中枢神经系统反应，更高水平可导致失去意识、全身性抽搐和呼吸衰竭。

(3)监测血清电解质水平。

(4)更为常见的不良反应包括恐惧、视力模糊、头痛、耳鸣和麻木。

注意事项：

(1)孕妇用药可导致胎儿心动过缓或过速，甚至引起新生儿高铁血红蛋白血症，用药需谨慎。新生儿用药可引起中毒，早产儿的$t_{1/2}$为3.16h，较正常婴儿长(1.8h)。

(2)老年人用药应根据需要及耐受程度调整剂量,一般高龄患者(>70 岁)剂量应减半。

盐酸美西律注射液

(mexiletine hydrochoride)

通用名 盐酸美西律注射液

商品名 慢心律,脉律定,脉舒律

规　格 50mg/2ml,100mg/2ml

储　存 避光,密闭保存

药理作用

此品属ⅠB类抗心律失常药,可以减低收缩期除极钠离子内流,抑制心肌传导纤维的自律性,缩短动作电位,相对延长有效不应期,降低兴奋性。治疗剂量对窦房结、心房、房室结传导影响小。对静息膜电位、窦房结的自律性、左室功能、动脉压、房室传导速度无明显影响。降低动作电位 0 相除极速度,缩短浦氏纤维的有效不应期;美西律不延长心室除极和复极时程,因此可用于 QT 间期延长的室性心律失常;该药具有抗心律失常、抗惊厥及局部麻醉作用。

药代动力学

美西律的有效血药浓度为 0.75～2μg/ml,中毒血药浓度与有效血药浓度相近,为 2μg/ml 以上。少数患者在有效血药浓度时即可出现严重不良反应。血液透析可清除此品。

适应证及禁忌证

适应证:主要用于急性室性心律失常,如持续性室性心动过速。

禁忌证:心源性休克;Ⅱ或Ⅲ度房室传导阻滞及双束支阻滞未安装起搏器者;病窦综合征患者。美西律在母乳内的浓度与母体血液中相同,因此建议哺乳期妇女禁用该药。

慎用:室内传导阻滞;严重窦性心动过缓;严重心、肝、肾功能障碍;肝血流量减低;预激综合征合并室上性心动过速;低血压;癫痫。

用药护理

配制方法:静脉注射:100mg 可用 5%葡萄糖注射液 20ml 稀释。静脉滴注:100mg 可用 5%葡萄糖注射液 200ml 稀释。

用法用量:静脉注射:开始量 100mg,加入 5%葡萄糖液 20ml 中,缓慢静脉注射 3～5min。如无效,可在 5～10min 后再给 50～100mg 1 次。然后以 1.5～2mg/min 的速度静滴,3～4h 后滴速减至 0.75～1mg/min,并维持 24～48h。

配伍禁忌与药物相互作用:

(1)此品禁与奥美拉唑钠、己烯雌酚配伍。

(2)美西律与苯妥英钠或其他肝酶诱导剂如利福平和苯巴比妥等合用,可降低美西律的血药浓度。

(3)与其他抗心律失常药可能有协同作用,尤其不宜与ⅠB类药合用。

(4)在急性心肌梗死早期,吗啡使此品吸收延迟并减少,可能与胃排空延迟有关。

(5)西咪替丁可使此品血浓度增加40%,应避免合用,或把此品减至半量。

(6)胃复安增加胃排空,可增加此品的吸收速度。

用药告知:

(1)由于此品不良反应有头晕、眩晕,用药过程中宜卧位,加床档,以免不良反应发生时意外受伤。

(2)其他不良反应还有恶心、呕吐、视物模糊、嗜睡;皮疹;心动过缓、低血压、震颤、头痛等,出现上述症状需及时通知医护人员。

监测要点:

(1)用药期间监测血压、心电图、药物血药浓度。

(2)观察、监测不良反应的发生、发展,及时采取措施进行干预。

注意事项:

(1)极个别患者出现白细胞及血小板减少,需监测血象。

(2)过敏反应为弥散性红斑狼疮样疹及其他皮疹。

(3)大剂量可引起低血压、心动过缓、传导阻滞等。

盐酸普罗帕酮注射液

(propafenone hydrochloride)

通用名 盐酸普罗帕酮注射液

商品名 丙胺苯丙酮,心律平

规　格 17.5mg/5ml,35mg/10ml

储　存 此品需避光密闭保存

药理作用

(1)此品属于ⅠC类抗心律失常药。其电生理效应是抑制钠离子内流,减慢收缩除极速度,使传导速度减低,轻度延长动作电位间期及有效不应期,主要作用在心房及心肌传导纤维,故对房性心律失常可能有效。

(2)对房室旁路的前向及逆向传导速度也有延长作用。可提高心肌细胞阈电位,故此品具有减低传导速度,延长有效不应期及降低心肌的自发兴奋性、消除折返性心律失常的作用。

(3)此品的抗心律失常作用与其膜稳定作用及竞争性阻断作用有关。

(4)此品也有轻度β受体阻滞作用及钙离子通道阻滞作用,轻至中度抑制心肌收缩力,作用程度与剂量有关。

药代动力学

中毒血药浓度约为1000ng/ml。主要经肝脏代谢,经肠道及肾脏清除。

适应证及禁忌证

适应证:用于阵发性室性心动过速、阵发性室上性心动过速及预激综合征伴室上性心动过速、心房扑动或心房颤动的预防,也可用于各种早搏的治疗。

禁忌证：无起搏器保护的窦房结功能障碍；严重房室传导阻滞、双束支传导阻滞患者；严重充血性心力衰竭；心源性休克；严重低血压及对该药过敏者禁用。

慎用：心肌严重损害者；严重的心动过缓；肝、肾功能不全；明显低血压。

用药护理

配制方法：此品使用前需用5%葡萄糖液注射液稀释。

用法用量：静脉注射或静脉滴注，静脉注射起效后改为静滴，滴速0.5～1.0mg/min维持。

(1)成人常用量为1次1～1.5mg/kg或70mg加5%葡萄糖液稀释，于5～10min内缓慢注射。必要时10～20min重复1次，总量不超过210mg。

(2)小儿常用量为1次1mg/kg，静脉注射5min，必要时20min可重复1次。

配伍禁忌：

(1)此品与其他抗心律失常药，包括维拉帕米、普萘洛尔、胺碘酮及喹尼丁合用可以减慢代谢过程，使不良反应增加。

(2)与局麻药合用增加中枢神经系统副作用的发生。

(3)普罗帕酮可以增加血清地高辛浓度，并呈剂量依赖型。

(4)与普萘洛尔、美托洛尔合用可以显著增加其血浆浓度和清除半衰期，而对普罗帕酮没有影响。

(5)与华法林合用时可增加华法林血药浓度和凝血酶原时间。

(6)与西咪替丁合用可使普罗帕酮血药稳态水平提高，但对其电生理参数没有影响。

用药告知：

(1)用药前告知患者可能出现心动过缓、心脏停搏、传导阻滞，低血压，心力衰竭，头晕、目眩等，因此用药期间需限制活动量，最好卧床，以免加重心脏负荷及避免不良反应发生时意外受伤。

(2)同时告知患者其他可能出现的不良反应食欲减退、恶心、呕吐及便秘，头晕、目眩等不良反应时减药或停药症状可消失；肝脏转氨酶升高停药后2～4周恢复正常。

监测要点：

(1)用药期间监测心电图、血压、心功能、血药浓度。

(2)老年人用药后可能引起血压下降，应特别注意监测血压变化。

(3)发生不良反应时应及时停药，对症处理。

注意事项：

(1)此品血药浓度与剂量不成比例的增加，故在增加药量时需谨慎，以防血药浓度过高发生不良反应。

(2)如出现窦房性或房室性传导高度阻滞时，可静脉注射乳酸钠、阿托品、异丙肾上腺素或间羟肾上腺素等解救，必要时安装起搏器治疗。

(3)出现食欲减退、恶心、呕吐及便秘，头晕、目眩等不良反应时减药或停药症状可消失。

(4)肝脏转氨酶升高停药后2～4周恢复正常。

(5)需换用其他抗心律失常药时，应先停此品1天。

(6)使用其他抗心律失常药换用本品前，需至少停用1个半衰期。

盐酸普萘洛尔注射液

(propranolol hydrochloride)

通用名 盐酸普萘洛尔注射液

商品名 心得安,萘心安

规 格 5mg/5ml

储 存 避光,密闭保存

药理作用

(1)普萘洛尔为非选择性竞争抑制肾上腺素β受体阻滞剂。阻断心脏上的β_1、β_2受体,拮抗交感神经兴奋和儿茶酚胺作用,降低心脏的收缩力与收缩速度,同时抑制血管平滑肌收缩,降低心肌耗氧量,使缺血心肌的氧供需关系在低水平上恢复平衡。

(2)抑制心脏起搏点电位的肾上腺素能兴奋,因此普萘洛尔适合于治疗危及生命的心脏心律失常,如阵发性心动过速、心房扑动和心房纤维性颤动。

(3)此品亦可通过中枢、肾上腺素能神经元阻滞,抑制肾素释放以及心排出量降低等作用,用于治疗高血压。

(4)有明显的抗血小板聚集作用,这主要与药物的膜稳定作用及抑制血小板膜Ca^{+}转运有关。

药代动力学

与血浆蛋白的结合率高,为93%,$t_{1/2}$为2～3h,经肾脏排泄。不能经透析排出。

适应证及禁忌证

适应证:控制室上性快速心律失常、室性心律失常,特别是与儿茶酚胺有关或洋地黄引起心律失常;作为二级预防,降低心肌梗死死亡率;单独或与其他抗高血压药合用治疗高血压;治疗劳力型心绞痛;可用于洋地黄疗效不佳的房扑、房颤心室率的控制,也可用于顽固性期前收缩,改善患者的症状;减低肥厚型心肌病流出道压差,减轻心绞痛、心悸与昏厥等症状;配合α受体阻滞剂用于嗜铬细胞瘤病人控制心动过速;用于控制甲状腺机能亢进症的心率过快;也可用于治疗甲状腺危象。

禁忌证:支气管哮喘;心源性休克;心脏传导阻滞(Ⅱ—Ⅲ度房室传导阻滞);重度或急性心力衰竭;窦性心动过缓。

慎用:有过敏史;充血性心力衰竭;糖尿病;肺气肿或非过敏性支气管哮喘;肝功能不全;甲状腺功能低下;雷诺综合征或其他周围血管疾病;肾功能衰退。

用药护理

配制方法:此品可直接静脉给药,或经5%或10%葡萄糖液稀释后给药。

用法用量:静脉注射给药量按体重0.01～0.1mg/kg,盐酸普萘洛尔2.5～5mg溶于葡萄糖液20ml,以每2～3min注射1mg的速度缓慢注射,1次量不宜超过1mg。治疗严重心律失常时静脉注射1～3mg,每分钟不超过1mg的速度缓慢静脉注射,必要时2min后重复1次,以后隔4h 1次。静脉滴注时需慎重，取此品2.5～5mg用5%或10%葡萄糖液100ml稀释后，以每分钟1mg的速度缓慢滴注。

配伍禁忌：

(1)此品禁与单胺氧化酶抑制剂(帕吉林)、抑制心脏的麻醉剂(乙醚)、丹参注射液、复方丹参注射液、盐酸维拉帕米、酒石酸美托洛尔、辅酶A、琥珀酸钠氢化可的松配伍。

(2)盐酸普萘洛尔与利血平合用，可导致体位性低血压、心动过缓、头晕、晕厥。

(3)此品与单胺氧化酶抑制剂合用，可致极度低血压。

(4)与洋地黄合用，可发生房室传导阻滞而使心率减慢，需严密观察。

(5)与钙拮抗剂合用，特别是静脉注射维拉帕米，要十分警惕此品对心肌和传导系统的抑制。

(6)与肾上腺素、苯福林或拟交感胺类合用，可引起显著高血压、心率过慢，也可出现房室传导阻滞。

(7)与异丙肾上腺素或黄嘌呤合用，可使后者疗效减弱。

(8)与氟哌啶醇合用，可导致低血压及心脏停搏。

(9)此品可影响血糖水平，故与降糖药同用时，需调整后者的剂量。

用药告知：

(1)用药前告知患者应用此品可出现眩晕、神志模糊(尤见于老年人)、精神抑郁、反应迟钝等中枢神经系统不良反应，用药期间宜卧床，避免不良反应发生时意外受伤。

(2)此品还可能导致心血管、呼吸和代谢不良反应；其他不良反应包括晕厥、眩晕、视力模糊和手臂感觉异常，上述症状出现后应及时通知医护人员。

监测要点：

(1)应用此品期间严密监测血压、心室率变化；应定期检查血常规、血压、心功能、肝肾功能等。

(2)应用此品时，血尿素氮、脂蛋白、肌酐、钾、甘油三酯、尿酸等都有可能提高，而血糖降低，但糖尿病患者有时会增高，故糖尿病患者应定期检查血糖。

(3)肾功能不全者本品的代谢产物可蓄积于血中，干扰测定血清胆红质的重氮反应，出现支气管哮喘、心源性休克、心脏传导阻滞(Ⅱ—Ⅲ度房室传导阻滞)、重度或急性心力衰竭、窦性心动过缓。

(4)其他不良反应还包括：头昏、心率过慢(<50次/min)，较少见的有支气管痉挛及呼吸困难、充血性心力衰竭，更少见的有发热和咽痛(粒细胞缺乏)、皮疹(过敏反应)、出血倾向(血小板减小)。

(5)不良反应持续存在时，须格外警惕雷诺征样：四肢冰冷，腹泻，倦怠，眼口或皮肤干燥，恶心，指趾麻木，异常疲乏等。

(6)此品可影响血糖水平，与降糖药同用时，需监测血糖变化，据此调整降糖药的剂量。

注意事项：

(1)冠心病患者使用此品不宜骤停，否则可出现心绞痛、心肌梗死或室性心动过速。

(2)甲亢病人用此品也不可骤停，否则使甲亢症状加重。

(3)β受体阻滞剂的耐受量个体差异大，用量必须个体化。首次用此品时需从小剂量开始，逐渐增加剂量并密切观察反应以免发生意外。

(4)注意此品血药浓度不能完全预示药理效应，故还应根据心率及血压等临床征象指导临床用药。长期用此品者撤药须逐渐递减剂量，至少经过3天，一般为2周。

(5)长期应用此品可在少数病人出现心力衰竭，倘若出现，可用洋地黄甙类和(或)利尿剂纠正，并逐渐递减剂量，最后停用。

酒石酸美托洛尔注射液

(metoprolol tartrate)

通用名 酒石酸美托洛尔注射液

商品名 美多洛尔，美多心安，美他心

规　格 2mg/2ml，5mg/5ml

储　存 避光，密闭保存

药理作用

此药属于2A类即无部分激动活性的β_1受体阻断药(心脏选择性β受体阻断药)。它对β_1受体有选择性阻断作用，无PAA(部分激动活性)，无膜稳定作用。其阻断β受体的作用约与普萘洛尔(PP)相等，对β_1受体的选择性稍逊于阿替洛尔。美托洛尔对心脏的作用如减慢心率、抑制心收缩力、降低自律性和延缓房室传导时间等与普萘洛尔、阿替洛尔(AT)相似，其降低运动试验时升高的血压和心率的作用也与PP、AT相似。其对血管和支气管平滑肌的收缩作用较PP为弱，因此对呼吸道的影响也较小，但仍强于AT。美托洛尔也能降低血浆肾素活性。

药代动力学

酒石酸美托洛尔可通过血脑屏障及胎盘，蛋白结合率低，心率的减慢与血药浓度呈直线关系，$t_{1/2}$为3～4h，老年人延长至5h，肾功能不全时无明显改变。在肝内代谢，经肾脏排泄。不能经透析排出。

适应证及禁忌证

适应证：用于治疗高血压、心绞痛、心肌梗死、肥厚型心肌病、主动脉夹层、心律失常、甲状腺机能亢进、心脏神经官能症等。近年来尚用于心力衰竭的治疗。

禁忌证：显著心动过缓(心率＜45/min)、心源性休克、重度或急性心力衰竭、末梢循环灌注不良、Ⅱ度或Ⅲ度房室传导阻滞、病态窦房结综合征、严重的周围血管疾病禁用。

慎用：低血压、心脏或肝脏功能不全时慎用。妊娠期使用β-阻滞剂可引起胎儿各种问题，包括胎儿发育迟缓。β-阻滞剂对胎儿和新生儿可产生不利影响，尤其是心动过缓，因此在妊娠或分娩期间不宜使用。

用药护理

配制方法：酒石酸美托洛尔注射液可直接静脉注射或经5％葡萄糖注射液、10％葡萄糖液、0.9％氯化钠注射液、复方氯化钠注射液(林格液)、林格-葡萄糖注射液稀释后给药。

用法用量:静脉注射:酒石酸美托洛尔注射液用于心律失常,首次 2.5mg,最大量 5mg,以每分钟 1～2mg 速度注入,根据需要及耐受程度 5min 重复一次,总量不超过10～15mg;急性心肌梗死:主张在早期,即最初的几小时内使用,因为即刻使用在未能溶栓的病人中可减小梗死范围、降低短期(15 天)死亡率(此作用在用药后 24h 既出现)。在已经溶栓的病人中可降低再梗死率与再缺血率,若在 2h 内用药还可以降低死亡率。一般用法:可先静脉注射美托洛尔 2.5～5mg/次(2min 内),每 5min 1 次共 3 次 10～15mg。静脉滴注:酒石酸美托洛尔注射液 1～40mg 用常用匹配液稀释后缓慢静滴。

配伍禁忌:

(1)此品不宜与盐酸维拉帕米(异搏定)同时使用,以免引起心动过缓、低血压和心脏停搏。

(2)用胰岛素的糖尿病病人在加用 β-阻滞剂时,其 β-受体阻滞作用往往会掩盖低血糖的症状如心悸等,从而延误低血糖的及时发现,在治疗Ⅰ型糖尿病(IDDM)患者时须小心观察。

(3)与西咪替丁合用或预先使用喹尼丁均可增加美托洛尔的血中浓度。

用药告知:

(1)用药过程中可能出现心率减慢、传导阻滞、血压降低、疲乏和眩晕,用药期间宜卧床,以免意外受伤。

(2)其他不良反应还包括恶心、胃痛、便秘、腹泻、气急、关节痛、瘙痒、腹膜后腔纤维变性、耳聋、眼痛等。如出现上述症状须及时通知医护人员,避免引起不良后果。

监测要点:

(1)严密监测心率、血压,观察心血管系统不良反应的发生,心血管系统不良反应包括心率减慢、传导阻滞、血压降低、心力衰竭加重、外周血管痉挛导致的四肢冰冷或脉搏不能触及、雷诺征。

(2)因脂溶性及较易透入中枢神经系统,故该系统的不良反应较多,随时听取患者主诉,如患者出现疲乏和眩晕、抑郁、头痛、多梦、失眠、幻觉等,要及时通知医生,遵医嘱给予相应处理。

(3)观察消化系统不良反应的发生,出现恶心、胃痛、便秘、腹泻及气急、关节痛、瘙痒、腹膜后腔纤维变性、耳聋、眼痛等应及时上报处理。

注意事项:

(1)长期使用此品时如欲中断治疗,须逐渐减少剂量,一般于 7～10 天内撤除,至少也要经过 3 天,尤其是冠心病病人骤然停药可致病情恶化,出现心绞痛、心肌梗死或室性心动过速。

(2)过去无心力衰竭病史患者长期应用此品,可能出现心力衰竭征象,宜加用强心药和/或利尿药,若心衰症状继续存在则须立即停药。

(3)慢性阻塞性肺部疾病与支气管哮喘病人如需使用美托洛尔以小剂量为宜,且剂量一般应小于同等效力的阿替洛尔。对支气管哮喘的病人应同时加用 β_2 激动剂,剂量可按美托洛尔的使用剂量调整。

(4)β 受体阻滞后心脏对反射性交感兴奋的反应降低使全麻和手术的危险性增加,对于要进行全身麻醉的病人最好停止使用此药,如有可能应在麻醉前 48h 停用。此危险不可避免时可用多巴酚丁胺或异丙肾上腺素逆转。

(5)甲状腺功能亢进时应用,可使一些症状如心动过速被掩盖,疑有发生甲亢可能时应避免骤然停药，以免发生甲亢危象。

盐酸艾司洛尔注射液

(esmolol hydrochloride)

通用名 盐酸艾司洛尔注射液

商品名 爱邦，爱络，爱洛

规　格 100mg/10ml，200mg/20ml，250mg/10ml

储　存 避光，密闭保存

药理作用

盐酸艾司洛尔注射液是一种快速起效的作用时间短的选择性的 β_1 肾上腺素受体阻滞剂。其主要作用于心肌的 β_1 肾上腺素受体，大剂量时对气管和血管平滑肌的 β_2 肾上腺素受体也有阻滞作用。在治疗剂量无内在拟交感作用或膜稳定作用。它可降低正常人运动及静息时的心率。

药代动力学

静脉注射停止后 10～20minβ 肾上腺素受体阻滞作用即基本消失。

适应证及禁忌证

适应证：用于心房颤动、心房扑动时控制心室率；围手术期高血压；窦性心动过速。

禁忌证：支气管哮喘或有支气管哮喘病史；严重慢性阻塞性肺病；窦性心动过缓；Ⅱ至Ⅲ度房室传导阻滞；难治性心功能不全；心源性休克。对此品过敏患者禁用。

慎用：老年人肾功能较差时，应用此品应慎重。

用药护理

配制方法：盐酸艾司洛尔注射液静脉注射前需经稀释，常用稀释液为 5%葡萄糖注射液、5%葡萄糖氯化钠注射液、0.9%氯化钠注射液。配置液体浓度不能超过 10mg/ml。pH 值：浓缩制剂为 3.5～5.5，直接可用制剂为 4.5～5.5。在 pH 值中性时，此品相对稳定，在碱性或酸性溶液中会快速水解。

用法用量：控制心房颤动、心房扑动时心室率成人先静脉注射负荷量：0.5mg/(kg·min)，约 1min，随后静脉点滴维持量：自 0.05mg/(kg·min)开始，4min 后若疗效理想则继续维持，若疗效不佳可重复给予负荷量并将维持量以 0.05mg/(kg·min)的幅度递增。维持量最大可加至 0.3mg/(kg·min)。围手术期高血压或心动过速即刻控制剂量为：1mg/kg 30s 内静脉注射，继续给予 0.15mg/(kg·min)静点维持，给药速度根据病情以 0.05mg/(kg·min)步距调整，最大维持量为 0.3mg/(kg·min)。

配伍禁忌：

(1)盐酸艾司洛尔注射液禁与地西泮、呋塞米、盐酸普鲁卡因胺、酒石酸美托洛尔配伍。

(2)与交感神经节阻断剂合用，会有协同作用，应防止发生低血压、心动过缓、晕厥。

(3)与华法林合用，此品的血药浓度似会升高，但临床意义不大。

(4)与地高辛合用时，地高辛血药浓度可升高 10%～20%。

(5)此品会降低肾上腺素的药效。

(6)此品与异搏定合用于心功能不良患者会导致心脏停搏。

用药告知：

(1)用药过程中重要的不良反应是低血压，病人宜卧床加床档，避免外伤。

(2)高浓度的盐酸艾司洛尔在血管外可造成严重的局部反应，甚至坏死，给药过程中注意听取患者主诉，随时观察注射部位有无异常。

监测要点：

(1)用药期间需监测血压、心率、心功能变化。

(2)因此品可掩盖低血糖反应，糖尿病患者应用时须监测血糖变化。

(3)高浓度给药(10mg/ml)会造成严重的静脉反应，包括血栓性静脉炎，给药时选用粗大静脉，同时密切观察注射部位有无异常。

注意事项：

(1)大多数不良反应为轻度、一过性。最重要的不良反应是低血压；注射部位反应包括炎症和不耐受。

(2)盐酸艾司洛尔 20mg/ml 的浓度在血管外可造成严重的局部反应，甚至坏死，故应尽量经大静脉给药。

盐酸胺碘酮注射液
(aminodarone hydrochloride)

通用名 盐酸胺碘酮注射液

商品名 可达龙注射液

规　格 150mg/5ml

储　存 在室温下避光、避热储存。聚氯乙烯(PVC)容器及输液装置可吸附盐酸胺碘酮，2h内损失 10%。推荐使用非聚氯乙烯(non-PVC)容器及输液装置

药理作用

盐酸胺碘酮属Ⅲ类抗心律失常药。具有轻度非竞争性的 α 及 β 肾上腺素受体阻滞剂，且具轻度Ⅰ及Ⅳ类抗心律失常药性质。主要电生理效应是延长心肌细胞 3 相动作电位，但不影响动作电位的高度和下降速度；降低窦房结自律性，该作用不能用阿托品逆转；减慢窦房、心房及结区传导性，心律快时表现更明显；延长不应期，降低心房、结区和心室的心肌兴奋性；减慢房室旁路的传导并延长其不应期；不改变心室内传导。

胺碘酮能竞争性阻滞 α 和 β 肾上腺素能受体，增加冠脉血流量，降低心肌耗氧量，维持心输出量，用于慢性冠脉功能不全和心绞痛。

药代动力学

静脉注射后 5min 起效，持续给药 20min～4h，有效血药浓度为 1～2.5μg/ml，中毒血药浓度 1.8～3.7μg/ml 以上，尿中排碘占总含碘量的 5%，其余的碘经肝肠循环从粪便中排出。血

液透析不能清除此品。

适应证及禁忌证

适应证：当不宜口服给药时应用此品治疗严重的心律失常，尤其适用于以下情况：房性心律失常（心房颤动或心房扑动的心律转复，以及转复后窦性心律的维持）；伴有预激综合征的心律失常；严重的室性心律失常。

禁忌证：病窦综合征；高度传导阻滞；甲状腺功能异常；3 岁以下儿童；妊娠期、哺乳期妇女；已知对碘或胺碘酮过敏者。

窦性心动过缓，Q-T 延长综合征，低血压，肝功能不全，肺功能不全，严重充血性心力衰竭，心脏明显增大，尤其心肌病患者更应谨慎。

用药护理

配制方法：仅使用等渗葡萄糖溶液配制，不要加入任何其他药物。盐酸胺碘酮注射液 pH 值约为 4。

用法用量：静脉注射或静脉滴注。盐酸胺碘酮注射液静脉给药时尽可能使用中心静脉置管，使用外周静脉极易出现静脉炎。负荷剂量：通常剂量为 5mg/kg 体重于葡萄糖溶液中，计滴输液装置可能使剂量明显不足，建议使用输液泵，在 20min～2h 内滴注，24h 可重复 2～3 次。维持剂量：10～20mg/(kg·d)（通常 600～800mg/24h，可增至 1.2g/24h），加入 250ml 葡萄糖溶液中维持数日。

配伍禁忌：

(1)禁止与胺碘酮联合使用的药物有：ⅠA 类抗心律失常药物（喹尼丁、双氢喹尼丁）；Ⅲ类抗心律失常药物（伊布利特、索他洛尔）；某些安定类药物（氯丙嗪、氯哌啶等）和其他药物（舒托必利、静脉注射红霉素等）。

(2)胺碘酮增加华法林的抗凝作用，有增加出血的危险。

(3)与β受体阻滞剂或钙通道阻滞剂合用可加重窦性心动过缓、窦性停搏及房室传导阻滞。

(4)胺碘酮增加地高辛血药浓度，亦可增高其他洋地黄制剂的浓度达中毒水平。此品还可加强洋地黄类药对窦房结及房室结的抑制作用。

(5)胺碘酮与辛伐他汀合用有增加不良反应的危险，例如横纹肌溶解。

(6)胺碘酮与排钾利尿药合用，可增加低血钾导致的心律失常。

(7)胺碘酮与环孢素合用有增加肾毒性作用的危险。

用药告知：

(1)胺碘酮注射液静脉滴注时可能出现食欲不振，恶心，腹胀，便秘，角膜色素沉着等，上述症状停药后可自行消退，因此出现上述症状需及时通知医护人员。

(2)胺碘酮注射液静脉滴注时局部可能引起炎症反应，例如直接经外周静脉途径给药会引起浅表静脉炎，出现穿刺部位红、肿、热、痛或其他不适时需及时通知医护人员。

(3)滴注过程中还可出现面色潮红，多汗，脱发，血压下降，通常是轻中度而短暂的。

(4)老年患者较易发生心动过缓，有胸闷、气短、头晕、黑蒙等不适应及时通知医护人员。

(5)极少数患者出现急性肝功能障碍或黄疸，可危及生命。

监测要点：

(1)盐酸胺碘酮注射液静脉给药时尽可能使用中心静脉置管，使用外周静脉极易出现静脉炎。静脉给药时严密观察输液部位有无静脉炎的出现，及时更换输液部位。

(2)静脉给药时应该在持续心电监护下使用。

(3)长期应用胺碘酮注射液，应定期复查肝功能及电解质浓度。

(4)胺碘酮增加华法林的抗凝作用，合用时抗凝药需减量 1/3～1/2，并应密切监测凝血酶原时间。

(5)与β受体阻滞剂或钙通道阻滞剂合用可加重窦性心动过缓、窦性停搏及房室传导阻滞。如果发生则本品及前两类药应减量。

(6)胺碘酮增加地高辛血药浓度，亦可能增高其他洋地黄制剂的浓度达中毒水平，当开始使用此品时洋地黄类药应减量 50%，同时应密切监测洋地黄血药浓度。此品亦可加强洋地黄类药对窦房结及房室结的抑制作用，应同时进行心电监护。

注意事项：

(1)盐酸胺碘酮注射液静脉给药时需选用中心静脉置管，避免使用外周静脉引起静脉炎。

(2)盐酸胺碘酮注射液静脉给药前仅可使用等渗葡萄糖溶液配制，使用时不要加入其他任何药物。

(3)盐酸胺碘酮注射液静脉给药时需用输液泵控制速度，避免因用药过快引起血压下降及循环衰竭。

甲苯磺酸溴苄乙铵注射液
(bretylium tosilate)

通用名 甲苯磺酸溴苄乙铵注射液

商品名 溴苄乙铵，特兰新

规　格 0.25g/2ml

储　存 避光，密闭保存

药理作用

属Ⅲ类抗心律失常药物。其电生理特点为延长心室肌及心肌传导纤维的动作电位间期及有效不应期，从而消除室内折返性心律失常。对自律性及传导速度无影响。但在肾上腺素阻滞前由于交感神经末梢释放去甲肾上腺素，可产生暂时的自律性心率及心肌收缩力增加和血压升高，使部分除极的心肌传导纤维及缺血损伤的心肌轻度增高静息时膜电位及 0 相除极速率及振幅，故可能加重原有心律失常，包括室性心动过速或室颤。此品还可扩张周围血管使血压下降。

药代动力学

静脉注射后 20～120min 起效，作用持续时间为 6～9h(静脉注射后可立即使儿茶酚胺释放，1～2h 后儿茶酚胺下降)。治疗血药浓度为 4～6μg/ml，90%以原药从肾排出。血液透析可清除此品。

适应证及禁忌证

适应证：静脉注射适用于经常规抗心律失常药及电转复治疗无效的复发性室性心律心动过速与室颤，可防止或终止其发作。增加电转复室性心动过速或室颤的成功机会。

禁忌证：低血压时禁用此品。

慎用：主动脉狭窄、肺动脉高压及其他心排血量减低的情况；肾功能障碍。

用药护理

配制方法：为减少不良反应的发生，溴苄铵注射液静脉给药前需经稀释，常用匹配液为5%葡萄糖注射液、0.9%氯化钠注射液。

用法用量：成人常用量：

(1)治疗室颤，紧急情况下可不必稀释，以5mg/kg快速静脉注射，如室颤仍持续可每15～30min按10mg/kg静脉注射。1日总量不超过30mg/kg(成人极量)。为减少不良反应的发生，建议用5%葡萄糖注射液或0.9%氯化钠注射液稀释至40～50ml，静脉注射10～20min。

(2)治疗室性心动过速可用500mg加5%葡萄糖注射液或0.9%氯化钠注射液50ml稀释后静滴10～30min以上。

静脉滴注：稀释后以每分钟0.5～1mg速度滴入，或按照5～10mg/kg，每6～8h 1次缓慢静滴。

配伍禁忌：

(1)溴苄铵注射液可增加洋地黄毒性，用洋地黄者并发致命性心律失常时，应用其他方法治疗，经治疗无效且心律失常非洋地黄中毒所致才能用此品。

(2)溴苄铵注射液与喹尼丁或普鲁卡因胺合用时有相互拮抗作用，影响各自疗效，不宜与喹尼丁样抗心律失常作用的药合用。但临床实践证明，用利多卡因维持量治疗无效的患者，静脉注射此品仍能有效地控制严重的室性心律失常。

(3)溴苄铵注射液与含钙离子药物可能有拮抗作用，不宜合用。

(4)溴苄铵注射液阻止肾上腺素能神经末梢再摄取儿茶酚胺，故对肾上腺素、去甲肾上腺素、多巴胺很敏感，合用可使血压明显升高。

(5)三环类抗抑郁药通过阻滞此品对肾上腺素的抑制作用，可对抗连续用此品产生的血管扩张及血压下降作用。

用药告知：

(1)溴苄铵注射液在危急情况下用药产生的不良反应较少。

(2)患者宜取卧位，加用床档，避免用药过程中由于血压变化而意外受伤。

(3)开始用药时可能产生一过性心律失常加重或出现其他心律失常、血压升高、心绞痛发作等，应及时通知医护人员。

(4)其他不良反应还有胸闷、心慌、恶心、呕吐、腹部不适等，但较轻微，无需停药。

监测要点：

(1)严密监测血压变化。溴苄铵注射液静脉注射时由于阻断交感神经节后纤维，约50%～70%患者可产生体位性低血压。产生低血压时可协助患者取卧位，必要时可用升压药或静脉补液。用药开始可产生一过性血压升高，这些血压改变对冠心病患者有重要的临床意义。

(2)用药过程中需进行心电监护，严密监测心电图变化。

(3)老年人随着年龄的增长肾功能逐渐减退，此品主要经肾脏清除，故应严密监测肾功能，依据肾功能情况调整剂量。

(4)静脉注射过快可发生恶心、呕吐，用药过程中应严格控制给药剂量、时间，随时听取患者主诉，以避免此不良反应的发生。

注意事项：

(1)此品主要经肾脏清除，故应依据肾功能情况特征剂量。

(2)有时患者会有胸闷、心慌、恶心、呕吐、腹部不适等反应，注射后可有暂时升压现象，但均较轻微，无需因此而停药。

盐酸维拉帕米

(verapamil hydrochoride)

通用名 盐酸维拉帕米

商品名 异搏定

规　格 1mg/1ml

储　存 在室温下避光储存，防止冷冻

药理作用

盐酸维拉帕米属Ⅳ类抗心律失常药，通过抑制钙离子内流，使窦房结和房室结的自律性降低，传导减慢。通过抑制钙离子内流还可使心肌细胞兴奋-收缩偶联中钙离子的利用减低，影响收缩蛋白的活动，心肌收缩减弱，心脏做功减少，心肌耗氧减少。钙离子内流受抑制使平滑肌细胞内钙离子的利用减低，收缩蛋白活动受影响，平滑肌松弛，血管张力降低，动脉压下降，心室后负荷降低。

药代动力学

静脉给药抗心律失常作用于 2min(1～5min)开始，2～5min 达最大作用，作用持续约 2h，血液动力学作用于 3～5min 开始，持续约 10～20min。主要经肾脏清除，静脉给药的药-时曲线呈双相，$t_{1/2}$为 2～5h。血液透析不能清除此品。

适应证及禁忌证

适应证：静脉注射治疗快速阵发性室上性心律失常，使阵发性室上性心动过速转为窦速，使心房扑动或心房颤动心室率减慢。

禁忌证：

(1)预激或 LGL 综合征：房室旁路通道合并心房扑动或心房颤动病人静脉用维拉帕米治疗，会通过加速房室旁路的前向传导，引起心室率加快，甚至诱发心室颤动。此类病人禁止使用。

(2)下列患者禁用：①重度充血性心力衰竭(继发于室上性心动过速且可被维拉帕米纠正者除外)。②严重低血压(收缩压小于 90mmHg)或心源性休克。③病窦综合征(已安装并行

使功能的心脏起搏器病人除外)。④Ⅱ或Ⅲ度房室阻滞(已安装并行使功能的心脏起搏器病人除外)。⑤心房扑动或心房颤动病人合并有房室旁路通道。⑥已用β受体阻滞剂或洋地黄中毒的病人。⑦室性心动过速。QRS增宽(≥0.12s)的室性心动过速病人静脉用维拉帕米,可能导致显著的血流动力学恶化和心室颤动。用药前需鉴别宽QRS心动过速为室上性或室性。⑧已知对盐酸维拉帕米过敏的病人。

慎用:

(1)低血压:静脉注射维拉帕米引起的血压下降一般是一过性和无症状的,但也可能发生眩晕。静脉注射维拉帕米之前静脉给予钙剂可预防该血流动力学反应。

(2)极度心动过缓/心脏停搏:维拉帕米影响房室结和窦房结,罕见导致Ⅱ或Ⅲ度房室传导阻滞、心动过缓,更甚者心脏停搏,易发生在病窦综合征病人,这类疾病老年人多发。需立即采取适当的治疗。

(3)肝或肾功能损害:严重肝肾功能不全可能不增强维拉帕米的药效,但可能延长其作用时间。反复静脉给药可能会导致蓄积,产生过度药效。如果必须重复静脉给药,必须严密监测血压和PR间期或药效过度的其他表现。静脉给维拉帕米可诱发呼吸肌衰竭,肌肉萎缩病人慎用。静脉给维拉帕米会升高幕上肿瘤病人的颅内压。颅内压增高者应用时需小心。

用药护理

配制方法:此药可不经稀释直接静脉给药;或使用5%葡萄糖注射液、5%葡萄糖氯化钠注射液、0.9%氯化钠注射液或复方氯化钠注射液(林格液)、右旋糖酐葡萄糖稀释。pH值:4~6.5。

用法用量:必须在持续心电监测和血压监测下,缓慢静脉注射至少2~3min完成。此品注射液与林格液、5%葡萄糖注射液或0.9%氯化钠注射液均无配伍禁忌。因无法确定重复静脉给药的最佳给药间隔,必须个体化治疗。一般起始剂量为5~10mg(或按0.075~0.15mg/kg体重),稀释后缓慢静脉推注至少2min。如果初反应不令人满意,首剂15~30min后再给一次5~10mg或0.15mg/kg体重。静脉滴注给药,每小时5~10mg,加入氯化钠注射液或5%葡萄糖注射液中静滴,1日总量不超过50~100mg。

配伍禁忌:

(1)配伍禁忌:两性霉素B、乳酸环丙沙星、苯唑西林钠、氨苄西林钠、阿莫西林-克拉维酸钾、美洛西林钠、三磷酸腺苷二钠、氟尿嘧啶、刺五加注射液、β受体阻滞剂、盐酸肼屈嗪、氨茶碱。

(2)苯巴比妥可能增加维拉帕米的清除率。

(3)雷米封可能显著降低维拉帕米的生物利用度。

(4)健康志愿者合用西咪替丁的急性研究结果不一,维拉帕米的清除率下降或不变。

(5)与β受体阻滞剂合用可能增强对房室传导的抑制作用。

(6)与其他降血压药(如血管扩张剂、利尿剂等)合用时,降压作用叠加,应适当监测接受这类联合治疗的病人。

(7)与胺碘酮合用可能增加心脏毒性。

(8)维拉帕米可增加卡马西平、环孢素的血药浓度。

(9)有报道维拉帕米会增加病人对锂的敏感性(神经毒性),两药合用时需密切监测。

(10)动物实验提示吸入性麻醉剂通过减少钙离子内流抑制心血管活动,与钙离子拮抗剂如维拉帕米同时使用时,需仔细调整两药剂量,避免过度抑制心脏。

(11)避免同时使用丙吡胺。

(12)神经肌肉阻滞剂:临床资料和动物实验研究表明维拉帕米可能增强神经肌肉阻滞剂的活性。联合使用时维拉帕米或神经肌肉阻滞剂减量。

(13)丹曲林:两项动物实验研究表明两药伴随使用,可导致心血管虚脱。

用药告知:用药前告知患者不能饮酒。给药期间可能发作癫痫、精神抑郁、嗜睡、旋转性眼球震颤、眩晕、出汗,超敏病人会发生支气管/喉部痉挛伴瘙痒和荨麻疹、呼吸衰竭等,出现上述不适应及时通知医护人员。

监测要点:

(1)静脉给药期间应观察有无发作癫痫、精神抑郁、嗜睡、旋转性眼球震颤、眩晕、出汗,超敏病人有无发生支气管/喉部痉挛伴瘙痒和荨麻疹、呼吸衰竭等,这些病症的发生多与剂量有关,应及时调整给药剂量。

(2)用药期间需监测血压、心电图。

(3)此品可引起肝细胞损害,用药期间需定期监测肝功能。

注意事项:

(1)洋地黄中毒时不宜使用此品静脉注射。

(2)使用此药前48h或后24h不宜用丙吡胺。

三、抗休克的血管活性药

盐酸肾上腺素注射液
(adrenaline hydrochloride, epinephrine hydrochloride)

通用名 盐酸肾上腺素注射液

商品名 付肾

规　格 0.5mg/0.5ml, 1mg/1ml

储　存 此品对光和空气敏感。从包装取出后应立即使用。肾上腺素氧化时,从无色变为粉红色,最后变成褐色,当溶液出现变色和沉淀,不能再使用

药理作用

此品是直接作用于α、β受体的拟交感胺类药。能抗低血糖。通过作用于β肾上腺素受体,增加肝脏及其他组织的糖原分解。通过作用于α肾上腺素受体,抑制胰腺对胰岛素的释放,减少周围组织对葡萄糖的摄取,因而升高血糖水平。此品的效应包括:①扩张支气管——通过作用于β_2肾上腺素受体以松弛支气管平滑肌,解除支气管痉挛;通过作用于α肾上腺素受

体使支气管动脉收缩，消除充血水肿，改善通气量，抑制抗原所引起的组胺释放，直接对抗组胺导致的支气管收缩、血管扩张及水肿；②兴奋心脏——作用于心脏 β_1 肾上腺素受体，使心率增快心肌收缩力加强；③增高血压——小剂量肾上腺素通过兴奋心脏使心排血量增加，收缩压中度升高，同时作用于骨骼肌血管床的 β_2 肾上腺素受体，使血管扩张，降低周围血管阻力而减低舒张压；较大剂量时作用于骨骼肌血管床 α 肾上腺素能受体使血管收缩，增加外周血管阻力，使收缩压及舒张压均升高；④收缩局部血管——作用于皮肤、黏膜、结合膜以及内脏的 α 肾上腺素受体，使血管收缩。

药代动力学

在交感神经末梢、肝和其他组织被降解成无活性的物质，经肾脏排泄。

适应证及禁忌证

适应证：

(1)过敏性休克。盐酸肾上腺素注射液常用于抢救过敏性休克，如青霉素引起的过敏性休克。由于此品具有兴奋心脏，增加心肌收缩力及收缩速度，松弛支气管平滑肌等作用，故可缓解过敏性休克的心跳微弱、血压下降、呼吸困难等症状。可将 0.1～0.5mg 盐酸肾上腺素注射液以 0.9%氯化钠注射液稀释至 10ml 缓慢静脉注射，如疗效欠佳时可将盐酸肾上腺素注射液 4～8mg 溶于 5%葡萄糖溶液 50～1000ml 缓慢静滴。

(2)抢救心脏骤停。可用于麻醉和手术中的意外、药物中毒或心脏传导阻滞等原因引起的心脏骤停。对电击引起的心脏骤停，可用盐酸肾上腺素注射液配合除颤仪或利多卡因进行抢救。

禁忌证：对此品及其他拟交感胺类药过敏者禁用。

慎用：器质性脑损害；心血管疾病，包括心绞痛、心律失常、心脏扩大、脑血管硬化、冠状动脉疾病、各种器质性心脏病；糖尿病；青光眼；高血压；甲状腺功能亢进；帕金森病，可使僵硬与震颤暂时性加重；吩噻嗪类药物引起的循环虚脱或低血压，使用此品可致血压进一步下降；精神、神经系统疾病患者使用此品后可使精神、神经系统的症状进一步恶化；心源性、外伤性或出血性休克时使用此品无益；孕产妇不宜使用：盐酸肾上腺素注射液可通过胎盘屏障，致胎儿缺氧；松弛子宫平滑肌，延长第二产程；剖腹产麻醉过程中用此品维持血压，可加速胎儿心跳，母体血压超过 17.3/10.7kPa(130/80mmHg)时不宜使用；老年人对拟交感神经药的作用敏感，宜慎用；儿童、哺乳期妇女慎用。

用药护理

配制方法：盐酸肾上腺素注射液使用前需经稀释，常用匹配液为 0.9%氯化钠注射液和 5%葡萄糖注射液。pH 值：2.2～5.0。影响溶液稳定的主要因素是 pH 值，当 pH 值高于 5.5 时，此品不稳定。溶液出现严重分解时，可能不出现任何可视的变色反应。

用法用量：

(1)心脏复苏的常规剂量为 0.25～0.5mg 以 10ml 生理盐水稀释后静脉(或心内)注射。

(2)抢救过敏性休克时皮下或肌肉注射 0.5～1mg，也可用 0.1～0.5mg 缓慢静脉注射(以生理盐水稀释到 10ml)，如疗效不好，可改用 4～8mg 静滴(溶于 5%葡萄糖液500～1000ml)。

(3)静脉注射时要以 10ml 生理盐水稀释后给药。

配伍禁忌：

(1)可与盐酸肾上腺素注射液配伍的药物有盐酸西咪替丁、重酒石酸间羟胺、氟尿嘧啶。

(2)配伍禁忌：氨茶碱、透明质酸钠、华法林钠、盐酸异丙嗪、氨苄西林钠、头孢噻吩、地西泮、芬太尼、呋塞米、咪达唑仑、盐酸吗啡、泮库溴铵、碳酸氢钠、盐酸万古霉素、维库溴铵、硫酸阿托品、谷氨酸钠、丝裂霉素、盐酸苯海拉明、清开灵注射液、盐酸罂粟碱。

(3)盐酸肾上腺素注射液与α受体阻滞剂如吩噻嗪、酚妥拉明、酚苄明和妥拉唑啉以及其他血管扩张药合用时，可产生对抗此品的加压作用。

(4)与全麻药如氯仿、环丙烷、氟烷等同用，可使心肌对拟交感胺类药反应更敏感，有发生严重室性心律失常的危险，必须同用时此品用量必须减小。

(5)与洋地黄制剂合用可使心肌对肾上腺素的反应更敏感而导致心律失常。

(6)与麦角胺、麦角新碱或催产素合用，可加剧血管收缩，导致严重高血压或外围组织缺血。

(7)与胍乙啶合用时，胍乙啶的降压作用减弱，而肾上腺素的效应增强，导致高血压及心动过速。

(8)与降糖药合用，可使降糖效应减弱。

(9)与β受体阻滞剂如普萘洛尔合用，两者的疗效相互抵消，β受体阻滞后α受体作用明显，可有高血压与心动过缓，β受体阻滞还能拮抗本品的支气管扩张作用，增强肾上腺素的血管收缩作用，必须合用时须谨慎。

(10)与三环类抗抑郁药合用可加强肾上腺素对心血管的作用，产生心律失常、高血压或心动过速。

(11)与其他拟交感胺类药合用，两者的心血管作用加剧，易产生副作用。

(12)与硝酸酯类药合用，此品的升压作用被抵消，可发生低血压，硝酸酯类药物的抗心绞痛效应也被减弱。

用药告知：

(1)盐酸肾上腺素注射液可导致注射局部组织坏死，如穿刺局部出现水肿、充血、炎症或其他异常时需及时通知医护人员。

(2)用药过程中可能出现的不良反应还包括出现焦虑、头晕、呼吸困难、苍白和心悸，用药时宜取卧位，避免活动，当上述不良反应发生时应及时通知医护人员。

监测要点：

(1)应用此品时必须密切监测血压、心率、心律的变化。

(2)由于盐酸肾上腺素注射液可能升高血糖和血清乳酸水平，多次用药过程中需监测血糖变化。

(3)用药前协助患者取卧位，加床档，用药过程中嘱患者不宜改变体位，避免意外受伤。

(4)用药过程中随时听取患者主诉，密切观察用药不良反应的发生，及时采取措施对症处理：由于肾上腺素刺激α-和β-肾上腺素能受体，因此此品可能在接受药物的所有患者中产生不良反应。不良反应通常是一过性的。可出现焦虑、头晕、呼吸困难、苍白和心悸；药物过量或药物注射太快可导致更加严重的不良反应，如脑血管出血、纤维性颤动、严重头痛、低血压、肺水肿和心动过速；用药局部可有水肿、充血、炎症。

（5）长期或逾量使用可产生耐药性，注意观察药物疗效，产生耐药性时可停药数天后再次给药，效应即可恢复。

（6）盐酸肾上腺素注射液可导致注射局部组织坏死，注射部位必须轮换，避免反复在固定部位注药，随时询问患者及密切观察穿刺部位有无异常。

注意事项：

（1）盐酸肾上腺素注射液用于过敏性休克时，由于其血管的渗透性增加，有效血容量不足，必须同时补充血容量。

（2）做心内注射或静脉注射前必须稀释，不推荐动脉内注射，后者可引起明显剧烈的血管收缩，导致组织坏死。

（3）肾上腺素与许多药物发生相互作用，有配伍禁忌。麻醉剂和抗组胺药物可强化此品药效，但肾上腺素能阻滞剂拮抗此品药效。也可用异丙肾上腺素（isoproterenol）代替肾上腺素，但由于两者同为心脏刺激剂，故两种药物不得同时使用。

重酒石酸去甲肾上腺素注射液
（noradrenaline bitartrate，norepinephrine bitartrate）

通用名 重酒石酸去甲肾上腺素注射液

商品名 正肾

规　格 2mg/1ml，10mg/2ml

储　存 未开启的此品在控制的室温下避光储存，见光或暴露在空气中，溶液会逐渐变暗。溶液一旦变色或出现沉淀就不能使用

药理作用

重酒石酸去甲肾上腺素注射液为儿茶酚胺类药，是强烈的α受体激动剂，同时也激动β受体。通过激动α受体，使血管极度收缩，血压升高，冠状动脉血流增加。通过激动β受体，使心肌收缩力增加，心排血量增加。

药代动力学

静脉给药后迅速起效，停止滴注后作用时效维持1～2min，主要在肝内代谢，经肾排泄。

适应证及禁忌证

适应证：去甲肾上腺素主要作为血管加压药物用于升高急性低血压状态下血压。用于治疗急性心肌梗死、体外循环、嗜铬细胞瘤切除等引起的低血压。

禁忌证：

（1）对此品及其他拟交感胺类药过敏者禁用。

（2）出血性休克患者禁用。

（3）此品易通过胎盘屏障，使子宫血管收缩，血流减少，导致胎儿缺氧，孕妇慎用。

（4）小儿慎用。

(5)老年人长期或大量使用可导致心排血量减少，应慎用。

慎用：缺氧时用此品易致心律失常，如室性心动过速或心室颤动；闭塞性血管病，如动脉硬化、糖尿病、闭塞性脉管炎等，可进一步加重血管闭塞，一般滴注不宜选用小腿以下静脉；血栓形成，无论内脏或周围组织，均可促使血供减少，缺血加重，扩展梗塞范围。

用药护理

配制方法：重酒石酸去甲肾上腺素注射液静脉滴入前需稀释，常用匹配液为5%葡萄糖注射液或5%葡萄糖氯化钠注射液，不宜用氯化钠注射液稀释，也不可与碱性溶液混合，避免混入血浆或全血中滴注。重酒石酸去甲肾上腺素注射液pH值：3.0～4.5，当溶液pH值大于6时会发生明显的分解。

用法用量：

(1)此药须静滴给药，不宜皮下或肌肉注射，滴注部位最好在前臂静脉或股静脉等大静脉，不用小腿以下静脉；滴速应精确，使用输液泵，按需调整剂量。

(2)危急病例可以重酒石酸去甲肾上腺素注射液1～2mg稀释至10～20ml，缓慢静脉注射，同时根据血压调节剂量，待血压回升后，再以静脉滴入维持。

(3)成人常用量为初始以8～12μg/min速度滴入，维持量2～4μg/min，必要时可超越上述剂量，但须注意保持或补充血容量，可在此品1000ml输液中加入5～10mg的酚妥拉明以防组织损伤。小儿常用量为初始以每分钟0.02～0.1μg/kg速度滴入，按需调节滴速。

配伍禁忌：

(1)可配伍药物：氯化钙、葡萄糖酸钙、盐酸西咪替丁、促皮质素、肝素钠、硫酸镁、氯化钾、复合维生素B和C、硫酸奈替米星、盐酸去甲万古霉素。

(2)配伍禁忌：氨茶碱、马来酸氯苯那敏、巴比妥类药物、碳酸氢钠、硫酸链霉素、硫喷妥钠、头孢唑林钠、盐酸利多卡因、硫酸阿托品、谷氨酸钠、胰岛素、盐酸罂粟碱。

(3)重酒石酸去甲肾上腺素注射液与全麻药如氯仿、环丙烷等同用，可使心肌对拟交感胺类药反应更敏感，容易发生室性心律失常，不宜同用，必须同用时减量给药。

(4)与β受体阻滞剂同用，各自的疗效降低，β受体阻滞后α受体作用突出，可发生高血压、心动过缓。

(5)与降压药同用，降压效应被抵消或减弱，与甲基多巴同用还使本品加压作用增强。

(6)与洋地黄类同用，易致心律失常，须严密注意心电监测。

(7)与麦角制剂如麦角胺、麦角新碱或缩宫素同用，促使血管收缩作用加强，引起严重高血压，外周血管的血容量锐减。

(8)与三环类抗抑郁药合用，由于抑制组织吸收此品或增强肾上腺素受体的敏感性，加强此品的心血管作用，引起心律失常、心动过速、高血压或高热；如必须合用，则开始此品用量须小，同时监测心血管作用。

(9)与甲状腺激素同用两者作用均增强。

(10)与妥拉唑啉同用可引起血压下降，继以血压过度反跳上升，故妥拉唑啉逾量时不宜用此品。

用药告知：

(1)重酒石酸去甲肾上腺素注射液可致严重眩晕，使用前应取卧位，用药过程中避免改变体位，以防意外受伤。

(2)用药前告知患者由于此品为强效的血管收缩剂，因此该药外渗到周围组织中可导致严重的组织坏死，用药过程中穿刺部位出现异常或沿静脉径路处皮肤变白，注射局部皮肤脱落，皮肤紫绀，皮肤发红时应及时通知医护人员。

(3)出现皮疹、面部水肿为药物过敏反应，一旦出现必须立即通知医护人员。

监测要点：

(1)此品为强效的血管收缩剂，可以使重要器官血流减少。肾血流锐减后尿量减少，组织血供不足导致缺氧和酸中毒；持久或大量使用时，可使回心血流量减少，外周血管阻力增高，心排血量减少；此时应立即停药，适当补充液体及电解质，血压过高给予α受体阻滞剂，如酚妥拉明5～10mg静脉注射。

(2)用药过程中随时听取患者主诉，监测不良反应的发生：由于此品为强效的血管收缩剂，因此该药外渗到周围组织中可导致严重的组织坏死；用药过程中密切观察穿刺部位，出现异常或沿静脉径路处皮肤变白，注射局部皮肤脱落，皮肤紫绀，皮肤发红时须立即更换输液部位，同时遵医嘱及时给予处理。

(3)个别病人因过敏而有皮疹、面部水肿应及时通知医生，遵医嘱进行处理。

(4)应用中必须监测动脉压，开始每2～3min 1次，血压稳定后改为每5min 1次，要求原来非高血压者为收缩压10.7～13.3kPa(80～100mmHg)，原来高血压者则收缩压比原来低4.0～5.33kPa(30～40mmHg)；一般病人用间接法测血压，危重病人直接动脉内插管测压。必要时按需测中心静脉压、肺动脉舒张压、肺微血管楔压。还要测尿量及心电图，注意心律失常的发生。

注意事项：

(1)重酒石酸去甲肾上腺素注射液应避免长期使用，否则可引起血管持续强烈收缩，使组织缺氧情况加重。可应用酚妥拉明以对抗过分强烈的血管收缩作用，常能改善休克时的组织血液供应。

(2)停药应逐渐减慢滴速，骤停滴注常致血压突然下降，如减量后收缩压10kPa(70～80mmHg)以下须继续使用。

(3)逾量时应立即停用此品，适当补充液体及电解质，血压过高者给予α受体阻滞剂，如酚妥拉明5～10mg静脉注射。

(4)尽量不长期滴注此品，如必须长期滴注，应定期更换滴注部位。如出现滴注静脉沿途皮肤苍白即应更换滴注部位。

(5)滴注时严防发生药液外漏，如确已发生药液外渗，应迅速用5～10mg酚妥拉明用氯化钠注射液稀释至10～15ml作局部浸润注射，12h内可能有效；为防止组织进一步损伤，可在含此品的输液每1000ml中加入酚妥拉明5～10mg，后者不致减弱此品的加压作用。

重酒石酸间羟胺注射液

(metaraminol bitartrate,aramine)

通用名 重酒石酸间羟胺注射液

商品名 阿拉明

规　格 10mg/1ml,50mg/5ml

储　存 避光,密闭保存

药理作用

重酒石酸间羟胺注射液主要直接激动 α 肾上腺素受体而起作用,亦可间接地促使去甲肾上腺素自其储存囊释放,对心脏的 β_1 受体也有激动作用。可产生血管收缩作用,从而导致收缩压和舒张压升高。此品还增强心脏收缩力以及增加冠状动脉、大脑和肾脏血流;通过迷走神经反射使心率相应地减慢,对心排血量影响不大。由于血管收缩,收缩压和舒张压均升高,通过迷走神经反射使心率相应地减慢,对心排血量影响不大。

药代动力学

静脉注射 1～2min 起效,作用持续 20min。主要在肝内代谢,代谢物大多数经胆汁和尿液排出,尿液酸化可增加以原形自肾排泄。

适应证及禁忌证

适应证:重酒石酸间羟胺注射液适合于治疗急性低血压状态。

(1)防治椎管内阻滞麻醉时发生的急性低血压。

(2)用作为出血、药物过敏、手术并发症及脑外伤或脑肿瘤合并休克而发生的低血压的辅助性治疗。

(3)可用于治疗心源性休克或败血症所致的低血压。

禁忌证:孕妇;高血压;动脉硬化症;器质性心脏病;甲状腺功能亢进;糖尿病患者禁用;人工冬眠血压过低不宜用此品。

用药护理

配制方法:静脉给药需稀释后使用,常用匹配液为 5%葡萄糖注射液、5%葡萄糖氯化钠注射液、0.9%氯化钠注射液或复方氯化钠注射液(林格液)。

用法用量:重酒石酸间羟胺注射液与碱性药物同用可引起分解故不宜同用。药液配制后应于 24h 内用完,推荐使用输液泵恒速给药,按需调整剂量。成人常用量:静脉注射,初量用 0.5～5mg,继而静滴,用于重症休克;静脉滴注,将间羟胺 15～100mg 加入氯化钠注射液或 5%葡萄糖注射液 500ml 内,调节滴速以维持理想血压。成人极量 1 次 100mg(每分钟 0.3～0.4mg)。小儿常用量:静脉滴注按体重 0.4mg/kg 或按体表面积 $12mg/m^2$,用氯化钠注射液稀释至每 25ml 中含间羟胺 1mg 的溶液,根据血压调节滴速。

配伍禁忌:间羟胺与碱性药物共同滴注可引起分解,故不宜同用;其他难溶于酸性溶液的药物;两性霉素 B、巴比妥类、地塞米松磷酸钠、乳糖酸红霉素、纤维蛋白原、琥珀酸甲泼尼龙、青霉素钾、苯妥英钠、磺胺嘧啶钠、硫喷妥钠、华法林钠、氢化可的松琥珀酸钠、盐酸雷尼替丁、硫酸阿托品、头孢唑林钠、复方丹参注射液、清开灵注射液、盐酸罂粟碱。

用药告知：

(1)告知患者用药过程中可能出现心律失常、急性肺水肿、严重高血压等不良反应。用药过程中须进行严密监测，出现不适感觉应及时通知医护人员。

(2)静脉注射时药液外溢，可引起局部血管严重收缩，导致组织坏死腐烂或红肿硬结形成脓肿，当发现注射部位感觉异常应及时通知护士，以便进行及时处理。

监测要点：

(1)监测用药过程中可能出现的不良反应，心律失常的发生率随用量及病人的敏感性而异。

(2)升压反应过快过猛时可致急性肺水肿、心律失常、心跳停顿，应恒速给药，根据血压、心率等情况调整剂量。

(3)逾量的表现为抽搐、严重高血压，应严格控制剂量。

(4)滴注期间，应每5min监测患者的血压直至达到期望的作用，随后每15min监测1次。

(5)用药过程中加强巡视，一旦药液外溢，可引起局部血管严重收缩，导致组织坏死腐烂或红肿硬结形成脓肿，此时需用5～10mg酚妥拉明稀溶液就注射部位作局部浸润。

注意事项：

(1)给药途径以静脉注射为宜，静脉注射的部位以选用较粗大的静脉为宜，四肢小静脉应避免使用，尤其是周围血管病、糖尿病或高凝状态的病人。

(2)此品不能代替补充血容量，血容量不足时应先行纠正，然后应用此品。

(3)尽管在紧急情况下可采用1min内5mg的速度直接注射给药，但静脉滴注时应使用输液泵恒速给药。

(4)长期使用可产生蓄积作用，以致停药后血压仍偏高。

(5)停药须逐渐减量，骤然停用，低血压可再度出现。

盐酸多巴胺注射液

(dopamine hydrochloride, intropin)

通用名 盐酸多巴胺注射液

商品名 3-羟酪胺，儿茶酚乙胺

规　格 20mg/2ml

储　存 在室温下储存，防止冷冻或过热。在pH值4～6.4范围内，此品能保持稳定。溶液变色后不能使用。塑料容器不吸附此品

药理作用

(1)激动交感神经系统肾上腺素受体和位于肾、肠系膜、冠状动脉、脑动脉的多巴胺受体，效应与剂量相关。

(2)小量时(每分钟按体重 0.5～2μg/kg)主要作用于多巴胺受体,使肾及肠系膜血管扩张,肾血流量及肾小球滤过率增加,尿量及钠排泄量增加。

(3)小到中等剂量时(每分钟按体重 2～10μg/kg)能直接激动 β_1受体以及间接促使去甲肾上腺素自贮藏部位释放,对心肌产生正性肌力作用,使心肌收缩力及心搏出量增加,最终使心排血量加大,收缩压升高,脉压增大,舒张压变化不大,外周总阻力常无改变,冠状动脉血流及心肌氧耗改善。

(4)大剂量时(每分钟按体重大于 10μg/kg),激动 α 受体,导致周围血管阻力增加,肾血管收缩,肾血流量及尿量反而减少。由于心排血量及周围血管阻力增加,导致收缩压及舒张压增高。

药代动力学

静脉滴入后在体内分布广泛。静脉注射 5min 内起效,持续 5～10min,作用时间的长短与用量不相关。$t_{1/2}$为 2min。在肝、肾及血浆中降解成无活性的化合物,经肾脏排泄,约 80%在 24h 内排出。

适应证及禁忌证

适应证:

(1)多巴胺适用于纠正血流动力学失衡。由于多巴胺增加心脏输出、升高血压和排尿,因此此品可用于治疗各种类型的休克,包括中毒性休克、心源性休克、出血性休克、中枢性休克,特别对伴有肾功能不全、心排出量降低、周围血管阻力增高而已补足血容量的患者更有意义。

(2)也可用于充血性心力衰竭,心跳骤停,心脏手术,脑缺血急性期,急性无尿性肾功能衰竭。

禁忌证:对此品及其他拟交感胺类药过敏者禁用。

慎用:嗜铬细胞瘤患者不宜使用;闭塞性血管病(或有既往史),包括动脉栓塞、动脉粥样硬化、血栓闭塞性脉管炎、冻伤(如冻疮)、糖尿病性动脉内膜炎、雷诺病等慎用;肢端循环不良的患者使用需谨慎,同时须严密监测,注意有无发生坏死及坏疽的可能性;频繁的室性心律失常时应用此品也需谨慎;妇、哺乳期妇女、小儿、老年患者慎用。

用药护理

配制方法:盐酸多巴胺注射液使用前必须稀释,常用匹配液为 5%葡萄糖注射液、5%葡萄糖氯化钠注射液、0.9%氯化钠注射液或乳酸钠林格注射液。pH 值:约 3.3。

用法用量:盐酸多巴胺注射液必须稀释后使用,稀释液的浓度取决于剂量及个体需要的液量,可应用输液泵以连续滴注方式恒速给药。常规的初始剂量为 2～5μg/kg 体重。剂量随后可以 10～30min 内 5～10μg/(kg·min)幅度逐渐增加,并且根据患者对治疗的反应递增。应每 2min 监测 1 次患者的血压、心输出量、尿量,直至患者病情稳定在期望的水平上,随后每 5min 监测 1 次。

(1)慢性顽固性心衰:静滴初始量 2μg/(kg·min),逐渐递增,多数患者 1～3μg/(kg·min)即可达到疗效。

(2)闭塞性脑血管病:静滴开始 1μg/(kg·min),逐渐增至 5～10μg/(kg·min),直到 20μg/(kg·min)。

(3)危重病例：5μg/(kg·min)，然后以5～10μg/(kg·min)递增至20～50μg/(kg·min)。或将盐酸多巴胺注射液20mg加入5%葡萄糖注射液或5%葡萄糖氯化钠注射液200～300ml中静脉滴注，开始75～100μg/(kg·min)，根据血压情况，可加快速度和加大剂量，极量为500μg/(kg·min)。

配伍禁忌：

(1)可与盐酸多巴胺注射液配伍的药物有：氯化钙、琥珀酸钠氢化可的松、盐酸利多卡因、琥珀酸甲泼尼龙、氨基乙酸。

(2)盐酸多巴胺注射液在碱性溶液中失去活性，因此不能与碱性液配伍。

(3)此品不可与下列药物配伍：两性霉素B、氨苄西林钠、青霉素钾、碳酸氢钠、阿昔洛韦钠、清开灵注射液、盐酸头孢吡肟钠、多西环素、胰岛素、促皮质素、哌拉西林钠-三唑巴坦钠、甲硝唑、盐酸罂粟碱。

(4)与硝普纳、异丙肾上腺素、多巴酚丁胺合用，注意心排血量的改变比单用此品时有差异。

(5)大剂量多巴胺与α受体阻滞剂如酚苄明、酚妥拉明、妥拉唑啉等同用，后者的扩血管效应可被此品的外周血管收缩作用拮抗。

(6)与全麻药合用，由于后者可使心肌对多巴胺异常敏感，引起室性心律失常。

(7)与β受体阻滞剂同用，可拮抗多巴胺对心脏的β_1受体作用。

(8)与硝酸酯类药同用，可减弱硝酸酯的抗心绞痛及多巴胺的升压效应。

(9)与利尿剂同用，一方面由于此品作用于多巴胺受体，扩张肾血管，使肾血流增加，可增加利尿作用；另一方面此品自身还有直接的利尿作用。

(10)与胍乙啶同时应用，可加强多巴胺的降压效应，使胍乙啶的降压作用减弱，导致高血压及心律失常。

(11)与三环类抗抑郁药同用，可延长及加强多巴胺的效应。

(12)与苯妥英钠同时期内静脉注射可产生低血压与心动过缓，在用多巴胺时，如必需用苯妥英钠抗惊厥治疗时，则须考虑两药交替使用。

用药告知：

(1)应用多巴胺治疗时，可能出现心动过缓、心动过速、高血压、低血压、恶心、呕吐、头痛和呼吸困难。出现上述症状应及时通知医护人员。

(2)用药过程中由于外周血管长时期收缩，可能导致局部坏死或坏疽。出现穿刺局部疼痛、肿胀及穿刺肢体感觉异常，应及时通知医护人员进行及时处理。

监测要点：

(1)在滴注时须严密监测血压、心排血量、心电图及尿量。

(2)休克纠正时应立即减慢滴速。

(3)多巴胺的不良反应由此品的心脏效应所致。用药过程中可能出现心动过缓、心动过速、高血压、低血压、血管收缩和QRS波群变宽。其他不良反应还包括恶心、呕吐、头痛和呼吸困难，需随时听取患者主诉，及时发现不良反应的发生，遵医嘱进行处理。

(4)外周血管长时期收缩，可能导致局部坏死或坏疽，需严密观察穿刺部位，发现异常及时处理。如确已发生液体外溢，可用 5～10mg 酚妥拉明稀溶液就注射部位作局部浸润。

(5)肢端循环不良的病人用药过程中更易发生坏死及坏疽的可能性，须严密监测。

(6)用药过程中，如果收缩压不成比例地增加、心动过速幅度增加或排尿量减少，应立即降低滴注速率或暂停滴注，并且通知医生遵医嘱进行进一步处理。

注意事项：

(1)应用多巴胺治疗前必须先纠正低血容量及酸中毒。

(2)大剂量时可使呼吸加速、心律失常，停药后迅速消失。过量可致快速型心律失常。

(3)突然停药可发生严重低血压，故停用时应逐渐递减。

(4)选用粗大的静脉作静脉注射或静滴，以防药液外溢，产生组织坏死；如确已发生药液外溢，可用 5～10mg 酚妥拉明稀溶液就注射部位作浸润。

盐酸多巴酚丁胺注射液

(dobutamine hydrochloride, dobutrex)

通用名 盐酸多巴酚丁胺注射液

商品名 杜丁胺注射液

规　格 20mg/2ml

储　存 未开启的此品在室温下储存，避免冷冻和高温。输液用注射液应在 24h 内使用。在 24h 内，由于药品的轻微氧化，注射液将变成粉红色，这不表明药品出现了明显的损失。塑料或玻璃容器不吸附此品

药理作用

对心肌产生正性肌力作用，主要作用于 β_1 受体，对 β_2 受体及 α 受体作用相对较小。此品能直接激动心脏 β_1 受体以增强心肌收缩力和增加心搏出量，使心排血量增加。可降低外周血管阻力(后负荷减轻)，收缩压和脉压变化不大。降低心室充盈压，促进房室结传导。可使心肌收缩力增强，冠状动脉血流及心肌耗氧量增加。由于心排血量增加，肾血流量及尿量增多。对心率的改变小于多巴胺。此品与多巴胺不同，多巴胺间接通过内源性去甲肾上腺素的释放发挥作用，多巴酚丁胺可直接作用于心脏。

药代动力学

静脉注入 1～2min 起效，如缓慢滴注可延长到 10min，一般静脉注射后 10min 作用达高峰，持续数分钟。表观分布容积为 0.2L/kg，清除率为 244L/h，血浆治疗浓度为 40～190μg/ml，$t_{1/2}$ 为 2min。在肝脏代谢成无活性的化合物。代谢物主要经肾脏排出。

适应证及禁忌证

适应证：

(1)适用于器质性心脏病时心肌收缩力下降引起的心力衰竭，如冠心病引起的急性心肌梗死泵衰竭、扩张型心肌病、风湿性心脏瓣膜病引起的心衰、心脏直视手术后所致的低排血量综合征以及难治性心力衰竭。

(2)多巴酚丁胺也可用于心源性休克及急性肺水肿的抢救治疗。

禁忌证:

(1)对此品及其他拟交感胺类药过敏者禁用。

(2)梗阻型肥厚性心肌病不宜使用,以免加重梗阻。

慎用:心房颤动,多巴酚丁胺能加快房室传导,使心室率加快而致室颤,如必须用此品应先给予洋地黄类药;高血压可能加重;严重的机械性梗阻,如重度主动脉瓣狭窄,多巴酚丁胺可能无效;低血容量时应用此品可加重,用前须加以纠正;室性心律失常可能加重;心肌梗死后,使用大量此品可能使心肌耗氧增加而加重缺血;孕妇、哺乳期妇女、小儿、老年患者慎用。

用药护理

配制方法:盐酸多巴酚丁胺注射液静脉滴注前须稀释,常用匹配液为5%葡萄糖注射液、5%葡萄糖氯化钠注射液或0.9%氯化钠注射液。此品在使用前必须稀释至浓度不高于5mg/ml。药液pH值:2.5～5.5。

用法用量:成人常用量:静脉滴注250mg,加入5%葡萄糖注射液250ml或500ml中稀释后滴注,2.5～10μg/(kg·min)。一般以小剂量开始,视病情调节剂量,最大剂量不超过10μg/(kg·min),每日总量为40～120mg。

配伍禁忌:

(1)盐酸多巴酚丁胺注射液禁与以下药物配伍:碱性药物、头孢吡肟、葡萄糖酸钙、胰岛素、碳酸氢钠、呋塞米等。

(2)与全麻药尤其环丙烷、氟烷等同用,发生室性心律失常的可能性增加。

(3)与β受体阻滞剂同用,可拮抗本品对β_1受体的作用,导致α受体作用占优势,外周血管的总阻力增大。

(4)与硝普钠同用,可导致心排血量微增,肺楔嵌压略降。

用药告知:

(1)告知患者用药过程中可能出现心悸、恶心、头痛、胸痛、气短、呼吸急促等不良反应,出现上述症状应及时通知医护人员。

(2)多巴酚丁胺在静脉输液过程中有可能致局部坏死或坏疽,一旦出现穿刺局部疼痛、肿胀及穿刺肢体感觉异常,应及时通知医护人员进行及时处理。

监测要点:

(1)密切观察可能出现的不良反应,包括:心悸、恶心、头痛、胸痛、气短、呼吸急促等。

(2)用药期间应定时或连续监测心电图、血压、心排血量,必要或可能时监测肺楔压。

(3)用药过程中出现收缩压增加[多数增高1.33～2.67kPa(10～20mmHg),少数升高6.67kPa(50mmHg)或更多],心率增快(多数在原来基础上每分钟增加5～10次,少数可增加30次以上),与剂量有关,应减量或暂停用药。

(4)治疗时间和给药速度按病人的治疗效应而调整。

注意事项:

(1)此品不得与碳酸氢钠等碱性药物合用。

(2)用药前应先补充血容量,纠正低血容量。

(3)药液的浓度随用量和病人所需液体量而定,但不应超过 5mg/ml。

(4)不宜大剂量或快速滴入,有可能加速心率并产生心律失常。

(5)心房颤动时,多巴酚丁胺能加快房室传导,心室率加速,如须用此品,应先给予洋地黄类药。

(6)在输入较大剂量(15μg/(kg·min))时可发生尿急,停止输入后即消失。

四、利尿药

呋塞米注射液

(furosemide)

通用名 呋塞米注射液

商品名 速尿,呋喃苯胺酸

规 格 20mg/2ml

储 存 在室温下储存,冷藏可能引起沉淀,避光,见光可能引起变色。当此品溶液呈黄色时不能使用

药理作用

(1)对水和电解质排泄的作用。能增加水、钠、氯、钾、钙、镁、磷等的排泄。与噻嗪类利尿药不同,呋塞米等袢利尿药存在明显的剂量-效应关系。随着剂量加大,利尿效果明显增强,且药物剂量范围较大。此类药物主要通过抑制肾小管髓袢厚壁段对氯化钠的主动重吸收,结果管腔液 Na^+、Cl^- 浓度升高,而髓质间液 Na^+、Cl^- 浓度降低,使渗透压梯度差降低,肾小管浓缩功能下降,从而导致水、Na^+、Cl^- 排泄增多。由于 Na^+ 重吸收减少,远端小管 Na^+ 浓度升高,促进 Na^+-K^+ 和 Na^+-H^+ 交换增加,K^+ 和 H^+ 排出增多。至于呋塞米抑制肾小管髓袢升支厚壁段重吸收 Cl^- 的机制,过去曾认为该部位存在氯泵,目前研究表明该部位基底膜外侧存在与 Na^+-K^+ ATP 酶有关的 Na^+、Cl^- 配对转运系统,呋塞米通过抑制该系统功能而减少 Na^+、Cl^- 的重吸收。另外,呋塞米可能尚能抑制近端小管和远端小管对 Na^+、Cl^- 的重吸收,促进远端小管分泌 K^+。呋塞米通过抑制亨氏袢对 Ca^{2+}、Mg^{2+} 的重吸收而增加 Ca^{2+}、Mg^{2+} 排泄。短期用药能增加尿酸排泄,而长期用药则可引起高尿酸血症。

(2)对血流动力学的影响。呋塞米能抑制前列腺素分解酶的活性,使前列腺素 E_2 含量升高,从而具有扩张血管作用。扩张肾血管,降低肾血管阻力,使肾血流量尤其是肾皮质深部血流量增加,在呋塞米的利尿作用中具有重要意义,也是其用于预防急性肾功能衰竭的理论基础。另外,与其他利尿药不同,袢利尿药在肾小管液流量增加的同时肾小球滤过率不下降,可能与流经致密斑的氯减少,从而减弱或阻断了球-管平衡有关。呋塞米能扩张肺部容量静脉,降低肺毛细血管通透性,加上其利尿作用,使回心血量减少,左心室舒张末期压力降低,有助于急性左心衰竭的治疗。由于呋塞米可降低肺毛细血管通透性,为其治疗成人呼吸窘迫综合征

提供了理论依据。

药代动力学

静脉给药5min起效，达峰值时间0.33～1h，作用持续时间2h，$t_{1/2}$存在较大差异，正常人为30～60min，无尿患者延长至75～155min，肝肾功能同时严重受损者延长至11～20h，新生儿4～8h。88%以原形经肾脏排泄，12%经肝脏代谢由胆汁排泄。肾功能受损患者经肝脏代谢增多。此药不被透析清除。

适应证及禁忌证

适应证：

（1）水肿性疾病：包括充血性心力衰竭、肝硬化、肾脏疾病（肾炎、肾病及各种原因所致的急、慢性肾功能衰竭），尤其是应用其他利尿药效果不佳时，应用此类药物仍可能有效。可与其他药物合用治疗急性肺水肿和急性脑水肿等。

（2）高血压：一般不作为治疗原发性高血压的首选药物，但当噻嗪类药物疗效不佳，尤其当伴有肾功能不全或出现高血压危象时，此类药物尤为适用。

（3）预防急性肾功能衰竭：用于各种原因导致肾脏血流灌注不足，例如失水、休克、中毒、麻醉意外以及循环功能不全等，在纠正血容量不足的同时及时应用，可减少急性肾小管坏死的机会。

（4）高钾血症及高钙血症。

（5）稀释性低钠血症，尤其是当血钠浓度低于120mmol/L时。

（6）抗利尿激素分泌过多症（SIADH）。

（7）急性药物毒物中毒，如巴比妥类药物中毒等。

禁忌证：对磺胺药和噻嗪类利尿药过敏者，对此药可能亦过敏。

慎用：糖尿病；前列腺肥大；胰腺炎或有此病史者；无尿或严重肾功能损害者，后者因需加大剂量，故用药间隔时间应延长，以免出现耳毒性等副作用；高尿酸血症或有痛风病史者；严重肝功能损害者，因水电解质紊乱可诱发肝昏迷；急性心肌梗死，过度利尿可促发休克；有低钾血症倾向者，尤其是应用洋地黄类药物或有室性心律失常者；红斑狼疮，此药可加重病情或诱发活动；此药可通过胎盘屏障，孕妇尤其是妊娠前3个月应尽量避免使用；动物实验表明此品可致肾盂积水，流产和胎仔死亡率升高；此药可经乳汁分泌，哺乳期妇女慎用。

用药护理

配制方法：此药为钠盐注射液，可不经稀释直接静脉注射，由于碱性较高，宜用氯化钠注射液稀释，而不宜用葡萄糖注射液稀释。pH值：8～9.3。当此品溶液的pH值低于5.5时，可能引起沉淀。

用法用量：常规剂量静脉注射应超过1～2min。成人：

（1）治疗水肿性疾病。紧急情况或不能口服者，可静脉注射，开始20～40mg，必要时每2h追加剂量，直至出现满意疗效。维持用药阶段可分次给药。治疗急性左心衰竭时，起始40mg静脉注射，必要时每小时追加80mg，直至出现满意疗效。

（2）治疗急性肾功能衰竭时，可用200～400mg加于0.9%氯化钠注射液100ml内静脉滴注，滴注速度每分钟不超过4mg。有效者可按原剂量重复应用或酌情调整剂量，每日总剂量不超过 1g。利尿效果差时不宜再增加剂量，以免出现肾毒性，对急性肾衰功能恢复不利。治疗慢性肾功能不全时，一般每日剂量 40～120mg。

(3)治疗高血压危象时，起始 40～80mg 静脉注射，伴急性左心衰竭或急性肾功能衰竭时，可酌情增加剂量。

(4)治疗高钙血症时，可静脉注射，每次 20～80mg。

小儿：治疗水肿性疾病，起始按 1mg/kg 静脉注射，必要时每隔 2h 追加 1mg/kg。最大剂量可达每日 6mg/kg。新生儿应延长用药间隔。

配伍禁忌：

(1)可与呋塞米注射液配伍的药物有：氨茶碱、硫酸阿托品、地高辛。

(2)呋塞米注射液不可与肾上腺素、盐酸胺碘酮、多巴酚丁胺、盐酸氯丙嗪、盐酸哌替啶、法莫替丁、盐酸洛贝林、尼可刹米、盐酸艾司洛尔、盐酸苯海拉明、盐酸异丙嗪、维生素 B_1、琥珀酸钠氢化可的松、地塞米松磷酸钠、庆大霉素、红霉素、去甲万古霉素、氨力农、米力农、环丙沙星等药物配伍。

(3)肾上腺糖、盐皮质激素，促肾上腺皮质激素及雌激素能降低此药的利尿作用，并增加电解质紊乱，尤其是低钾血症的发生机会。

(4)非甾体类消炎镇痛药抑制前列腺素合成，减少肾血流量，能降低此药的利尿作用，肾损害机会也增加。

(5)与拟交感神经药物及抗惊厥药物合用，利尿作用减弱。

(6)与氯贝丁酯(安妥明)合用，两药的作用均增强，并可出现肌肉酸痛、强直。

(7)与多巴胺合用，利尿作用增强。

(8)饮酒及含酒精制剂和服可以引起血压下降的药物能增强此药的利尿和降压作用。

(9)与巴比妥类药物、麻醉药合用，易引起体位性低血压。

(10)此药可使尿酸排泄减少，血尿酸升高，故与治疗痛风的药物合用时，后者的剂量应作适当调整。

(11)此药可降低降糖药的疗效。

(12)此药可降低抗凝药物和抗纤溶药物的作用，主要与利尿后血容量下降，致血中凝血因子升高，以及利尿使肝血液供应改善、肝脏合成凝血因子增多有关。

(13)此药可加强非去极化肌松药的作用，与血钾下降有关。

(14)与两性霉素、头孢霉素、氨基糖苷类抗生素合用，肾毒性和耳毒性增加，尤其是原有肾损害时。

(15)与抗组胺药物合用耳毒性增加，易出现耳鸣、头晕、眩晕。

(16)与锂制剂合用肾毒性明显增加，应尽量避免同用。

(17)与碳酸钠合用发生低氯性碱中毒机会增加。

(18)服用水合氯醛后静脉注射此药可使甲状腺素由结合状态转变为游离状态，分解代谢增强，可致出汗、面色潮红和血压升高。

用药告知：

(1)告知患者用药期间可能发生的不良反应：可由于水、电解质紊乱，出现体位性低血压、休克、低钾血症、低氯血症、低氯性碱中毒、低钠血症、低钙血症以及与此有关的口渴、乏力、肌肉酸痛、心律失常，此外还有视觉模糊、黄视症、光敏感、头晕、头痛等。

(2)告知患者用药期间有头晕、视物模糊时必须卧床，平日活动时须由专人陪同，小心改变体位，以避免发生意外。

(3)告知患者膳食中注意补偿电解质。

(4)告知患者用药过程中需要配合医护人员抽取静脉血，进行血清电解质监测。

监测要点：

(1)监测血清电解质水平，尤其是合用洋地黄类药物或皮质激素类药物、肝肾功能损害的患者。

(2)监测血压变化，尤其在用于降压时、应用剂量较大时或应用于老年人时。

(3)监测肝、肾功能，血糖，血尿酸。

(4)监测体内酸碱平衡情况。

(5)监测患者听力有无异常变化。

(6)观察不良反应的发生，随时听取患者主诉。常见不良反应有：①水、电解质紊乱，尤其是大剂量或长期应用时，出现体位性低血压、休克、低钾血症、低氯血症、低氯性碱中毒、低钠血症、低钙血症以及与此有关的口渴、乏力、肌肉酸痛、心律失常等。②少见患者有过敏反应(包括皮疹、间质性肾炎甚至心脏骤停)、视觉模糊、黄视症、光敏感、头晕、头痛、纳差、恶心、呕吐、腹痛、腹泻、胰腺炎、肌肉强直等，以及骨髓抑制导致粒细胞减少，血小板减少性紫癜和再生障碍性贫血，肝功能损害，指(趾)感觉异常，高糖血症，尿糖阳性，原有糖尿病加重，高尿酸血症。③耳鸣、听力障碍多见于大剂量静脉快速注射时(每分钟剂量大于 4～15mg)，多为暂时性，少数为不可逆性，尤其当与其他有耳毒性的药物同时应用时。④在高钙血症时，可引起肾结石。⑤尚有报道此药可加重特发性水肿。

注意事项：

(1)药物剂量应从最小有效剂量开始，然后根据利尿反应调整剂量，以减少水、电解质紊乱等不良反应的发生。

(2)存在低钾血症或低钾血症倾向时，应注意补充钾盐。

(3)少尿或无尿患者应用最大剂量后 24h 仍无效时应停药。

(4)使用中须注意此品对诊断的干扰作用：可致血糖升高、尿糖阳性，尤其是糖尿病或糖尿病前期患者。过度脱水可使血尿酸和尿素氮水平暂时性升高。血 Na^+、Cl^-、K^+、Ca^{2+} 和 Mg^{2+} 浓度下降。

(5)此药在新生儿的半衰期明显延长，故新生儿用药间隔应延长。

(6)老年人应用此药时发生低血压、电解质紊乱、血栓形成和肾功能损害的机会增多，应慎用。

布美他尼注射液

(bumetanide)

通用名 布美他尼注射液

商品名　丁脲胺，丁苯氧酸

规　格　0.5mg/2ml

储　存　避光，密闭保存

药理作用

此药对水和电解质排泄的作用基本同呋塞米，其利尿作用为呋塞米的 20～60 倍。主要抑制肾小管髓袢升支厚壁段对 NaCl 的主动重吸收，对近端小管重吸收 Na^{+} 也有抑制作用，但对远端肾小管无作用，故排钾作用小于呋塞米。能抑制前列腺素分解酶的活性，使前列腺素 E2 含量升高，从而具有扩张血管的作用。扩张肾血管，降低肾血管阻力，使肾血流量尤其是肾皮质深部血流量增加，在布美他尼的利尿作用中具有重要意义，也是其用于预防急性肾功能衰竭的理论基础。与其他利尿药不同，袢利尿药在肾小管液流量增加的同时肾小球滤过率不下降，可能与流经致密斑的氯减少从而减弱或阻断了球-管平衡有关。布美他尼能扩张肺部容量静脉，降低肺毛细血管通透性，加上其利尿作用，使回心血量减少，左心室舒张末期压力降低，有助于急性左心衰竭的治疗。由于布美他尼可降低肺毛细血管通透性，为其治疗成人呼吸窘迫综合征提供了理论依据。

药代动力学

静脉给药起效时间为数分钟，应用 1～2mg 时作用持续时间 3.5～4h，大剂量时为4～6h，$t_{1/2}$ 为 60～90min，略长于呋塞米，肝肾功能受损时延长。此药经肝脏代谢者较少，不能被透析所清除。

适应证及禁忌证

适应证：

(1)水肿性疾病包括充血性心力衰竭、肝硬化、肾脏疾病（肾炎、肾病及各种原因所致的急、慢性肾功能衰竭），尤其是应用其他利尿药效果不佳时，应用此类药物仍可能有效。

(2)与其他药物合用治疗急性肺水肿和急性脑水肿等。

(3)在高血压的阶梯疗法中，不作为治疗原发性高血压的首选药物，但当噻嗪类药物疗效不佳，尤其当伴有肾功能不全或出现高血压危象时，此类药物尤为适用。

(4)预防急性肾功能衰竭。用于各种原因导致的肾脏血流灌注不足，例如失水、休克、中毒、麻醉意外以及循环功能不全等，在纠正血容量不足的同时及时应用，可减少急性肾小管坏死的机会。

(5)高钾血症及高钙血症。

(6)稀释性低钠血症尤其是当血钠浓度低于 120mmol/L 时。

(7)抗利尿激素分泌过多症(SIADH)。

(8)急性药物毒物中毒如巴比妥类药物中毒等。

(9)对某些呋塞米无效的病例仍可能有效。

禁忌证：

(1)对磺胺药和噻嗪类利尿药过敏者，对此药可能亦过敏。

(2)此药可通过胎盘屏障，孕妇尤其是妊娠前 3 个月应尽量避免应用。对妊娠高血压综合征无预防作用。动物实验表明此品可致胎儿肾盂积水，延缓胎儿生长和骨化，流产和胎仔死亡率升高。

慎用：无尿或严重肾功能损害者(后者因需加大剂量，故用药间隔时间应延长，以免出现耳毒性等副作用)糖尿病；高尿酸血症或有痛风病史者；严重肝功能损害者，因水电解质紊乱可诱发肝昏迷；急性心肌梗死，过度利尿可促发休克；胰腺炎或有此病史者；有低钾血症倾向者，尤其是应用洋地黄类药物或有室性心律失常者；前列腺肥大；此药可经乳汁分泌，哺乳期妇女应慎用；新生儿慎用。

用药护理

配制方法：此品可不经稀释直接静脉注射或溶于0.9%氯化钠注射液。

用法用量：常规剂量静脉注射应超过1～2min；2～5mg溶于0.9%氯化钠注射液500ml后30～60min缓慢静滴。成人治疗水肿性疾病或高血压，静脉或肌肉注射起始0.5～1mg，必要时每隔2～3h重复，最大剂量为每日10mg。治疗急性肺水肿，静脉注射起始1～2mg，必要时隔20min重复，也可2～5mg稀释后缓慢滴注(不短于30～60min)。小儿肌肉注射或静脉注射1次按体重0.01～0.02mg/kg，必要时4～6h 1次。

配伍禁忌：

(1)此品禁与锂制剂配伍。

(2)肾上腺糖、盐皮质激素，促肾上腺皮质激素及雌激素能降低此药的利尿作用，并增加电解质紊乱，尤其是低钾血症的发生机会。

(3)非甾体类消炎镇痛药能降低此药的利尿作用，肾损害机会也增加，与前者抑制前列腺素合成，减少肾血流量有关。

(4)与拟交感神经药物及抗惊厥药物合用，利尿作用减弱。

(5)与氯贝丁酯(安妥明)合用，两药的作用均增强，并可出现肌肉酸痛、强直。

(6)与多巴胺合用，利尿作用加强。

(7)饮酒及含酒精制剂和可引起血压下降的药物能增强本药的利尿和降压作用；与巴比妥类药物、麻醉药合用，易引起体位性低血压。

(8)此药可使尿酸排泄减少，血尿酸升高，故与治疗痛风的药物合用时，后者的剂量应作适当调整。

(9)降低降血糖药的疗效。

(10)降低抗凝药物和抗纤溶药物的作用，主要与利尿后血容量下降，致血中凝血因子浓度升高，以及利尿使肝血液供应改善、肝脏合成凝血因子增多有关。

(11)此药加强非去极化肌松药的作用，与血钾下降有关。

(12)与两性霉素、头孢霉素、氨基糖苷类等抗生素合用，肾毒性和耳毒性增加，尤其是原有肾损害时。

(13)与抗组胺药物合用时耳毒性增加，易出现耳鸣、头晕、眩晕。

(14)与锂合用肾毒性明显增加，应尽量避免。

(15)服用水合氯醛后静脉注射此药可致出汗、面色潮红和血压升高，此与甲状腺素由结合状态转为游离状态增多，导致分解代谢加强有关。

(16)与碳酸氢钠合用发生低氯性碱中毒机会增加。

用药告知:大剂量或长期应用时,可由于水、电解质紊乱,出现体位性低血压、休克、低钾血症、低氯血症、低氯性碱中毒、低钠血症、低钙血症以及与此有关的口渴、乏力、肌肉酸痛、心律失常,宜小心改变体位,进食高钾食物、水果,需配合医护人员进行血清电解质监测。

监测要点:监测不良反应的发生,常见不良反应有:

(1)水、电解质紊乱:如体位性低血压、休克、低钾血症、低氯血症、低氯性碱中毒、低钠血症、低钙血症以及与此有关的口渴、乏力、肌肉酸痛、心律失常等。

(2)少见者有过敏反应(包括皮疹,甚至心脏骤停)、头晕、头痛、纳差、恶心、呕吐、腹痛、腹泻、胰腺炎、肌肉强直等,骨髓抑制导致粒细胞减少,血小板减少性紫癜和再生障碍性贫血,肝功能损害,指(趾)感觉异常,高糖血症,尿糖阳性,原有糖尿病加重,高尿酸血症。

(3)耳鸣、听力障碍多见于大剂量静脉快速注射时(每分钟剂量大于4～15mg),多为暂时性,少数为不可逆性,尤其当与其他有耳毒性的药物同时应用时。

(4)在高钙血症时,可引起肾结石。

(5)尚有此药可加重特发性水肿的报道。

(6)偶见未婚男性遗精和阴茎勃起困难。

(7)大剂量时可发生肌肉酸痛、胸痛。

(8)对糖代谢的影响可能小于呋塞米。

注意事项:

(1)老年人应用此药时发生低血压、电解质紊乱、血栓形成和肾功能损害的机会增多。

(2)用药时注意此品对诊断的干扰:可致血糖升高、尿糖阳性,尤其是糖尿病或糖尿病前期患者,过度脱水可使血尿酸和尿素氮水平暂时性升高。血 Na^+、Cl^-、K^+、Ca^{2+} 和 Mg^{2+} 浓度下降。

五、抗高血压药

盐酸地尔硫䓬
(diltiazem hydrochloride)

通用名 盐酸地尔硫䓬

商品名 合心爽

规 格 10mg,50mg

储 存 盐酸地尔硫䓬注射液应冷藏储存,不能冷冻。未开启的本品在室温下最多保存1个月,超过1个月药效将被破坏。注射用粉针剂应在控温的室温下保存,并避免冷冻

药理作用

此品为钙离子通道阻滞药,作用与心肌或血管平滑肌膜除极时抑制钙离子内流有关。

(1)抗心绞痛的作用和机制：此品可使心外膜、心内膜的冠状动脉扩张，缓解由麦角新碱诱发冠状动脉痉挛所致自发性心绞痛；对劳力性心绞痛，此品可扩张周围血管，降低血压，减轻心脏工作负荷，从而减少氧的需要量，改善收缩压和心率二重乘积，增加运动耐量并缓解劳力性心绞痛。

(2)用于治疗高血压，此品可使血管平滑肌松弛，周围血管阻力降低，血压下降，同时并不伴有反射性心动过速。

(3)此品可抑制心肌细胞慢钙通道，使窦房结和房室结的自律性和传导性降低，故可用于治疗室上性快速心律失常。

(4)由于此品能改善左室舒张功能，可用于治疗肥厚性心肌病。

药代动力学

静脉注射 $t_{1/2}$ 为 1.9h。

适应证及禁忌证

适应证：可用于控制心房颤动的心室率。

禁忌证：禁用于病窦综合征、Ⅱ或Ⅲ度房室传导阻滞（以上两种情况安置心室起搏器则例外）、低血压小于 12kPa（小于 90mmHg）、对此品过敏者、急性心肌梗死和肺充血者。

用药护理

配制方法：稀释后静脉注射。常用匹配液为 5%葡萄糖注射液或 0.9%氯化钠注射液。pH 值：3.7～4.1。配制好的注射液在室温下 24h 内保持稳定。聚氯乙烯会吸附此品，会引起此品的损失，尤其是 pH 值中性或碱性时损失较大。

静脉注射：

(1)室上性心动过速，单次静脉注射 10mg，临用前用 5%葡萄糖注射液或 0.9%氯化钠注射液溶解、稀释成 1%浓度，在 3min 内缓慢注射。

(2)手术时异常高血压急救，单次静脉注射 10mg，临用前用 5%葡萄糖注射液或 0.9%氯化钠注射液溶解、稀释成 1%浓度，在 1min 内缓慢注射。

静脉滴注：

(1)手术时异常高血压急救及高血压急症，每 5min 5～15μg/kg 静脉滴注，血压降至目标值，监测血压，根据血压调节给药剂量。

(2)不稳定心绞痛，每 5min 1～5μg/kg 静脉滴注，最大量为 5μg/kg 静脉滴注。

配伍禁忌：

(1)此药不宜与其他药物配伍。

(2)β 阻滞药可能影响心脏传导，尤其在病窦综合征或有房室传导阻滞者，在左室功能受损者可影响心室功能，与此品同用均有协同作用，并且对心脏负性肌力作用也相加。例如普萘洛尔可增加此品生物利用度近 50%，因而须调整普萘洛尔剂量。

(3)西咪替丁由于抑制 P450 细胞色素而使此品血药浓度药时曲线下面积增加，因而需调整此品的剂量。雷尼替丁虽可使此品血药浓度升高，但不明显。

(4)与洋地黄同用时，对心脏传导阻滞有协同作用，因此联合应用时应谨慎。例如此品可使地高辛血药浓度增加 20%，但也有并不影响的报道，虽然结果矛盾，但在开始调整和停止此品治疗时，应监测地高辛血药浓度，以免洋地黄过量或不足。

(5)麻醉药对心肌收缩、传导、自律性都有抑制并有血管扩张作用，且与钙通道阻滞剂有协同作用，因此，此两种药同时应用时，须严格控制剂量。

用药告知：

(1)应用此品治疗过程中可能出现浮肿、头痛、恶心、眩晕、皮疹、无力等不良反应，出现上述症状需及时通知医护人员。

(2)此品在肝内代谢由肾和胆汁排泄，肝、肾功能受损患者用此品应谨慎，长期给药应定期实验室监测肝肾功能。

(3)低血压者用此品治疗偶可致症状性低血压，用药期间宜卧床，加床档，小心改变体位，避免外伤。

监测要点：

(1)用药期间监测心电图和血压。

(2)用药过程中随时听取患者主诉，监测可能发生的不良反应，包括：①心血管系统：心绞痛、心律失常、房室传导阻滞、心动过缓、束支传导阻滞、充血性心力衰竭、心电图异常、低血压、心悸、晕厥、心动过速、室性期前收缩；②神经系统：多梦、遗忘、抑郁、步态异常、幻觉、失眠、神经质、感觉异常、性格改变、嗜睡、震颤；③消化系统：厌食、便秘、腹泻、味觉障碍、消化不良、口渴、呕吐、体重增加；④皮肤：瘀点、光敏感性、瘙痒、荨麻疹，注射局部发红；⑤其他：弱视、呼吸困难、鼻衄、易激惹、高血糖、高尿酸血症、阳痿、肌痉挛、鼻充血、耳鸣、夜尿、多尿、骨关节痛；⑥不常有的尚有脱发、多形性红斑、锥体外系综合征、齿龈增生、溶血性贫血、出血时间延长、白细胞减少、紫癜、视网膜病和血小板减少，亦有报道发生剥脱性皮炎。

(3)急性肝损害。应用此品时急性肝损害为罕见情况，有碱性磷酸酶、乳酸脱氢酶、门冬氨酸氨基转移酶、丙氨酸氨基转移酶明显增高和其他伴有急性肝损害现象，停药可以恢复。

注意事项：

(1)同时用对心脏收缩和(或)传导有影响的药物，由于可能有协同作用，因而应用此品须谨慎和仔细控制剂量。在体内由P450细胞色素氧化酶生物转化，同时用此品和经同一生物转化途径的其他药物可导致代谢的竞争抑制，故多种药物治疗时应谨慎。在开始或停止同时使用时，对相同代谢药物剂量特别是治疗指数低的药或有肝肾功能受损患者，须加以调整以维持合理的血药浓度。

(2)此品用于治疗室上性心动过速时，须进行心电图监测。

(3)肝肾功能不全患者如需应用，剂量应特别谨慎。

硝普钠
(nitroprusside sodium)

通用名 硝普钠

规　格 50mg

储　存 避光，密闭保存

药理作用

硝普钠是一种速效和短时作用的血管扩张药，对动脉和静脉均有直接扩张作用，但不影响子宫和十二指肠或心肌的收缩。血管扩张使周围血管阻力降低，因而有降压作用；血管扩张使心脏前、后负荷均降低，心排血量改善，故对心力衰竭有益；后负荷减低可减少瓣膜关闭不全时主动脉和左心室的阻抗而减轻反流。

药代动力学

静滴后立即达血药浓度峰值，其水平随剂量而定。静滴停止后作用维持1～10min，肾功能正常者$t_{1/2}$为7天（由硫氰酸盐测定），肾功能不良或血钠过低时延长。经肾排泄。

适应证及禁忌证

适应证：用于治疗高血压急症，如高血压危象、高血压脑病、恶性高血压、嗜铬细胞瘤手术前后阵发性高血压等的紧急降压，也可用于外科麻醉期间进行控制性降压；还用于治疗急性心力衰竭，包括肺水肿；亦用于急性心肌梗死或瓣膜（二尖瓣或主动脉瓣）关闭不全时的急性心力衰竭。

禁忌证：代偿性高血压如动静脉分流或主动脉缩窄时、缺血性心脏病患者应禁用硝普钠。

用药护理

配制方法：此品为粉红色结晶性粉末，使用前用5％葡萄糖溶液2～3ml溶解后进一步稀释。此品对光敏感，溶液稳定性较差，滴注溶液应新鲜配制并注意避光。新配溶液为淡棕色，如变为暗棕色、橙色或蓝色，应弃去。溶液的保存与应用不应超过24h。溶液内不宜加入其他药品。

用法用量：此品只宜作静脉滴注，最好使用输液泵或微量注射泵，连续使用不应超过72h。给药剂量基于体重，但通常为3μg/(kg·min)。硝普钠在尿中排泄前被转化成硫氰酸盐，因此，如果超过推荐的最大给药剂量10μg/(kg·min)可能发生氰化物中毒。成人常用量为开始每分钟按体重0.5μg/kg，静脉滴注。根据治疗反应以每分钟0.5μg/kg递增，逐渐调整剂量，常用剂量为每分钟按体重3μg/kg，极量为每分钟按体重10μg/kg。总量为按体重3.5μg/kg。小儿常用量为每分钟按体重1.4μg/kg，静脉滴注，按效应逐渐调整剂量。

配伍禁忌：

（1）药液中不可加入其他药物。静脉滴入时不可与其他药物混合在一起使用。

（2）与其他降压药同用可使血压剧降。

（3）与多巴酚丁胺同用，可使心排血量增多而肺毛细血管嵌压降低。

（4）与拟交感胺类同用，此品降压作用减弱。

用药告知：

（1）使用此品易出现低血压，故在用药期间应绝对卧床，防止坠床或摔伤。

（2）使用此品易出现静脉炎，注意观察穿刺部位并随时听取患者主诉，如输液部位出现疼痛、红肿应立即更换部位，最好使用中心静脉。

监测要点：

（1）中毒。此品毒性反应来自其代谢产物氰化物和硫氰酸盐，氰化物是中间代谢物，硫氰酸盐为最终代谢产物，如氰化物不能正常转换为硫氰酸盐，则硫氰酸盐血浓度虽正常也可发生中毒。

(2)反跳性血压升高。麻醉中控制降压时突然停用此品，尤其血药浓度较高而突然停药时，可能发生反跳性血压升高。

(3)出现的不良反应。血压降低过快过剧，出现眩晕、大汗、头痛、肌肉抽搐、神经紧张或焦虑、烦躁、胃痛、反跳性心动过速或心律不齐，症状的发生与静脉给药速度有关，与总量关系不大；硫氰酸盐中毒或逾量时，可出现运动失调、视力模糊、谵妄、眩晕、头痛、意识丧失、恶心、呕吐、耳鸣、气短；硫氰酸盐中毒或超量时，可出现反射消失、昏迷、心音遥远、低血压、脉搏消失、皮肤粉红色、呼吸浅、瞳孔散大。

(4)长期使用最好在监护室内进行并定期测量血压。因药液有局部刺激性，谨防外渗，并注意观察穿刺部位，推荐自中心静脉给药，防止静脉炎发生。如静滴已达 10μg/kg，经 10min 降压仍不满意，应考虑停用此品，改用或加用其他降压药。

注意事项：

(1)输液器要用铅箔或不透光材料包裹使之避光。

(2)用此品过程中偶可出现明显耐药性，此应视为中毒的先兆征象，此时减慢滴速，即可消失。

(3)此品使用中对诊断有一定的干扰作用：用此品时血二氧化碳分压、pH 值、碳酸氢盐浓度可能降低；血浆氰化物、硫氰酸盐浓度可能因此品代谢后产生而增高，此品逾量时动脉血乳酸盐浓度可增高，提示代谢性酸中毒。

六、抗心绞痛药

硝酸甘油注射液
(nitroglycerin for injection)

通用名 硝酸甘油注射液

规　格 1mg/1ml，2mg/1ml，5mg/1ml

储　存 在室温下储存，防止冷冻

药理作用

硝酸甘油注射液主要药理作用是松弛血管平滑肌，引起血管扩张。硝酸甘油扩张动静脉血管床，以扩张静脉为主，其作用强度呈剂量相关性。动静脉张动使心肌耗氧量减少，缓解心绞痛。对心外膜冠状动脉分支也有扩张作用。治疗剂量可降低收缩压、舒张压和平均动脉压，有效冠状动脉灌注压常能维持，但血压过度降低或心率增快使舒张期充盈时间缩短时，有效冠状动脉灌注压则降低。使增高的中心静脉压与肺毛细血管楔嵌压、肺血管阻力与体循环阻力降低。

药代动力学

静脉滴注即刻起效，主要在肝内代谢，迅速而近乎完全，代谢后经肾排出。

适应证及禁忌证

适应证：用于冠心病心绞痛的治疗及预防，也可用于降低血压或治疗充血性心力衰竭。

禁忌证：禁用于心肌梗死早期（有严重低血压及心动过速时）、严重贫血、青光眼、颅内压增高和已知对硝酸甘油过敏的患者。

慎用：血容量不足或收缩压低的患者及孕妇。

用药护理

配制方法：硝酸甘油注射液不可直接静脉注射，需稀释后静脉滴入。常用匹配液为5%葡萄糖注射液或0.9%氯化钠注射液。pH值：3～6.5。

用法用量：

（1）以5mg硝酸甘油注射液加入5%葡萄糖注射液或氯化钠注射液499ml中可配制成含硝酸甘油注射液10μg/ml的溶液。

（2）以5mg硝酸甘油注射液加入5%葡萄糖注射液或氯化钠注射49ml中配制成含硝酸甘油注射液100μg/ml的溶液。

（3）用5%葡萄糖注射液或氯化钠注射液稀释后静脉滴注，开始剂量为5μg/min，用于降低血压或治疗心力衰竭，可每3～5min增加5μg/min，如在20μg/min时无效可以10μg/min递增，以后可20μg/min。

（4）最好用微量注射泵、输液泵恒速输入。使用微量注射泵时，给药10μg/min相当于以6ml/h的速度泵入；使用输液泵时，给药10μg/min相当于以60ml/h的速度泵入；如使用输液器滴入时，输液器的规格通常每20滴相当于1ml，给药10μg/min相当于20滴/min。

聚氯乙烯塑料制品（包括静脉输液袋和树叶管），对硝酸甘油有显著的吸附性。在聚氯乙烯滴注管中的药品流失可能高达40%～80%。只能使用玻璃瓶装的静脉注射溶液和专用的高密度聚氯乙烯输液装置。

配伍禁忌：

（1）可与硝酸甘油配伍的药物有盐酸维拉帕米。不可与其他药物混合。

（2）禁用于使用枸橼酸西地那非（万艾可）的患者，此药可增强硝酸甘油的降压作用。与降压药或血管扩张药合用增强硝酸盐的致体位性低血压作用。

（3）与乙酰胆碱、组胺、或去甲肾上腺素同用时，疗效减弱。

（4）与其他拟交感胺类药如苯福林、麻黄碱或肾上腺素同用，可能降低抗心绞痛的效应。

（5）中度或过量饮酒时，硝酸甘油可导致血压过低。

（6）与降压药或血管扩张药同用可使硝酸甘油的体位性降压作用增强。

（7）与三环类抗抑郁药同用，可加剧抗抑郁药的低血压和抗胆碱效应。

用药告知：

（1）治疗剂量可发生明显的低血压反应，因此患者用药期间从卧位或坐位突然站起时需谨慎，以免突发体位性降压导致跌倒摔伤。

（2）特别强调病人不可以自行调整输液速度，以免血压下降发生危险。

(3)中度或过量饮酒时，使用此药可致低血压，用药期间需禁酒。

监测要点：

(1)小剂量和过量都可能引起严重低血压，尤其在直立位时。需注意观察病人血压变化：通常 2～5min 内可见低血压效应。

(2)监测可能发生的不良反应：①头痛；②眩晕、虚弱、心悸的表现，尤其在直立、制动的患者；③治疗剂量可发生明显的体位性低血压反应，表现为恶心、呕吐、虚弱、出汗、苍白和虚脱。

(3)患者滴注此药的个体差异。静脉滴注无固定适合剂量，应根据个体的血压、心率和其他血流动力学参数来调整。

(4)注意有无头痛。头痛时降低剂量或出现头痛时加入镇痛药可缓解。

(5)监测硝酸盐类增多。血中硝酸盐类增多，变性血红蛋白也可能增加，如有应增加高流量氧吸入，重症可静脉注射亚甲蓝。

(6)监测血压。如因过量而发生低血压，应抬高两腿；药物纠正应加 α 受体激动剂如苯福林或甲氧明，但不用肾上腺素。

硝酸异山梨酯注射液

(isosorbide dinitrate for injection)

通用名 硝酸异山梨酯注射液

商品名 异舒吉，爱倍

规　格 5mg/5ml，10mg/10ml

储　存 避光，密闭保存

药理作用

硝酸异山梨酯主要的药理作用为松弛血管平滑肌，继而引起外周动脉和静脉扩张，特别对后者有效。静脉扩张可促进外周血液凝集减少静脉回流，使心室末端舒张压和肺毛细血管楔压降低(前负荷)。松弛小动脉平滑肌，可降低系统血管阻力，动脉收缩压和平均动脉压(后负荷)。硝酸异山梨酯还可扩张冠状动脉。

药代动力学

硝酸异山梨酯注射液静脉给药 $t_{1/2}$ 为 1h。

适应证及禁忌证

适应证：硝酸异山梨酯注射液适用于急性心梗后继发左心室衰竭，各种不同病因所致左心室衰竭及严重性或不稳定型心绞痛。

禁忌证：已知对硝酸盐过敏的病人；青光眼病人；心源性休克病人；循环衰竭及严重低血压病人；有明显贫血、头部创伤、脑出血、严重低血压或低血容量病人。

用药护理

配制方法：异舒吉注射液可在医院持续心电监护下不经稀释通过微量注射泵直接静脉给药；也可稀释后静脉滴入。常用匹配液为 5%葡萄糖注射液或 0.9%氯化钠注射液。

(1)浓度 100μg/ml(0.01%):取异舒吉针剂 50mg 稀释至 500ml 备用溶液。

(2)浓度 200μg/ml(0.02%):取异舒吉针剂 100mg 稀释至 500ml 备用溶液。

用法用量:给药剂量必须根据病情需要和临床反应进行调整,并要监测血流动力学参数,初始剂量可以从每小时 1~2mg 开始,然后根据病人个体需要进行调整剂量,最大剂量通常不超过每小时 8~10mg。然而,若病人患有心衰,可能需要调大剂量:达每小时 10mg,个别病例甚至高可达每小时 50mg。

配伍禁忌:不可与其他药物混合。药物相互作用同硝酸甘油。

用药告知:有机硝酸酯类可引起严重低血压反应,包括恶心、呕吐、烦躁、苍白和过度换气。治疗初期或增加剂量时,会出现低血压或直立性头晕,还会伴有头晕、嗜睡、反射性心动过速和乏力。用药期间宜保持卧位,站起时应缓慢,以防突发体位性低血压。特别强调病人不可以自行调整输液速度,以免血压下降发生危险。

监测要点:

(1)用药期间,应根据病种和病情的严重程度,通过无创性血液动力学检测手段进行常规检查(症状、血压、心律、尿量),以指导用药。

(2)随时听取患者主诉,监测可能发生的不良反应,比如头痛,通常持续使用症状会减弱。治疗初期或增加剂量时,会出现低血压或直立性头晕,还会伴有头晕、嗜睡、反射性心动过速和乏力。偶见恶心、呕吐、面部潮红、皮肤过敏(如皮疹),有时会加重,个别会出现剥脱性皮炎。用异舒吉治疗期间,可出现暂时的低血氧症,这是因为血液在肺换气不足的肺泡区血流重新分布所致。尤其对于有冠状动脉疾病的患者可导致心肌缺氧。用药期间须严密监测血压变化,若出现严重的低血压,必须立即停止给药。如果症状不能自行消失,必须进行适当的治疗(如抬高下肢,给予扩容药物)。

注意事项:硝酸异山梨酯注射液长期连续用药可产生耐药性,故不宜长期连续用药。

第 3 节　神经系统用药

神经系统用药是指以治疗神经系统疾病为主的药物。神经系统药物主要有钙通道拮抗剂、降颅内压药、血管活性药、清除机体自由基药、纤维蛋白酶样分解酶、镇静催眠药等。这些药物可通过抑制血小板聚集达到抗凝血的作用;可通过清除机体自由基,从而起到抗炎、抗渗出的作用;可通过提高血浆胶体渗透压,使组织内水分进入血管内,从而减轻组织水肿,降低颅内压和脑脊液容量及压力;可通过对中枢神经系统不同部位的抑制,而起到镇静、催眠作用;还有的通过阻断钙通道和扩张血管达到降低血压的作用等。

临床上每一位患者常合并多个系统的疾病,如神经系统、心血管系统、内分泌系统等。治疗时需要应用多种药物进行治疗,各种药物均有其不同的药理作用、适应证、禁忌证、副作用等。因此,在临床治疗过程中,护士要注意不同类药物间的协同作用和拮抗作用,掌握药物的禁忌证及适应证,针对药物各自的特点严格配制并做到现用现配。在用药过程中应注意有的药物的速度不宜过快，有的药物要求快速输注，有的药物对血管有刺激性，外渗后会引起皮下组织坏死，因此在输注过程中宜选用深静脉置管术或经外周中心静脉插管术（PICC），同时还要根据药物的不同理化性质使用不同的输液工具。用药后还应密切观察药物的不良反应，及时给予治疗，以减轻药物不良反应对机体的影响，达到合理用药的目的。

一、脑血管病用药

尼莫地平注射液
(nimodipine injection)

通用名 尼莫地平注射液

商品名 尼膜同

规 格 尼膜同 50ml 含 10mg 尼莫地平

储 存 棕色瓶装，避免日光直射，保存在 25℃以下为宜

药理作用

尼莫地平注射液的活性成分是尼莫地平，它为双氢吡啶类钙通道拮抗剂，其药理特性是阻断中枢神经系统内细胞膜的钙通道，有效地调节细胞内钙的水平，使之保持正常的生理功能。尼莫地平通过有效的阻止 Ca^{2+} 进入细胞内，抑制平滑肌收缩，达到解除血管痉挛的目的。它能降低红细胞脆性及血液黏滞度，抑制血小板凝聚，抗血栓形成。尼莫地平可选择性扩张脑血管，增加脑血流量，从而起到脑保护作用。

药代动力学

经静脉连续滴注 2mg/h，血浆中的浓度为（26.6±1.8）ng/ml，半衰期约为 1.06h±0.16h，与血浆蛋白结合率 97%～99%。药物的脂溶性较高，可通过胎盘屏障及血脑屏障，脑脊液中的药物浓度为血浆中的 0.5%。此品主要在肝脏通过脱氢、氧合的方式代谢，代谢产物无活性，50%的代谢产物从肾脏排泄，30%从胆汁排泄。

适应证及禁忌证

适应证：主要用于缺血性脑血管疾病，脑供血不足、蛛网膜下腔出血引起的脑血管痉挛等；还可预防偏头痛；对突发性耳聋也有一定疗效；还可用于老年人记忆减退及早期老年痴呆。

禁忌证：收缩压＜90mmHg 时慎用；严重肝功能损害者（如肝坏死）；脑水肿和颅内压增高者；心脏瓣膜置换术前后禁用；因药物中含有 23.7%乙醇、聚乙二醇 400、二水合枸橼酸钠、无水枸橼酸、注射用水，故对上述成分过敏者禁用。

对于缺血性脑卒中患者，原则上不静脉滴注此药。

用药护理

配制方法：尼莫地平注射液常与 0.9%氯化钠注射液、5%葡萄糖氯化钠溶液或 5%葡萄糖溶液匹配深静脉滴注；尼莫地平注射液还可原液直接深静脉泵入。

用法用量：深静脉原液直接泵入，治疗开始 2h 可按照 1mg/h 尼莫地平给药（相当于 5ml/h）。如患者无头痛、头晕、面部潮红等自觉症状，尤其血压无明显下降时，2h 后可增至 2mg/h（相当于 10ml/h）。体重低于 70kg 或血压不稳定的患者，剂量宜从 0.5mg/h（相当于 2.5ml/h）开始。

配伍禁忌：为了避免药物的相容性和保持药物的稳定性，深静脉滴注时严禁将尼莫地平注射液加入其他输液瓶中与其他药物混合。如患者用药种类较多，必须同时给药时，可与右旋糖酐 40 溶液、乳酸钠林格注射液、甘露醇、人血白蛋白、血液通过三通阀以两路的形式同时输注。严禁与胺碘酮、苯妥英钠、苯巴比妥、卡马西平、西咪替丁、丙戊酸钠、氨基糖苷类、头孢菌素类、速尿等药物联用。因尼莫地平注射液中含有 23.7%乙醇，与乙醇有配伍禁忌的药物严禁配伍。

用药告知：

（1）使用浅静脉输注药物时易出现静脉炎，药液外渗后可造成皮下组织坏死，故在输注过程中要使用深静脉给药途径，即深静脉置管术或 PICC。如有深静脉置管或 PICC 穿刺处局部有疼痛或不适感，立即告诉医护人员。

（2）尼莫地平注射液深静脉滴注时，由于扩张血管的作用可使血压下降而出现头痛、颜面潮红、出汗等不适，应及时通知医护人员。

监测要点：

（1）医护人员在药品输注过程中随时倾听患者主诉，如患者有头痛、头晕等不适，并观察到其颜面潮红、出汗等临床症状，应遵医嘱严密监测血压、脉搏、心律、心率变化；如收缩压＜90mmHg时应立即通知医生，并遵医嘱给予急救处理。

（2）严密观察深静脉置管处及 PICC 穿刺点处皮肤有无红肿、渗液，有无主诉穿刺部位疼痛、发热的感觉。如出现上述症状，按静脉炎的处理方法给予相应处理。

（3）严格按深静脉置管术或 PICC 维护常规护理。必要时需监测腿围、臂围，防止深静脉血栓形成。

（4）药物在使用过程中，可能会出现胃肠道及神经系统反应，如恶心、腹胀、排气减少、头晕、头疼等，故应观察腹胀、胃部不适等胃肠道反应及头晕、头痛等情况。

注意事项：

（1）使用浅静脉输注药物时易出现静脉炎，药液外渗后可造成皮下组织坏死，故在输注过程中要使用深静脉给药途径，即深静脉置管术或 PICC。尼莫地平两种给药方式的注意事项：①深静脉置管或经外周中心静脉插管通过微量泵给药：遵医嘱将原液使用避光注射器及避光泵前管路直接微量泵泵入。②深静脉置管或 PICC 通过输液泵给药：50ml 棕色瓶装尼莫地平原液与匹配液体（0.9%氯化钠注射液、5%葡萄糖氯化钠溶液或 5%葡萄糖溶液等）以两路形式，按照尼莫地平注射液：联合匹配液体＝1∶4 的比例经三通阀同时泵入，大约在 6～8h 内滴完。③由于尼莫地平有轻微的光敏感性，滴注过程中严格避光。

（2）对高血压合并蛛网膜下腔出血或脑卒中的患者，如同时应用降血压药，应考虑调整降血压药或尼莫地平的剂量。

（3）经深静脉置管或 PICC 给药，应严格遵守深静脉置管或 PICC 护理及术后维护常规。

患者一旦出现深静脉置管及经外周中心静脉插管并发症时，及时遵医嘱给予相应处理。

(4)由于尼莫地平的活性成分可被聚氯乙烯(PVC)材料的一般输液器吸附，故在输注时应使用特殊的聚乙烯材料(PE)的输液器，可减少输液器对药物的吸附而影响药液的准确输入。

东菱精纯抗栓酶注射液

(batroxobin)

通用名 东菱精纯抗栓酶注射液

商品名 东菱迪芙、巴曲酶注射液

规　格 0.5ml∶5BU 曲颈安瓿

储　存 遮光，在5℃下保存，但要注意避免冻结

药理作用

此药是一种纤维蛋白酶样分解酶，可选择性地分解纤维蛋白原，抑制血栓形成；诱发组织型纤维蛋白溶解酶原激活剂的释放，减弱纤维蛋白溶解酶原激活剂的抑制因子的活性，促使纤维蛋白溶解；增加血液流动性，防止血栓形成；降低血管阻力，加快血液流速，改善微循环。

药代动力学

成人静脉滴注本药10BU，隔日1次，共3次。半衰期分别为5.9h、3.0h、2.8h。大部分代谢产物由尿排出。

适应证及禁忌证

适应证：急性脑梗死；改善各种闭塞性血管病(如血栓闭塞性脉管炎，深部静脉炎、肺栓塞等)引起的缺血性症状；改善末梢及微循环障碍(如突发性耳聋、振动病)。

禁忌证：

(1)有出血患者(出凝血障碍性疾病、血管障碍所致出血倾向，活动性消化道溃疡，疑有颅内出血者，血小板减少性紫癜，血友病，月经期间，手术时，尿路出血、咯血，伴有性器官出血的早产，流产，刚分娩后的妇女和产褥期妇女)。

(2)新近手术患者。

(3)有出血可能的患者(内脏肿瘤、消化道憩室炎、大肠炎、亚急性细菌性心内膜炎、重症高血压、重症糖尿病者等)。

(4)正在使用具有抗凝作用及抑制血小板机能药物(如阿司匹林)者和正在使用抗纤溶性制剂者。

(5)用药前血纤维蛋白原浓度低于100mg/dl者。

(6)重度肝或肾功能障碍及其他如乳头肌断裂，心室中隔穿孔，心源性休克，多脏器功能衰竭症者。

(7)手术后7日内禁用。

慎用：对此制剂有过敏史者、有消化道溃疡者、患有脑血管病后遗症者。

用药护理

配制方法:此药不可直接静脉推注,用 0.9%氯化钠注射液 100～250ml 稀释后静脉滴注>1h。

用法用量:静脉滴注。

(1)成人首次剂量通常为 10BU,维持量可视病人情况酌情给予,一般为 5BU,隔日 1 次,药液使用前用 100ml 以上的生理盐水稀释,静脉点滴 1h 以上。

(2)下列情况首次使用量应为 20BU,以后维持量可减为 5BU:①给药前血纤维蛋白浓度高达 400mg/dl 以上时;②突发性耳聋的重症患者。

(3)急性脑梗死患者,首次剂量为 10BU,另 2 次各为 5BU,隔日 1 次,共 3 次。使用前用 250ml 生理盐水稀释,静脉点滴 1h 以上,此后应用其他治疗脑梗死药物继续治疗。通常疗程为 1 周,必要时可增至 3 周,慢性治疗可增至 6 周,但在延长期间内每次用量减至 5BU 隔日点滴。

配伍禁忌:为了保证药物的稳定性,不要与其他药物混合使用。

用药告知:

(1)由于此药具有抗凝血作用,用药期间可出现皮下出血、血肿、止血延迟、牙龈出血等现象,因而要避免外伤,磕碰摔倒,不要挖鼻孔,要用软毛牙刷刷牙。拔针后,穿刺点要延长按压时间,防止出血。

(2)用药过程中如自感腹部疼痛、胀满等不适或有黑便时及时通知医护人员。

(3)药物在输注过程中要注意控制速度,不宜滴注过快,强调不可自行调节速度。

监测要点:

(1)遵医嘱定时监测凝血功能。

(2)监测神志、血压、脉搏、呼吸、心率的变化,防止因出血引起的休克。

(3)用药过程中会出现消化道出血、溃疡、食道炎、胰腺炎等,在使用过程中要观察出血症状,如恶心、呕吐、头晕、头痛、大小便颜色发生变化等,并注意倾听患者主诉。

(4)观察过敏反应,如出现皮疹、荨麻疹等,遵医嘱给予相应处理。

(5)如患者存在有创伤口时应严密监测伤口处有无出血、血肿等情况,留有侵入性导管时注意监测穿刺点周围有无瘀斑、血肿等表现。

注意事项:

(1)使用过程中要注意滴速不要过快,滴注时间应>1h。

(2)在用药过程中应避免手术、拔牙等创伤性检查及治疗,防止发生血肿及出血。

(3)与抗凝剂及血小板抑制剂(如阿司匹林等)合用时可能会增加出血倾向或止血时间延长,在合用过程中要注意观察凝血功能。

(4)此品能生成纤维蛋白聚合物,可能引起血栓、栓塞症,所以在与溶栓剂合用时应观察原有疾病是否已加重。

丁咯地尔注射液

(buflomedil)

通用名 丁咯地尔注射液

商品名 弗斯兰,甲氧吡丁苯

规　格 50mg∶5ml 曲颈安瓿,针剂

储　存 密封保存

药理作用

丁咯地尔为血管活性药,是 α-受体阻滞药,具有改善局部缺血区受损血管床微循环灌注作用,可明显增加脑局部血流量,动物实验证明丁咯地尔还有减少耗氧量、拮抗钙离子及抑制血小板聚集等作用。

药代动力学

肌肉注射生物利用度为 100%。蛋白结合率为 60%～80%。分布半衰期为 0.14h。20% 在肝脏代谢,代谢产物有对-去甲基丁咯地尔。肾脏排泄率为 45%,尿液中 25%的药量是原型,20%为代谢产物。是否分泌入乳汁尚不清楚。总体清除率为 15.7～38.3L/h。药物不能经血液透析清除。

适应证及禁忌证

适应证:主要用于脑部和外周血管因微循环障碍所致的疾病,如认知功能减退、耳鸣、眩晕及雷诺病间歇性跛行、肢体血栓闭塞性脉管炎、动脉炎及糖尿病引起的微循环障碍等。也用于轻度痴呆症。

禁忌证:对丁咯地尔过敏者、有功能性出血者、产妇产后。

慎用:手术后有弥漫性出血倾向的患者、孕妇及哺乳妇女、婴儿、肾功能不全者、低血压患者(收缩压低于 90mmHg)、急性心肌梗死者。

用药护理

配制方法:静脉注射、静脉滴注或肌肉注射。静脉滴注时常用稀释液为 0.9%氯化钠注射液或葡萄糖注射液。

用法用量:

(1)肌肉注射:脑血管疾病:每次 50mg,可用至 3 次/天,最多使用 14 天。脑血管疾病或周围血管疾病:最大肌肉注射剂量为每次 100mg。

(2)静脉用药:用于治疗痴呆症时,推荐剂量为 100～200mg/d,分二次使用。通常,静脉用药 2～4 周后病人可改为口服治疗。应在 5～10min 内缓慢静脉注射或输注。

配伍禁忌:严禁与钙通道阻滞剂(如氨氯地平、尼莫地平、非洛地平、硝苯地平、维拉帕米等)配伍。

用药告知:

(1)静脉注射后,注射部位可出现发热,发胀感。

(2)用药过程中会出现胃痛、恶心、一过性的轻微头痛头晕、失眠、心慌，甚至晕厥等如出现不适及时告诉医护人员。

(3)药物在输注过程中速度过快会对血管产生刺痛，强调患者自己不可调节速度。

监测要点：

(1)用药过程中会出现头昏、心悸、皮疹等过敏反应，使用前要注意询问患者有无过敏史。

(2)用药过量使用还会出现严重低血压、心动过速及抽搐等症状，与钙通道阻滞药合用降压作用可能增强，导致低血压。在使用过程中要遵医嘱严密观察血压、心律、心率及抽搐情况。

(3)严密观察静脉穿刺点处皮肤有无红肿、渗液，有无主诉穿刺部位疼痛、发热的感觉，及时给予局部对症处理。

注意事项：此药有过敏情况，使用前要注意询问患者有无过敏史。此药在输注过程中对血管会产生刺痛感，故在输注时适宜选择粗大的血管。

吡拉西坦注射液
(piracetam injection)

通用名 吡拉西坦注射液

商品名 脑复康注射液

规　格 1g/5ml；4g/20ml。此品主要成分为：吡拉西坦；辅料为：氯化钠，注射用水

储　存 遮光，密闭保存

药理作用

此品为脑代谢改善药，属于γ-氨基丁酸的环形衍生物。有抗物理因素、化学因素所致的脑功能损伤的作用。能促进脑内ATP。可促进乙酰胆碱合成并有增强神经兴奋的传导，具有促进脑内代谢作用。可以对抗由物理因素、化学因素所致的脑功能损伤。对缺氧所致的逆行性健忘有改进作用。可以增强记忆，提高学习能力。

药代动力学

此品进入血液后，透过血脑屏障到达脑和脑脊液，大脑皮层和嗅球的浓度较脑干中浓度更高。易通过胎盘屏障。半衰期($t_{1/2}$)5～6h，体分布容量为0.6L/kg，肾脏消除速度为86ml/min。

适应证及禁忌证

适应证：适用于急、慢性脑血管病、脑外伤、各种中毒性脑病等多种原因所致的记忆减退及轻、中度脑功能障碍。也用于儿童智能发育迟缓。

禁忌证：锥体外系疾病、Huntington舞蹈症者禁用，以免加重症状；此品易通过胎盘屏障，孕妇禁用；新生儿禁用；重度肝、肾功能障碍的病人禁用。

用药护理

配制方法：此品为无色的澄明液体。静脉滴注，用5%或10%葡萄糖注射液或氯化钠注射液稀释至250ml后使用。肌肉及静脉注射无需配制。

用法用量:肌肉注射,每次 1g,1 日 2 或 3 次。静脉注射,每次 4～6g,每日 2 次。静脉滴注,每次 4～8g,每日 1 次。

配伍禁忌:尚未查到有关配伍资料。

用药告知:

(1)此品与华法林联合应用时,可延长凝血酶原时间,可诱导血小板聚集的抑制,在接受抗凝治疗的患者中,同时应用此品时应特别注意凝血时间,防止出血危险,并调整抗凝治疗药物的剂量和用法。

(2)哺乳期妇女用药尚不明确,不推荐哺乳期妇女使用此品。

(3)老年患者可能会出现生理功能下降,因此应慎用,如需使用,应注意酌情选择合适的剂量。

监测要点:

(1)消化道不良反应常见有恶心、腹部不适、纳差、腹胀、腹痛等,症状的轻重与用药剂量直接相关。

(2)中枢神经系统不良反应包括兴奋、易激动、头晕、头痛和失眠等,但症状轻微,且与使用剂量大小无关,停药后以上症状消失。

(3)偶见轻度肝功能损害,表现为轻度氨基转移酶升高,但与药物剂量无关。

(4)偶见皮疹。

注意事项:

(1)轻、中度肝肾功能障碍者慎用并应适当减少剂量。

(2)药物过量,此品无特殊解救药,一旦过量,应按照药物过量治疗的一般原则进行处理,并给予对症支持治疗。

(3)此品与华法林联合应用时可延长凝血酶原时间,可诱导血小板聚集的抑制,在使用过程中应注意监测凝血功能。

小牛血去蛋白提取物注射液
(deproteinized heomderivative of calf blood injection)

通用名 小牛血去蛋白提取物注射液

商品名 爱维治

规　格 10ml∶400mg(每支 10ml,含 400mg 小牛血去蛋白提取物)

储　存 温度不得超过 25℃,避光保存。有效期 5 年

药理作用

此品能引起与器官无关的细胞能量代谢增加,这种活性可通过测定葡萄糖和氧的摄取增加得到证实。这两种作用是相互关联的,并且能引起 ATP 周转量的提高,因而在细胞中提供较多的能量。在能量代谢的正常功能不全或受损(缺氧、基质缺乏),以及对能量的需求增加(修复、再生)时,此品促进依赖能量的功能代谢和保留性代谢过程,可见继发性的血液供应的

增加。

药代动力学

在经口、皮内、皮下以及静脉内给予单剂和多剂此品，其剂量达人类相应剂量的30～40倍进行的急性、亚急性和慢性毒性试验实际上都没有显示局部或全身毒性。此品对生育、胚胎均无毒性，也无致其畸作用、无致突变或致癌作用。

适应证及禁忌证

适应证：循环和营养方面的障碍（缺血性疾病发作、颅脑外伤）；外周血流（动、静脉）障碍以及由这些障碍引起的后遗症（动脉血管病、腿部溃疡等）；植皮；烧伤、烫伤、糜烂；愈合伤口障碍（褥疮、伤口愈合缓慢）；辐射所致的皮肤、黏膜损伤。

禁忌证：严重肾功能障碍者及其对同类药物有过敏反应者禁用。对此品中任何一种成分已知或可疑过敏者禁用。

用药护理

配制方法：此品可以用于静脉注射、动脉注射、肌肉注射，也可加入200～300ml基础溶液中（等渗盐水，5%葡萄糖溶液）静脉滴注。

用法用量：

一般剂量应用：

按病情决定相应剂量，初期每天10～20ml（1～2支）静脉注射或动脉注射。进一步治疗剂量为每天5ml（半支）静注或缓慢肌注，将此品10～15ml（1～5支）加入滴注。

与适应证有关的剂量应用：

大脑血液循环障碍和营养紊乱：初期此品每天10ml（1支）静注，连续2周，继后5～10ml（半支至1支）静注，1周数次，连续用药4周。

脑缺血发作：此品20～50ml（2～5支）加入基础溶液中，每天1次或每周数次动脉注射或静脉注射，4周为1疗程。

足部溃疡或其他愈合缓慢的烫伤、烧伤：此品10ml（1支）静注或5ml（半支）肌注，每天1次或每周数次，按愈合情况可加此品局部治疗。

预防和治疗辐射引起的皮肤和黏膜损伤：在放疗期间，平均每天5ml（半支）静注。

放射性膀胱炎：每天此品10ml（1支）经尿道联合抗生素治疗。

配伍禁忌：此品在与其他输液或注射液混合时，即使混合液清澈也不能排除药物相互作用可能产生的物理化学变化。鉴于上述原因，此品不宜与其他针剂混合使用。

用药告知：

(1)此品是高渗溶液故用于肌注时要缓慢，可以减少局部疼痛，每次不得超过5ml（半支）。

(2)因有发生过敏的可能，建议作试验性注射。

监测要点：

(1)过敏反应极为罕见（例如荨麻疹、皮肤潮红、药物热、休克等）。

(2)注意观察有无药物不良反应，如发现荨麻疹、皮肤潮红、药物热、休克等立即停药并通知医生。

注意事项：

(1)静滴时此品必须溶于 NS、G5，静脉点滴速度每分钟应小于 2ml。

(2)此品为淡黄色，色泽深浅取决于制备开始时所用的材料。所以，一批药物与另一批之间有少量色泽上的差异，但不影响疗效。如溶液混浊或有可见颗粒，则不要使用。

右旋糖酐 40 葡萄糖注射液
(dextran 40)

通用名 右旋糖酐 40 葡萄糖注射液

商品名 低分子右旋糖酐

规　格 500ml；30g 右旋糖酐 40 与 25g 葡萄糖；玻璃瓶装

储　存 25℃以下密封在干燥处保存

药理作用

此药为低分子量(4000)，能提高血浆胶体渗透压，吸收血管外的水分以补充血容量，从而维持血压，能使已聚集的红细胞和血小板解聚，降低血液黏滞性，从而改善微循环和组织灌注，防止休克后期的血管内凝血；能抑制凝血因子Ⅱ的激活，使凝血因子Ⅰ和凝血因子Ⅷ的活性降低，这和其抗血小板作用均可防止血栓形成。此药还具有渗透性利尿作用。

药代动力学

此药在体内停留时间较短，半衰期为 3h，静脉滴注后，立即开始从血流中清除。用药后 1h 经肾脏排出 50%，24h 排出 70%。

适应证及禁忌证

适应证：适用于失血、创伤、烧伤、中毒所致的休克及 DIC；用于体外循环以代替部分血液；用于血栓性疾病；改善血液循环，提高再植成功率。

禁忌证：充血性心力衰竭及其他容量过多的患者；严重血小板减少，凝血障碍等出血患者；少尿或无尿者。

慎用：活动性肺结核患者及心、肝、肾功能不良者。

用药护理

配制方法：直接静脉滴注。

用法用量：

(1)静脉滴注，用量视病情而定，成人常用量每次 250～500ml(1/2～1 瓶)，24h 内不超过 1000～1500ml(2～3 瓶)。婴儿用量为 5ml/kg，儿童用量为 10ml/kg。

(2)休克病例：用量较大，速度可快，滴注速度为 20～40ml/min，第 1 天量大剂量可用至 20ml/kg，在使用前必须纠正脱水。

(3)预防术后血栓形成：术中或术后给予 500ml(1 瓶)，通常术后第 1、2 日 500ml/日，以 2～4h 的速度静脉滴注，高危患者，疗程可用至 10 天。

(4)血管栓塞性疾病：应缓慢静脉滴注，一般每次 250～500ml(1/2～1 瓶)，每日或隔日 1

次，7～10次为1疗程。

配伍禁忌：

(1)此品不应与维生素C、维生素B_{12}、维生素K、双嘧达莫在同一溶液中混合使用。

(2)含盐右旋糖酐不能与促肾上腺皮质激素、氢化可的松、琥珀酸钠等药物合用。

用药告知：

(1)药液外渗后会引起组织水肿，局部疼痛。使用药物时会出现皮肤瘙痒、皮疹等现象，要及时通知医生。

(2)用药过程中如出现心慌、气短、胸闷等不适时需及时通知医护人员。

监测要点：

(1)输注过程中随时倾听患者主诉，如患者有心慌、气短、胸闷、面色苍白、皮肤瘙痒、荨麻疹、皮下出血点等临床症状时应遵医嘱严密监测血压、脉搏、呼吸、血氧、面色、凝血功能、肾功能变化；并遵医嘱给予急救处理。

(2)严密观察静脉穿刺点处皮肤有无红肿、渗液，有无主诉穿刺部位疼痛、发热的感觉，及时给予局部对症处理。

注意事项：

(1)首次输入此品，开始几毫升缓慢静滴，并在注射开始后严密观察5～10min。首次输入可有胸闷，面色苍白，血压下降等异常应立即停药。

(2)使用时有少数病人可出现过敏反应，故在使用前要注意询问过敏史。

(3)在使用过程中要注意监测凝血功能，防止出血。某些手术创面渗血较多的患者，不应过多使用此品，以免增加渗血。

(4)避免用量过大，尤其老年人，动脉粥样硬化补液不足者。

(5)每日用量不宜超过1500ml，否则易引起出血倾向和低蛋白血症。对于脱水病人，应同时纠正电解质平衡。

(6)静脉血栓的患者输注此药时应输注患肢为宜。

β-七叶皂苷钠
(sodium aescine)

通用名 β-七叶皂苷钠

商品名 麦通纳粉针

规　格 5mg，10mg，15mg，粉剂，曲颈安瓿

储　存 遮光密封保存

药理作用

促使机体提高ACTH和可的松血浆浓度，能促进血管壁增加PGF2a的分泌，能清除机体自由基，从而起到抗炎，抗渗出，提高静脉张力，加快静脉血流，促进淋巴回流，改善血液循环和微循环，并有保护血管壁的作用。

药代动力学

此药与血浆蛋白高度结合，半衰期为2h，一次给药最大抗炎活性出现于用药后16h。

适应证及禁忌证

适应证：用于脑水肿，创伤或手术所至水肿，也用于静脉回流障碍性疾病。

禁忌证：肾损伤，肾衰竭，肾功能不全患者，孕妇，对此药物过敏者。

用药护理

配制方法：取此品5～10mg溶于10%葡萄糖注射液或0.9%氯化钠注射液250～500ml中供静脉滴注。

用法用量：成人按体重每日0.1～0.4mg/kg或取此品5～10mg溶于10%葡萄糖注射液或0.9%氯化钠注射液250～500ml中供静脉滴注；也可取此品5～10mg溶于10～20ml 10%葡萄糖注射液或0.9%氯化钠注射液中供静脉推注。重症病人可多次给药，但1日总量不得超过20mg。疗程7～10天。

配伍禁忌：使用此药时，其他能与血浆蛋白结合的药物应少用或慎用；不宜与肾毒性较大的药物配伍使用。

用药告知：

(1)浅静脉输注易出现局部血管变硬、局部疼痛，注射部位硬结等表现，最好选用深静脉或粗大血管进行输注。

(2)静脉滴注时速度宜慢，勿自动调节速度，避免速度过快而引起的静脉炎。

(3)用药后可出现过敏性皮疹、食欲缺乏等，在用药期间进食易消化的清淡饮食，并自行观察全身皮疹情况，如有不适及时告诉医护人员。

监测要点：

(1)用药前后应监测肾功能及电解质的变化，如出现异常应停药。

(2)严密观察静脉穿刺点处皮肤有无红肿、渗液，有无主诉穿刺部位疼痛、发热的感觉，及时给予局部对症处理。

注意事项：

(1)浅静脉输注易引起静脉炎、注射部位局部疼痛，注射时宜选较粗静脉或深静脉，切勿漏出血管外，如出现红肿用0.25%普鲁卡因封闭或热敷。

(2)此品只能用于静脉注射和滴注，禁用于动脉，肌肉及皮下注射。

(3)此药偶有过敏者，使用前要询问过敏史。

二、镇静催眠药

地西泮注射液
(diazepam)

通用名 地西泮注射液

商品名 安定、见里恩

规 格 10mg∶2ml 曲颈安瓿 针剂

储 存 在室温下遮光储存

药理作用

此药属长效的苯二氮类药物，可引起中枢神经系统不同部位的抑制，随着用量的加大，临床表现可自轻度的镇静到催眠甚至昏迷。此药的作用部们与机制尚未完全阐明，目前认为与特异的神经细胞膜受体相互作用后，可以强化并促进脑内主要抑制性神经递质 γ-氨基丁酸(GABA)的神经传递功能，主要在中枢神经各个部位，起突触前和突触后的抑制作用。

药代动力学

肌肉注射吸收慢而不规则，亦不完全。肌肉注射起效时间 20min，静脉注射为 1～3min。肌肉注射 0.5～1.5h，静脉注射 0.25h 血药浓度达峰值，4～10 天大稳态血浓度。此药脂溶性高，易透过血-脑脊液屏障和胎盘，与蛋白结合率达 98%。此药在肝脏代谢，经肾脏由尿液排出，也可从乳汁排出。长期使用此药可产生蓄积作用。

适应证及禁忌证

适应证：

(1)抗焦虑：用于焦虑症及伴随焦虑的抑郁症。

(2)镇静催眠：用于治疗失眠。

(3)抗癫痫、抗惊厥：静脉注射为治疗癫痫持续状态的首选药物，但同时须用其他抗癫痫巩固与维持，对破伤风阵发性惊厥也有效。

(4)中枢性肌肉松弛作用可缓解：①局部肌肉或关节的炎症所引起的反射性肌肉痉挛；②上运动神经元病变、手足徐动症和僵人综合征的肌肉痉挛；③颞颌关节病变引起的面肌痉挛。

(5)用于麻醉前给药、紧张性头痛、恐惧症、酒精依赖性戒断综合征、老年性震颤及特发性震颤等。

禁忌证：对此药过敏者(国外资料)；急性闭角性青光眼；重症肌无力患者；30 天以下婴儿(国外资料)。

慎用：中枢神经系统处于抑制状态的急性酒精中毒者；昏迷或休克者；有药物滥用或成瘾史者；肝、肾功能不全者；运动过多症患者；低蛋白血症患者；严重的精神抑郁者；严重的慢性阻塞性肺病患者。

用药护理

配制方法：可直接静脉注射、静脉滴注、肌肉注射。静脉滴注时常用的稀释液为 5% 葡萄糖注射液或 0.9% 氯化钠注射液。pH 值：6.2～6.9。不能将此品与其他溶液或药品混合，或加入静脉滴注溶液中，应尽量从静脉穿刺处的输液管段内缓慢注入此品。含有聚氯乙烯的溶液袋和输液装置对此品有明显的吸附性，若将此品放入聚氯乙烯袋中，在 30～120min 内此品损失 25%～55%。

用法用量：

(1)肌肉注射：基础麻醉或静脉麻醉：10～30mg。镇静，催眠或急性酒精戒断：开始用10mg，之后按需每3～4h加5～10mg。24h总量40～50mg为限。解除肌肉痉挛：5～10mg，破伤风时需要较大剂量。

(2)静脉注射：基础麻醉或静脉麻醉：同肌肉注射。镇静，催眠或急性酒精戒断：同肌肉注射。癫痫持续状态和严重复发性癫痫：开始时静脉注射10mg，每间隔10～15min可按需重复，达30mg。需要时可在2～4h后重复治疗。解除肌肉痉挛：同肌肉注射。老年人剂量：肌肉注射或静脉注射的用量减半。

(3)儿童：①肌肉注射：癫痫持续状态和严重复发性癫痫：出生30天到5岁的小儿，每2～5min用0.2～0.5mg，最大限用量5mg。5岁以上，每1mg用2～5min，最大限用量10mg。如需要在2～4h可重复使用。重症破伤风解痉：出生30天到5岁的小儿用1～2mg，必要时3～4h重复注射，5岁以上注射5～10mg。②静脉注射：抗癫痫，癫痫持续状态和严重复发性癫痫：同肌肉注射。重症破伤风解痉：同肌肉注射。小儿静脉注射宜缓慢，3min按体重不超过0.25mg/kg，间隔15～30min后可重复。

配伍禁忌：为了保持药物的稳定性，建议无论静脉注射、静脉滴注时均应尽可能其他药物分开给药。

用药告知：

(1)用药过程中会出现消化道表现，如自感恶心、便秘、呃逆等不适，及时通知医护人员；用药期间应多食粗纤维食物防止便秘发生。

(2)药物静脉注射后，可出现头昏、乏力等现象，用药后应卧床观察3h以上，防止摔倒。

(3)酒精可增强药物的不良反应，使用药物期间避免饮酒。

(4)注意情绪变化：用药期间偶会出现兴奋、多语、睡眠障碍等，这是正常现象，随着药物的减量或停药上述症状会自然消失。长期连续用药可产生依赖性和成瘾性，如突然停药可出现激动、忧郁表现。

(5)药物输入过快会对血管产生刺激症状引起血管局部疼痛，强调患者不要自行调节速度。

监测要点：

(1)药物对中枢神经有抑制作用，使用过程中要严密观察神志、呼吸、血压、心律率变化。

(2)此药与钙离子通道阻滞剂合用，可使血压下降加重，故要注意严密监测血压变化。

(3)长期用药可发生中性粒细胞减少症，还有全血细胞减少、贫血和血小板减少症的个案报道。如需长期用药注意用药前后要遵医嘱监测血常规。白细胞计数、肝功能。

(4)静脉注射过快会形成静脉血栓、发生静脉炎等。在静脉注射时要注意速度，不要过快，还要注意观察皮肤及血管情况，防止因外渗引起的静脉炎及皮下组织坏死。

注意事项：

(1)避免长期大量使用而成瘾。长期使用此药，停药前应逐渐减量，不要骤停。对可能已形成依赖性的患者不可突然停药，应缓慢减量。突然停药，会发生撤药症状，表现为激动或忧郁、精神症状恶化，甚至惊厥，癫痫患者突然停药可引起癫痫持续状态。

(2)老人使用此药时要注意剂量不要过大，大剂量可出现共济失调、震颤等表现。

(3)此药属于长效药，原则上不应做连续静脉滴注。分次注射时，总量应从初量算起。此药物注入动脉可引起动脉痉挛，引起坏疽，在使用前要确保静脉穿刺成功率。

(4)与钙离子通道阻滞剂合用可使血压下降加重，如合用时应注意监测血压变化。

(5)长期持续应用者随时备好气管插管、呼吸机。

氟哌啶醇注射液
(haloperidol)

通用名 氟哌啶醇注射液
商品名 氟哌醇、氟哌啶苯
规　格 5mg∶1ml，曲颈安瓿
储　存 遮光密闭保存

药理作用

此药为丁酰苯类药，可阻断肌内多巴胺受体，抑制多巴胺神经元的效应，并能加快和增强脑内多巴胺的转化。此外，此药还可阻断自主神经系统的肾上腺素 α 受体，产生相应的生理作用。此药作用与氯丙嗪相似，其特点为：抗焦虑症，抗精神病作用强而久，镇吐作用亦较强，镇静作用弱，降温作用不明显。

药代动力学

此药肌肉注射 10～20min 后血药浓度达峰值。血浆蛋白结合率高。此药在体内分布广泛，大量分布于肝脏，小量分布于骨骼肌，且可透过血脑屏障。

适应证及禁忌证

适应证：用于治疗精神病，能治疗各型急、慢性精神分裂症，躁狂症，反应性精神病，重性精神病(具有兴奋、躁动、幻觉、妄想等症状)以及吩噻嗪类药物治疗无效的精神病；可用于焦虑性神经症、呕吐及顽固性呃逆；还可用于治疗儿童多发性抽动与秽语综合征，包括儿童攻击行为。

禁忌证：心功能不全者；基底神经节病变者；对此药过敏者；震颤麻痹患者；任何原因引起的中枢神经抑制状态；化疗后的严重呕吐；哺乳期妇女。

慎用：心脏疾病(尤其是心绞痛)患者；癫痫患者；青光眼患者；肝功能不全者；甲亢或中毒性甲状腺肿大患者；肺功能不全者；肾功能不全及尿潴留者；急性卟啉症患者；儿童；孕妇。

用药护理

配制方法：此药不可直接静脉注射，可肌肉注射，用葡萄糖注射液 250～500ml 稀释后静脉滴注。

用法用量：

(1)肌肉注射：常用于兴奋躁动和精神运动性兴奋，成人剂量 5～10mg/次，2～3 次/日。

(2)静脉滴注：10～30mg 加入 250～500ml 葡萄糖注射液中。

(3)静脉注射：此药 5mg 用 25%葡萄糖稀释后 1～2min 内缓慢注入，1 次/8h，如无效可将

剂量加倍，如好转可改为口服。对急性精神病，开始时每次 5mg，根据需要和耐受情况，可每隔 8～12h 重复 1 次。

配伍禁忌：为了避免药物的相容性和保持药物的稳定性，严禁与氟康唑、琥珀酸钠氢化可的松、肝素钠、氯化钾、哌拉西林钠-三唑巴坦钠等配伍。如患者用药种类较多，必须同时给药时，可与盐酸去甲万古霉素配伍。

用药告知：

(1)应用此药可引起颈部及上下肢肌肉僵直、双手发抖、头面部及口部抽动等不良反应，如出现不适时要及时通知医护人员。

(2)用药过程中会出现由于体位改变引起的低血压、头昏、晕眩、低血糖、失眠、口干、便秘、恶心等不适，要注意起床时不要猛起，保持心情愉快，多吃粗纤维食物，保持大便通畅；还要自行监测低血糖表现，如出现饥饿感、大汗、心慌等不适应及时告诉医护人员并进食甜食。

(3)用药期间饮酒，可致酒精中毒，产生严重低血压或昏迷，故在用药期间不要饮酒；吸烟可降低药物的稳态血药浓度，故用药期间不要吸烟，防止发生不良反应。

(4)因浓茶、咖啡、槟榔等影响此药的疗效，在用药期间要注意不要食用。

监测要点：

(1)用药前后要遵医嘱严密监测血常规、肝功能、心律、心率变化，防止发生心律失常，甚至心脏骤停。

(2)用药过程中要注意观察锥体外系反应，如肌张力障碍、运动障碍、癫痫发作等。

(3)严密观察有无胃肠道症状如消化不良、恶心、呕吐、便秘、腹泻等。

(4)恶心为氟哌啶醇的毒性先兆之一，有时会被合用的止吐药掩盖而不易识别，需注意观察。用药过量及中毒的表现有呼吸困难、血压降低、严重精神萎靡或疲乏无力、肌肉颤抖或粗大的震颤以及肌肉无力或发僵等。故在使用时要严格控制用量，并注意严密观察恶心、呼吸等情况。

注意事项：

(1)氟哌啶醇可控制躁狂抑郁症的躁狂发作，但突然停药有时会促使抑郁发作。

(2)长期用药者需停药时应在几周内逐渐减量，骤然停药会出现迟发性运动障碍。

(3)儿童用药时可引起严重的肌张力障碍，特别是对儿童和青少年，故儿童用药时应特别谨慎。老年人在开始时宜用小量，然后缓慢加药，调整用量，以避免锥体外系反应及持久的迟发性运动障碍。

(4)与抗惊厥药合用时，可改变癫痫的发作形式，故在合用时严密观察癫痫发作形式。

(5)与异烟肼、麻醉药、镇痛药、催眠药等合用时，要注意提醒医生定期监测药物的血药浓度。与抗高血压药合用时，可使血压过度降低，要注意观察血压变化。

(6)在用药过程中，要准备好呼吸兴奋药、升压药等急救药物及呼吸机，以备急用。

盐酸咪达唑仑注射液

(midazolam hydrochloride)

通用名 盐酸咪达唑仑注射液

商品名 力月西

规　格 15mg/ml，10mg/2ml，针剂，安瓿

储　存 在室温下避光贮存，不宜冷冻贮存以防冻裂

药理作用

此品具有典型苯二氮䓬类药理活性，具有较强的催眠作用及诱导麻醉作用，可产生抗焦虑、抗惊厥及肌肉松弛作用。服药后可缩短入睡时间，延长总睡眠时间，次晨醒后患者感到精力充沛、轻松、无耐药性和戒断症状或反跳。

药代动力学

此品肌肉给药吸收迅速完全，生物利用度高达90%以上。此品在体内完全被代谢，主要代谢物为羟基咪达唑仑，然后迅速与葡萄糖醛酸结合，呈无活性的代谢物。60%～70%剂量由肾脏排出体外。静脉给药的稳态分布容积可达50～60L，血浆蛋白结合率约95%，血中廓清率300～400ml/min，半衰期为1.5～2.5h。

适应证及禁忌证

适应证：

(1)麻醉前给药。

(2)全身麻醉诱导和维持。

(3)椎管内麻醉及局部麻醉时辅助用药。

(4)诊断或治疗性操作(如心血管造影、心律转复、支气管镜检查、消化道内镜检查等)时病人镇静。

(5)ICU病人镇静。

禁忌证：

(1)慎用于体质衰弱者或慢性病、肺阻塞性疾病、慢性肾衰、肝功能损害或充血性心衰病人，若使用咪达唑仑应减小剂量并进行生命体征的监测。

(2)不能用于孕妇，如在分娩过程中必须应用需特别注意，单次大剂量应用可导致新生儿呼吸抑制、肌张力减退、体温下降以及吸吮无力。咪达唑仑可随乳汁分泌，通常不用于哺乳期妇女。

(3)对苯二氮䓬过敏的病人、重症肌无力患者、精神分裂症患者、严重抑郁状态患者禁用。

用药护理

配制方法：无色至淡黄色的澄明液体。肌注：可直接使用，也可用NS适量稀释；静注：用NS、G5、G10、5%果糖注射液、林格液稀释。pH值：2.9～3.7。

用法用量：此品为强镇静药，注射速度宜缓慢，静脉注射必须缓慢，忌用快速静脉注射。剂量应根据临床需要、病人生理状态、年龄和配伍用药情况而定。

(1)肌内注射用0.9%氯化钠注射液稀释后，于肌肉丰富处做深部肌肉注射。静脉给药用0.9%氯化钠注射液、5%或10%葡萄糖注射液、5%果糖注射液、林格液稀释，注射时间至少2min。

(2)麻醉前给药在麻醉诱导前20～60min使用，剂量为0.05～0.075mg/kg肌内注射，老

年患者剂量酌减;全麻诱导常用5～10mg(0.1～0.15mg/kg)。

(3)局部麻醉或椎管内麻醉辅助用药,分次静脉注射 0.03～0.04mg/kg。

(4)ICU 病人镇静,先静注 2～3mg,继之以 0.05mg/(kg·h)静脉滴注维持。

配伍禁忌:此品不能用 6%葡聚糖注射液或碱性注射液稀释或混合。禁与阿莫西林-克拉维酸钾、茶苯海明、琥珀酸钠氢化可的松、地塞米松磷酸钠、头孢他啶、呋塞米、盐酸可乐定、氨苄西林钠、膦甲酸钠、亚胺培南-西司他丁钠、雷尼替丁、碳酸氢钠、盐酸肾上腺素、盐酸曲马多合用。

用药告知:

(1)肌内或静脉注射咪达唑仑后,至少 3h 不能离开医院或诊室,之后应有人伴随才能离开。至少 12h 内不得开车或操作机器等。给药 12h 内不得饮酒或含乙醇的饮料。

(2)使用时可发生血栓性静脉炎,此品为强镇静药,注射速度宜缓慢,静脉注射必须缓慢,忌用快速静脉注射。告知患者不可随意调整输液速度。

(3)直肠给药,一些病人可有欣快感。

(4)咪达唑仑可随乳汁分泌,通常不用于哺乳期妇女。

监测要点:

(1)较常见的不良反应为嗜睡、镇静过度、头痛、幻觉、共济失调、呃逆和喉痉挛。

(2)静脉注射还可发生呼吸抑制及血压下降,极少数可发生呼吸暂停、停止或心跳骤停。

(3)用作全麻诱导术后常有较长时间再睡眠现象,应注意保持病人气道通畅。

(4)如出现中枢抑制——从过度镇静到昏迷,精神失常、昏睡、肌肉松弛或异常兴奋,提示出现用药过量,大多数情况下,只需注意监测生命体征即可。严重过量可导致昏迷、反射消失、呼吸循环抑制和窒息,须采取相应的措施(人工呼吸、循环支持)以及采用苯二氮䓬类拮抗剂如氟马西尼逆转。

注意事项:长期静脉注射咪达唑仑,突然撤药可引起戒断综合征,推荐逐渐减少剂用量。

三、抗癫痫药

丙戊酸钠注射液
(sodium valproate)

通用名 丙戊酸钠注射液

商品名 德巴金、抗癫灵

规　格 400mg:4ml,瓶装

储　存 使用前放在 2～8℃处保存

药理作用

丙戊酸钠为一种不含氮的广谱抗癫痫药。动物实验证明,此药对多种方法引起的惊厥均

有不同程度的对抗作用，对人的各型癫痫均有效。抗癫痫作用的机制尚未阐明，可能与影响脑内抑制性神经递质γ-氨基丁酸（GABA）的代谢有关。另外，丙戊酸作用于突触后感受器官部位，模拟或加强（GABA）的抑制作用。

药代动力学

各种剂型的生物利用度都接近100%。有效血药浓度为50～100μg/ml。此药主要分布在细胞外液，在血中大部分与血浆蛋白结合，其结合率为80%～94%，脑脊液中血药浓味血浆浓度的10%。此药主要在肝脏中代谢，半衰期为7～10h。主要经肾排泄，少量经粪便排出。

适应证及禁忌证

适应证：主要用于癫痫单纯或复杂性失神发作，肌阵挛发作和全笛性强直-阵挛发作（大发作），有时对复杂部分性发作也有一定疗效。预防性治疗偏头痛（国外资料）。

禁忌证：对此药过敏者；有肝病或明显肝功能损害者；卟啉病患者。

慎用：血液疾病患者；有肝病史者；肾功能损害者；器质性脑病患者；孕妇；系统性红斑狼疮患者（因有服用此药后产生免疫异常的报道）。

用药护理

配制方法：此药直接缓慢静推或静脉滴注，常用稀释液为0.9%氯化钠注射液、葡萄糖注射液、葡萄糖氯化钠注射液。缓慢静推：15mg/kg。3min以上推完。静脉滴注：1～2mg/(kg.h)。

用法用量：癫痫持续状态：每次400mg，每日2次。停药时应逐渐减量，突然断药可诱发癫痫持续状态或发作频率增加，当取代其他抗惊厥药物时，丙戊酸钠用量应逐渐增加，而被取代的药物应逐渐减少，以维持对癫痫的控制。

配伍禁忌：与美洛培南严禁配伍。此药属于强碱性，要注意药物的配伍，静脉注射时应与其他静脉注射药物分开进行，或分别在不同的血管进行注射。

用药告知：

（1）静脉给药时如出现有头痛、头昏、心悸、走路不稳、无力、肢体抽搐、失眠等不适应及时告诉医护人员。

（2）用药期间可有消化道不适感如恶心、呕吐、胃痛、腹泻等，还会出现食欲亢进、体重增加以及大汗、头晕、心慌等低血糖表现。出现不适时要及时告诉医护人员。

（3）用药期间偶可出现皮下出血现象，如有皮疹不要搔抓，用软毛牙刷刷牙，穿刺部位按压时间要延长。

（4）使用浅静脉输注药物时易出现静脉炎，如外渗后可造成皮下组织坏死，故在输注过程中要使用深静脉置管或PICC。如有深静脉置管处局部的疼痛或不适感，一定告诉医护人员。

监测要点：

（1）输注过程中随时倾听患者主诉，如患者有头痛、头晕不适，应遵医嘱严密监测血压、脉搏、心律、心率变化；用药过程中还要注意监测血常规、出凝血时间、肝肾功能及血药浓度。

（2）严密观察深静脉置管及PICC穿刺点处皮肤有无红肿、渗液，有无主诉穿刺部位疼痛、发热的感觉，及时按静脉炎的处理方法给予相应处理。

（3）严格按深静脉置管或PICC维护常规护理。必要时需监测腿围、臂围，防止深静脉血栓形成。

(4)急性过量时会出现昏迷、肌张力降低、反射减退、瞳孔缩小、呼吸障碍、癫痫发作等，如有可疑应遵医嘱严密监测。

(5)此药可增强抗凝药(如华法林、肝素)和溶血栓药的作用，同时出血的危险性将增加，使用时要注意严密观察出血倾向。

注意事项：

(1)因使用此药时易引起静脉炎，局部血管疼痛。最好选择深静脉置管。不可肌肉注射。使用过程中要注意观察局部皮肤和血管情况，听其主诉并加强巡视，防止液体外渗，造成的局部组织坏死或静脉炎。

(2)药物在使用时要现用现配，溶解后在 24h 内用完，剩余药品应销毁。

(3)因药物酮性代谢产物经尿排出，尿酮试验可出现假阳性。

(4)使用药物时不可突然停药，突然停药可诱发癫痫持续状态或发作频率增加。

(5)与西咪替丁、红霉素等合用时，血清丙戊酸钠水平可提高；与卡马西平合用时，可使两者的血药浓度和半衰期降低，要注意监测血药浓度。

四、脱水降颅压药

20%甘露醇注射液
(mannitiol)

通用名 20%甘露醇注射液

商品名 尚不明确

规　格 250ml;50g 瓶装

储　存 遮光密闭保存

药理作用

甘露醇为单糖，在体内不被代谢，经肾小球滤过后在肾小管内很少被重吸收，从而起到渗透利尿作用，表现在：(1)组织脱水作用。此药通过提高血浆胶体渗透压，使组织内水分进入血管内，从而减轻组织水肿，降低眼内压、颅内压和脑脊液容量及压力。(2)利尿作用。此药通过增加血容量，促进前列腺素 I2 分泌，从而扩张血管、增加肾血流量。

药代动力学

静脉注射后迅速进入细胞外液而不进入细胞内。利尿作用于注射后 0.5～1h 出现，维持 3h。降低眼内压和颅内压作用于静脉注射后 15min 出现，达峰时间为 30～60min，维持 3～8h。此药经肾脏排泄。此药半衰期为 100min，但存在急性肾功能衰竭时可延长至 6h。肾功能正常时，静脉注射甘露醇 100g，3h 内 80%经肾排泄。

适应证及禁忌证

适应证：

(1)组织脱水药。用于治疗各种原因引起的脑水肿，可降低颅内压，防止脑疝。

(2)降低眼内压。可有效降低眼内压，应用于其他降眼内压药无效时或眼内手术前准备。

(3)渗透性利尿药用于鉴别肾前性因素或急性肾功能衰竭引起的少尿，亦可应用于预防各种原因引起的急性肾小管坏死。

(4)作为辅助性利尿措施治疗肾病综合征，肝硬化腹水，尤其是当伴有低蛋白血症时。

(5)对某些药物逾量或毒物中毒(如巴比妥类药物、锂、水杨酸盐和溴化物等)，此药可促进上述物质的排泄，并防止肾毒性。

(6)作为冲洗剂，应用于经尿道内作前列腺切除术。

(7)术前肠道准备。

禁忌证：

(1)已确诊为急性肾小管坏死的无糖患者，包括对试用甘露醇无反应者，因甘露醇积聚引起血容量增多，加重心脏负担。

(2)严重失水者。

(3)颅内活动性出血者，因扩容加重出血，但颅内手术时除外。

(4)急性肺水肿，或严重肺瘀血。

慎用：

(1)明显心肺功能损害者，因此药所致的突然血容量增多可引起充血性心力衰竭。

(2)高钾血症或低钠血症。

(3)低血容量，应用后可因利尿而加重病情，或使原来低血容量情况被暂时性扩容所掩盖。

(4)严重肾功能衰竭而排泄减少使此药在体内积聚，引起血容量增加，加重心脏负荷，诱发或加重心力衰竭。

(5)对甘露醇不能耐受者。

用药护理

配制方法：直接静脉给药。

用法用量：

(1)成人常用量：(静脉滴注)①治疗脑水肿、颅内高压和青光眼：按体重0.25～2g/kg，配制为15%～25%浓度于30～60min内静脉滴注。②利尿：按体重1～2g/kg，一般用20%溶液250ml静脉滴注。③鉴别肾前性少尿和肾性少尿：按体重0.2g/kg，一般用20%溶液3～5min内静脉注射。④预防急性肾小管坏死：先给12.5～25g，10min内静脉注射，若无特殊情况，再给50g，1h内静脉滴注。

(2)儿童常用量：①利尿：按体重0.25～2g/kg或按体表面积60g/m^2，以15%～20%溶液2～6h内静脉滴注。②治疗脑水肿、颅内高压和青光眼：按体重1～2g/kg或按体表面积30g～60g/m^2，以15%～20%溶液30～60min内静脉滴注。

配伍禁忌：

(1)此药不可与强酸强碱配伍。

（2）此药不宜加入血液或电解质中使用，易引起沉淀。

用药告知：

（1）药物在输注过程中需快速滴入，如出现胸闷、气短等不适应及时通知医护人员。

（2）使用过程中由于药物的脱水作用会出现口渴及尿量增多现象，因此患者要多喝水或食用含水食物。

（3）使用过程中会出现寒战、发热、头晕、视力模糊等，不适时应及时告知医护人员。

（4）药物在输注时对血管有刺激性，如使用浅静脉输注药物时易出现静脉炎，如外渗后可造成皮下组织坏死，故在输注过程中建议使用深静脉置管或PICC。如使用浅静脉输注，穿刺点周围如出现局部疼痛、肿胀或皮下组织坏死，需及时通知医护人员。

监测要点：

（1）此药需快速输注，使用过程中会出现胸闷、气短等不适，同时由于药物的脱水作用在药物输注30min后可见尿量增多，同时会出现口渴、头晕、视力模糊、排尿困难等症状，使用时遵医嘱严密观察血压、呼吸、心率、尿量、电解质变化、肾功能变化，同时要保证患者入量。

（2）此药渗透压高，药液外渗后易引起血栓性静脉炎，组织坏死，使用时要严密观察静脉穿刺点处皮肤有无红肿、渗液，有无主诉穿刺部位疼痛、发热的感觉，及时给予局部对症处理。

（3）药物使用过程中还会出现皮疹、呼吸困难及过敏性休克等症状，要遵医嘱严密观察。

（4）给大剂量甘露醇不出现利尿反应，可使血浆渗透浓度显著升高，故应警惕血高渗发生，如输入12h左右出现尿量不足时应引起重视。

注意事项：

（1）甘露醇遇冷易结晶，故应用前应仔细检查，如有结晶，可置热水中或震荡待结晶完全溶解后使用。

（2）根据病情选择合适的浓度，避免不必要地使用高浓度和大剂量。

（3）当甘露醇浓度高于15%时，使用药物时应使用有过滤器的输液器，以减轻不良反应的发生。

（4）此药可增加洋地黄类药的毒性作用，使用时应注意药物的毒性反应。

甘油果糖注射液
(glycerol and fructose injection)

通用名 甘油果糖注射液

商品名 布瑞得

规　格 250ml（内含甘油25g、果糖12.5g、氯化钠2.25g），瓶装，水剂

储　存 密闭保存

药理作用

甘油果糖是一种复合溶液，具有高渗性脱水的作用。其中甘油能参与脑代谢过程，改善脑代谢；果糖不需胰岛素即可被代谢利用；氯化钠能调节电解质平衡。此药能很好地透过血脑脊

液屏障，通过改变渗透压及脱水利尿来降低颅内压和眼内压，消除水肿；能改善脑微循环，增加脑血流提供一定热量；还能增加脑组织耗氧量，改善脑组织代谢。是高渗制剂，高渗性脱水，使脑水分含量减少，降低颅内压，降颅压作用起效较缓，持续时间较长。

药代动力学

此药注射 0.59h±0.39h 后颅内压开始下降，降压高峰时间为 2.23h±0.46h，可持续 6.03h±1.52h。用药后血浆渗透压在 1h 内达到高峰，最高峰为 310mOsm/L，随着时间延长而逐渐下降。此药最终代谢产物为二氧化碳和水。

适应证及禁忌证

适应证：用于脑血管病、脑外伤、脑肿瘤、颅内炎症及其他原因引起的急慢性颅内压增高、脑水肿。

禁忌证：遗传性果糖不耐受症患者、严重脱水者、高钠血症、心功能不全者、任何原因所致的尿闭、对制剂中任何一种成分过敏者。

慎用：严重活动性颅内出血患者无手术条件时、糖尿病患者、有心脏及循环或肾功能障碍、尿崩症、溶血性贫血。

用药护理

配制方法：直接静脉滴注。

用法用量：250ml 每日 2 次，静脉滴注。

配伍禁忌：未查到有关的配伍资料。

用药告知：

(1)药物为高渗制剂，在输注时对血管有一定的刺激性，局部血管会产生疼痛感，患者不可自行调节速度，如有不适及时通知医护人员。

(2)药物中含氯化钠，在使用过程中要注意食盐的摄入量，尽量食低盐饮食并注意多饮水。

(3)用药过程中会出现瘙痒、皮疹、头痛、恶心、口渴等不适时及时通知医护人员，并自行观察尿液颜色，有无出血情况。

监测要点：

(1)输注过程中随时倾听患者主诉，如患者有瘙痒、皮疹、头痛、恶心、口渴、血尿等临床症状，应遵医嘱严密监测电解质、肾功能。

(2)严密观察静脉穿刺点处皮肤有无红肿、渗液，有无主诉穿刺部位疼痛、发热的感觉，及时给予局部对症处理。

注意事项：

(1)使用前必须认真检查药液，如发现容器渗漏，药液混浊变色请勿使用，避免导致静脉炎的发生。

(2)对于怀疑有急性硬膜下、硬膜外血肿的患者，用药前应先处理出血源，确认无出血后在应用此药。

五、抗精神病药

盐酸氯丙嗪注射液
(chlorpromazine hydrochloride)

通用名 盐酸氯丙嗪注射液

商品名 盐酸氯丙嗪注射液

规 格 25mg/ml;针剂

储 存 应避光密闭保存,防止变色,有效期2年

药理作用

此品为酚噻嗪类抗精神病药物,在脑内可阻断多巴胺受体,还可产生α-肾上腺能阻断作用,减少脑干网状结构上行激活功能。此外,尚可抑制延脑呕吐中枢,产生镇吐作用,抑制丘脑下部体温调节中枢,使体温下降。使用此品配合物理降温,可出现镇静、嗜睡、体温下降、基础代谢降低、器官活动减少而呈现"人工冬眠"状态。还可增强催眠药、麻醉药和镇静药的作用。并对内分泌有一定的影响,使催乳素抑制因子释放减少,出现乳房肿大,溢乳,抑制促性腺激素释放,促皮质素及促生长激素分泌延迟。

药代动力学

注射给药生物利用度比口服给药高3~4倍,血浆蛋白结合率在90%以上,易于透过血-脑屏障,颅内药物浓度高4~5倍。在肝内代谢,主要以代谢物形式从尿和粪便中排出。

适应证及禁忌证

适应证:

(1)对兴奋躁动、幻觉妄想、思维障碍及行为紊乱等阳性症状有较好的疗效。用于精神分裂。

(2)躁狂症或其他精神病性障碍。

(3)止吐,各种原因所致的呕吐或顽固性呃逆。

(4)与镇痛药合用以治疗癌症病人的剧烈疼痛。

(5)治疗心力衰竭。

(6)用于治疗巨人症。

禁忌证:

基底神经节病变、帕金森病、帕金森综合征、骨髓抑制、青光眼、昏迷及对吩噻嗪类药物过敏者禁用。

用药护理

配制方法:此品为无色或几乎无色的澄明液体,可直接肌肉注射,静脉给药应用葡萄糖盐500ml稀释,缓慢静滴,速度为每分钟0.5mg。pH值:3~5。碱性溶液可能引起此品氧化和沉

淀，塑料袋和输液装置会吸附此品。

用法用量：静脉输入或肌肉注射。肌肉注射应注射在肌肉丰富处深部；静脉注射，成人注射速度为1mg/min，儿童为0.5mg/min。用于治疗呕吐，每次25～50mg；用于精神病，每次25～100mg；用于治疗心力衰竭，肌注小剂量，每次5～10mg，每日1或2次，也可静滴，速度为每分钟0.5mg。如用于冬眠合剂，氯丙嗪、异丙嗪各50mg，度冷丁50或100mg加入5%葡萄糖250ml静滴，或加入0.9%氯化钠内微量泵入。

配伍禁忌：

禁与青霉素钠、青霉素钾、氯唑西林钠、氨苄西林钠、哌拉西林钠-三唑巴坦钠、阿莫西林-克拉维酸钾、氯霉素、盐酸去甲万古霉素、磺胺嘧啶钠、盐酸吗啡、氨基乙酸、酚磺乙胺、肝素钠、甲氨蝶呤钠、丝裂霉素、依托泊甙、茶苯海明、琥珀酸钠氢化可的松、地塞米松磷酸钠、氨茶碱、两性霉素B、氨曲南、头孢吡肟钠、呋塞米、盐酸利多卡因、硫酸镁、苯巴比妥钠、奥美拉唑钠合用。

用药告知：

(1)告知患者此药与抗高血压药物合用易导致体位性低血压；与舒托必利合用有发生室性心律紊乱的危险，与阿托品类药物合用不良反应加强，如患者正服用此类药物应提前告知医务人员。

(2)此品不宜皮下注射，静脉注射可引起静脉炎，注射局部红肿、疼痛、硬结，应用NS稀释至1mg/ml，以每分钟1mg的速度缓慢滴入，应采取静脉滴入，不易静脉推注，告知患者不可随意调整输液速度。

(3)用药过程中出现低血压、口干、上腹不适、乏力或嗜睡、过敏性皮炎等应立即停药，报告医生，如血压过低可用去甲肾上腺素或麻黄碱升压但不可用肾上腺素，以防血压过低。给予对症治疗。

(4)此品有时可引起抑郁症状，用药时应注意。

(5)用药期间不宜驾驶车辆、操作机械或高空作业。

监测要点：

(1)长期大量使用可引起锥体外系反应，如震颤、僵直、运动迟缓、急性肌张力障碍等。

(2)长期大量用药可引起迟发性运动障碍及中毒性肝损伤或阻塞性黄疸。

(3)少见骨髓抑制。

(4)可引起血浆中泌乳素浓度增加，出现溢乳，男子女性化乳房，月经失调，闭经。

(5)用药期间注意患者血压情况，注射局部皮肤情况，严密观察病情变化，必要时停用此药。

注意事项：此品颜色变深或有沉淀时禁用。

六、镇痛药

盐酸吗啡注射液

(morphine hydrochloride)

通用名 盐酸吗啡注射液

商品名 盐酸吗啡注射液

规　格 每支5mg/0.5ml;10mg/ml。针剂,安瓿

储　存 应在控制的室温下避光储存,防止冷冻

药理作用

为中枢神经抑制药,是阿片中所含主要生物碱。具有镇痛、镇静、止咳、抑制呼吸及肠蠕动等作用,并有兴奋延脑催吐化学感受区的作用,引起恶心或呕吐,提高胃肠道平滑肌的张力,使蠕动减弱,收缩膀胱括约肌,使排尿困难。其镇痛效力为哌替啶的8～10倍,维持时间可达4～6h。

药代动力学

此品皮下和肌内注射吸收迅速,皮下注射30min后即可吸收60%,吸收后迅速分布至肺、肝、脾、肾等各组织。成人中仅有少量吗啡透过血、脑脊液屏障,但已能产生高效的镇痛作用。可通过胎盘到达胎儿体内。消除 $t_{1/2}$ 1.7～3h,蛋白结合率26%～36%。一次给药镇痛作用维持4～6h。此品主要在肝脏代谢,60%～70%在肝内与葡萄糖醛酸结合,10%脱甲基成去甲基吗啡,20%为游离型。主要经肾脏排出,少量经胆汁和乳汁排出。

适应证及禁忌证

适应证:

(1)镇痛:有强大的镇痛作用,对一切疼痛均有效,对持续性钝痛比间断性锐痛及内脏绞痛效果强。1次给药,镇痛作用持续4～8h,故仅用于创伤、手术、烧伤、心肌梗死等引起的剧痛。

(2)镇静:在镇痛的同时有明显镇静作用,有时产生欣快感,可改善疼痛病人的紧张情绪。

(3)抑制呼吸:可抑制呼吸中枢,降低呼吸中枢对二氧化碳的敏感性。

(4)镇咳:可抑制咳嗽中枢,产生镇咳作用。因有成瘾性,并不适用于临床。

(5)对平滑肌的作用:可使消化道平滑肌兴奋,导致便秘,并使胆道、输尿管、支气管平滑肌张力增加。

(6)心血管系统:可促进内源性组胺的释放而使外周血管扩张、血压下降;使脑血管扩张,颅压增高。

(7)镇吐:亦因有成瘾性而不适用于临床。

禁忌证:

(1)此品可通过胎盘屏障到达胎儿体内,少量经乳汁排出,故禁用于婴儿、孕妇、哺乳期

妇女。

(2)婴幼儿慎用,未成熟新生儿禁用。

(3)呼吸抑制已显示紫绀、慢性阻塞性肺疾患、支气管哮喘、肺源性心脏病禁用。

(4)急性左心衰竭晚期并出现呼吸衰竭时忌用。

(5)颅内高压、颅脑损伤等病人禁用。

(6)肝功能减退者忌用。

(7)胆绞痛、肾绞痛需与阿托品合用,单用此品反而加剧疼痛。

(8)甲状腺功能减退、皮质功能不全、前列腺肥大、排尿困难及严重肝功能不全、休克尚未纠正控制前、炎性肠梗等病人禁用。

(9)此品能对抗催产素对子宫的兴奋作用而延长产程,故禁用于临盆产妇。

用药护理

配制方法:为白色有丝光针状结晶或结晶性粉末;无臭,味苦。可直接使用。pH 值:2.5~6。药品降解常伴随溶液颜色变成黄色或褐色。

用法用量:

(1)静脉注射:成人镇痛时常用量 5~10mg;用作静脉全麻按体重不得超过 1mg/kg,不够时加用作用时效短的此类镇痛药,以免苏醒迟延、术后发生血压下降和长时间呼吸抑制。

(2)对于重度癌痛病人,首次剂量范围较大,每日 3~6 次,以预防癌痛发生及充分缓解癌痛。

配伍禁忌:禁与氨茶碱、巴比妥类钠盐、溴或碘化合物、碳酸氢钠、氧化剂、氢氯噻嗪、苯妥英钠、呋喃妥因、新生霉素、阿昔洛韦、盐酸阿糖胞苷、氟尿嘧啶、甲氧西林、盐酸氯丙嗪、盐酸异丙嗪、尼可刹米、盐酸哌替啶、磺胺嘧啶、氨基乙酸、肝素钠、地塞米松磷酸钠、头孢吡肟钠、盐酸肾上腺素、硫喷妥钠及铁、铝、镁、锌化合物等接触或混合,以免发生混浊甚至出现沉淀。

用药告知:

(1)连用 3~5 天即产生耐药性,1 周以上可成瘾,需慎用。但对于晚期中重度癌痛病人,如果治疗适当,少见依赖及成瘾现象。

(2)未明确诊断的疼痛,尽可能不用此品,以免掩盖病情。

监测要点:

(1)可出现恶心、呕吐、呼吸抑制、嗜睡、眩晕、便秘、排尿困难、胆绞痛等。偶见瘙痒、荨麻疹、皮肤水肿等过敏反应。

(2)可干扰对脑脊液压升高的病因诊断,这是因为此品使二氧化碳滞留,脑血管扩张的结果。

(3)此品急性中毒的主要症状为昏迷、呼吸深度抑制、瞳孔极度缩小、两侧对称,或呈针尖样大,血压下降、紫绀,尿少,体温下降,皮肤湿冷,肌无力,由于严重缺氧致休克、循环衰竭、瞳孔散大、死亡。中毒解救:可采用人工呼吸、给氧、给予升压药提高血压,β-肾上腺素受体阻滞药减慢心率、补充液体维持循环功能。静脉注射拮抗剂纳洛酮 0.005~0.01mg/kg,成人 0.4mg。亦可用烯丙吗啡作为拮抗药。

注意事项：

(1)能促使胆道括约肌收缩，引起胆管系的内压上升；可使血浆淀粉酶和脂肪酶均升高。

(2)对血清碱性磷酸酶、丙氨酸氨基转移酶、门冬氨酸氨基转移酶、胆红素、乳酸脱氢酶等测定有一定影响，故应在此品停药 24h 以上方可进行以上项目测定，以防可能出现假阳性。

(3)因此品对平滑肌的兴奋作用较强，故不能单独用于内脏绞痛(如胆、肾绞痛)，而应与阿托品等有效的解痉药合用，单独使用反使绞痛加剧。

(4)应用大量吗啡进行静脉全麻时，常和神经安定药(neuroleptics)并用，诱导中可发生低血压，手术开始遇到外科刺激时血压又会骤升，应及早对症处理。

(5)遇光易氧化变质。能溶于水，略溶于乙醇或甘油，几乎不溶于氯仿或乙醚。其水溶液放置后氧化变色。

(6)此品为国家特殊管理的麻醉药品，务必严格遵守国家对麻醉药品的管理条例，医院和病室的贮药处均须加锁，处方颜色应与其他药处方区别开。各级负责保管人员均应遵守交接班制度，不可稍有疏忽。使用该药医生处方量每次不应超过 3 日常用量。处方留存两年备查。

(7)根据 WHO《癌症疼痛三阶梯止痛治疗指导原则》中关于癌症疼痛治疗用药个体化的规定，对癌症病人镇痛使用吗啡应由医师根据病情需要和耐受情况决定剂量。

盐酸哌替啶注射液
(pethidine hydrochloride)

通用名 盐酸哌替啶注射液

商品名 度冷丁，杜冷丁

规　格 注射液：每支 50mg/1ml；100mg/2ml。针剂，安瓿

储　存 密闭保存，有效期 5 年

药理作用

此品是吗啡的合成代用品，药理作用与吗啡相似，为阿片受体激动剂，镇痛作用比吗啡弱，增加胆道、支气管平滑肌张力的影响较吗啡弱。可使总胆管括约肌痉挛，对未妊娠子宫有一定兴奋作用，对妊娠末期子宫有增强催产药兴奋子宫的作用。对呼吸中枢有抑制作用。镇静及镇咳作用较弱，能增强巴比妥类的催眠作用。

药代动力学

肌内注射发挥作用较快，10min 出现镇痛作用，持续约 2～4h。血药浓度达峰时间1～2h，可出现两个峰值。蛋白结合率40%～60%。主要经肝脏代谢成哌替啶酸、去甲哌替啶和去甲哌替啶酸水解物，然后与葡萄糖醛酸形成结合型或游离型经肾脏排出，尿液 pH 值酸度大时，随尿排出的原形药和去甲基衍生物有明显增加。消除 $t_{1/2}$ 约 3～4h，肝功能不全时增至 7h 以上。此品可通过胎盘屏障，少量经乳汁排出。代谢物去甲哌替啶有中枢兴奋作用，因此根据给药途径的不同及药物代谢的快慢情况，中毒病人可出现抑制或兴奋现象。

适应证及禁忌证

适应证：

此品为强效镇痛药，适用于各种剧痛，如创伤性疼痛、手术后疼痛、麻醉前用药，或局麻与静吸复合麻醉辅助用药等。对内脏绞痛应与阿托品配伍应用。用于分娩止痛时，须监护此品对新生儿的抑制呼吸作用。麻醉前给药、人工冬眠时，常与氯丙嗪、异丙嗪组成人工冬眠合剂应用。用于心源性哮喘，有利于肺水肿的消除。

禁忌证：

(1)肝功能不良者可延长该药半衰期，宜慎用。

(2)老年人、儿童慎用。

(3)此品能通过胎盘屏障及分泌入乳汁，因此产妇分娩镇痛时以及哺乳期间使用时剂量酌减。

(4)此品务必在单胺氧化酶抑制药(如呋喃唑酮、丙卡巴肼等)停用14天以上方可给药，而应先试用小剂量(1/4常用量)，否则会发生难以预料的、严重的并发症，临床表现为多汗、肌肉僵直、血压先升高后剧降、呼吸抑制、紫绀、昏迷、高热、惊厥，终致循环虚脱而死亡。

(5)室上性心动过速、颅脑损伤、颅内占位性病变、慢性阻塞性肺疾患、支气管哮喘、严重肺功能不全等禁用。

(6)慢性重度疼痛的晚期癌症病人不宜长期使用此品。

用药护理

配制方法：透明澄清液体，可直接肌肉注射。静注：50mg用G5或NS5ml稀释。静滴：50～100mg用G5或NS50～100ml稀释。

用法用量：

(1)镇痛：注射，成人肌内注射常用量：每次25～100mg，每日100～400mg；极量：1次150mg，1日600mg。静脉注射成人1次按体重以0.3mg/kg为限。

(2)分娩镇痛：阵痛开始时肌内注射，常用量：25～50mg，每4～6h按需重复；极量：1次量以50～100mg为限。

(3)麻醉前用药：30～60min前按体重肌内注射1.0～2.0mg/kg。麻醉维持中，按体重1.2mg/kg计算60～90min总用量，配成稀释液，成人一般以每分钟静滴1mg，小儿滴速相应减慢。

(4)手术后镇痛：硬膜外间隙注药，24h总用量按2.1～2.5mg/kg为限。

(5)用于冬眠合剂：氯丙嗪、异丙嗪各50mg，度冷丁50或100mg加入5%葡萄糖250ml静滴，或加入0.9%氯化钠内微量泵入。

(6)晚期癌症病人接触中重度疼痛，因个体化给药，剂量可较常规大，应逐渐增加剂量，直至疼痛满意缓解，但不提倡使用。

配伍禁忌：

(1)严禁与单胺氧化酶抑制剂同用。

(2)静脉注射后可出现外周血管扩张，血压下降，尤其与吩噻嗪类药物(如氯丙嗪等)以及中枢抑制药并用时。

(3)此品与芬太尼因化学结构有相似之处，两药可有交叉敏感。此品能促进双香豆素、茚满二酮等抗凝药物增效，并用时后者应按凝血酶原时间而酌减用量。

(4)哌替啶过敏者禁用。禁与美洛西林钠、头孢哌酮钠、阿西洛韦钠、盐酸吗啡、氟尿嘧啶、盐酸多柔比星、丝裂霉素、琥珀酸钠氢化可的松、地塞米松磷酸钠、肝素钠、氨茶碱、巴比妥类拿烟、碘化物、碳酸氢钠、苯妥英钠、甲氧西林、磺胺嘧啶钠、磺胺甲异噁唑、头孢吡肟钠、呋塞米、亚胺培南-西司他丁钠、氢溴酸钾兰他敏合用。

用药告知：

(1)可引起头痛、眩晕、出汗、口干、恶心及呕吐等。

(2)未明确诊断的疼痛，尽可能不用此品，以免掩盖病情、贻误诊治。

(3)此品能通过胎盘屏障及分泌入乳汁，因此产妇分娩镇痛时以及哺乳期间使用时剂量酌减。

(4)反复使用可成瘾。

监测要点：

(1)此品过量中毒时可出现呼吸减慢、浅表而不规则，发绀，嗜睡，进而昏迷，皮肤潮湿冰冷，肌无力，脉缓及血压下降，偶尔可先出现阿托品样中毒症状，瞳孔扩大、心动过速、兴奋、谵妄，甚至惊厥，然后转入抑制。

(2)中毒解救口服者应尽早洗胃以排出胃中毒物。人工呼吸、吸氧、给予升压药提高血压，β-肾上腺素受体阻滞药减慢心率、补充液体维持循环功能。静脉注射纳洛酮0.005～0.01mg/kg，成人0.4mg，亦可用烯丙吗啡作为拮抗剂。但此品中毒出现的兴奋惊厥等症状，拮抗剂可使其症状加重，此时只能用地西泮或巴比妥类药物解除。当血内此品及其代谢产物浓度过高时，血液透析能促进排泄毒物。

(3)1岁以内小儿一般不应静注此品或行人工冬眠。

(4)注意勿将药液注射到外周神经干附近，否则产生局麻或神经阻滞。

(5)不宜用于PDA，特别不能做皮下PDA。

(6)使用此品可出现成瘾性，应严密观察病人有无药物依赖，如出现依赖应及时通知医生给予相应处理。

注意事项：此品为国家特殊管理的麻醉药品，务必严格遵守国家对麻醉药品的管理条例，医院和病室的贮药处均须加锁。处方颜色应与其他药处方区别开。各级负责保管人员均应遵守交接班制度，不可稍有疏忽。使用该药医生处方量每次不应超过3日常用量。处方留存2年备查。

盐酸布桂嗪注射液
(bucinnazine hydrochloride)

通用名　盐酸布桂嗪注射液

商品名　强痛定

规　格　注射液：每支50mg/ml　100mg/2ml。针剂，安瓿

储　存　遮光，密闭保存。有效期5年

药理作用

此品为速效镇痛药，镇痛作用为吗啡的1/3，但比解热镇痛药强，为氨基比林的4～20倍。对皮肤、黏膜、运动器官（包括关节、肌肉、肌腱等）的疼痛有明显的抑制作用，对内脏器官疼痛的镇痛效果较差。无抑制肠蠕动作用，对平滑肌痉挛的镇痛效果差。与吗啡相比，此品不易成瘾，但有不同程度的耐受性。

药代动力学

此品皮下注射10min起效，镇痛效果维持3～6h。皮下注射后20min血药浓度达峰值。此品主要以代谢形式从尿与粪便中排出。

适应证及禁忌证

适应证：

此品为中等强度的镇痛药。适用于偏头痛、三叉神经痛、牙痛、炎症性疼痛、神经痛、月经痛、关节痛、外伤性疼痛、手术后疼痛及癌症痛（属二阶梯镇痛药）等。

禁忌证：尚不明确。

用药护理

配制方法：此品为无色的澄明液体，不需特殊配制。

用法用量：肌内或皮下注射：成人每次50mg。

配伍禁忌：尚不明确。

用药告知：

(1)用药后偶有恶心或头晕、困倦等，停药后即消失。

(2)连续使用此品可致耐受和成瘾，故不可滥用。

监测要点：

(1)镇痛作用为吗啡的1/3，一般注射10min见效。

(2)对内脏器官的止痛作用较差。

注意事项：连续使用此品可致耐受和成瘾，故不可滥用。

枸橼酸芬太尼注射液
(juyuansuan fentaini zhusheye)

通用名　枸橼酸芬太尼注射液

商品名　枸橼酸芬太尼注射液

规　格　10ml：0.5mg，2ml：0.1mg（以芬太尼计）

储　存　遮光，密闭保存。有效期4年

药理作用

此品为人工合成的强效麻醉性镇痛药，镇痛作用机制与吗啡相似，为阿片受体激动剂，作用强度为吗啡的60～80倍。与吗啡和哌替啶相比，此品作用迅速，维持时间短，不释放组胺，对心血管功能影响小，能抑制气管插管时的应激反应。此品对呼吸的抑制作用弱于吗啡，但静脉注射过快则易抑制呼吸。

药代动力学

口服经胃肠道吸收，但临床一般采用注射给药。静脉注射1min即起效，4min达高峰维持30～60min。肌内注射时约7～8min发生镇痛作用，可维持1～2h。肌内注射生物利用度67%，蛋白结合率80%，消除$t_{1/2}$约3.7h。此品主要在肝脏代谢，代谢产物与约10%的原形药由肾脏排出。

适应证及禁忌证

适应证：此品为强效镇痛药，适用于麻醉前、中、后的镇静与镇痛，是目前复合全麻中常用的药物。

(1)用于麻醉前给药及诱导麻醉，并作为辅助用药与全麻及局麻药合用于各种手术。与氟哌利多(droperidol)2.5mg和此品0.05mg的混合液，麻醉前给药，能使病人安静，对外界环境漠不关心，但仍能合作。

(2)用于手术前、后及术中等各种剧烈疼痛。

禁忌证：支气管哮喘、呼吸抑制、对此品特别敏感的病人以及重症肌无力病人禁用。

用药护理

配制方法：用氯化钠注射液稀释。

用法用量：

(1)成人静脉注射(全麻时初量)：①小手术按体重0.001～0.002mg/kg(以芬太尼计，下同)；②大手术按体重0.002～0.004mg/kg；③体外循环心脏手术时按体重0.02～0.03mg/kg计算全量，维持量可每隔30～60min给予初量的一半或连续静滴，一般每小时按体重0.001～0.002mg/kg；④全麻同时吸入二氧化氮按体重0.001～0.002mg/kg；⑤局麻镇痛不全，作为辅助用药按体重0.0015～0.002mg/kg。

(2)成人麻醉前用药或手术后镇痛：按体重肌内或静脉注射0.0007～0.0015mg/kg。

(3)小儿镇痛：2岁以下无规定，2～12岁按体重0.002～0.003mg/kg。

(4)成人手术后镇痛：硬膜外给药，初量0.1mg，加氯化钠注射液稀释到8ml，每2～4h可重复，维持量每次为初量的一半。

配伍禁忌：禁止与单胺氧化酶抑制剂(如苯乙肼、帕吉林等)、硫喷妥钠、甲基硫酸新斯的明、氢溴酸钾兰他敏、盐酸纳洛酮、甲氨蝶呤钠、硫酸长春新碱、苯妥英钠、氯筒箭毒碱、6%羟乙基淀粉、盐酸肾上腺素、肝素钠合用。

用药告知：

(1)注意观察血压的变化，快速推注此品可引起胸壁、腹壁肌肉僵硬而影响通气，所以输入速度缓慢，与其他中枢抑制药合用时要注意调整剂量，如有心率减慢，血压下降，瞳孔缩小等症状应及时通知医生。

(2)有成瘾性。

(3)此品药液有一定的刺激性，不得误入气管、支气管，也不得涂于皮肤和黏膜。

监测要点：

(1)此品为国家特殊管理的麻醉药品，务必严格遵守国家对麻醉药品的管理条例，医院和病室的贮药处应加锁，处方颜色应与其他药处方区别开。各级负责保管人员均应遵守交接班制度，不可稍有疏忽。

(2)此品务必在单胺氧化酶抑制药（如呋喃唑酮、丙卡巴肼）停用14天以上方可给药，而且应先使用小剂量(1/4常用量)，否则会发生难以预料的、严重的并发症，临床表现为多汗、肌肉僵直、血压先升高后剧降、呼吸抑制、发绀、昏迷、高热、惊厥，终致循环虚脱而死亡。

(3)心律失常，肝、肾功能不良，慢性梗阻性肺部疾患，呼吸储备力降低及脑外伤昏迷、颅内压增高、脑肿瘤等易陷入呼吸抑制的病人慎用。

(4)硬膜外注入此品镇痛时，一般4～10min起效，20min脑脊液的药浓度达到峰值，同时可有全身瘙痒，作用时效3.3～6.7h，而且仍有呼吸频率减慢和潮气量减小的可能，处理应及时。

(5)此品绝非静脉全麻药，虽然大量快速静脉注射能使神志消失，但病人的应激反应依然存在，常伴有术中知晓。

(6)出现中毒症状可用肌松药或吗啡拮抗。

不良反应：

(1)一般不良反应为眩晕、视物模糊、恶心、呕吐、低血压、胆道括约肌痉挛、喉痉挛及出汗等，偶有肌肉抽搐。

(2)严重副反应为呼吸抑制、窒息、肌肉僵直及心动过缓，如不及时治疗，可发生呼吸停止、循环抑制及心脏停搏等。

(3)此品有成瘾性，但较哌替啶轻。

注意事项：支气管哮喘、呼吸抑制和重症肌无力者禁用。

复方氨林巴比妥注射液
(compound aminophenazone and barbital injection)

通用名　复方氨林巴比妥注射液

商品名　安痛定

规　格　为复方制剂，组成成分：每2ml含氨基比林0.1g，安替比林40mg，巴比妥18mg。此品为2ml/支，针剂，安瓿

储　存　遮光，密闭保存。有效期暂定2年

药理作用

此品为散热镇痛药，氨基比林和安替比林同属吡唑酮类散热镇痛药，能抑制下视丘前列腺素的合成和释放，恢复体温调节中枢感受神经元的正常反应性而起退热作用；同时还通过抑制前列腺素等的合成而起镇痛作用。氨基比林并能抑制炎症局部组织中前列腺素的合成和释放，稳定溶酶体膜，影响吞噬细胞的吞噬作用而起到抗炎作用。合用巴比妥，可加强镇痛作用。

药代动力学

氨基比林 $t_{1/2}$ 为 1～4h，大部分在肝内去甲基成为 4-氨基安替比林，在经乙酰化变成 N-乙酰氨基安替比林，自尿中排出。

安替比林 $t_{1/2}$ 约 12h，肝中代谢羟化，与葡萄醛酸结合在尿中排出，约 5% 为原形从尿中排出。

适应证及禁忌证

适应证：主要适应于急性高热时的紧急退热，对发热时的头痛症状也有缓解作用。

禁忌证：肌内注射前应向病人询问是否有吡唑酮类或巴比妥类药物过敏史，有过敏史者避免使用，过敏性体质者亦慎用；呼吸系统有严重疾病及呼吸困难者慎用；体弱者慎用。

用药护理

配制方法：此品为无色或微黄色澄清液体。原液直接肌肉注射，无需特殊配置。

用法用量：肌肉注射，成人每次 1 支(2ml)，或遵医嘱。在监护情况下剂量为每日 3 支(6ml)。小儿 2 岁以下 0.5～1ml (1/4～1/2 支)，2～5 岁每次 1～2ml(1/2～1 支)，大于 5 岁每次 2ml(1 支)。不宜连续使用。

配伍禁忌：巴比妥有抑制呼吸中枢的作用，对于抑制呼吸的药物有加强作用，如硫酸庆大霉素，应禁止同时使用。不得与其他药物混合注射。

用药告知：

(1)应用此药过程中出现胸闷、头晕、恶心、呕吐、血压下降、大汗淋漓等症状，提示可能出现过敏性休克，应立即通知医生给予处理。

(2)长期使用可引起粒细胞减少，再生障碍性贫血及肝肾损害等严重中毒反应，如使用超过 1 周应定期查血象及肝功。

监测要点：

(1)用药过程中要注意观察胸闷、头晕、恶心呕吐、血压下降、大汗淋漓等症状，应严密观察，必要时立即停用给予抢救。

(2)粒细胞缺乏，紫癜，有时急性起病。

(3)皮疹、荨麻疹、表皮松懈症等。

(4)老年患者的肝肾功能有一定程度的生理性减退，应采用较小治疗量。

(5)此品应对症治疗，在接触高热症状后应对因治疗，在应用此品无明显效果时应改用其他方法治疗，避免盲目大量应用此品。

注意事项：遇冷易结晶析出，微温可溶解，仍可使用。

七、中枢兴奋药

盐酸哌甲酯注射液
（methylphenidate hydrochloride）

通用名 盐酸哌甲酯注射液

商品名 利他林，利太林

规　格 粉针剂：20mg

储　存 遮光，密闭保存

药理作用

此品为精神兴奋药。能提高精神活动，可对抗抑郁症，作用比苯丙胺弱，毒副作用较少。

药代动力学

哌醋甲酯-利他林口服易吸收。一次给药作用可维持 4h 左右。在体内迅速代谢，经肾排泄。

适应证及禁忌证

适应证：

脑功能轻微失调（多动综合征）及消除巴比妥类引起的嗜睡、倦怠，麻醉过深的呼吸抑制，各种忧郁症、神经官能症等。

禁忌证：

（1）孕妇、青光眼、激动性忧郁或过度兴奋者及 6 岁以下小儿禁用。

（2）癫痫或高血压患者慎用。

用药护理

配制方法：静注：20mg 加入 NS5ml 中。

用法用量：静滴：10～20mg/次，必要时 30min 后可重复 1 次。

配伍禁忌：

（1）此品与抗癫痫药、抗凝药，以及保泰松合用可使血药浓度升高，出现毒性反应。

（2）禁与两性霉素 B、巴比妥钠盐、氢化可的松、磺胺类药、磺苄西林钠合用。

用药告知：用药后常见食欲减退、紧张激动、不易入睡、傍晚后不宜服药，以免引起失眠。偶有眩晕、心悸、厌食、头痛、恶心等。注射能引起血压暂时明显升高。可致依赖性。

监测要点：儿童长期应用可产生食欲减退、失眠，偶见腹痛、心动过速和过敏。中毒症状：哌醋甲酯-利他林超剂量时，有焦虑、紧张、精神错乱、谵妄、幻觉等精神病样症状，严重者可出现昏迷、惊厥甚至死亡。此品与抗高血压药以及利尿性抗高血压药合用，效应减弱；与抗 M-胆碱药合用可增效；与中枢兴奋药、肾上腺素受体激动药合用，作用相加，可诱发紧张、激动、失眠，甚至惊厥或心律失常。

注意事项：

(1)此品在水或甲醇中易溶，在乙醇中溶解，在氯仿中微溶，在丙酮中几乎不溶。

(2)服用单胺氧化酶抑制剂者，应在停药 2 周后再用此品。

盐酸纳洛酮注射液

(naloxone hydrochloride)

通用名 盐酸纳洛酮注射液

商品名 苏诺

规　格 0.4mg/ml;1mg/ml;2mg/ml;4mg/10ml，针剂，安瓿

储　存 密闭，在阴凉处保存，有效期 2 年

药理作用

完全或部分纠正阿片类物质的中枢抑制效应，如呼吸抑制、镇静和低血压。

对动物急性乙醇中毒有促醒作用。

为阿片受体拮抗剂，即不具有其他阿片受体拮抗剂的“激动性”或吗啡样效应；不引起呼吸抑制、拟精神病反应或缩瞳反应。

虽然作用机理尚不明确，但有充分证据证明是通过竞争相同受体位点拮抗阿片类物质的效应。

药代动力学

静脉注射给药时，通常在 2min 内起效，当肌肉注射或皮下注射给药时起效缓慢。作用持续时间长短取决于给药剂量和给药途径。肌肉注射作用时间长于静脉注射，但是否需要反复给药取决于所拮抗的阿片类药物质的给药剂量、类型和途径。

此品在肝脏代谢，主要与葡萄糖醛酸结合，纳洛酮-3-葡萄糖醛酸化合物为主要代谢产物。药物在成人体内的血清半衰期为30～81min(平均 64min±12min)，新生儿平均血浆半小时排出 50%左右，72h 排出60%～70%。

适应证及禁忌证

适应证：此品是目前临床应用最广的阿片受体拮抗药。

(1)解救麻醉性镇痛药急性中毒，拮抗这类药的呼吸抑制，并使病人苏醒。

拮抗麻醉性镇痛药的残余作用。新生儿受其母体中麻醉性镇痛药影响而致呼吸抑制，可用此品拮抗。

(2)解救急性乙醇中毒：静注纳洛酮0.4～0.6mg，可使患者清醒。

(3)对疑为麻醉性镇痛药成瘾者，静注 0.2～0.4mg 可激发戒断症状，有诊断价值。

(4)促醒作用，可能通过胆碱能作用而激活生理性觉醒系统使病人清醒，用于全麻催醒及抗休克和某些昏迷病人。

禁忌证：

(1)伴有肝脏疾病、肾功能不全/衰竭患者使用纳洛酮的安全性和有效性尚未确立，应慎用

此品。

(2)有心血管疾病史,或接受其他有严重的心血管不良反应(低血压、室性心动过速或室颤、肺水肿)的药物治疗的患者应慎重用此品。

用药护理

配制方法:静注:0.8～1.2mg 用 NS、G、GNS、LS、右旋糖酐葡萄糖、右旋糖酐葡萄糖/氯化钠稀释。

用法用量:成人常用量每次 0.4～0.8mg,儿童酌减。治疗酒精中毒:每次0.8～1.2mg。

配伍禁忌:

(1)不应把此品与含有硫酸氢钠、亚硫酸氢钠、长链高分子阴离子或任何碱性的制剂混合。在把药物或化学试剂加入此品溶液中以前,应首先确定其对溶液的化学和物理稳定性的影响。

(2)禁与氨茶碱、巴比妥类药物、碳酸氢钠、氟尿嘧啶、谷氨酸甲、氨苄西林钠、亚硫酸氢钠甲萘醌、硫喷妥钠、盐酸美沙酮、喷他佐辛、枸橼酸芬太尼合用。

用药告知:应用纳洛酮拮抗大剂量麻醉镇痛药后,由于痛觉恢复,可产生高度兴奋。表现为血压升高,心率增快,心律失常,甚至肺水肿和心室颤动。

监测要点:

(1)患者使用此品时,偶见低血压、高血压、室性心动过速和纤颤、呼吸困难、肺水肿和心脏停搏,报道其后遗症有死亡、昏迷和脑病。术后患者使用此品过量可能逆转痛觉缺失病引起患者激动。

术后使用此品和减药时引起的不良反应按器官系统分类如下:

心脏:肺水肿、心脏停搏或衰竭、心悸亢进、室性纤颤和室性心动过速。根据报道由此引起的后遗症有死亡、昏迷和脑病。

胃肠道:呕吐、恶心。

神经系统:惊厥、感觉异常、癫痫大发作惊厥。

精神病学:激动、幻觉、发抖。

呼吸道、胸和膈:呼吸困难、呼吸抑制、低氧症。

皮肤和皮下注射:非特异性注射点反应、出汗。

血管病症:高血压、低血压、热潮红或发红。

(2)由于此药作用持续时间短,用药起作用后,一旦其作用消失,可使患者再度陷入昏睡和呼吸抑制。用药需注意维持药效。

注意事项:

(1)此品应慎用于已知或可疑的阿片类药物躯体依赖患者,包括其母亲为阿片类药物依赖者的新生儿。对这种病例,突然或完全逆转阿片作用可能会引起急性戒断综合征。

(2)由于某些阿片类药物的作用长于纳洛酮,因此应该对使用此品效果很好的患者进行持续监护,必要时应重复给药。

(3)此品对阿片类药物引起的呼吸抑制和左丙氧芬引起的急性毒性的控制无效。只能部分逆转部分性激动剂或混合激动剂/拮抗剂(如丁丙诺啡和喷他佐辛)引起的呼吸抑制,或需要加大纳洛酮的用量。如果不能完全响应,在临床上需要用机械辅助治疗呼吸抑制。

(4)此品不应给予有明显戒断症状和体征的患者，或者尿中含有阿片的患者。

(5)此品还不清楚对孕妇、儿童、老年人的影响，所以在这类人中使用要特别注意。必要时从小剂量用起。

乙酰谷酰胺注射液
(aceglutamide injection)

通用名 乙酰谷酰胺注射液

商品名 依龙

规　格 0.25g/5ml

储　存 遮光，密闭保存。有效期暂定2年

药理作用

乙酰谷酰胺通过血脑-脊液屏障后分解为谷氨酸 γ-氨基丁酸(GABA)。谷氨酸参与中枢神经系统的信息传递。γ-氨基丁酸能拮抗谷氨酸兴奋性毒理作用，可改善神经细胞代谢，维持神经应激能力及降低血氨的作用，改善脑功能。

药代动力学

此品在体内分布广泛。能透过血脑屏障。以脑、肝、肾浓度较高，在肾小管细胞内经谷氨酸分解，分解出氨而成为乙酰谷氨酸。氨从肾小管分泌排出，乙酸谷氨酸被吸收，参与体内代谢。

适应证及禁忌证

适应证：用于肝昏迷、偏瘫、神经外科手术等引起的昏迷、瘫痪及智力减退、记忆力障碍者。

禁忌证：对此品过敏者禁用。

用药护理

配制方法：5%或10%葡萄糖溶液250ml稀释后缓慢滴注。

用法用量：肌内注射，每日100～600mg，儿童剂量酌减。静脉滴注，用5%或10%葡萄糖溶液250ml稀释后缓慢滴注。

配伍禁忌：尚不明确。

用药告知：使用中有引起血压下降的可能，注意观察血压的变化。

监测要点：观察血压的变化。

注意事项：当药品性状发生改变时禁止使用。

单唾液酸四己糖神经节苷脂钠盐注射液
(monosialo-tetrahexosyl ganglioside)

通用名 单唾液酸四己糖神经节苷脂钠盐注射液

商品名 施捷因

规　格　20mg/2ml;100mg/5ml

储　存　应置于室温15～30℃保存,有效期36个月

药理作用

单唾液酸四己糖神经节苷脂能促进由于各种原因引起的中枢神经系统损伤的功能恢复。作用机制是促进“神经重塑(neuroplasticity)”(包括神经细胞的生存、轴突生长和突出生成)。单唾液酸四己糖神经节苷脂对损伤后继发性神经退化有保护作用。应用单唾液酸四己糖神经节苷脂后对脑血流动力学参数的改善和损伤后脑水肿的减轻有良好的影响。单唾液酸四己糖神经节苷脂通过改善细胞膜酶的活性减轻神经细胞水肿。动物实验显示,可改善帕金森病所致的行为障碍。

药代动力学

外源性单唾液酸四己糖神经节苷脂能以稳定的方式与神经细胞膜结合,引起膜的功能变化。给药后2h在脑和脊髓测得放射活性高峰,4～8h后减半。药物的清除缓慢,主要通过肾脏排泄。

适应证及禁忌证

适应证:血管性或外伤性中枢神经系统损伤;帕金森病。

禁忌证:已证实对此品过敏者、家族性黑蒙性白痴、幼年型家族性黑蒙性白痴、脑网膜变性及肝肾功能严重衰竭者禁用。

用药护理

配制方法:可直接肌肉注射或皮下注射。静滴:20～100mg用G5、NS500ml稀释。

用法用量:每日20～40mg,遵医嘱一次或分次肌注或缓慢静脉滴注。在病变急性期(尤其急性创伤):每日100mg,静脉滴注;2～3周后改为维持量,每日20～40mg,一般6周。对帕金森病:首剂量500～1000mg,静脉滴注;第2日起每日200mg,皮下、肌注或静脉滴注,一般用至18周。

配伍禁忌:迄今未发现此品与其他药物之间发生的相互作用。

用药告知:此品不良反应极少见,少数人会出现皮疹样反应。

观察要点:如出现皮疹样反应,建议停药。

注意事项:无特殊注意事项。

胞磷胆碱钠注射液
(citicoline sodium injection)

通用名　胞磷胆碱钠注射液

商品名　利枢、胞二磷胆碱

规　格　0.25g/支

储　存　遮光,密闭保存。有效期2年

药理作用

主要药理作用是通过降低脑血管阻力，增加脑血流而促进脑物质代谢，改善脑循环。另外，可增强脑干网状结构上行激活系统的机能，增强锥体系统的机能，改善运动麻痹，故对促进大脑功能的恢复和促进苏醒，有一定作用。

药代动力学

注入此品可迅速进入血流，并有部分通过血脑屏障进入脑组织。其中胆碱部分在体内成为良好的甲基化供体，可对多种化合物有转甲基化作用，约有1%的胆碱可从尿中排出。

适应证及禁忌证

适应证：用于急性颅脑外伤和脑手术后意识障碍。

禁忌证：对此品过敏者禁用。

用药护理

配制方法：此药可肌内注射、静脉注射或静脉滴入。用5%或10%葡萄糖注射液稀释后缓缓滴注。

用法用量：静脉滴注：每日0.25～0.5g，用5%或10%葡萄糖注射液稀释后缓缓滴注，每5～10日为1疗程；单纯静脉注射：每次100～200mg。肌内注射：每日0.1～0.3g，分1或2次注射。

配伍禁忌：异烟肼、氨苄西林钠、舒他西林、甲氨蝶呤、盐酸多柔比星。此品不宜与左旋多巴合用，否则可引起肌强直恶化。

用药告知：脑出血急性期不宜大剂量应用。肌注一般不采用，若用时应经常更换注射部位。

监测要点：此品对人及动物均无明显的毒性作用，对呼吸、脉搏、血压无影响，偶有一过性血压下降、失眠、兴奋及给药后发热等，停药后即可消失。

注意事项：颅内出血急性期患者慎用。

脑蛋白水解物
(cerebropotein hydrolysate)

通用名 脑蛋白水解物

商品名 脑多肽，韦司太

规　格 每支5ml

储　存 密闭，在凉暗处保存

药理作用

此品对脑组织细胞的作用机制十分复杂，目前认为主要有以下几方面：

(1)此品含有神经节递质、肽类激素及辅酶的前体物质，可增强胆碱酯酶、腺苷酸环化酶的活性并刺激有关激素的合成，从而改善和保护大脑的传递和代谢功能。

(2)可使葡萄糖转运正常化，提高大脑所需能量。

(3)直接向脑组织提供小分子多肽和多核苷酸。

(4)抑制脑损伤后的病理性脂质过氧化反应,减少过氧化脂质对脑组织的损伤。

(5)促进脑细胞蛋白质的合成和神经纤维生长。

(6)调节神经细胞钙离子稳态平衡,脑损伤后0.5h神经细胞钙离子及严重超载,6~72h神经细胞持续处于严重钙离子超负荷状态,为正常对照值的16~17倍,脑脊液重钙调素含量为正常对照值的3~4倍。应用此品后,可降低神经细胞钙离子超载及脑水肿等继发性脑损伤的程度,且伤后用药越早,疗效越佳、预后越好。

药代动力学

此品能通过血脑屏障,脑神经细胞的吸收率约为50%~80%。其在脑内代谢很快,氨基酸的半衰期仅数秒或1h内。此品中的氨基酸通过血脑屏障的情况经用定量的组织学放射自显影方法测量,在标记的氨基酸中,以脯氨酸、谷氨酸及异亮氨酸透明率最高,却主要分布在视丘及视丘下部。

适应证及禁忌证

适应证:此品主要用于急、慢性脑功能损伤,如急性脑出血、急慢性脑梗死、脑卒中、痴呆、脑瘫、精神障碍,以及帕金森综合征、进行性脑萎缩、脑功能衰竭、小儿大脑发育不全等。尤其对改善情感、意识、智能及语言障碍疗效显著。

禁忌证:严重肾功能损害、癫痫持续状态及大发作间歇期、妊娠3个月内禁用。过敏体质者慎用。

用药护理

配制方法:可直接肌肉注射。静滴:此品10~30ml稀释于250mlNS中。

用法用量:肌注:每次2~5ml每天或隔天1次,1~2个月为1个疗程。静滴:此品10~30ml以NS250ml稀释,于60~120min滴完。

配伍禁忌:此品不能与氨基酸注射液混合输注。

用药告知:注射过快会有轻度热感,要缓慢静滴。

监测要点:此品耐受性好,不良反应罕见。

过敏反应:药疹、寒战及药物热等;泌尿系统:罕见有血尿或尿素氮升高,但应与肾功能不全所致尿素氮升高相鉴别;心血管系统:由高血压、头痛及频发室性早搏等。

注意事项:

(1)此品若出现混浊应禁止使用。

(2)此品与胞磷胆碱连用在改善脑功能方面有协同作用。

前列地尔注射液

(alprostadil injection)

通用名 前列地尔注射液

商品名 凯时

规　格 5μg/ml;10μg/2ml

储　存　遮光，0～5℃保存，避免冻结。有效期 12 个月

药理作用

此品是以脂微球为药物载体的静脉注射用前列地尔制剂，由于脂微球的包裹，前列地尔不易失活，且具有易于分布到受损血管部位的靶向特性，从而发挥此品扩张血管、抑制血小板聚集的作用。另外，此品还具有稳定肝细胞膜及改善肝功能的作用。

药代动力学

此品静注后，与血浆蛋白微弱地结合，$T_{1/2}$ 为 5～10min。在体内代谢完全，剂量的 68%经肝脏首关效应代谢，以代谢物形式经肾排泄。

适应证及禁忌证

适应证：

(1)治疗慢性动脉闭塞症(血栓闭塞性脉管炎、闭塞性动脉硬化症等)引起的四肢溃疡及微小血管循环障碍引起的四肢静息疼痛，改善心脑血管微循环障碍。

(2)脏器移植术后抗栓治疗，用以抑制移植后血管内的血栓形成。

(3)动脉导管依赖性先天性心脏病，用以缓解低氧血症，保持导管血流以等待时机手术治疗。

(4)用于慢性肝炎的辅助治疗。

禁忌证：

(1)严重心衰(心功能不全)患者。

(2)妊娠或可能妊娠的妇女。

(3)既往对此制剂有过敏史的患者。

用药护理

配制方法：溶于 10ml 生理盐水或 5%的葡萄糖。

用法用量：

静注：成人每日 1 次，1～2ml{前列地尔 5～10μg}+10ml 生理盐水(或 5%的葡萄糖)缓慢静注，或直接入小壶静脉滴注。

静滴：2ml 用 100mNS 稀释。

配伍禁忌：此品不能与输液以外的任何药品混合使用。避免与血浆增容剂(右旋糖酐、明胶制剂等)混合。

用药告知：注射部位出现血管疼、血管炎、发红及偶见发硬、瘙痒等副作用时，应采取变更给药速度，停止给药等适当措施。

静滴：每分钟 40～60 滴，不可随意调节滴速。

监测要点：

可能发生的不良反应：

(1)休克：偶见休克。要注意观察，发现异常现象时，立刻停药，采取适当的措施。

(2)注射部位：有时出现血管疼、血管炎、发红，偶见发硬、瘙痒等。

(3)循环系统：有时出现加重心衰、肺水肿、胸部发紧感、血压下降等症状，一旦出现立即停

药。另外，偶见脸面潮红、心悸。

(4)消化系统：有时出现腹泻、腹胀、不愉快感，偶见腹痛、食欲不振、呕吐、便秘、转氨酶升高。

(5)精神和神经系统：有时头晕、头痛、发热、疲劳感，偶见发麻。

(6)血液系统：偶见嗜酸细胞增多、白细胞减少。

(7)其他：偶见视力下降、口腔肿胀感、脱发、四肢疼痛、浮肿、荨麻疹。

注意事项：

(1)此制剂与输液混合后在2h内使用。

(2)不能使用冻结的药品。

第4节 消化系统用药

临床上一种消化系统疾病通常涉及多个病理生理机制，需要应用多种消化系统药物进行治疗，如急性胰腺炎的治疗。同时，一种药物也可应用于不同的临床病症，如抑酸药的应用。因此，消化系统用药分类可有两种方法：一是按主要的药理作用分类，如H_2受体阻断药、质子泵抑制药、胃黏膜保护药，这些药物在消化性溃疡、急性胰腺炎及上消化道出血中均有用途；二是按临床用途分类，如针对同一临床病症的治疗可有多种类别，如急性胰腺炎治疗时可包括抑制胰酶分泌，抑制胃酸分泌，促进胃肠动力、导泻、解痉止吐等药。

临床病人往往患有多种疾病，因此护士在应用药物时，要注意药物间的协同作用和拮抗作用，掌握药物的禁忌证和适应证，密切观察药物的作用与副作用。

西咪替丁注射液

(cimetidine for injection)

通用名 西咪替丁注射液

商品名 泰胃美

规　格 0.2g/2ml

储　存 遮光，密闭，25℃以下保存

药理作用

西咪替丁为组胺H_2-受体拮抗剂。通过竞争性抑制机制阻断组胺对壁细胞H_2-受体的作用。西咪替丁抑制白天和夜间基础胃酸分泌，也抑制由食物、组胺、五肽胃泌素、咖啡因和胰岛素所引起的胃酸分泌。

药代动力学

人体药代动力学研究证明，静脉滴注为75～117mg的^3H标记西咪替丁产生血峰浓度为

2.0～4.3mol/L(0.5～1.1mg/L)。西咪替丁血浆半衰期为123min±12min。尿液放射性证明药物通过肾脏迅速排泄(2.5h排泄60%),70%以原形排出。还有19%以硫砜排出。

适应证及禁忌证

适应证:治疗已明确诊断的十二指肠溃疡、胃溃疡,十二指肠溃疡短期治疗后复发的患者,持久性胃食道反流性疾病,对抗反流措施和单一药物治疗如抗酸剂无效的患者,预防危急病人发生应激性溃疡及出血,胃泌素瘤。

禁忌证:对西咪替丁过敏者,禁忌使用。

用药护理

配制方法:西咪替丁可配伍溶液:0.9%氯化钠注射液,5%及10%葡萄糖注射液,乳酸钠林格液,5%碳酸氢钠注射液,5%葡萄糖氯化钠。

用法用量:

(1)静脉间隔滴注:200mg稀释于100ml葡萄糖注射液(5%)或其他配伍静脉溶液,滴注12～20min每4～6h重复1次,对于一些患者如有必要增加剂量,需增加给药次数,但每日以不应超过2g为准。

(2)静脉连续注射:正常的滴注速度在24h内不应超过75mg/h。

(3)静脉注射:200mg加入0.9%氯化钠20ml缓慢注射,注射时间不应短于2min。

配伍禁忌:无。

用药告知:

(1)不要自行调节速度,有不适及时告知护士。

(2)快速静脉注射偶尔引起心脏骤停和心律紊乱。

监测要点:

(1)有无腹泻、乏力、皮疹、眩晕等。

(2)少数患者有轻度的暂时性腹泻、乏力、皮疹、眩晕,极少数有血白细胞减少和粒细胞缺乏症,血小板减少症和再生不良性贫血。出现以上不良反应需及时通知医生给予处理。

注射用法莫替丁
(famotidine for injection)

通用名 注射用法莫替丁

商品名 高舒达

规　格 20mg

储　存 未开启的此品冷藏储存,防止冷冻和温度超过40℃

药理作用

此品为H_2-受体拮抗剂,通过对组胺H_2受体的阻断从而抑制胃酸及胃蛋白酶的分泌。

药代动力学

静脉给药的半衰期都是2～3h。此品主要以原型从尿中排泄,静脉给药时原药排泄率为

57.8%～96.4%。

适应证及禁忌证

适应证:因消化性溃疡、急性应激性溃疡、出血性胃炎引起的上消化道出血,卓-艾氏综合征,因侵袭性应激反应(各种大手术如脑血管障碍、头部外伤、多脏器衰竭、大面积烧伤等)引起的上消化道出血以及麻醉前给药,预防吸入性肺炎。

禁忌证:对此药成分过敏的患者,哺乳期、妊娠期妇女禁用。

慎用:肝、肾功能障碍者,高龄者。

用药护理

配制方法:此品 20mg 用 0.9%氯化钠注射液或葡萄糖注射液 20ml 进行溶解,或与输液混合进行静脉点滴。药液 pH 值:5～5.6。

用法用量:每日 2 次(每 12h)缓慢进行静脉注射,速度不超过 10mg/min,用于静脉滴注时间 15～30min。

配伍禁忌:无。

用药告知:出现不适及时告知护士。

监测要点:

(1)有无疲倦、头痛、困倦、不眠、便秘、软便、口渴、恶心、呕吐、腹胀、食欲不振、口腔炎、血压上升、颜面潮红、耳鸣。

(2)在治疗过程中要进行充分的观察,根据病情限制在治疗上的最小限度使用(侵袭性应激反应为 3 天左右,其他的为 7 天左右),另外,要注意观察血象、肝功能等。

(3)使用此药后会隐蔽胃癌症状,所以须在排除胃癌诊断后方可使用。

奥美拉唑钠

(omeprazole, losec)

通用名 奥美拉唑钠

商品名 洛赛克

规　格 40mg

储　存 避光,在 25℃以下密封保存

药理作用

此品为胃壁细胞质子泵抑制剂,能特异性地抑制壁细胞顶端膜构成的分泌性微内管和胞浆内的管状泡上的 H^+,K^+-ATP 酶,从而有效地抑制胃酸的分泌。由于 H^+,K^+-ATP 酶是壁细胞泌酸的最后一个过程,故此品抑酸能力强大。它不仅能非竞争性抑制促胃泌素、组胺、胆碱及食物、刺激迷走神经等引起的胃酸分泌,而且能抑制不受胆碱或 H_2-受体阻断剂影响的部分基础胃酸分泌,对 H_2-受体拮抗剂不能抑制的由二丁基环腺苷酸(DCAMP)刺激引起的胃酸分泌也有强而持久的抑制作用。此品对胃蛋白酶分泌也有抑制作用。

药代动力学

静脉滴注此品后，体内分布在肝、肾、胃、十二指肠、甲状腺等组织，分布容积约为 0.3L/kg，与细胞外液体积相当。$t_{1/2}$为0.5～1h，慢性肝病患者为 3h。此品主要在肝脏中经细胞色素 P450 代谢，代谢产物主要为硫醚、砜和羟基衍生物。代谢完全，仅少数以原形排泄。约有 80%的代谢物经肾排出，部分(18%～23%)随粪便排出。有肠肝循环过程，血浆蛋白结合率高，达 95%左右。肾衰患者对此品的清除无明显变化，肝功能受损者清除半衰期增加，但每日 1 次口服剂量未见奥美拉唑累积。

适应证及禁忌证

适应证：消化性溃疡出血，吻合口溃疡出血；应激状态时并发的急性胃黏膜损害，和非甾体类抗炎药引起的急性胃黏膜损伤；预防重症疾病(如脑出血、严重创伤等)应激状态及胃手术后引起的上消化道出血等；全身麻醉或大手术后以及衰弱昏迷患者，防止胃酸反流合并吸入肺炎；作为当口服疗法不适用时下列病症的替代疗法：十二指肠溃疡、胃溃疡、反流性食管炎及 Zollinger-Ellison 综合征。

禁忌证：对此品过敏者禁用。

用药护理

配制方法：将奥美拉唑冻干粉完全溶于 100ml 0.9%氯化钠注射液，或 100ml 5%葡萄糖注射液中，颜色清亮。奥美拉唑溶于 5%葡萄糖注射液后应在 6h 内使用，而溶于 100ml 0.9%氯化钠注射液后可在 12h 内使用。配制后即可立刻开始静脉滴注。

用法用量：应溶于 100ml 0.9%氯化钠注射液，或 100ml 5%葡萄糖注射液中静脉滴注。每次 40mg，应在 20～30min 或更长时间静脉滴注，每日 1 或 2 次。Zollinger-Ellison 综合征患者每日剂量可能要求更高，剂量应个体化，推荐静脉滴注 60mg 作为起始剂量，每日 1 次，当剂量超过 60mg 时分 2 次给予。

配伍禁忌：此品仅供静脉滴注。应用此品时不宜同时再服用其他抗酸剂或抑酸剂。

用药告知：出现不良反应需及时告诉护士。

监测要点：

(1)观察有无头痛、腹泻、便秘、腹痛、恶心/呕吐和气胀。有无头晕、感觉异常、嗜睡、失眠和眩晕。

(2)为防止抑酸过度，在一般消化性溃疡等病时，不建议大剂量长期应用(Zollinger-Ellison 综合征例外)。

(3)肾功能受损者不需调整剂量；肝功能受损者需要酌情减量。

硫酸阿托品

(atropine sulfate)

通用名 硫酸阿托品

规　格 0.5mg/1ml，1mg/2ml，5mg/1ml

储　存 在室温下储存最稳定，应防止温度在 40℃以上或冷冻

药理作用

此品为阻断M胆碱受体的抗胆碱药，能解除平滑肌痉挛，改善微循环，抑制腺体分泌，抑制迷走神经，使心跳加快，改善窦房及房室传导，散大瞳孔，使眼压升高，兴奋呼吸中枢等。

药代动力学

此品易透过生物膜，自胃肠道及其他黏膜吸收，也可经眼吸收，少量从皮肤吸收。口服单次剂量，1h后达血药浓度峰值；注射用药作用出现较快，肌肉注射2mg，15～20min后达血药峰浓度。吸收后广泛分布于全身组织，血浆蛋白结合率为50%。此药可透过血-脑脊液屏障，在0.5～1h内中枢神经系统达到较高浓度。也可通过胎盘进入胎儿循环。此药除对眼的作用持续72h外，其他所有器官的作用维持约4h。部分在肝脏代谢，约80%经尿排出，其中约1/3为原形，其余为水解后与葡萄糖醛酸结合的代谢物。清除半衰期为2～4h。各种分泌液及粪便中仅有少量排出。

适应证及禁忌证

适应证：主要用于解除胃肠痉挛、消化性溃疡、急性胰腺炎。

禁忌证：青光眼及前列腺肥大者、高热者禁用。

慎用：

(1)心脏病，特别是心律失常、充血性心力衰竭、冠心病、左房室瓣狭窄、心动过速等。

(2)反流性食管炎、胃幽门梗阻、食管与胃的功能减弱、下食管括约肌松弛。

(3)溃疡性结肠炎。

(4)脑损害者。

(5)腹泻患者。

(6)胃溃疡患者。

(7)孕妇及哺乳妇女。

用药护理

用法用量：静脉注射0.5mg/次。药液pH值：3～6.5。

配伍禁忌：

(1)此药抑制胃肠蠕动可增加镁离子吸收，故此药中毒时忌用硫酸镁导泻。

(2)抗组胺药可增强此药外周和中枢效应，也可加重口干或一过性声音嘶哑、尿潴留及眼压增高等不良反应。

(3)与单胺氧化酶抑制药(包括呋喃唑酮、丙卡巴肼等)合用时，可发生兴奋、震颤或心悸等不良反应。必须联用时此药应减量。

(4)与左旋多巴合用，可使左旋多巴吸收量减少。

(5)在使用此药的情况下，舌下含化硝酸甘油、戊四硝酯、硝酸异山梨酯的作用可减弱。

(6)抗酸药能干扰此药的吸收，故两者合用时宜分开服用。

用药告知：询问病史；出现不良反应及时与护士沟通。

监测要点：

(1)观察有无口干、无汗、散瞳、心动过速、便秘、急性尿潴留等。

(2)老年人易发生抗 M 胆碱样不良反应，如排尿困难、便秘、口干(特别是男性)，也易诱发青光眼，一旦发生应停药。阿托品会导致老年人汗液分泌减少，影响散热，故夏天慎用。

(3)此品可分泌入乳汁，并有抑制泌乳的作用。

盐酸消旋山莨菪碱注射液

(raceanisodamine hydroclorde for injection)

通用名 盐酸消旋山莨菪碱注射液

商品名 654-2

规　格 5mg/1ml，10mg/1ml，20mg/1ml

储　存 密闭、遮光、干燥处保存

药理作用

具有外周抗 M 胆碱作用，能解除乙酰胆碱所致平滑肌痉挛，也能解除微血管痉挛，改善微循环。对胃肠道平滑肌有松弛作用，并抑制其蠕动，作用较阿托品稍弱，其抑制消化道腺体分泌作用为阿托品的 1/10，抑制唾液腺分泌及扩瞳作用较弱，为阿托品的 1/20～1/10。因此不宜通过血-脑脊液屏障，故中枢作用亦弱于阿托品。

药代动力学

静脉注射此药后 1～2min 起效。半衰期约 40min。注射后很快从尿中排出，无蓄积作用。

适应证及禁忌证

适应证：抗 M 胆碱药，主要用于解除平滑肌痉挛、胃肠绞痛、胆道痉挛以及急性微循环障碍及有机磷中毒。

禁忌证：颅内压增高；出血性疾病(如脑出血急性期等)；青光眼；前列腺增生；尿潴留。

慎用：严重心力衰竭者；心律失常患者；严重肺功能不全者；孕妇。

用药护理

用法用量：抗休克及有机磷中毒：静脉注射，成人 10～40mg/次，必要时每隔 10～30min 重复给药。也可增加剂量，病情好转后应逐渐延长给药间隔，至停药。

配伍禁忌：无。

用药告知：

(1)询问病史。

(2)出现口干、面红、视物模糊、心跳加快、排尿困难等反应时要及时通知医生给予处理。

监测要点：

(1)不良反应：常见的有口干、面红、视物模糊等；少见的有心跳加快、排尿困难等。上述症状多在 1～3h 内消失，用量过大时可出现阿托品中毒症状。

(2)注意观察有无口干、面红、视物模糊，心跳加快、排尿困难等。

(3)夏季用药时，因其闭汗作用，可使体温升高。

(4)静滴过程中若出现排尿困难，对于成人可肌肉注射新斯的明 0.5～1.0mg，或氢溴加兰他敏 2.5～5mg，以解除症状。

甲氧氯普胺

(metoclopramide)

通用名 甲氧氯普胺

商品名 胃复安

规　格 10mg/1ml

储　存 密闭，避光保存

药理作用

甲氧氯普胺是正普鲁卡因胺的衍生物，是多巴胺受体拮抗剂，为一类新促胃动力药物中的一个。此品通过阻滞多巴胺受体而作用于中枢神经系统的延髓催吐化学感应区，具有强大的中枢性镇吐作用。通过阻断胃和上部小肠上的多巴胺受体增加食管下端括约肌的压力，增大食管、胃窦和上部小肠蠕动收缩的振幅，促进胃排空。它对胃肠道的作用主要是以胃肠道肌肉对乙酰胆碱敏感的形式起作用，所以它的作用需要以胆碱能活性为基础，刺激催乳素分泌，从而引起泌乳。

药代动力学

此药易自胃肠道吸收，主要吸收部位在小肠。由于此药促进胃排空，故吸收和起效迅速，静脉注射 1～3min 起效，作用持续时间一般为 1～2h。此药经肾脏排泄。容易透过血-脑脊液屏障和胎盘屏障。

适应证及禁忌证

适应证：

(1)可用于中枢疾患、放疗、化疗等引起的恶心、呕吐。

(2)用于胃肠动力性疾病的治疗，特发性和继发性胃轻瘫、反流性疾病及功能性消化不良所致的腹胀、食欲不振、恶心、呕吐、嗳气及胃灼热反酸等。

(3)可用于海空作业引起的呕吐、晕车及偏头痛引起的恶心。

(4)可用于胆道疾患、慢性胰腺炎的辅助治疗。

禁忌证：

(1)对普鲁卡因或普鲁卡因胺过敏者。

(2)癫痫患者。

(3)胃肠道出血、机械性梗阻或穿孔患者。

(4)嗜铬细胞瘤患者。

(5)进行放疗或化疗的乳癌患者。

(6)有抗精神病药致迟发性运动功能障碍史者。

(7)孕妇不宜使用。

慎用：肝功能衰竭；肾衰竭。

用药护理

用法用量:静脉滴注 10mg/次。

配伍禁忌:

(1)与地高辛合用时,后者的胃肠道吸收减少。

(2)与阿扑吗啡合用时,后者的中枢性与周围性效应均可被抑制。

(3)抗胆碱药能减弱此药增强胃肠运动功能的效应,两药合用时应予注意。

(4)与能导致锥体外系反应的药物如吩噻嗪类药等合用时,锥体外系反应的发生率与严重性均可有所增加,两者应禁止合用。

用药告知:

(1)可能引起直立性低血压,起床时应动作缓慢。

(2)用药期间可出现乳汁分泌,这是由于催乳素的刺激所致。

监测要点:

(1)有无倦怠、嗜睡、头晕、便秘、腹泻及皮疹等。

(2)有无锥体外系反应:出现肌震颤、头后倾、斜颈、阵发性双眼上视、发音困难、共济失调等,停药 24h 可消失,可用抗胆碱药物治疗。静脉缓注苯海拉明 1～2mg/kg,可使副作用迅速消失。

谷氨酸钠
(sodium glutamate)

通用名 谷氨酸钠

规　格 5.75g/20ml

储　存 遮光,密闭保存

药理作用

此药为谷氨酸与氢氧化钠形成的碱性盐,重症肝炎或肝功能不全时,肝脏中由氨转化为尿素的环节发生障碍,导致血氨增高,出现脑病症状。此药静滴后,能与血中过多的氨结合,形成无害的谷氨酰胺从尿中排出,降低血氨,因而减轻肝性脑病症状。此药能参与脑内蛋白质和糖的代谢,促进氧化过程,改善中枢神经系统功能。

药代动力学

此药静滴后,能与血中过多的氨结合,形成无害的谷氨酰胺从尿中排出,降低血氨,因而减轻肝性脑病症状。

适应证及禁忌证

适应证:用于血氨过多所致的肝性脑病及其他精神症状。

禁忌证:无尿及肾衰竭者。

慎用:少尿及肾功能不全者;碱中毒。

用药护理

配制方法:用 5%葡萄糖注射液、10%葡萄糖注射液稀释后缓慢滴注。

用法用量:静脉滴注,每次 11.5g,用 5%葡萄糖注射液 750～1000ml 或 10%葡萄糖注射液 250～500ml 稀释后缓慢静滴,于 1～4h 内滴完。必要时可于 8～12h 后重复给药,1 日量不宜超过 23g。

配伍禁忌:用药前宜静脉推注维生素C 5～10g 以酸化血液。

用药告知:不可自行调节输液速度,出现不适及时与护士沟通。

监测要点:

(1)观察有无过敏的先兆面部潮红、头痛与胸闷等症状。

(2)大量谷氨酸钠治疗肝性脑病时可导致严重的碱中毒与低钾血症,其原因在于钠吸收过多。

(3)用药期间应检测二氧化碳结合力及血清 K^+、Na^+、Cl^- 含量。

谷氨酸钾

(potassium glutamte)

通用名 谷氨酸钾

规　格 6.3g/20ml

储　存 遮光,密闭保存

药理作用

此品为谷氨酸与氢氧化钾形成的碱性盐,谷氨酸钾能参与脑内蛋白质和糖的代谢,促进氧化过程,降低血氨水平,改善中枢神经系统功能。作用机制为在 ATP 供能的情况下与体内氨结合成无毒的谷氨酰胺,使血氨降低,从而改善肝性脑病的症状,有利于肝性脑病的恢复,同时,此药中的钾离子可补充血钾的不足,纠正低钾血症,此外,此药呈碱性,还可用于代谢性酸中毒。

药代动力学

此药在血中形成的谷氨酰胺很快经肾小球滤过,随尿排出。

适应证及禁忌证

适应证:用于血氨过多所致的肝性脑病及其他精神症状,尤其适用于肝性脑病伴低钾血症时;用于伴高氯血症或代谢性酸中毒的低钾血症。

禁忌证:高钾血症。

慎用:少尿及肾功能减退;急性脱水;肾上腺皮质功能减退;家族性周期性麻痹;慢性或严重腹泻;传导阻滞性心律失常;大面积烧伤、肌肉创伤、严重感染、大手术后 24h 内和严重溶血;碱血症。

用药护理

配制方法:用 5%或 10%葡萄糖注射液 500～1000ml 稀释后缓慢滴注。

用法用量:每次 18.9g,每日 1 次或 2 次,用 5%或 10%葡萄糖注射液 500~1000ml 稀释后缓慢滴注,每日用量不超过 25.2g。

配伍禁忌:

(1)此药与库存血(库存 10 日以下含钾 30mmol/L,库存 10 日以上含钾 65mmol/L),含钾药物和保钾利尿药合用时,发生高血钾症的机会增多,尤其是有肾功能损害者。

(2)血管紧张素转换酶抑制剂和环孢素能抑制醛固酮分泌,使尿钾排泄减少,故与此药合用时易发生高钾血症。

(3)肝素能抑制醛固酮的合成,使尿钾排泄减少,与此药合用时易发生高钾血症。另外,胃肠道出血机会也增加。

用药告知:不可自行调节输液速度,出现不适应及时与护士沟通。

监测要点:

(1)有无过敏先兆,出现面部潮红、头痛与胸闷等症状。

(2)此药注射液每支含钾离子 3.4mmol,应用过量、滴速较快或原有肾功能损害时易发生高血钾症。

(3)合并焦虑的患者使用此药后可出现晕厥、心动过速及恶心等症状。

(4)用药期间注意监测血钾、血镁、血钠、血氯、血钙、酸碱平衡指标,以及肾功能和尿量、心电图。

盐酸精氨酸注射液
(arginine hydrochlaride for injection)

通用名 盐酸精氨酸注射液

商品名 无

规　格 20ml/5g

储　存 密闭保存

药理作用

此品为氨基酸类药。此品在人体内参与鸟氨酸循环,促进尿素的形成,使人体内产生的氨经鸟氨酸循环转变成无毒的尿素,由尿中排出,从而降低血氨的浓度。

药代动力学

静脉给药后 22~30min 达血药浓度峰值,单次静脉给药作用可持续约 1h。此药在肝脏代谢,经肾小球滤过后几乎被肾小管完全重吸收,其清除半衰期为 1.2~2h。

适应证及禁忌证

适应证:用于各类肝昏迷忌钠患者,也适用于其他原因引起血氨过高所致的精神症状。

禁忌证:高氯性酸中毒,肾功能不全及无尿患者禁用。

慎用:糖尿病患者。

用药护理

配制方法:用5%葡萄糖注射液1000ml稀释后应用。为无色澄明液体。

用法用量:静脉缓慢滴注1次15～20g(3～4支),于4h内滴完。

配伍禁忌:与螺内酯合用可引起高血钾。

用药告知:不可自行调节输液速度。出现不适应及时告知护士。

监测要点:

(1)观察有无呕吐、流涎、皮肤潮红,注意患者的酸碱平衡等。出现不适要及时通知医生给予处理。

(2)用药期间宜进行血气监测,应注意患者的酸碱平衡。

复方氨基酸(3AA)

(compound amino acid,3AA)

通用名 复方氨基酸(3AA)

商品名 支链氨基酸3H注射液

规　格 10.65g/250ml

储　存 密闭,凉暗处保存

药理作用

缬氨酸、亮氨酸及异亮氨酸为支链氨基酸,进入体内后能纠正血浆支链氨基酸和芳香氨基酸失衡,防止因脑内芳香氨基酸浓度过高引起的肝昏迷,能促进蛋白质合成和减少蛋白质分解,有利于肝细胞的再生和修复,并可改善低蛋白血症。直接在肌肉、脂肪、心脑等组织代谢,产生能量供肌体利用。

药代动力学:无。

适应证及禁忌证

适应证:各种原因引起的肝性脑病,重症肝炎以及肝硬化、慢性活动性肝炎,也可用于肝胆外科手术前后。

禁忌证:尚不明确。

用药护理

用法用量:静脉滴注250～500ml/日,或用适量5%～10%葡萄糖注射液混合后缓慢滴注。40滴/分。

配伍禁忌:脑蛋白水解物、博莱霉素。

用药告知:不可自行调节输液速度,出现不适要及时与护士沟通。

监测要点:

(1)观察有无心悸、恶心、呕吐、发热等反应,注意水和电解质平衡。

(2)重度食道静脉曲张患者使用此品时,应控制输液速度和用量,以防静脉压过高。

(3)病人有大量腹水、胸水时,应避免输入量过多。

多烯磷脂酰胆碱

(essentiale phospholipid)

通用名 多烯磷脂酰胆碱

商品名 易善复,必需磷脂

规　格 5ml

储　存 保存温度不宜超过25℃,避免潮湿

药理作用

此品主要成分为必需卵磷脂,必需卵磷脂在人体内不能自身合成,必须外源供给,它是构成所有细胞膜和亚细胞膜的重要成分。必需卵磷脂进入人体后,能特异性地与细胞膜结合,起到稳定、保护、修复肝细胞膜,促进肝细胞再生,增强肝细胞对病毒、毒物、药物及自由基的防御能力的作用。

药代动力学

静脉给予多烯磷脂酰胆碱后,给药剂量的80%在15min后从体内排出,75min后排出92%,10h后几乎全部排出。

适应证及禁忌证

适应证:应用于所有类型的急性、慢性肝炎、肝硬化、中毒性肝病、药物性肝病、酒精性肝病、代谢性肝病,怀孕导致的肝脏损害等。

禁忌证:对此药任一种成分过敏者;此药注射液中含苯甲醇,禁用于新生儿和早产儿。

用药护理

配制方法:加入10%葡萄糖注射液250～500ml滴注。

用法用量:5～10ml加入10%葡萄糖注射液250～500ml滴注,重症病例可用10～20ml。

配伍禁忌:静脉滴注时,只能用不含电解质的葡萄糖溶液稀释(如5%或10%葡萄糖溶液)严禁用电解质溶液(如0.9%氯化钠溶液、林格液等)。

用药告知:出现不适时应及时与护士沟通。

监测要点:观察有无胃肠道紊乱,如腹泻。出现不适时应及时通知医生给予处理。

甘草酸二胺

(glycrrithine)

通用名 甘草酸二胺

商品名 甘利欣

规　格 50mg

储　存 密封,干燥处保存

药理作用

有类似肾上腺皮质激素的作用，能抑制抗原抗体复合物的形成，减轻肝细胞变性、坏死和结缔组织增生，恢复肝细胞功能，并诱导体内产生干扰素。具有较强的抗炎、保护肝细胞膜及改善肝功能的作用。

药代动力学

此品静脉注射后1h血药浓度迅速衰减，24h后处于低水平。此药及其代谢产物与蛋白结合力强，分别为92.5%和98.4%，其结合率不受药物浓度影响，但随血浆蛋白浓度的变化而变化。体内以肺、肝、肾分布最多，其他组织如脾、心、胃、小肠、睾丸、脑等分布极少。此药及其代谢产物的血药浓度变化与肠肝循环和蛋白结合均有密切关系。主要通过胆汁随粪便排出，部分经呼吸道以CO_2形式排出，少量经肾脏排出。

适应证及禁忌证

适应证：适用于伴有谷丙转氨酶升高的急、慢性肝炎等。

禁忌证：严重低血钾症、高血钠症、心力衰竭、肾功能衰竭的患者。

用药护理

配制方法：用10%葡萄糖250ml稀释后缓慢滴注。

用法用量：50mg(3支)用10%葡萄糖250ml稀释后缓慢滴注，1次/日。未经稀释不得进行注射。

配伍禁忌：尚不明确。

用药告知：不可快速，出现不良反应需及时与护士沟通。

监测要点：

(1)观察有无食欲不振、恶心、呕吐、腹胀、皮肤瘙痒、荨麻疹、口干、浮肿、低血钾等。心血管系统常见头痛、头晕、胸闷、心悸及血压增高。定期检测血压和血钾、钠的浓度。

(2)治疗过程中如出现高血压、血钠潴留、低血钾等情况，应减量或停药。

复方甘草甜素注射液

(compound glycyrrhizin I)

通用名　复方甘草甜素注射液

商品名　美能

规　格　10ml

储　存　室温保存

药理作用

抗炎症作用：(1)抗过敏作用；(2)对花生四烯酸代谢酶的阻碍作用。免疫调节作用；对实验性肝细胞损伤的抑制作用；抑制病毒增殖和对病毒的灭活作用。

药代动力学

人体内药代动力学：

(1)血中浓度：正常人静脉注射本品 40ml(含甘草酸苷 80mg)时，血中甘草酸苷浓度在给药 10h 后迅速下降，之后逐渐减少。甘草酸苷加水分解物甘草次酸在给药后 6h 出现，24h 达高峰，48h 后几乎完全消失。

(2)尿中排泄：正常人静脉注射此品时，尿中甘草酸含量随时间逐渐减少，27h 的排泄量为给药量的 1.2%。6h 后尿中出现甘草酸，并在 22～27h 后达高峰值。

动物体内药代动力学：给小白鼠静脉注射^{3}H 甘草酸苷，10min 后摘取脏器，可以见到所有的脏器都含有甘草酸苷。分布最多的脏器是肝脏，为^{3}H 注射量的 73%，其次分布顺序为肾、肺、心脏、肾上腺。

适应证及禁忌证

适应证：治疗慢性肝病，改善肝功能异常。可用于治疗湿疹、皮肤炎、荨麻疹。

禁忌证：对此药有过敏既往史患者；醛固酮症患者、肌病患者、低钾血症患者。

用药护理

配制方法：将此品加入葡萄糖中静脉点滴。

用法用量：成人 1 次/日 5～20ml 静脉注射。慢性肝病可 1 次/日 40～60ml 静脉注射或静脉点滴。可依年龄、症状适当增减，增量时用药剂量限度为 100ml/日。慢性肝病可 1 日 1 次，40～60ml 静脉注射或者静脉点滴。可依年龄、症状适当增减，增量时用药剂量限度为 1 日 100ml。

配伍禁忌：与利尿剂合用可能出现低钾血症。

用药告知：出现不适及时与护士沟通。

观察要点：给药时注意观察的状态，尽量缓慢速度给药。为防止休克的发生，问诊要充分。事先准备急救设施，以便发生休克时能及时抢救。

硫普罗宁
(tiopronin)

通用名 硫普罗宁
商品名 凯西莱
规　格 0.1g
储　存 常温保存

药理作用

此品能预防和治疗多种毒性物质造成的肝损伤，使血清转氨酶、肝内糖原、巯基和细胞色素 P 趋于恢复，阻止肝坏死，保护线粒体中 ATP 酶，清除自由基和促进肝细胞再生。

药代动力学

静脉注射后血中水平高，且至 30min 均可检出，口服 60min 血浆达高峰，直至 120min 可检出。

适应证及禁忌证

适应证：用于慢性肝炎、酒精性肝病和代偿期肝硬化。

禁忌证：

(1)对此药有过敏史者。

(2)重症肝炎或重度黄疸、顽固性腹水、消化道出血者。

(3)肾功能不全合并糖尿病者。

(4)孕妇及哺乳妇女。

(5)儿童。

(6)既往使用此药时发生过粒细胞缺乏症、再生障碍性贫血、血小板减少或其他严重不良反应者。

用药护理

配制方法：用250～500ml 5%～10%葡萄糖或0.9%氯化钠注射液稀释后滴注。

用法用量：0.1～0.2g溶于5%或10%葡萄糖液或0.9%氯化钠注射液250～500ml，缓慢滴注，每日1次。

配伍禁忌：此药不应与具氧化作用的药物合用。

用药告知：不要自行调节速度，出现不适及时告知护士。

监测要点：

(1)观察有无发热反应、皮疹、皮肤瘙痒、恶心、头晕、上肢不适、颌下腺肿大。

(2)定期检测血常规、血浆白蛋白、肝功能、24h尿蛋白。

葡醛内酯

(glucurolactone)

通用名 葡醛内酯

商品名 肝泰乐注射液

规　格 0.133g/2ml

储　存 避光，密闭保存

药理作用

此品在肝内和一些含酚基、羟基的代谢产物、药物或毒物结合，变成无毒性葡萄糖醛酸的结合物，增加水溶性而易于排除体外，起到保肝解毒的作用。还可降低淀粉酶活性，阻止糖原分解，使肝糖原量增加，降低脂肪在肝脏的沉积。

药代动力学

此药能与体内有毒物质结合成葡萄糖醛酸结合物，经肾脏排出体外。

适应证及禁忌证

适应证：用于流行性肝炎、肝硬化、慢性肝脏障碍。本品也可作为解毒药，用于食物、药物等的轻度中毒。

禁忌证:对此药过敏者。

用药护理

用法用量:静脉注射 0.1～0.2g/日。

配伍禁忌:尚不明确。

用药告知:出现不适及时与护士沟通。

监测要点:有无面红、胃肠道不适。

注射用还原型谷胱甘肽

(reduced gltathione for injection)

通用名 注射用还原型谷胱甘肽

商品名 注射用还原型谷胱甘肽

规　格 0.6g

储　存 遮光,密封,在阴凉处保存

药理作用

还原型谷胱甘肽(GSH)是人类细胞质中自然合成的一种肽,对维持细胞生物功能有重要作用。GSH 能保护肝脏的合成,有解毒、灭活激素等功能,并促进胆酸代谢,有利于消化道吸收脂肪及脂溶性维生素(A、D、E、K)。

药代动力学

资料显示,动物静脉注射^{35}S-GSH 后,GSH 在很短时间里较好地分布于各器官内,尤其是肝、肾、皮肤和脾内分布较多,尽管放射活性在心脏、骨骼肌和脑内的单位体重分布并不高,但其从这些器官中的消除也较慢,在注射后 7 天内,(24±4.2)%的放射活性从尿中排出。

适应证及禁忌证

适应证:酒精性肝病,包括酒精性脂肪肝、酒精性肝纤维化、酒精性肝硬化、急性酒精性肝炎;解药物毒性,如肿瘤化疗药物、抗痨药物、精神神经科药物、抗抑郁药物、扑热息痛等;放射反应及损害。

禁忌证:对此品有过敏反应者禁用。

用药护理

配制方法:将之溶解于注射用水后,0.6g 加入 250～500ml 0.9%氯化钠注射液或 5%葡萄糖注射液中静脉滴注 1～2h。

用法用量:将之溶解于注射用水后,0.6g 加入 250～500ml 0.9%氯化钠注射液或 5%葡萄糖注射液中静脉滴注 1～2h。

配伍禁忌:应和下列药物避免使用:维生素 K_3、维生素 B_{12}、抗组胺药、泛酸钙、乳清酸、长效磺胺药和四环素。

用药告知:出现不适及时告知护士。

监测要点:用药过程中出现出疹、面色苍白、血压下降、脉搏异常,应立即停药。

血凝酶

(haemocoagulase atrox for injection)

通用名 血凝酶

商品名 立止血

规　格 1KU

储　存 需30℃以下避光保存

药理作用

注射1KU的立止血后20min,健康成年人的出血时间测定回缩短1/2～1/3。这种已增高的止血能力可保持2～3天,立止血仅具有止血功效,血液凝血酶原数量并不因此增高,因此,注射立止血无血栓形成的危险。

药代动力学

静脉注射后5～10min起效,止血效应持续24h,进入体内的酶被逐步代谢,降解产物随尿排出体外。

适应证及禁忌证

适应证:立止血可用于须减少流血或止血的各种医疗情况。预防:手术前用药,可减少出血倾向,避免手术部位及手术后出血。

禁忌证:

(1)对此药或同类药物过敏者。

(2)DIC及血液病所致的出血不宜使用。

(3)血栓或栓塞史者禁用。

用药护理

用法用量:静脉注射:1～2KU。大血管受损出血,必须进行外科手术处理时可同时使用此品控制渗血,减少相互出血和渗血。

配伍禁忌:不能与无水乙醇配伍使用;忌与乙氧乙醇直接混合注射,否则可降低止血疗效。

用药告知:出现过敏样反应及时与护士沟通。

监测要点:观察有无过敏样反应。

注射用血凝酶

(hemocoagulase atrox for injection)

通用名 注射用血凝酶

商品名 巴曲亭

规　格 1U

储　存　遮光、冷暗处保存

药理作用

注射 1U 的注射用血凝酶后 20min，健康正常成年人的出血时间测定缩短至 1/2 或 1/3，这种止血能保存 2～3 天。注射用血凝酶仅有止血功能，并不影响血液的凝血酶原数目，因此无血栓形成危险。

药代动力学

尚不明确。

适应证及禁忌证

适应证：用于需减少流血或止血的各种医疗情况，也可用来预防出血，如手术前用药，可避免或减少手术部位及手术后出血。

禁忌证：

(1)有血栓病史者禁用。

(2)对此品或同类药品过敏者禁用。

用药护理

用法用量：用灭菌注射用水溶解后，1～2U，静脉注射。1 次/日或 2 次/日。血中缺乏血小板或某些凝血因子时，此品没有代偿作用，宜在补充血小板或缺乏的凝血因子或输注新鲜血液的基础上应用此品。

配伍禁忌：尚不明确。原发性纤溶系统亢进的情况下，宜与血抗纤溶酶的药物联合应用。

用药告知：出现过敏样反应及时与护士沟通。

监测要点：

(1)观察有无过敏样反应。

(2)使用期间还应注意观察病人的出、凝血时间。

(3)应注意防止用药过量，否则其止血作用会降低。

注射用卡络磺钠
(carbazochrome sodium sulfonate for injection)

通用名　注射用卡络磺钠

规　格　20mg

储　存　遮光，密闭保存

药理作用

此品能降低毛细血管的通透性，增进毛细血管断裂的回缩作用，常用于毛细血管通透性增加而产生的多种出血。

药代动力学

未进行该项目实验且无可靠参考文献。

适应证及禁忌证

适应证：用于泌尿系统，上消化道、呼吸道和妇产科疾病出血。

禁忌证：尚不明确。

用药护理

配制方法：以 60mg 或 80mg 加入 0.9%氯化钠注射液 100ml 溶液中静脉滴注。

用法用量：加入输液中静脉滴注，每次 60～80mg。

配伍禁忌：尚不明确。

用药告知：可出现静脉炎，尿色可出现橘红色。

监测要点：观察有无恶心、眩晕、注射部位红、痛及尿色。

醋酸奥曲肽

(octreotide acetate)

通用名 醋酸奥曲肽

商品名 善得定

规　格 0.1mg

储　存 保存在 2～8℃，逐日可在室温下存放 2 周

药理作用

是人工合成的八肽化合物，为十四肽人生长抑素类似物，奥曲肽的药理作用与天然激素类似，但其抑制生长激素、胰高血糖素和胰岛素的作用较强，与生长抑素相似，奥曲肽也可抑制 LH 对 GnRH 的反应，降低内脏血流，抑制 5-HT、胃泌素、血管活血肠肽、糜蛋白酶、胃动素、胰高血糖素的分泌。

药代动力学

静脉注射后 4min 达到峰值，其消除呈双相性，半衰期分别为 10min 和 90min。药物的分布容积为 6L，总体廓清率为 160ml/min，血浆蛋白结合率达 65%。

适应证及禁忌证

适应证：食管胃底静脉曲张破裂出血，急性胰腺炎及胰腺围手术期；应激性或消化性溃疡出血。

禁忌证：对此药过敏者；孕妇；哺乳期妇女；儿童。

用药护理

配制方法：0.6～1.2mg 加入 500～1000ml 注射液(葡萄糖或盐水)中，42ml/h 泵入。

用法用量：食管胃底静脉曲张破裂出血 100μg 静脉注射(不少于 5min)，随后 25～50μg/h，连续静脉泵入 5 天。

配伍禁忌：尚不明确。

用药告知：可发生静脉炎。

监测要点：观察有无注射部位针刺感或烧灼感伴红肿，有无厌食、恶心、呕吐、痉挛性腹痛

腹胀、腹泻及脂肪痢。

注射用醋酸奥曲肽

(octreotide acetate for injection)

通用名 注射用醋酸奥曲肽

商品名 培新

规　格 0.1mg

储　存 密封,2～8℃保存

药理作用

奥曲肽是人工合成的八肽化合物,为十四肽人生长抑素类似物,奥曲肽的药理作用与天然激素相似,但其抑制生长激素、胰高血糖素、胰岛素的作用较强。与生长激素相似,奥曲肽也可抑制 LH 对 GnRH 的反应,降低内脏血流,抑制 5-HT、胃泌素、血管活血肠肽、糜蛋白酶、胃动素、胰高血糖素的分泌。

药代动力学

静脉注射后,其消除呈双相性,半衰期分别为 10min 和 90min。药物的分布容积为 0.27L 总体廓清率为 160ml/min,血浆蛋白结合率大于 65%,与血细胞的结合极微。此品不被糜蛋白酶、胰蛋白酶和胃蛋白酶降解,清除缓慢,作用时间长。

适应证及禁忌证

适应证:肝硬化所致食道-胃底静脉曲张出血的紧急治疗,可与特殊治疗(如内窥镜硬化剂治疗)合用;预防胰腺术后并发症;缓解与胃肠内分泌肿瘤有关的症状和体征;经手术、放射治疗或多巴胺受体激动剂治疗失败的肢端肥大症患者,可控制症状,降低生长激素(GH)及生长素介质 C 的浓度。也适用于不能或不愿手术的肢端肥大症患者,以及放射治疗尚未生效的间歇患者。

禁忌证:对此品成分过敏者禁用。

用药护理

配制方法:以 0.6mg 加入 0.9%氯化钠注射液或葡萄糖液 500ml 中,使用输液泵,以 21ml/h 的速度泵入。

用法用量:食道-胃静脉曲张出血:持续静脉滴注 0.025mg/h,最多治疗 5 天,可以用 0.9%氯化钠注射液或葡萄糖液稀释。

配伍禁忌:尚不明确。

用药告知:可发生静脉炎,低血糖或高血糖。

监测要点:

(1)观察有无注射部位针刺感或烧灼感伴红肿。

(2)观察有无食欲不振、恶心、呕吐、痉挛性腹痛、胀气、稀便、腹泻及脂肪痢。

(3)此品可能引起血糖调节紊乱。用药期间注意监测血糖。

腺苷蛋氨酸

(ademetionine)

通用名 腺苷蛋氨酸

商品名 思美泰

规　格 500mg

储　存 室温(低于 25℃)保存

药理作用

腺苷蛋氨酸是存在于人体所有组织和体液中的一种生理活性物质。它作为甲基供体(转甲基作用)和生理性巯基化合物的前体(转硫基作用)参与体内重要的生化反应。在肝内,通过腺苷蛋氨酸-依赖性质膜磷脂的合成而恢复细胞膜的流动性。而且通过转硫基作用可以促进解毒过程中硫化产物的合成。从而发挥抗胆汁淤积的作用。

药代动力学

此药在肝脏代谢迅速,半衰期为 20～80min,但慢性肝病患者半衰期可达 121min。此药静脉注射后,在组织中快速分布,单剂静脉注射 0.1g 和 0.5g,分布容积分别为 0.14L/kg 和 0.44L/kg,血浆蛋白结合率小于 5%。健康志愿者静脉注射 0.1g 和 0.5g,24h 后 34%和 40%的原药经尿液排出。

适应证及禁忌证

适应证:用于肝硬化和肝硬化所致肝内胆汁淤积以及妊娠期肝内胆汁淤积。

禁忌证:对此药过敏者。

用药护理

配制方法:500mg 用所附专用溶剂 1 支溶解。

用法用量:初始剂量每日 0.5～1g,静脉滴注,2～4 周转为口服维持治疗。

配伍禁忌:此药不可与碱性液体或含钙离子的液体混合。不可与高渗溶液(如 10%葡萄糖溶液)配伍。

用药告知:静脉注射必须缓慢,不能自行调节速度。

监测要点:

(1)观察有无浅表性静脉炎、恶心、腹泻、出汗和头痛。出现不适及时通知医生给予处理。

(2)有血氨增高及肝硬化的患者,应用此药时注意监测血氨水平。

第5节 呼吸系统用药

呼吸系统疾病常用药物包括的种类很多，如抗生素、镇咳祛痰药、平喘药、抗结核病药、抗肿瘤药等，其中镇咳、平喘和祛痰三类药物都属于对症治疗药物。但由于呼吸系统疾病的病因大都比较复杂，在对症治疗的同时还必须注重病因的治疗。

呼吸系统患病时，炎症是疾病的始因，咳、痰、喘是继发症状，并有一定的互为因果的关系，在治疗上也有内在的联系。因此在治疗过程中应针对患者的症状，抓住主要矛盾来选择药物。为了取得协同的疗效，常常可几种对症治疗药物配伍应用，同时根据病因采取相应的抗感染、抗过敏、增强机体免疫功能等措施，以控制炎症，消除呼吸道阻塞，改善通气功能，防止肺气肿和肺部疾病的发生。

呼吸系统疾病患者以老年人居多，往往患有多种疾病。因此要求护理人员在应用各种药物的同时，既要熟知各种药物的配伍禁忌，又要掌握常用药物的禁忌证和适应证，并在用药期间密切观察药物的不良反应及疗效。

尼可刹米注射液

(nikethamide for injection)

通用名 尼可刹米注射液

规　格 0.375g/1.5ml

储　存 避光，密封保存

药理作用

(1)此品直接兴奋延髓呼吸中枢，也可作用于颈动脉体和主动脉体化学感受器反射性兴奋呼吸中枢，并提高呼吸中枢对二氧化碳的敏感性，使呼吸加深加快。

(2)对血管运动中枢有微弱兴奋作用。

药代动力学

起效快，作用时间短暂，一次静脉注射只能维持作用5～10min，进入人体后迅速分布到全身。体内代谢为烟酰胺，经甲基化后由肾排泄。

适应证及禁忌证

适应证：用于中枢性呼吸抑制及各种原因引起的呼吸抑制，对慢性阻塞性肺气肿引起的呼吸衰竭和吗啡引起的呼吸抑制效果较好，对吸入麻醉药中毒和巴比妥类药中毒效果较差。

禁忌证：

(1)抽搐及惊厥患者禁用。

(2)小儿高热而无中枢性呼吸衰竭时禁用。

慎用：

(1)运动员、孕妇及哺乳期妇女。

(2)急性血卟啉病。

用药护理

配制方法：常用5%葡萄糖注射液500ml、5%葡萄糖氯化钠注射液500ml稀释后使用。

用法用量：

(1)静脉注射：成人：常用量每次0.25～0.5g(约1支)，必要时1～2h重复用药，极量1次1.25g(约3.3支)。小儿：6个月以下每次75mg(1/5支)，1岁每次0.125g(1/3支)，4～7岁每次0.175g(约1/2支)。

(2)静脉滴注：3～3.75g加入500ml液体中，滴速25～30滴/min。

配伍禁忌：

(1)有时因重复使用而间隔给药，故最好单独使用。

(2)与鞣酸、有机碱的盐类及各种金属盐类配伍，均可能产生沉淀。

(3)遇碱类物质加热可水解。

用药告知：

(1)输液过程中出现面部刺激征、肌肉抽搐、恶心、呕吐等，请告知医务人员。

(2)如若出现心悸、血压升高、呼吸麻痹甚至惊厥，应立即停止输液并及时通知医生。

观察要点：

(1)观察面色、血压、呼吸、心律及胃肠道反应，如出现异常立即汇报。

(2)注意机体对此品的应答反应，包括运动系、自主神经功能、感觉和神志四方面。

(3)注意用药的间隔时间(视患者的病情及对此药的应答而定)，一般间隔1～2h。

用药禁忌：此品的代谢产物可能有中枢抑制作用，当中枢抑制药物中毒时，不宜用此品作为苏醒药。

注意事项：溶液浑浊、变色不宜使用。因作用时间短暂而反复间断给药，剂量不宜过大，以免引起中毒症状。

盐酸洛贝林注射液
(lobeline hydrochloride for injection)

通用名 盐酸洛贝林注射液

规　格 3mg/ml

储　存 避光，密封保存

代动力学

(1)可刺激颈动脉窦和主动脉体化学感受器(均为N_1受体)，反射性兴奋呼吸中枢而使呼吸加快，但对呼吸中枢并无直接兴奋作用。

(2)对迷走神经中枢和血管运动中枢也同时有反射性的兴奋作用，对植物神经节是先兴奋后阻断。

药代动力学

此品作用快，但维持时间短，一次给药可维持 20～30min。

适应证及禁忌证

适应证：用于各种原因引起的中枢性呼吸抑制；临床上常用于新生儿窒息、一氧化碳中毒引起的窒息；也用于其他中枢抑制药如阿片、巴比妥类的中毒以及肺炎、白喉等引起的呼吸衰竭。

禁忌证：抽搐及惊厥患者禁用。

慎用：孕妇及哺乳期妇女。

用药护理

配制方法：常用 5％葡萄糖注射液 500ml、5％葡萄糖氯化钠注射液 500ml 稀释后使用。

用法用量：

(1)静脉注射：成人：常用量每次 3mg，极量 1 次 6mg，每日 20mg；小儿：每次 0.3～3mg，必要时每隔 30min 可重复使用；新生儿窒息可注入脐静脉 3mg。

(2)静脉滴注：15mg 加入 500ml 液体中，缓慢滴注。

配伍禁忌：

(1)禁止与碘、鞣酸及铅、银等盐类药配伍。

(2)与碱性药物配伍可产生山梗素沉淀。

(3)有时因重复使用而间隔给药，故最好单独使用。

用药告知：

(1)输液过程中出现恶心、呕吐、呛咳、头痛等，请向医务人员告知。

(2)出现心动过缓或过速、惊厥以及呼吸衰竭等症状时，应立即停止输液并及时通知医生。

观察要点：观察神志、血压、呼吸、心律及胃肠道反应，如出现异常立即汇报。注意用药的间隔时间，如需重复使用，应间隔 30min 给药。

用药禁忌：尚不明确。

注意事项：溶液浑浊、变色不宜使用。因作用时间短暂而反复间断给药，剂量不宜过大，以免引起中毒症状。

盐酸氨溴索注射液

(ambroxol hydrochloride for injection)

通用名 盐酸氨溴索注射液

商品名 沐舒坦

规　格 15mg/2ml

储　存 30℃以下避光密封保存

药理作用

(1)此品具有黏液排除促进作用及溶解分泌物的特性。可促进呼吸道内黏稠分泌物的排除及减少黏液的滞留,因而显著促进排痰,改善呼吸状况。

(2)激活肺泡上皮Ⅱ型细胞合成表面活性物质,降低痰液的附着力,以利痰液排出。

(3)有一定的止咳作用,镇咳作用相当于可待因的1/2。

药代动力学

从血液至组织的分布快且显著,肺脏为主要靶器官。血浆半衰期为7～12h,没有累积效应。主要在肝脏代谢,90%由肾脏清除。

适应证及禁忌证

适应证:伴有痰液分泌不正常及排痰功能不良的急性、慢性肺部疾病。例如慢性支气管炎急性加重、喘息型支气管炎及支气管哮喘的祛痰治疗;手术后肺部并发症的预防性治疗;早产儿及新生儿的婴儿呼吸窘迫综合征的治疗。

禁忌证:已知对盐酸氨溴索或其他配方成分过敏者禁止使用。

慎用:

(1)肝、肾功能不全者。

(2)胃溃疡患者。

(3)恶性纤毛综合征患者(支气管纤毛运动功能受阻及呼吸道大量分泌物)。

(4)青光眼患者。

(5)12岁以下儿童。

(6)孕妇及哺乳期妇女。

用药护理

配制方法:常用0.9%氯化钠注射液100ml稀释后使用。

用法用量:

(1)静脉注射:成人每次15mg,每天2或3次,严重病例可增至每次30mg。

(2)静脉滴注:成人及12岁以上儿童每次30mg,每天2次。

配伍禁忌:此品不宜与碱性溶液混合,在pH值大于6.3的溶液中,可能会导致产生氨溴索游离碱沉淀。

用药告知:不可随意调节输液速度,应慢滴。输液过程中出现皮疹、恶心、呕吐或胃部灼热等症状,请告知医务人员。

观察要点:注意患者皮肤变化及消化道反应。

用药禁忌:此品吸收入血后可渗入乳汁中及通过胎盘分布到胎儿,怀孕前3个月及哺乳期妇女不推荐使用。

注意事项:输液速度不宜过快,如有沉淀现象立即停止使用。

氨茶碱注射液

(aminophylline for injection)

通用名 氨茶碱注射液

规　格 0.25g/2ml,0.25g/10ml

储　存 在室温下储存,不能冷藏,否则可能结晶

药理作用

(1)此品为茶碱与乙二胺复盐,其药理作用主要来自茶碱,乙二胺使其水溶性增强,抑制磷酸二酯酶,舒张支气管平滑肌。

(2)扩张冠状动脉,增加心输出量。

(3)抑制肾小管对钠和氯离子的重吸收,促进利尿。

(4)是嘌呤受体阻滞剂,能对抗腺嘌呤等对呼吸道的收缩作用。

(5)增强膈肌收缩力,尤其在膈肌收缩无力时作用更显著,有益于改善呼吸功能。

药代动力学

在体内氨茶碱释放出茶碱,后者的蛋白结合率为60%。分布容积(V_d)约为0.5L/kg. 静脉注射6mg/kg,0.5h内血药浓度可达10μg/ml。正常人体内半衰期为3～9h,早产儿、新生儿、肝硬化、充血性心力衰竭、肺心病患者体内半衰期延长。此品的大部分以代谢产物形式通过肾排出,10%以原形排出。

适应证及禁忌证

适应证:适用于支气管哮喘、慢性喘息性支气管炎、慢性阻塞性肺病等缓解喘息症状;也可用于心功能不全和心源性哮喘。

禁忌证:

(1)对此品、乙二胺或茶碱过敏的患者。

(2)未经控制的惊厥性疾病患者。

(3)活动性消化性溃疡患者。

(4)心功能不全及急性心肌梗死伴血压显著降低者。

(5)严重心律失常者。

慎用:

(1)酒精中毒者。

(2)心律失常者(不包括心动过缓)。

(3)肺源性心脏病患者。

(4)充血性心力衰竭患者。

(5)肝脏疾病患者。

(6)高血压患者。

(7)甲状腺功能亢进者。

(8)严重低氧血症患者。

(9)急性心肌损害者。

(10)持续发热者。

(11)孕妇及哺乳期妇女。

用药护理

配制方法:常用5%葡萄糖注射液250ml稀释后使用。

用法用量:

(1)静脉注射:成人每次0.125~0.25g,用50%葡萄糖注射液稀释至20~40ml,注射时间不得少于10min。给药极量1次0.5g,1日1g。

(2)静脉滴注:每次0.25~0.5g,每日0.5~1g,以5%~10%葡萄糖注射液稀释后缓慢滴入。给药极量1次0.5g,1日1g。

配伍禁忌:

严禁与下列药物配伍静脉应用:葡萄糖酸钙、异戊巴比妥钠、维生素B_6、氯霉素、庆大霉素、青霉素、头孢噻吩、苯巴比妥钠、毒毛花甙K、肾上腺素、去甲肾上腺素、万古霉素、维生素C、酚磺乙胺等。

用药告知:

(1)不可随意调节输液速度,应慢滴,滴入过快可引起局部疼痛。

(2)局部注射部位有红、肿、痛或出现恶心、呕吐、易激动、失眠、手颤等可向医务人员告知。

(3)如有心慌、呼吸困难或惊厥等立即停止滴注,并及时通知医生。

观察要点:

(1)用药期间定期监测茶碱血药浓度,以保证最大的疗效而不发生血药浓度过高的危险。

(2)监测呼吸、血压、心律、脉搏等,如有异常及时汇报。

(3)注意注射部位皮肤有无红、肿、痛等情况。

(4)注意药物相互作用:某些抗生素如红霉素、罗红霉素、克拉霉素、依诺沙星、环丙沙星、氧氟沙星、林可霉素等可降低茶碱清除率,增高其血药浓度,甚至出现毒性反应,尤其以红霉素及依诺沙星为主。与上述药品合用时,此药应适当减量。

用药禁忌:

(1)地尔硫䓬、维拉帕米可干扰茶碱在肝脏的代谢,与此品合用时可增加此品血药浓度和毒性。

(2)西咪替丁可降低本品肝清除率,合用时可增加茶碱血清浓度或毒性。

(3)与锂盐合用,可使锂的肾排泄增加,影响锂盐的作用。

(4)与美西率合用,可减低茶碱清除率,增加血浆中茶碱浓度。

注意事项:稀释后使用,单独滴注,一般不超过4h。出现变色或浑浊不得使用。

第6节　血液系统用药

血液系统药物是指以治疗血液疾病和造血系统疾病为主的药物。血液系统药物包括针对血液系统疾病发病机制的药物，以及针对血液疾病临床症候的药物。前者包括血小板功能异常止血药、血浆及代用品，后者包括造血系统功能异常的抗肿瘤、调节免疫功能的药物。

临床上一种血液病具有多个病理机制，需要应用多类或多种血液药物进行治疗，各药物的作用不只针对一个血液病理生理环节，其临床应用也不限于一种临床表现。血液药物的分类有两种方法：一是按主要药理作用分类，如烷化剂、抗代谢药、抗肿瘤抗生素、止血药，这些药物对治疗白血病、淋巴瘤、血小板减少性紫癜均有作用；二是按临床用途分类，对临床病症的治疗药物包括多个类别，如“血小板减少性紫癜”治疗时包括抗凝血、抗纤溶药、生物制剂等药。

临床病人入院时常伴有多种疾病，护士在使用药物时要掌握药物的禁忌证和适应证，注意药物的配伍禁忌，密切观察药物的作用与副作用，为病人输注药物时注意药物的输注方法。

氨基己酸注射液

(aminocaproic acid)

通用名　氨基己酸注射液

商品名　6-氨基己酸

规　格　10ml/g

储　存　避光保存

药理作用

此药是一种单氨基羧酸，为赖氨酸类似物，是特异性的抗纤维蛋白溶解药，能抑制纤维蛋白溶酶原的激活因子，使纤维蛋白溶酶原不能激活为纤维蛋白溶酶，从而抑制纤维蛋白的溶解，产生止血作用。高浓度时，此药对纤维蛋白溶酶还有直接抑制作用，对于纤维蛋白溶酶活性增高所致的出血有良好疗效。

药代动力学

此药口服或静脉给药后1～72h起效，给予负荷剂量后起效时间相应缩短，而用于局部止血5min起效。口服后1.2h达最大效应，有效血药浓度为130μg/ml，口服生物利用度为80%～100%。静脉给药80min后，可在滑囊液中测出浓度，维持约16h，但个体差异很大，长期给药后，血管内外部位均全面分布，且容易渗透入红细胞和其他组织细胞。口服给药分布容积为23L，静脉给药分布容积为30L。此药14%～35%在肝脏代谢，代谢物11%为脂肪酸。代谢后86%经肾脏排泄，肾脏清除率为116ml/min，清除半衰期为1～5h。此药能通过腹膜透析排出，透析清除率占全身清除率的58%；在血液透析时，血药浓度明显下降。

适应证及禁忌证

适应证:主要用于纤溶亢进性出血,如脑、肺、子宫、膀胱、前列腺、肾上腺、甲状腺等外伤或手术出血。亦用于肝硬化出血、肺出血及上消化道出血。作为一种特异性解救药,用于链激酶或尿激酶过量。

禁忌证:弥散性血管内凝血的高凝期。

慎用:

(1)心、肝、肾功能不全者。

(2)有血栓形成倾向或血管栓塞疾病史。

(3)泌尿道术后有血尿者(因输尿管内有血块形成,可引起尿路阻塞)。

用药护理

配制方法:静脉滴注初始量4~6g,用5%~10%葡萄糖注射液或生理盐水100ml稀释,15~30min内滴完。不能静脉推注。

用法用量:静脉滴注:以5%~10%葡萄糖注射液或生理盐水100ml稀释,15~30min内滴完,维持量为每小时1g,维持时间依病情定,1日量不超过20g,连用3~4日。此药排泄较快,须持续给药,以避免有效血浆药物浓度迅速降低。在给药前应明确诊断为纤维蛋白溶解亢进,以避免用药不当致血栓形成。此药对一般慢性渗血效果显著,对严重出血无止血作用。

配伍禁忌:与避孕药或雌激素同用,可增加血栓形成的可能。同时给予高浓度激活的凝血酶原复合物和抗纤维蛋白溶解药,有增加血栓形成的危险。

用药告知:治疗时可发生低血压反应,在用药期间叮嘱患者注意安全,防止因低血压导致外伤。向患者宣教不要自行调整输液速度,防止发生低血压,导致摔伤。发生低血压时要卧床休息。

监测要点:

(1)可见与剂量相关的胃肠道功能紊乱、头晕、耳鸣、头痛、皮疹、低血压、鼻塞、鼻和结膜充血。此时注意观察患者的不适主诉,注意观察有无皮疹、血压的变化。

(2)长期大剂量给药后,可导致肌肉损害或肾衰竭。

(3)静脉快速给药可能因血管扩张导致低血压、心律失常,有发生惊厥、射精障碍、心脏或肝脏损害的报道。输液时注意输液速度不能过快,严格控制输液速度,必要时可使用输液泵泵入。护士协助患者生活护理,加强巡视病房,满足患者的生活需求。

注意事项:用药前后及用药时应当检查或检测。外科手术时给药,必须明确膀胱里无血凝块存在。因此药会抑制血块溶解。

蛇毒血凝酶

(hemocoagulase)

通用名 蛇毒血凝酶

商品名 立止血

规　格 1KU

储　存　储存药品时避光，冷暗处保存

药理作用

蛇毒血凝酶是从巴西矛头蝮蛇的毒液中分离、精制而得的一种酶类止血剂，不含神经毒素及其他毒素。主要药理作用是具有类凝血酶作用，能促进血管破损部位的血小板凝集，并释放一系列凝血因子及血小板因子3，使凝血因子Ⅰ降解生成纤维蛋白Ⅰ单体，进而交联聚合成难溶性纤维蛋白，促使出血部位的血栓形成和止血。在完整无损的血管内无促进血小板聚集的作用，也不激活血管内凝血因子Ⅷ，因此，它促进的由纤维蛋白Ⅰ单体形成的复合物，易在体内被降解而不致引起弥散性血管内凝血(DIC)。

药代动力学

此药可口服、局部作用，静脉注射、肌肉注射、皮下及腹腔给药也可吸收。静脉注射后5～10min起效，止血效应持续24h；肌肉或皮下注射后20min起效，药效持续48h。进入体内的酶被逐步代谢，降解产物随尿排出体外。

适应证及禁忌证

适应证：可用于减少流血或止血的各种医疗情况，也可用于预防出血及消化道出血，血友病血肿，血小板减少性疾病伴有出血的辅助治疗。

禁忌证：对同类药物过敏者、血栓或栓塞史者禁用。

慎用：血栓高危人群(高龄、肥胖、糖尿病)，血管病介入治疗，心脏病手术史。

用药护理

配制方法：此药注射剂每支含1克氏单位的冻干粉，1支溶剂，溶解后进一步稀释。

用法用量：口服给药：1次1～2KU，每日1或2次。静脉注射：一般出血，1～2KU；紧急出血，立即静脉注射0.25～0.5KU，同时肌肉注射1KU。咯血，每12h皮下注射1KU，最好加入0.9%氯化钠注射液10ml中混合注射。肌肉注射：一般出血，紧急出血(同静脉注射项)，异常出血：一般出血，咯血(同静脉注射项)。局部外用：可直接以注射器喷射于血块清除后的创面局部，并酌情以敷料压迫(如鼻出血等)。

配伍禁忌：尚不明确。

用药告知：不良反应发生率较低，偶见过敏反应。当出现荨麻疹、瘙痒等不适及时通知护士。

监测要点：

(1)不良反应发生率较低，偶见过敏样反应。超常规剂量5倍以上使用时，可引起凝血因子Ⅰ降低，血液黏滞度下降，因此对大剂量治疗尚有争议。

(2)如出现过敏样反应，按一般抗过敏反应，及时给予抗组胺药或糖皮质激素，注意观察患者的生命体征。

(3)用药期间监测出凝血时间。

注意事项：

(1)此药注射剂每支含1克氏单位的冻干粉，配备1支溶剂，溶解后可进一步稀释。

(2)正常人受创伤致动脉及大静脉破损的喷射性出血时，需进行加压包扎及手术处理，同

时使用此药以减少出血量。

(3)如出现过敏反应,按一般抗过敏处理方法,给予抗组胺药或糖皮质激素及对症处理。

(4)用药次数视情况而定,1日总量不超过8KU。一般用药不超过3日。

(5)注意防止用药过量,否则止血作用会减低。

酚磺乙胺
(etamsylate)

通用名 酚磺乙胺

商品名 止血敏

规　格 0.25g/2ml,0.5g/2ml,0.5g/5ml,1g/5ml

储　存 避光、密闭储存

药理作用

主要药理作用是降低毛细血管通透性,使血管收缩,出血时间缩短。还能增强血小板的聚集性和黏附性,促进血小板释放凝血活性物质,缩短凝血时间。

药代动力学

此药易从胃肠道吸收,口服1h起效。静脉注射后1h血药浓度达高峰,作用持续4~6h,血浆蛋白结合率为90%。此药80%以原形从肾排泄,小部分从胆汁、粪便排出。静脉注射、肌内注射的半衰期分别为1.9h、2.1h。

适应证及禁忌证

适应证:用于血小板功能不良,血管脆性增加而引起的出血及其他原因引起的出血。

禁忌证:对此药过敏者。

慎用:血栓栓塞性疾病,肾功能不全者。

用药护理

配制方法:静脉滴注:用5%葡萄糖液或0.9%氯化钠注射液稀释后滴注1次0.25~0.75g,每日2次或3次。

用法用量:治疗出血口服给药:1次0.5~1g,每日3次。肌肉注射:1次0.25~0.5g,每日总量0.5~1.5g。静脉注射:同肌肉注射。

配伍禁忌:与氨基乙酸混合注射可引起中毒。

用药告知:使用此药时会出现暂时性低血压、血栓形成及胃肠道反应。嘱患者改变体位时(从坐位或卧位站起时)防止摔伤。

监测要点:

(1)可有恶心、头痛、皮疹、暂时性低血压、血栓形成等。偶有静脉注射后发生过敏性休克的报道。

(2)注意观察患者的血压变化,出现恶心、呕吐、出汗、虚脱症状及时呼叫护士。

(3)发生低血压时,将双腿抬高,利于血液回流。

注意事项：

(1)右旋糖酐抑制血小板聚集，延长出血时间，理论上与此品呈拮抗作用。

(2)此药最好单独使用，不宜与其他药物(如碱性药液：碳酸氢钠注射液)配伍，以免药物氧化、变色而失效。

(3)高分子血容量扩张剂不能在此药之前使用。

硫酸鱼精蛋白

(protamine sulfate for injection)

通用名 硫酸鱼精蛋白

商品名 精蛋白

规　格 硫酸鱼精蛋白注射液 50mg/5ml，100mg/10ml；注射用硫酸鱼精蛋白 50mg

储　存 硫酸鱼精蛋白注射液在冰箱内储存，不需冻存

药理作用

此品具有强碱性基团，在体内可与强酸性的肝素结合，形成稳定的复合物。这种直接拮抗作用使肝素失去抗凝活性。肝素与抗凝血酶Ⅲ结合，加强其对凝血酶的抑制作用。个别实验证实，此品可分解肝素与抗凝血酶Ⅲ的结合，从而消除其抗凝作用。此品尚具有轻度抗凝血酶原激酶作用，但临床一般不用于对抗非肝素所致抗凝作用。

药代动力学

注射后 0.5～1min 即能发挥止血功能。作用持续约 2h。$t_{1/2}$ 与用量相关，用量越大，$t_{1/2}$ 越长。

适应证及禁忌证

适应证：用于因注射肝素过量所致的出血以及其他自发性出血(如咯血等)。心血管手术，体外循环或血液透析过程中应用肝素者，在结束时用其中和体内残余肝素。

禁忌证：对此药有不良反应史或有不耐受史者。

慎用：对鱼过敏者，男性不育症或输精管切除者。

用药护理

配制方法：此药仅用于静脉给药，稀释后静脉滴注。

用法用量：静脉输注肝素者，停输后给予此药 25～50mg。静脉滴注每次用生理盐水 300～500ml 稀释，连用不超过 3 日，用于自发性出血，1 日 5～8mg/kg，分 2 次使用。

配伍禁忌：与青霉素及头孢菌素类存在配伍禁忌，宜单独使用。

用药告知：注射过快可引起如低血压、胸闷、心动过缓，给药时要缓慢注射，调整好输液速度，病人不能自行调整输液速度，必要时使用输液泵控制速度。

监测要点：

(1)可因注射过快引起心动过缓、胸闷、低血压、呼吸困难、短暂颜面潮红、温热感、肺动脉高压，也有引起高血压的报道。对鱼过敏者，曾使用此药或使用含此药的胰岛素制剂者，可发

生过敏反应或高敏反应，表现为血管神经性水肿、恶心、呕吐、倦怠等。严重者可出现低血压和心血管衰竭。心脏手术体外循环所致的血小板减少，可因注射此药加重。

(2)注意观察患者的生命体征及不适主诉，出现低血压抬高双腿，如有呼吸困难取半卧位或坐位，吸氧。

注意事项：

(1)多次注射给药防止药物过量，2h 内用药不超过 100mg，且不得随意加大剂量。

(2)此品易破坏，口服无效。

(3)禁与碱性物质接触，注射器具不能带有碱性。

(4)由于肝素在体内代谢迅速，因此与此药给药间隔越长，拮抗所需用量越少。

(5)用药 5～15min 后，可测定 APTT 或 TT，以估计用量(特别在大剂量肝素应用后)。给药后，如肝素的作用持续时间长于此药，可根据测定 ACT 结果再次给药。

人凝血酶原复合物
(prothrombin complex)

通用名 人凝血酶原复合物
商品名 康舒宁
规　格 1000IU，400IU，300IU，200IU，100IU
储　存 2～8℃保存

药理作用

此品包含凝血因子Ⅱ、Ⅶ、Ⅸ及Ⅹ，系由健康人混合血浆提取制成。因子Ⅸ参与内源性凝血系统，在因子Ⅺa 及 Ca^{2+} 存在下，使其转化为因子Ⅸa，进而促进凝血因子Ⅱ转化为凝血酶。乙型血友病为遗传性因子Ⅸ缺乏症，其轻、中及重型血浆凝血因子Ⅸ浓度各为正常的 5%以上、1%～5%之间及小于 1%。给予因子Ⅸ使其血浆浓度维持在正常值的 25%～40%为止血所必需。因子Ⅶ参与外源性凝血过程，在因子Ⅹa 和Ⅸa 存在下使其转化为因子Ⅶa，并与组织因子共同活化因子Ⅹ。当因子Ⅶ缺乏时，补充此品亦可预防及治疗出血。此品治疗甲型血友病出血的机制尚不清楚，但其中的凝血因子可绕过因子Ⅷ而直接活化因子Ⅹ，进而促进凝血酶的生成。香豆素类药物及茚满二酮抑制维生素 K 合成，从而影响因子Ⅱ、Ⅶ、Ⅸ及Ⅹ的活化。给予此品可克服其抗凝作用。

药代动力学

此品静脉注射后达峰时间为 10～30min。因子Ⅸ的分布半衰期为 3～6h，消除半衰期为 18～32h。

适应证及禁忌证

适应证：预防和治疗因凝血因子Ⅱ、Ⅶ、Ⅸ和Ⅹ缺乏所导致的出血及手术前预防出血。也可用于逆转抗凝剂如香豆素类及茚满二酮等诱导的出血。另外对已产生的凝血因子Ⅷ抑制性抗体的甲型血友病患者，使用此品对其出血也有预防和治疗的作用。

禁忌证：尚不明确。

慎用：接受择期外科手术者。

用药护理

配制方法：配置前应将此品及稀释液放于室温。稀释后将瓶轻轻旋转(切勿用力振摇)直至完全溶解。配置好的药物应于 3h 内开始使用。

用法用量：一般每千克体重输注 1020IU，一般历时 2～3 天。在出血量较大或大手术时可根据病情适当增加剂量。凝血酶原时间延长患者如拟做脾切除者要先用于手术前用药，术中和术后根据病情决定。用前应先将此品及其溶解液预温至 20～25℃，按瓶签标示注入预温的溶解液，轻轻转动直至此品完全溶解。溶解后用带有滤网装置的输血器进行静脉滴注，开始要缓慢，约 15 滴/min，15min 后稍加快速度(40～60 滴/min)，一般在 30～60min 左右滴完。

配伍禁忌：氨基乙酸或氨甲环酸等抗纤溶药常用于预防与控制血友病患者接受各类手术时的出血，若与此品同时应用可增加发生血栓性并发症的危险。上述药物宜在给予此品 8h 后使用。此品专供静脉输注，应在临床医师的严格监督下使用。

用药告知：输液时注意输液速度不可过快，注意观察患者的病情变化。甚至变态反应。病人不能自行调整输液速度。有发热、寒战、头痛、荨麻疹及时呼叫护士。

监测要点：

(1)输注过速可引起短暂发热、寒战、头痛、荨麻疹、恶心、呕吐、嗜睡、冷漠、潮红、耳鸣、脉率或血压改变，经减慢输注速度可获缓解。但发生高敏反应时原则上应停止输注，直到症状消失。之后可考虑在密切观察下缓慢输注。

(2)偶有报道因大量输注此品导致弥散性血管内凝血(DIC)、深静脉血栓(DVT)、肺栓塞(PE)或手术后血栓形成等。此品含微量 A 型和 B 型的同种血细胞凝集素。给 A 型、B 型、AB 型患者大量输注可发生血管内溶血。

(3)此品来自混合血浆，虽经各种热处理法以降低携带肝炎病毒的危险，但仍不足以保证绝对安全。

(4)注意观察不良反应、过敏反应，滴注时，要随时注意使用情况，若发现弥散性血管内凝血或血栓的临床症状和体征，要立即终止使用。

(5)如出现过敏反应立即停止输注，更换输液器，输注氯化钠保持静脉通路，根据医嘱予抗过敏药物，监测病人的生命体征。

注意事项：

(1)溶解此品时应用塑料注射器操作，因玻璃空针表面可吸附其中的蛋白以致影响实际输入的药量。

(2)配置前应将此品及稀释液放于室温。稀释后将瓶轻轻旋转(切勿用力振摇)直至完全溶解。配置好的药物应于 3h 内开始使用，输液器应带有滤网装置。

(3)此品每 1 国际单位(1IU)相当于 1ml 新鲜血浆中因子Ⅱ、Ⅶ、Ⅸ及因子Ⅹ的含量。

(4)使用前配制溶液：粉剂以灭菌注射用水溶化。溶化或稀释液温度不宜超过 37℃。粉剂经目测检查完全溶化后再进一步稀释，输注前过滤溶液。溶化后虽在室温中能稳定 3h，但应立即使用。配制的溶液不能再置入冰箱，以免某些活化成分发生沉淀。

(5)用药前后及用药时应当检查或监测的项目：用药期间应定期进行活化部分凝血活酶时间(APTT)、纤维蛋白原、血小板及凝血酶原时间监测，以早期发现血管内凝血等并发症。

纤维蛋白原

(lyophilized human fibrinogen)

通用名 纤维蛋白原

商品名 注射用人纤维蛋白原

规　格 0.5g

储　存 2～8℃保存

药理作用

在凝血过程中，纤维蛋白原经凝血酶酶解变成纤维蛋白，在纤维蛋白稳定因子(FXⅢ)作用下，形成坚实纤维蛋白，发挥有效的止血作用。此品亦称凝血因子Ⅰ，有肝细胞合成的糖蛋白，参与血液凝固的最后阶段。正常血浆纤维蛋白原含量约1600～4000mg/L。

适应证及禁忌证

适用于遗传性纤维蛋白原减少症、获得性纤维性蛋白原减少症。

用药护理

配制方法：专供静脉滴注，注射用水溶解后立即使用。配置前将此品溶解液放至室温，温度过低会造成溶解困难，导致蛋白变性。加入溶液后将瓶轻轻转动，至完全溶解，忌剧烈摇动，以免引起蛋白变性。

用法用量：静脉滴注：用量视血浆纤维蛋白原水平及欲达到止血所需的纤维蛋白原水平而定。由于纤维蛋白原的生物半衰期长达96～144h，开始时每1～2天，以后每3～4天滴注1次即可。按每2g纤维蛋白原可使血浆纤维蛋白原水平升至0.5g/L的原则推算所需剂量，首次用量1～2g，必要时加量。大出血时立即给予4～8g。

配伍禁忌：宜单独使用，不与其他药物使用。

用药告知：不可快速输注，调整好输液速度，嘱患者不能随意调整，以免输液过快导致危险发生。

监测要点：极少数发生过敏反应、发热。如出现发热监测病人的体温变化，注意保暖，使用物理降温，给予生活护理，防止发生坠床。

注意事项：输注此品用带有滤网的输液器，若发现块状不溶物时则不宜使用。

注射用尿激酶

(urokinase for injection)

通用名 注射用尿激酶

商品名 洛欣

规　格　1 万 U，5 万 U，10 万 U，25 万 U，50 万 U

储　存　避光保存

药理作用

此品直接作用于内源性纤维蛋白溶解系统，能催化裂解纤溶酶原成纤溶酶，后者不仅能降解纤维蛋白凝块，亦能降解血循环中的纤维蛋白原、凝血因子Ⅴ和凝血因子Ⅷ等，从而发挥溶栓作用。此品对新形成的血栓起效快、效果好。此品还能提高血管 ADP 酶活性，抑制 ADP 诱导的血小板聚集，预防血栓形成。此品在静脉滴注后，患者体内纤溶酶活性明显提高；停药几小时后，纤溶酶活性恢复原水平。但血浆纤维蛋白或纤维蛋白原水平的降低，以及它们的降解产物的增加可持续 12～24h。此品显示溶栓效应与药物剂量、给药的时间呈明显的相关性。此品毒性很低，小鼠静脉注射半数致死量大于 100 万 IU/kg 体重。亦无明显抗原性、致畸性、致癌性和致突变性。临床应用罕有过敏反应的报道。但是，鉴于此品增加纤溶酶活性，降低血循环中的未结合型纤溶酶原和与纤维蛋白结合的纤溶酶原，可能出现严重的出血危险。

药代动力学

此品在人体内药代动力学特点尚未完全阐明。此品静脉给予后经肝脏快速清除，血浆半衰期≤20min。少量药物经胆汁和尿液排出。肝硬化等肝功能受损患者其半衰期延长。

适应证及禁忌证

适应证：此品主要用于血栓栓塞性疾病的溶栓治疗。包括急性广泛性肺栓塞、胸痛 6～12h 内的冠状动脉栓塞和心肌梗死、症状短于 3～6h 的急性期脑血管栓塞、视网膜动脉栓塞和其他外周动脉栓塞症状严重的髂-股静脉血栓形成者。也用于人工心瓣手术后预防血栓形成，保持血管插管和胸腔及心包腔引流管的通畅等。溶栓的疗效均需后继的肝素抗凝加以维持。

禁忌证：下列情况的病人禁用此品：急性内脏出血、急性颅内出血、陈旧性脑梗死、近两月内进行过颅内或脊髓内外科手术、颅内肿瘤、动静脉畸形或动脉瘤、出血素质、严重难控制的高血压患者。相对禁忌证包括延长的心肺复苏术、严重高血压、近 4 周内的外伤、3 周内手术或组织穿刺、妊娠、分娩后 10 天、活跃性溃疡病。

慎用：凝血障碍者。

用药护理

配制方法：此品使用前以氯化钠注射液或 5％葡萄糖注射液配制。

用法用量：

（1）肺栓塞：初次剂量 4400U/kg 体重，以生理盐水或 5％葡萄糖溶液配制，以 90ml/h 速度在 10min 内滴完；其后以每小时 4400U 的给药速度，连续静脉滴注 2h 或 12h。肺栓塞时，也可按每千克体重 15000U 生理盐水配制后肺动脉内注入；必要时，可根据情况调整剂量，间隔 24h 重复 1 次，最多使用 3 次。

（2）心肌梗死：建议以生理盐水配制后，按 6000U/min 的速度冠状动脉内连续滴注 2h，滴注前应先行静脉给予肝素 2500～10000U。也可将此品 200 万～300 万 U 配制后静脉滴注，45～90min 滴完。

（3）外周动脉血栓：用生理盐水配制的此品（浓度 2500U/ml）以 4000U/min 的速度经导管

注入血凝块。每 2h 夹闭导管 1 次；可调整滴入速度为 1000U/min，直至血块溶解。

(4)防治心脏瓣膜替换术后的血栓形成：血栓形成是心脏瓣膜术后最常见的并发症之一。可以此品 4400U/kg 体重，生理盐水配制后 10～15min 滴完。然后以 4400U/(kg·h)静脉滴注维持。当瓣膜功能正常后即停止用药，如用药 24h 仍无效或发生严重出血倾向应停药。

(5)脓胸或心包积脓：常用抗生素和脓液引流术治疗。引流管常因纤维蛋白形成凝块而阻塞引流管。此时可胸腔或心包腔内注入灭菌注射用水配制(5000U/ml)的此品 10000～250000U。既可保持引流管通畅，又可防止胸膜或心包粘连或形成心包缩窄。

(6)眼科应用：用于溶解眼内出血引起的前房血凝块，使血块崩解，有利于手术取出。常用量为 5000U 用 2ml 生理盐水配制冲洗前房。

配伍禁忌：与肝素合用，可抑制此药的活性，如需联用，应间隔 2～3 天；不宜与口服抗凝药合用。

用药告知：告诉患者穿刺局部加压至少 30min，无菌绷带和敷料加压包扎。

监测要点：

(1)最常见的是出血倾向。以注射或穿刺局部血肿最为常见。其次为组织内出血，发生率 5%～11%，多轻微，严重者可致脑出血。轻度出血可见皮肤、镜下血尿、小量咯血，重度出血见消化道大出血。此品用于冠状动脉再通溶栓时，常伴随血管再通后出现房性或室性心律失常，发生率高达 70%以上。需严密进行心电监护。此品抗原性小，体外和皮内注射均未检测到诱导抗体生成，因此，过敏反应发生率极低。但有报告，曾用链激酶治疗的病人使用此品后少数人引发支气管痉挛、皮疹和发热。

(2)如有出血注意观察病人的血压变化，监测生命体征情况，大量咯血时可将病人平卧，头偏向一侧，保持呼吸道通畅。

注意事项：

(1)应用此品前，应对病人进行红细胞压积、血小板记数以及凝血酶时间(TT)、凝血酶原时间(PT)、活化部分凝血活酶时间(APTT)测定。TT 和 APTT 应小于 2 倍延长的范围内。

(2)用药期间应密切观察病人反应，如脉率、体温、呼吸频率和血压、出血倾向等，至少每 4h 记录 1 次。

(3)静脉给药时，要求穿刺一次成功，以避免局部出血或血肿。

(4)动脉穿刺给药时，给药毕，应在穿刺局部加压至少 30min，并用无菌绷带和敷料加压包扎，以免出血。

(5)已溶解的药物易失活，未用完的药液应丢弃，不宜保存再用。

第 7 节 抗肿瘤药

常用的抗肿瘤药物常分为 6 类，即烷化剂、抗代谢类、抗生素、植物类药、激素和杂类。其主要作用机理为阻止肿瘤细胞分裂增殖。抗肿瘤药特点为治疗指数小而毒副作用强，在杀伤肿瘤的同时，对机体生长旺盛的器官组织，如骨髓细胞、消化道上皮细胞、毛发、生殖细胞等，以及解毒、排泄器官如肝脏、泌尿系等均有不同程度的损伤。有些药物选择性损伤某一特定器官组织，如阿霉素的心肌损害、铂类的肾脏损害、长春碱类的末梢神经损害等，在用药过程中应注意监测。医护人员在用药时应充分了解这些药物的药理作用、药物相互作用和药代动力学及毒副反应，进行适当告知及有效监测护理，对安全有效进行临床治疗护理具有重要意义。因激素类药多为口服，在此不做介绍。由于抗肿瘤药的特殊性，在使用过程中应特别注意科学的职业防护及环境的保护，建议在化疗药物配置中心进行统一配制后使用；对血管刺激性强的药品应建议患者选择管径较粗的深静脉给药，如条件允许可通过 PICC 给药。

一、烷化剂

烷化剂（alkylating agents）又称烃化剂，是一类化学性质很活泼的化合物。直接破坏 DNA 并阻止其复制，它们具有活泼的烷化基团，能与细胞中 DNA 或蛋白质中的氨基、巯基、羟基和磷酸基等起作用，常可形成交叉联结或引起脱嘌呤作用，使 DNA 链断裂，在下一次复制时，又可使核碱基对错码，造成 DNA 结构和功能的损害，重者可致细胞死亡。此类药品在用药过程中可出现静脉炎，如漏出血管外可导致周围组织坏死，应事先向患者告知并建议使用深静脉给药，选择 PICC 和经颈外静脉中心静脉置管等输液工具来确保输液安全。

氮芥
(chlormethine)

通用名 氮芥

商品名 卡莫司汀

规　格 5mg/1ml，10mg/2ml

储　存 遮光，密闭保存

药理作用

此品为双功能烷化剂，主要抑制 DNA 合成，同时对 RNA 和蛋白质合成也有抑制作用。对肿瘤细胞的 G_1 期和 M 期杀伤作用最强，大剂量时对各期细胞均有杀伤作用，属细胞周期非特异性药物。

药代动力学

氮芥进入血中后迅速与水或细胞的某些成分结合，在血中停留时间只有 0.5～1min，即有 90%以上从血中消除，迅速分布于肺、小肠、脾脏、肾脏、肝脏及肌肉等组织中，脑中含量最少。氮芥的半衰期很短，用狗进行的实验证明，血药浓度在 48min 内减低 65%～90%，在小鼠体内 10min 内减低 95%。由于药物变化较快，原形物从尿中排出不到 0.01%。给药后 6h 与 24h 血中及组织中含量很低，20%的药物以二氧化碳形式经呼吸道排出，有多种代谢产物从尿中排除。

适应证及禁忌证

适应证:主要用于恶性淋巴瘤,尤其是霍奇金病的治疗。

禁忌证:对此品过敏者禁用。

慎用:骨髓抑制、感染、肿瘤细胞侵及骨髓、曾接受过多程化疗或放疗者应慎用。

用药护理

配制方法:用0.9%氯化钠注射液或5%葡萄糖注射液稀释后使用。

用法用量:静脉注射:每次4~6mg/m^2(或0.1mg/kg),加0.9%氯化钠注射液10ml由输液小壶加入,并用0.9%氯化钠注射液或5%葡萄糖液冲洗血管,每周1次,连用2次,休息1~2周重复。

配伍禁忌:与西咪替丁、氯霉素有配伍禁忌。

用药告知:氮芥对局部组织刺激性强,若漏出血管外,可导致局部组织坏死,应向患者告知并建议患者选择深静脉(PICC、经颈外静脉中心静脉置管)给药。

监测要点:监测不良反应:

(1)密切观察药液是否发生外渗。

(2)骨髓抑制:主要表现为白细胞和血小板减少,严重时可导致全血细胞减少。白细胞下降最低值在注射此品后第7~10天,停药1~2周后多可恢复。

(3)胃肠道反应:恶心、呕吐常出现于注射后3~6h,可持续24h。

(4)生殖功能影响:包括睾丸萎缩、精子减少、精子活动能力降低和不育,妇女可致月经紊乱、闭经。

(5)其他反应:包括脱发、乏力、头晕、注射于血管外时可引起溃疡。

注意事项:

(1)氮芥对局部组织刺激性强,若漏出血管外,可导致局部组织坏死,故严禁口服、皮下及肌肉注射,药物一旦溢出,应立即用硫代硫酸钠注射液或1%普鲁卡因注射液局部注射,用冰袋冷敷局部6~12h。

(2)此品剂量限制性毒性为骨髓抑制,应密切观察血象变化,每周查血象1或2次。

(3)氮芥水溶液极易分解,故药物开封后应在10min内注入体内。

环磷酰胺
(cyclophosphamide)

通用名 环磷酰胺

商品名 环磷酰胺注射粉针,安道生注射粉针

规　格 0.1g/支,0.2g/支

储　存 遮光,密闭,在30℃以下保存

药理作用

此品在体外无活性,进入体内被肝脏或肿瘤内存在的过量的磷酰胺酶或磷酸酶水解,变为

活化作用型的磷酰胺氮芥而起作用。其作用机制与氮芥相似,与 DNA 发生交叉联结,抑制 DNA 的合成,也可干扰 RNA 的功能,属细胞周期非特异性药物。

药代动力学

环磷酰胺静脉注射后血浆半衰期 4～6h,48h 内经肾脏排出 50%～70%,其中 68%为代谢产物,32%为原形。

适应证及禁忌证

适应证:此品抗瘤谱广,对多种肿瘤有抑制作用,为目前广泛应用的抗癌药物,对恶性淋巴瘤、急性或慢性淋巴细胞白血病、多发性骨髓瘤有较好的疗效,对乳腺癌、睾丸肿瘤、卵巢癌、肺癌、头颈部鳞癌、鼻咽癌、神经母细胞瘤、横纹肌肉瘤及骨肉瘤均有一定的疗效。

禁忌证:妊娠及哺乳期妇女禁用。

慎用:有骨髓抑制、感染、肝肾功能损害者慎用或禁用。

用药护理

配制方法:用 0.9%氯化钠注射液 20～30ml 溶解后使用。

用法用量:

(1)成人常用量:单药静脉注射按体表面积每次 500～1000mg/m^2,静脉注射,每周 1 次,连用 2 次,休息 1～2 周重复。联合用药 500～600mg/m^2。

(2)儿童常用量:静脉注射每次 10～15mg/kg,缓慢注射,每周 1 次,连用 2 次,休息 1～2 周重复。

配伍禁忌:与地西泮、呋塞米、氢氯噻嗪、盐酸雷尼替丁、硫酸丝裂霉素有配伍禁忌。

用药告知:

(1)告知患者用药期间可能出现的不良反应。

(2)此品的代谢产物对尿路有刺激性,应用时应鼓励患者多饮水。

监测要点:可能出现以下不良反应,应注意监测。

(1)骨髓抑制:白细胞减少较血小板减少常见,最低值在用药后 1～2 周出现,多在 2～3 周后恢复。

(2)泌尿系统反应:当大剂量环磷酰胺静脉滴注而缺乏有效预防措施时,可致出血性膀胱炎,表现为膀胱刺激症状、少尿、血尿及蛋白尿,系其代谢产物丙烯醛刺激膀胱所致,但常规剂量应用时,其发生率较低。大剂量应用时应水化、利尿,同时给予尿路保护剂如美司钠。

(3)胃肠道反应:包括食欲减退、恶心及呕吐,一般停药 1～3 天即可消失。

(4)其他反应:包括脱发、口腔炎、中毒性肝炎、皮肤色素沉着、月经紊乱、无精子或精子减少及肺纤维化等。

注意事项:

(1)环磷酰胺水溶液仅能稳定 2～3h,最好现配现用。

(2)近年研究显示,提高药物剂量强度,能明显增加疗效,当大剂量用药时,除应密切观察骨髓功能外,尤其要注意非血液学毒性如心肌炎、中毒性肝炎及肺纤维化等。

(3)当肝肾功能损害、骨髓转移或既往曾接受多程化放疗时,环磷酰胺的剂量应减少至治疗量的 1/2～1/3。

(4)药物相互作用:①环磷酰胺可使血清中假胆碱酯酶减少,使血清尿酸水平增高,因此,与抗痛风药如别嘌呤醇、秋水仙碱、丙磺舒等同用时,应调整抗痛风药物的剂量。②可加强琥珀胆碱的神经肌肉阻滞作用,可使呼吸暂停延长。③环磷酰胺可抑制胆碱酯酶活性,可延长可卡因的作用并增加毒性。④大剂量巴比妥类、皮质激素类药物可影响环磷酰胺的代谢,同时应用可增加环磷酰胺的急性毒性。

异环磷酰胺
(ifosfamide)

通用名 异环磷酰胺

商品名 和乐生注射粉针,异环磷酰胺注射粉针

规　格 0.5g/支,1.0g/支

储　存 遮光,密闭,在30℃以下保存

药理作用

此品在体外无抗癌活性,进入体内被肝脏或肿瘤内存在的磷酰胺酶或磷酸酶水解,变为活化作用型的磷酰胺氮芥而起作用。其作用机制为与DNA发生交叉联结,抑制DNA的合成,也可干扰RNA的功能,属细胞周期非特异性药物。

药代动力学

按体表面积一次静脉注射3.8～5.0g/m^2,血药浓度呈双相,终末半衰期为15h;按体表面积一次静脉注射1.6～2.4g/m^2,血药浓度呈单相,半衰期为7h。可经肝降解,活性代谢产物仅少量通过血脑屏障。经肾脏排出70%～80%;按体表面积一次静脉注射5.0g/m^2时,61%以原形排出;按体表面积一次静脉注射1.2～2.4g/m^2时,仅12%～18%以原形排出。

适应证及禁忌证

适应证:此品抗瘤谱广,对多种肿瘤有抑制作用。适用于睾丸癌、卵巢癌、乳腺癌、肉瘤、恶性淋巴瘤和肺癌等。

禁忌证:尚不明确。

慎用:低白蛋白血症、肝肾功能不全、骨髓抑制及育龄期妇女慎用。

用药护理

配制方法:静脉注射:200mg溶于5ml注射用水中;500mg溶于13ml注射用水中;1g溶于25ml注射用水中;2g溶于50ml注射用水中。静脉滴注:用注射用水溶解后以5%葡萄糖或0.9%氯化钠500ml稀释后静脉滴注。

用法用量:

(1)单药治疗:静脉注射按体表面积每次1.2～2.5g/m^2,连续5日为1疗程。

(2)联合用药:静脉注射按体表面积每次1.2～2.0g/m^2,连续5日为1疗程。

(3)每1疗程间隙3～4周。500～600mg/m^2。

配伍禁忌:与甲氨蝶呤钠有配伍禁忌。

用药告知：

(1)可能出现不良反应，如注射部位可产生静脉炎。

(2)向患者强调此品的代谢产物对尿路有刺激性，应用时应鼓励患者多饮水。

监测要点：可能出现以下不良反应，注意监测。

(1)泌尿道反应：可致出血性膀胱炎，表现为排尿困难、尿频和尿痛，可在给药后几小时或几周内出现，通常在停药后几天内消失；大剂量应用时应水化、利尿，同时给予尿路保护剂如美司钠。

(2)骨髓抑制：白细胞减少较血小板减少常见，最低值在用药后1～2周，多在2～3周后恢复。

(3)胃肠道反应：包括食欲减退、恶心及呕吐，一般停药1～3天即可消失。

(4)对肝功有影响，应定期复查肝功。

(5)中枢神经系统毒性：与剂量有关，通常表现为焦虑不安、神情慌乱、幻觉和乏力等。少见晕厥、癫痫样发作甚至昏迷。

(6)少见的有一过性无症状肝肾功能异常；若高剂量用药可因肾毒性产生代谢性酸中毒。心脏和肺毒性罕见。

(7)长期用药可产生免疫抑制、垂体功能低下、不育症和继发性肿瘤。

注意事项：

(1)此品水溶液不稳定，须现配现用。

(2)用药期间应定期检查白细胞、血小板和肝肾功能测定。

(3)药物相互作用：①先前应用顺铂患者，可加重异环磷酰胺的骨髓抑制、神经毒性和肾毒性。②同时使用抗凝血药物，可能导致出血危险。③同时使用降血糖药，可增强降血糖作用。④与其他细胞毒药物联合应用时，应酌情减量。

尼莫司汀
(nimustine)

通用名 尼莫司汀
商品名 宁得朗注射粉针，嘧啶亚硝脲注射粉针
规　格 25mg/支，50mg/支
储　存 避光，凉暗处保存

药理作用

尼莫司汀使肿瘤细胞DNA发生烷基化作用，能使DNA低分子化，具有抵制DNA复制、RNA和蛋白质的合成作用，从而阻止肿瘤细胞生长。它主要作用于肿瘤细胞G_1期和S期，而且对肿瘤增殖细胞群和非增殖细胞群均有效。基于盐酸尼莫司汀的水溶性，适于静脉输注与动脉内注射，而且其在人体内可变成适宜的脂溶性游离碱，可迅速通过血脑屏障进入大脑分布于肿瘤组织内。

药代动力学

高度脂溶性，可通过血脑屏障，浓度为血浆中原药及代谢物的30%。

适应证及禁忌证

适应证：可治疗脑肿瘤、肺癌、慢性白血病、恶性淋巴瘤、消化道癌(胃癌、肝癌、结肠癌、直肠癌)。

禁忌证：骨髓抑制患者及对此品有严重过敏症既往史患者禁用。

用药护理

配制方法：按每5mg此品溶于注射用水1ml的比例溶解。

用法用量：供静脉或动脉给药。以盐酸尼莫司汀计，按体重给药，1次给2～3mg/kg，其后根据血象停药4～6周，再次给药，如此反复，直到临床满意的效果。以盐酸尼莫司汀计，将1次量2mg/kg隔1周给药，2或3次后，根据血象停药4～6周，再次给药，如此反复，直到临床满意的效果。

配伍禁忌：此品与其他药物配伍可能会引起理化改变，建议单独使用。

用药告知：此药液如漏至血管外会引起注射部位硬结、坏死，应事先告知并向患者建议深静脉给药。

监测要点：用药过程中注意严密观察，防止药物漏至血管外。

注意事项：

(1)此品只能动脉或静脉给药，不可皮下或肌肉注射给药。

(2)静脉给药时慎重给药，严禁药物漏至血管外，尽量使用深静脉给药。

(3)药物溶解后尽快使用。

(4)此品为广谱抗肿瘤药，可单独使用也可与其他抗肿瘤药合并使用。

二、抗代谢药

抗代谢类抗肿瘤药是模拟正常代谢物质如叶酸、嘌呤碱、嘧啶碱等的化学结构所合成的类似物，与有关代谢物质发生特异性的拮抗作用，从而干扰核酸，尤其是DNA的生物合成，阻止瘤细胞的分裂繁殖。它们是细胞周期特异性药物，主要作用于增殖旺盛的细胞周期内的细胞，对S期最敏感，主要包括拮抗嘌呤和(或)嘧啶碱基生物合成的药物及其衍生物。此类药物也会影响核酸代谢旺盛的造血细胞、胃肠道黏膜上皮细胞及肝脏等正常组织，因此在用药过程中要注意密切监测血象及胃肠道反应，对于严重贫血、肝功能障碍患者要慎用。

氟尿嘧啶

(fluorouracil)

通用名 氟尿嘧啶

商品名 氟尿嘧啶注射液，氟优注射液

规　格 250mg/10ml

储　存　遮光，密闭保存

药理作用

此品在体内先转变为5-氟-2-脱氧尿嘧啶核苷酸，后者抑制胸腺嘧啶核苷酸合成酶，阻断脱氧尿嘧啶核苷酸转变为脱氧胸腺嘧啶核苷酸，从而抑制DNA的生物合成。此外，通过阻止尿嘧啶和乳清酸掺入RNA，达到抑制RNA合成的作用。此品为细胞周期特异性药，主要抑制S期细胞。

药代动力学

此品主要经肝脏代谢，分解为二氧化碳经呼吸道排出体外，约15%的氟尿嘧啶在给药1h内经肾以原型药排出体外。大剂量用药能透过血脑屏障，静脉滴注半小时后到达脑脊液中，可维持3h。半衰期α为10～20min，半衰期β为20h。

适应证及禁忌证

适应证：此品的抗瘤谱较广，主要用于治疗消化道肿瘤，或较大剂量氟尿嘧啶治疗绒毛膜上皮癌，亦常用于治疗乳腺癌、卵巢癌、肺癌、宫颈癌、膀胱癌及皮肤癌等。

禁忌证：当伴发水痘或带状疱疹时禁用此品。

慎用：有下列情况者应慎用此品：

(1)老年患者，年龄在70岁以上及女性患者，曾报告对氟尿嘧啶为基础的化疗有个别的严重毒性危险因素。

(2)肝功能明显异常。

(3)周围血白细胞计数低于3500/mm³，血小板低于5万/mm³。

(4)感染、出血(包括皮下和胃肠道)或发热超过38℃。

(5)明显胃肠道梗阻。

(6)脱水或(和)酸碱、电解质平衡失调。

用药护理

配制方法：用5%葡萄糖或0.9%氯化钠注射液稀释后给药。

用法用量：静脉注射或静脉滴注所用剂量相差甚大。单药静脉注射剂量一般为按体重每日10～20mg/kg，连用5～10日，每疗程5～7g(甚至10g)。若为静脉滴注，通常按体表面积每日300～500mg/m²，连用3～5天，每次静脉滴注时间不得少于6～8h；静脉滴注时可用微量泵控制速度。

配伍禁忌：此品与盐酸多柔比星、盐酸表柔比星、顺铂、亚叶酸钙、肝素钠、盐酸昂丹司琼、盐酸异丙嗪有配伍禁忌。

用药告知：

(1)此药对外周血管有刺激性，有时会出现静脉炎。输注过程中注意穿刺血管及周围组织的情况，肿胀、疼痛及时通知医护人员。

(2)用此品时不宜饮酒或同用阿司匹林类药物，以减少消化道出血的发生。

监测要点：

(1)此药对外周血管有刺激性，有时会出现静脉炎，如为深静脉给药更佳；输注过程中注意观察穿刺血管及周围组织的情况。

(2)可能出现以下不良反应,应向患者讲明注意事项:①恶心、食欲减退或呕吐。偶见口腔黏膜炎或溃疡,腹部不适或腹泻。极少见咳嗽、气急或小脑共济失调等。注意保持口腔清洁,用软毛牙刷刷牙,进食清淡易消化食物,不过饱。②周围血白细胞减少常见(大多在疗程开始后2~3周内达最低点,约在3~4周后恢复正常),血小板减少罕见。用药期间注意复查血象,避免去人多场合。③长期应用可导致神经系统毒性。④偶见用药后心肌缺血,可出现心绞痛和心电图的变化。

注意事项:

(1)开始治疗前及疗程中应定期检查周围血象。

(2)此品在动物实验中有致畸和致癌性,但在人类,其致突、致畸和致癌性均明显低于氮芥类或其他细胞毒性药物,但在配制时也应注意防护。

(3)除单用此品较小剂量作放射增敏剂外,一般不宜和放射治疗同用。

(4)如经证实心血管不良反应(心律失常,心绞痛,ST段改变)则停用。

(5)药物相互作用:①曾报告多种药物可在生物化学上影响氟尿嘧啶的抗癌作用或毒性,常见的药物包括甲氨蝶呤、甲硝唑及四氢叶酸。与甲氨蝶呤合用,应先给甲氨蝶呤4~6h后再给予氟尿嘧啶,否则会减效。先给予四氢叶酸,再用氟尿嘧啶可增加其疗效。②别嘌呤醇可以减低氟尿嘧啶所引起的骨髓抑制。

(6)此品遇冷析出结晶时,需将安瓿浸于温水中振摇,溶解后再用。

甲氨蝶呤
(methotrexate)

通用名 甲氨蝶呤

商品名 甲氨蝶呤注射粉针、甲氨蝶呤注射液、美素生注射液、密都锭注射液

规　格 50mg/2ml,1g/支

储　存 遮光,密闭,在阴凉处保存

药理作用

对二氢叶酸还原酶有高度亲和力,以竞争方式与其结合,使叶酸不能转变为四氢叶酸,从而使脱氧尿苷酸不能转变为脱氧嘧啶核苷酸,阻止DNA合成,亦干扰RNA、蛋白质合成。属细胞周期特异性药,主要作用于G_1及G_1/S转换期细胞。

药代动力学

用量小于30mg/ml时,口服吸收良好,1~5h血药浓度达最高峰,静脉注射或肌肉注射后达峰时间为0.5~2h。血浆蛋白结合率约为50%,此品透过血脑屏障的量甚微,但鞘内注射后则有相当量可达全身循环。部分经肝细胞代谢转化为谷氨酸盐,部分通过胃肠道细菌代谢。主要经肾(约40%~90%)排泄,大多以原形药排出体外;约10%通过胆汁排泄。半衰期α为1h;半衰期β为二室型:初期为2~3h,终末期为8~10h。少量甲氨蝶呤及其代谢产物可以结

合型形式贮存于肾脏和肝脏等组织中，可长达数月，在有胸腔或腹腔积液情况下，此品的清除速度明显减缓；清除率个体差别极大，老年患者更甚。

适应证及禁忌证

适应证：各型急性白血病，特别是急性淋巴细胞白血病；恶性淋巴瘤、非霍奇金淋巴瘤和蕈样肉芽肿、多发性骨髓病；恶性葡萄胎、绒毛膜上皮癌、乳腺癌、卵巢癌、宫颈癌、睾丸癌；头颈部癌、支气管肺癌、各种软组织肉瘤；高剂量用于骨肉病，鞘内注射可用于预防和治疗脑膜白血病以及恶性淋巴瘤的神经侵犯，此品对银屑病也有一定疗效。

禁忌证：全身极度衰竭、恶液质或并发感染及心肺肝肾功能不全时，禁用此品；周围血象如白细胞低于 3500/mm^3 或血小板低于 50000/mm^3 时不宜用。

慎用：有肾病史或发现肾功能异常时，禁用大剂量甲氨蝶呤疗法；未准备好解救药四氢叶酸钙或未充分进行液体补充或碱化尿液时，也不能用大剂量甲氨蝶呤疗法。

用药护理

配制方法：

(1)此品 5mg 用注射用水 2ml 溶解，可供静脉注射。

(2)本品 10～20mg 用 5%葡萄糖或 10%葡萄糖注射液 500ml 溶解后静脉滴注给药。

用法用量：

(1)用于急性白血病：肌肉或静脉注射，每次 10～30mg，每周 1 或 2 次；儿童每日 20～30mg/m^2，每周 1 次，或视骨髓情况而定。

(2)用于绒毛膜上皮癌或恶性葡萄胎：每日 10～20mg，亦可溶于 5%或 10%的葡萄糖注射液 500ml 中静脉滴注，每日 1 次，5～10 次为 1 疗程。总量 80～100mg。

(3)用于脑膜白血病：鞘内注射甲氨蝶呤每次一般 6mg/m^2，成人常用于 5～12mg，最大不>12mg，每日 1 次，5 天为 1 疗程。用于预防脑膜白血病时，每日 10～15mg，每日 1 次，每隔 6～8 周 1 次。

(4)用于实体瘤：静脉一般 20mg/m^2/次；亦可介入治疗；高剂量合并叶酸治疗某些肿瘤，方案可根据肿瘤由医师判定，如骨肉瘤等。

配伍禁忌：与氟尿嘧啶、异环磷酰胺、盐酸雷尼替丁存在配伍禁忌。

用药告知：

(1)告知可能出现的不良反应，出现不适及时告知医护人员。

(2)用药期间注意饮食清淡，不宜过饱，多饮水，预防感冒。

监测要点：对可能发生的如下不良反应应进行有针对性观察。

(1)胃肠道反应，包括口腔炎、口唇溃疡、咽喉炎、恶心、呕吐、腹痛、腹泻、消化道出血。食欲减退常见，偶见伪膜性或出血性肠炎等。

(2)肝功能损害，包括黄疸、丙氨酸氨基转移酶、碱性磷酸酶、γ-谷氨酰转肽酶等增高。

(3)大剂量应用时，此品和其他代谢产物沉积在肾小管而致高尿酸血症肾病，可出现血尿、蛋白尿、尿少、氮质血症甚至尿毒症。

(4)长期用药可引起咳嗽、气短、肺炎或肺纤维化。

(5)骨髓抑制：主要引起白细胞和血小板减少，尤以应用大剂量或长期口服小剂量后，引起明显骨髓抑制、贫血和血小板下降而致皮肤或内脏出血;在白细胞低下时可并发感染,注意适当隔离。

(6)脱发、皮肤发红、瘙痒或皮疹,后者有时为对此品过敏的反应,要及时通知医护人员。

(7)鞘内注射后可能出现视力模糊、眩晕、头痛、意识障碍,甚至嗜睡或抽搐等。

注意事项:

(1)滴注时间不宜超过 6h,太慢易增加肾脏毒性。大剂量注射此品 2～6h 后,可肌肉注射甲酰四氢叶酸钙 3～6mg,每 6 小时 1 次,注射 1～4 次,可减轻或预防副作用。

(2)由于用此品后可引起血液中尿酸的水平增多,在痛风或高尿酸血症患者应相应增加别嘌呤醇等药剂量。

(3)此品的致突变性、致畸性和致癌性较烷化剂为轻,但长期使用后,有导致继发性肿瘤的潜在危险,使用过程中注意适当防护。

(4)对生殖功能的影响,较烷化剂类抗癌药小,但确可导致闭经和精子减少或缺乏,尤其是长期应用较大剂量后,一般多不严重,有时呈不可逆性。

(5)药物相互作用:此品可增加抗血凝作用,甚至引起肝脏凝血因子的缺少或(和)血小板减少症,因此与其他抗凝药同用时宜谨慎;合用也可导致减效,如用后者 10 日后或于此品用药后 24h 内给左旋门冬酰胺酶,则可增效而减少对胃肠道和骨髓的毒副作用。

吉西他滨
(gemcitabine)

通用名 吉西他滨
商品名 泽菲(国产);健择(进口)
规　格 0.2g/支,1.0g/支
储　存 室温保存(15～30℃)

药理作用

此品是细胞周期特异性抗代谢类药物,主要作用于 DNA 合成期的肿瘤细胞,即 S 期细胞,在一定条件下,可阻止 G_1 期向 S 期的进展。吉西他滨作为一种前药在细胞内是脱氧胸苷激酶磷酸化的良好底物,在酶的作用下转化成下列代谢物:吉西他滨一磷酸盐(dFdCMP)、吉西他滨二磷酸盐(dFdCDP)和吉西他滨三磷酸盐(dFdCTP),其中 dFdCDP 和 dFdCTP 为活性产物。dFdCDP 抑制核糖核苷酸还原酶,从而减少了 DNA 合成的修复所需的脱氧核苷酸的量(尤其是 dCTP),低水平的 dCTP 逆转了脱氧苷激酶正常的负反馈抑制,导致 dFdCTP 更多的积聚。同时 dFdCDP 抑制了 dCTP 诱导的脱氧胞氨酶对 dFdCMP 的脱氨作用,且 dFdCTP 直接抑制脱氧胞苷脱酶,从而使更多的 dFdCMP 转化成活性代谢物 dFdCMP、dFd-CTP,而 dFdCTP 则与 dCTP 竞争结合进入 DNA 链,插入至 DNA 链中脱氧胞苷的位点,并允许鸟苷与其配对,吉西他滨分子就被此鸟苷“掩蔽”使其免受核糖核酸外切酶的移除修复,然后 DNA 链合停止,进而 DNA 断裂、细胞死亡。

药代动力学

此品在静脉注射后，很快分布到体内各组织，输注时间越长，分布体积就越广、越深入，半衰期也就越长。在短时间的输注下，本品的半衰期约为32～94min；在结束输注5min内，此品的血浆峰浓度为3.2～45.5μg/ml；此品仅有少数与蛋白质结合，能被胞苷脱氨酸在肝脏、肾、血液和其他组织中快速、完全地代谢，只有不到10%的原药与代谢物从尿中排泄；它的总清除率为29.2～92.2L/(h·m^2)，与性别、年龄有关(个体差异为52.2%)。

适应证及禁忌证

适应证：非小细胞肺癌、胰腺癌、膀胱癌、乳腺癌及其他实体肿瘤。

禁忌证：对此药过敏的患者禁用；孕妇及哺乳期妇女避免使用。

慎用：肝、肾功能损害的患者应慎用。

用药护理

配制方法：用0.9%氯化钠注射液作为溶剂。稀释后的药物浓度不超过40mg/ml，如果浓度大于40mg/ml，可能会导致药物溶解不完全；稀释药物时，应先将至少5ml的0.9%氯化钠溶液注入200mg规格瓶中，至少25ml的0.9%氯化钠溶液注入1000mg规格瓶中。摇动至完全溶解后，进一步用0.9%氯化钠溶液稀释。

用法用量：成人使用此品推荐剂量为1000mg/m^2，静脉滴注30min，1次/周，连续3周，随后休息1周，每4周重复1次，依据患者的毒性反应相应减少剂量。

配伍禁忌：建议注射用盐酸吉西他滨避免与其他药物混用。

用药告知：向患者介绍可能出现的不良反应。

监测要点：监测不良反应。

(1)血液系统：有骨髓抑制作用，可出现贫血、白细胞降低和血小板减少。

(2)胃肠道反应：约2/3的患者出现肝脏转氨酶异常，多为轻度、非进行性损害；约1/3的患者出现恶心和呕吐反应，20%的患者需要药物治疗。

(3)肾脏毒性：约1/2的患者出现轻度蛋白尿和血尿，有部分病例出现不明原因的肾衰。

(4)过敏反应：约25%的患者出现皮疹，10%的患者出现瘙痒，少于1%患者可发生支气管痉挛。

(5)其他反应：约20%的患者有类似于流感的表现；水肿/周围性水肿的发生率约30%；脱发、嗜睡、腹泻、口腔毒性及便秘发生率则分别为13%、10%、8%、7%和6%。

注意事项：

(1)尽管此药无和其他药物的配伍禁忌，但建议注射用盐酸吉西他滨应避免与其他药物混用。

(2)与其他抗癌药配伍进行联合或者序贯化疗时，应考虑对骨髓抑制作用的蓄积。

(3)滴注药物时间的延长和增加用药频率可增大药物的毒性，需密切观察，包括实验室的监测。

(4)此品可引起轻度困倦，患者在用药期间应禁止驾驶和操纵机器。

(5)已证明滴注药物时间延长和增加用药频率可增加药物的毒性。

盐酸阿糖胞苷
(cytarabine hydrochloride)

通用名 盐酸阿糖胞苷

商品名 盐酸阿糖胞苷注射粉针，赛得威注射粉针，赛得萨注射粉针

规　格 50mg/支，100mg/支，500mg/支，1g/支，2g/支

储　存 遮光，密闭，在冷处保存

药理作用

此品为主要作用于细胞S增殖期的嘧啶类抗代谢药物，通过抑制细胞DNA的合成来干扰细胞的增殖。阿糖胞苷进入人体后经激酶磷酸化后转为阿糖胞苷三磷酸及阿糖胞苷二磷酸，前者能强有力地抑制DNA聚合酶的合成，后者能抑制二磷酸胞苷转变为二磷酸脱氧胞苷，从而抑制细胞DNA聚合及合成。此品为细胞周期特异性药物，对处于S增殖期细胞的作用最为敏感，对抑制RNA及蛋白质合成的作用较弱。

药代动力学

可静脉、皮下、肌肉注射或鞘内注射而吸收。静脉注射后能广泛分布于体液、组织及细胞内，静脉滴注后约有中等量的药物可透过血脑屏障，其浓度约为血浆中浓度的40%。此品在肝、肾等组织内代谢，在血及组织中很容易被胞嘧啶脱氨酶迅速脱氨而形成无活性的尿嘧啶阿拉伯糖苷。在脑脊液内，由于脱氨酶含量较低，故其脱氨作用较缓慢。静脉给药时，半衰期α为10～15min，半衰期β为2～2.5h；鞘内给药时，半衰期可延至11h。在24h内约10%以阿糖胞苷，70%～90%以尿嘧啶阿糖胞苷为主的无活性物质形式从肾脏排泄。

适应证及禁忌证

适应证：适用于急性白血病的诱导缓解期及维持巩固期。对急性非淋巴细胞性白血病、慢性粒细胞白血病的急变期及恶性淋巴瘤效果较好。

禁忌证：孕妇及哺乳期妇女忌用。

慎用：骨髓抑制、白细胞及血小板显著减低者，肝肾功能不全、有胆道疾患者，有痛风病史、尿酸盐肾结石病史、近期接受过细胞毒药物或放射治疗者慎用。

用药护理

配制方法：

(1)静脉注射：100mg此品用5ml注射用水溶解。

(2)静脉滴注：500mg此品用10ml注射用水溶解，1g此品用20ml注射用水溶解后，再用注射用水、0.9%氯化钠注射液、5%葡萄糖、5%葡萄糖氯化钠、10%葡萄糖稀释至0.5mg/ml后使用。

用法用量：

(1)成人常用量：①诱导缓解：静脉注射或滴注1次按体重2mg/kg(或1～3mg/kg)，每日1次，连用10～14日，如无明显不良反应，剂量可增大至1次按体重4～6mg/kg；②维持：完全

缓解后改用维持治疗量，1次按体重1mg/kg，每日1或2次，皮下注射，连用7～10日。

（2）中剂量阿糖胞苷是指阿糖胞苷的剂量为1次按体表面积0.5～1.0g/m^2的方案，一般需静脉滴注1～3h，每日2次，以2～6日为1疗程；大剂量阿糖胞苷的剂量为按体表面积为1～3g/m^2的方案，静脉滴注及疗程同中剂量方案。

配伍禁忌：此品与维生素C、地塞米松、氨茶碱、去甲万古霉素、甲氨蝶呤、氟尿嘧啶、地高辛、氢化可的松有配伍禁忌。

用药告知：此品代谢产物大部分经肾脏排泄，应告知患者用药期间多饮水；严格复查血象。

监测要点：

（1）造血系统：主要是骨髓抑制，白细胞及血小板减少，严重者可发生再生障碍性贫血或巨幼细胞性贫血。

（2）白血病、淋巴瘤患者治疗初期可发生高尿酸血症，严重者可发生尿酸性肾病。

（3）较少见的有口腔炎、食管炎、肝功能异常、发热反应及血栓性静脉炎。阿糖胞苷综合征多出现于用药后6～12h，有骨痛或肌痛、咽痛、发热、全身不适、皮疹、眼睛发红等表现。

注意事项：

（1）配制好的药液24h内使用。

（2）此品大部分由肝脏分解，可引起血清丙氨酸氨基转移酶ALT(SGPT)、血及尿中尿酸量的增高，因此肝功能不良者使用时要注意监测肝功能。

（3）用药期间应定期检查：周围血象、血细胞和血小板计数、骨髓涂片以及肝肾功能。

（4）四氢尿苷可抑制脱氨酶，延长阿糖胞苷血浆半衰期，提高血中浓度，起增效作用。此品可使细胞部分同步化，继续应用柔红霉素、阿霉素、环磷酰胺及亚硝脲类药物可以增效。

（5）采用中剂量或大剂量的阿糖胞苷治疗时，部分患者可能发生严重的胃肠道及神经系统不良反应，如胃肠道溃疡、胃肠囊样积气、坏死性结肠炎、周围神经病变、大脑或小脑功能障碍如性格改变、肌张力减退、癫痫、嗜睡、昏迷、定向力障碍、眼球震颤、语音失调、步态不稳；其他尚可发生出血性结膜炎、皮疹、脱发、脱皮、严重心肌病、肺脓疡毒血症等。如出现上述各项严重的不良反应，应立即停用阿糖胞苷，并采用各种有效措施治疗，给患者肾上腺皮质激素可能减轻中剂量或大剂量阿糖胞苷的不良反应。

三、抗肿瘤抗生素

抗肿瘤抗生素是由微生物产生的具有抗肿瘤活性的化学物质。抗肿瘤抗生素通过抑制酶的作用和有丝分裂或改变细胞膜来干扰DNA、RNA及蛋白质的生物合成，使细胞发生变异，影响细胞分裂，导致细胞死亡，为细胞周期非特异性药物。此类药品对局部组织有较强的刺激性，可引起静脉炎；若药液漏出血管外，可引起局部疼痛、坏死和溃疡。用药前应向患者告知并建议使用深静脉给药。

表柔比星

(epirubicin)

通用名 表柔比星

商品名 法玛新，表阿霉素

规　格 10mg/支，50mg/支

储　存 遮光，密闭保存

药理作用

为一细胞周期非特异性药物，其主要作用部位是细胞核。作用机制与其能与DNA结合有关。体外培养的细胞加入此品可迅速透入胞内，进入细胞核与DNA结合，从而抑制核酸的合成和有丝分裂。已证实表阿霉素具有广谱的抗实验性肿瘤的作用，对拓扑异构酶也有抑制作用。疗效与阿霉素相等或略高，而毒性尤其是心脏毒性低于阿霉素。

药代动力学

体内代谢和排泄较阿霉素快，平均血浆半衰期约40h，主要在肝脏代谢，经胆汁排泄。48h内9%～10%的给药量由尿排出；4天内40%的给药量由胆汁排出，该药不通过血脑屏障。对有肝转移和肝功能受损的病人，该药在血浆中的浓度维持时间较长，故应适当减小剂量。肾功能正常与否对此品的药代动力学特性影响不大。

适应证及禁忌证

适应证：用于治疗白血病、恶性淋巴瘤、多发性骨髓瘤、乳腺癌、肺癌、软组织肉瘤、胃癌、肝癌、结直肠癌、卵巢癌等。

禁忌证：禁用于因化疗或放疗造成严重骨髓抑制的患者；既往有心脏受损病史患者禁用。

用药护理

配制方法：用注射用水或0.9%氯化钠注射液溶解后使用，浓度为2mg/ml。

用法用量：

(1)表阿霉素单独用药时，成人剂量为按体表面积1次60～90mg/m²，联合化疗时，每次50～60mg/m²静脉注射。根据病人血象可间隔21天重复使用。

(2)不可肌肉注射和鞘内注射。

配伍禁忌：与肝素钠、氨茶碱、盐酸异丙嗪、氟尿嘧啶有配伍禁忌。

用药告知：

(1)此品刺激性强，外周静脉使用此药物可能出现静脉炎。

(2)向患者建议中心静脉给药，外周静脉给药如发生药液外渗可造成组织坏死。

(3)在用药1～2天内可出现尿液红染。

监测要点：可能出现的不良反应，注意监测。

(1)表阿霉素注射时溢出静脉会造成组织的严重损伤甚至坏死。

(2)小静脉注射或反复注射同一血管会造成静脉硬化，建议以中心静脉输注较好。

(3)不良反应比阿霉素程度低，尤其是心脏毒性和骨髓抑制毒性。

(4)其他不良反应有：①脱发，60%～90%的病例可发生，一般可逆，男性有胡须生长受抑；②黏膜炎，用药的第5～10天出现，通常发生在舌侧及舌下黏膜；③胃肠功能紊乱，如恶心、呕吐、腹泻；④曾有报道偶有发热、寒战、荨麻疹、色素沉着、关节疼痛。

注意事项：

(1)关于心脏毒性：①可导致心肌损伤，心力衰竭。对目前或既往接受纵隔、心包区合并放疗的病人，表阿霉素心脏毒性的潜在危险可能增加；②在每个疗程前后都应进行心电图检查：心电监护是非常重要的，可以通过无创伤性的技术如心电图、超声心动图来评估心脏功能。如有必要，可通过放射性核素血管造影术测量射血分数。

(2)关于肝肾功能影响：①由于表阿霉素经肝脏系统排泄，故肝功能不全者应减量，以免蓄积中毒；②中度肾功能受损患者无需减少剂量，因为仅少量的药物经肾脏排出。表阿霉素和其他细胞毒药物一样，因肿瘤细胞的迅速崩解而引起高尿酸血症。应检查血尿酸水平，通过药物控制此现象的发生。

(3)关于骨髓抑制：可引起白细胞及血小板减少，应定期进行血液学监测。

(4)药物相互作用：①表阿霉素可与其他抗肿瘤药物合用，但表阿霉素用量应减低。联合用药时，不得在同一注射器内使用。②表阿霉素不可与肝素混合注射，因为二者化学性质不配伍，在一定浓度时会发生沉淀反应。

吡柔比星
(pirarubicin)

通用名 吡柔比星

商品名 吡柔比星注射粉针

规　格 10mg/支，20mg/支

储　存 遮光，密封，15℃以下保存

药理作用

此品为半合成的蒽环类抗癌药，进入细胞核内迅速嵌入DNA核酸碱基对间，干扰转录过程，阻止mRNA合成，抑制DNA聚合酶及DNA拓扑异构酶Ⅱ活性，干扰DNA合成。因此品同时干扰DNA、mRNA合成，在细胞分裂的G_2期阻断细胞周期、抑制肿瘤生长，故具有较强的抗癌活性。

药代动力学

此品静脉注射后迅速吸收，组织分布广，以脾、肺及肾组织浓度高，心脏内较低，有选择性作用于瘤细胞的作用，半衰期明显低于阿霉素。人静脉注射此品30mg/ml后血浆浓度迅速减少，6～8h后为11ng/ml左右，半衰期α、β、γ各为0.89min、0.46h及14.2h。

适应证及禁忌证

适应证：对恶性淋巴瘤和急性白血病有较好疗效，对乳腺癌、头颈部癌、胃癌、泌尿系统恶

性肿瘤及卵巢癌、子宫内膜癌、子宫颈癌等有效。

禁忌证:心脏功能异常或有心脏病史的患者;对此药有严重过敏史患者;孕妇及可能妊娠的妇女禁用。

慎用:对合并感染、水痘等症状的患者应慎用此药,高龄者适当减量。

用药护理

配制方法:用5%葡萄糖注射液或注射用水10ml溶解后可静脉注射。

用法用量:静脉注射:一般按体表面积1次25~40mg/m^2。

配伍禁忌:此品需单独使用。

用药告知:

(1)可能出现不良反应。

(2)静脉给药时有时可引起血管痛、静脉炎。

监测要点:注意可能发生的不良反应:

(1)骨髓抑制为剂量限制性毒性,主要为粒细胞减少,平均最低值在14天,第21天恢复,贫血及血小板减少少见,监测血象变化。

(2)心脏毒性低于阿霉素,急性心脏毒性主要为可逆性心电图变化,如心律失常或非特异性ST-T异常,慢性心脏毒性呈剂量累积性,每周期均要进行心电图检查。

(3)胃肠道反应:恶心、呕吐、食欲不振、口腔黏膜炎,有时出现腹泻。

(4)其他:肝肾功能异常、脱发、皮肤色素沉着等,偶有皮疹。膀胱内注入可出现尿频、排尿痛、血尿等膀胱刺激症状,甚至膀胱萎缩。

注意事项:

(1)药液外渗可引起注射部位炎症,应慎重给药,严格避免注射时渗漏至血管外。

(2)密切监测心脏、血象、肝肾功能及继发感染等情况。

(3)溶解此品只能用5%葡萄糖注射液或注射用水,以免pH的原因影响效价或使浑浊。

(4)溶解后药液,即时用完,室温下放置不得超过6h。

多柔比星

(doxorubicin)

通用名 多柔比星

商品名 多柔比星注射粉针,盐酸阿霉素

规 格 10mg/支

储 存 室温密闭保存

药理作用

药物可穿透进入细胞,与染色体结合。实验显示多柔比星的平面环插入碱基对之间从而与DNA结合形成复合物,严重干扰DNA合成、DNA依赖性RNA合成和蛋白质合成。但通过该机制产生抗增生作用所需的多柔比星浓度比临床治疗中肿瘤部位的药物浓度要高。近期

的实验显示药物插入 DNA 可引发拓扑异构酶Ⅱ裂解 DNA，从而破坏 DNA 三级结构。研究显示多柔比星在整个细胞周期均有活性作用，包括在细胞间期。故快速增生组织如肿瘤组织（但也包括骨髓、胃肠道和黏膜、毛囊）是对多柔比星抗增生作用最敏感的。

药代动力学

（1）吸收：多柔比星不能通过胃肠道吸收。由于对组织具有强烈刺激性，故药物必须通过血管给药（静脉内或动脉内）。

（2）分布：多柔比星迅速而广泛地分布入周边室，初始血浆半衰期很短（5～10min），稳态分布容积超过 20～30L/kg，但多柔比星不通过血-脑屏障。血浆蛋白结合率约为 75%，并且血药浓度低于 2μg/ml 时药物血浆蛋白结合率与血药浓度无关。

（3）代谢：主要由肝脏代谢。主要代谢产物是由醛酮还原酶作用产生的 13-羟-多柔比星酮，该代谢物也有一定抗肿瘤活性。尿液和胆汁中多柔比星和 13-羟-多柔比星酮占被排泄药物的大多数。血浆中可检测到的其他代谢产物还有多柔比星糖酐配基和 13-羟-多柔比星酮糖酐配基。

（4）排泄：静脉给药后，多柔比星血浆浓度呈多相衰减，终末相半衰期为 20～48h。代谢物 13-羟-多柔比星酮的终末相半衰期与原形药物相似。血浆清除率为 8～20ml/(kg · min)，血浆清除是由于代谢和胆汁分泌。在肝功能受损患者，这一较慢的血浆消除可能更慢。多柔比星的消除很大程度是药物代谢转化为一系列无活性或活性较低的产物。胆汁和粪便中 7 天内可排出用药量的 40%～50%。肾脏分泌较少，5 天内只有5%～10%的用药量从尿中排出。

适应证及禁忌证

适应证：此品为抗有丝分裂和细胞毒性药物，能成功地诱导多种恶性肿瘤的缓解，包括急性白血病、淋巴瘤、软组织和骨肉瘤、儿童恶性肿瘤及成人实体瘤，尤其用于乳腺癌和肺癌。

禁忌证：孕妇及哺乳期妇女禁用；严重器质性心脏病和心功能异常及对此品及蒽环类过敏者禁用。

用药护理

配制方法：静脉注射：用注射用水溶解，浓度不超过 2mg/ml。静脉滴注：用 5%葡萄糖、0.9%氯化钠注射液、5%葡萄糖氯化钠溶解，浓度不超过 0.5～1mg/ml。

用法用量：静脉用药：配制后的溶液通过通畅的输液管进行静脉输注，约 2～3min。这样可减少血栓形成和由药物外溢导致的蜂窝组织炎和水泡的危险，剂量通常根据体表面积计算。通常当阿霉素单一用药时，每 3 周 1 次，以 60～75mg/m^{2}给药，当与其他有重复毒性的抗肿瘤制剂合用时，多柔比星的剂量须减少至每 3 周 1 次，以 30～40mg/m^{2}给药。

配伍禁忌：此品与氨茶碱、地塞米松、氟尿嘧啶、呋塞米、盐酸雷尼替丁等有配伍禁忌。

用药告知：

（1）告知患者药液漏至血管外可导致蜂窝组织炎和水泡，用药过程中注意观察。

（2）注射用盐酸多柔比星可使尿液呈红色，告知患者无须惊慌。

监测要点：

（1）骨髓抑制和口腔溃疡：存在骨髓抑制和口腔溃疡时不可使用此品，后者可能存在口腔烧灼感的先兆症状，出现症状时应不再使用。

(2)多柔比星使用后10天左右可出现明显的骨髓抑制，应常规监测血象。

(3)心脏毒性：表现为心动过缓，包括室上性心动过缓和心电图改变，建议常规监测心电图，对已有心功能损害的患者需格外小心，累积剂量超过450～500mg/ml时须特别小心，超过该剂量水平时，发生不可逆性充血性心力衰竭的危险性大大增加；必须注意心力衰竭可在用药后几周出现，且可能对治疗无反应。建议检测基础心电图，并在用药期间和用药后即刻做心电图随访。

(4)胃肠道反应：呕吐、恶心和腹泻也可发生。

(5)其他：肝肾功能异常，脱发也是常见现象，包括干扰胡子的生长，不过停药后所有的毛发可恢复正常生长。

注意事项：

(1)配制药液时，可轻摇小瓶半分钟以使内容物溶解，但不要倒转小瓶。

(2)药期间应严格检查血象、肝功能及心电图。

(3)操作时的注意事项：瓶内药物处于负压状态下，从而在溶液配制时减少气雾形成，当针头插入后应特别小心。

(4)在配制药液时必须避免吸入任何气雾，由于该药的毒性特征，推荐以下的保护方法：操作人员必须受过药物配制及操作的良好技术训练，怀孕的工作人员应避免接触此品，速溶型阿霉素操作者应穿防护服，戴护目镜及一次性手套和面罩，药物配制应在指定区域进行(在层流系统下更佳)；工作台表面应铺有一次性塑料垫和吸纸，所有用于药物配制、使用或清洗的材料包括手套等，用后应置于标有“高度危险”的废弃袋内高温焚烧。

(5)配制后的溶液稳定性随pH增大而下降，应避免与碱性液混合使用，溶液避光保存在2～8℃，并在24h内使用。配制后的溶液在室温强烈光照的条件下化学性质可至少保持24h稳定。

(6)如不慎与皮肤或眼睛接触，应立即用大量水，或肥皂水，或碳酸氢钠冲洗，并采用适当的医疗措施。

(7)因会产生沉淀，阿霉素不可与肝素混用，亦不建议与其他药物混合。

(8)药液渗出或漏出血管外，应用1%次氯酸钠溶液处理，然后用水冲洗。

丝裂霉素
(mitomycin)

通用名 丝裂霉素

商品名 丝裂霉素注射粉针

规 格 2mg/支，10mg/支，20mg/支

储 存 遮光，密闭保存

药理作用

此品为细胞周期非特异性药物。丝裂霉素对肿瘤细胞的G_1期(特别是晚G_1期)及早S

期最敏感，在组织中经酶活化后，它的作用似双功能或三功能烷化剂，可与 DNA 发生交叉联结，抑制 DNA 合成，对 RNA 及蛋白合成也有一定的抑制作用。大鼠皮下注射 200mg/kg，在 60 日以内引起死亡，组织学上在肝脏、肾脏及骨髓发现有郁血现象。妊娠 10～14 日的小鼠，单次静脉注射给药 2.0～10.0mg/kg，发现生存胎仔有明显的发育障碍。7.5mg/kg 的给药群，有腭裂、尾短小、小颌症、欠趾症等畸形。

药代动力学

此品主要在肝脏中生物转化，不能通过血脑屏障。半衰期分别为 5～10min 及 50min，主要通过肾脏排泄。

适应证及禁忌证

适应证：主要适用于胃癌、肺癌、乳腺癌，也适用于肝癌、胰腺癌、结直肠癌、食管癌、卵巢癌及癌性腔内积液。

禁忌证：肝肾功能损害者、骨髓功能抑制者、合并感染患者、水痘患者禁用。

用药护理

配制方法：以 0.9%氯化钠注射液或注射用水溶解后静脉注射或静脉滴注，浓度为 2mg/5ml。

用法用量：静脉注射：每次 6～8mg，每周 1 次。也可 10～20mg 一次，每 6～8 周重复治疗。

配伍禁忌：与盐酸氯丙嗪、盐酸西咪替丁、甘露醇、环磷酰胺、硫酸长春碱、盐酸阿糖胞苷有配伍禁忌。

用药告知：可能出现的不良反应。强调此品对局部组织有较强的刺激性，若药液漏出血管外，可引起局部疼痛、坏死和溃疡。

监测要点：严密注意此品可能出现的不良反应：

(1)随时检查输液是否发生外渗。

(2)骨髓抑制是最严重的毒性，可致白细胞及血小板减少，白细胞减少常发生于用药后 28～42 日，一般在 42～56 日恢复，用药期间密切随访血常规及血小板、血尿素氮、肌酐。

(3)恶心、呕吐发生于给药后 1～2h，呕吐在 3～4h 内停止，而恶心可持续 2～3 日。

(4)少见的副作用有间质性肺炎、不可逆的肾功能衰竭等。

(5)心脏：此品与阿霉素同时应用可增加心脏毒性，建议阿霉素总量限制在按体表面积 450mg/m^{2}以下。

注意事项：

(1)在应用丝裂霉素后数月仍应随访血常规及肾功能，特别是接受总量大于 60mg 的患者，易发生溶血性贫血。

(2)应缓慢静脉注射，避免注射于静脉外，如静脉注射时有烧灼感或刺痛，应立即停止注射；此品局部刺激严重，若药液漏出血管外，可致局部红肿疼痛，以致坏死溃疡；静脉注射时药液漏至血管外应立即停止注射，以 1%普鲁卡因注射液局封。

(3)丝裂霉素一般经静脉给药，也可经动脉注射或腔内注射给药，但不可作肌肉或皮下注射。

(4)长期应用抑制卵巢及睾丸功能，造成闭经和精子缺乏。

(5)由于丝裂霉素有延迟性及累积性骨髓抑制，一般较大剂量应用时两疗程之间间隔应超过6周。

(6)药物相互作用：丝裂霉素与阿霉素同时应用可增加心脏毒性，建议阿霉素的总量限制在按体表面积450mg/m²以下。

放线菌素D
(dactinomycin)

通用名 放线菌素D

商品名 更生霉素，放线菌素D

规　格 0.2mg/支

储　存 遮光，密闭保存

药理作用

体外研究显示放线菌素D主要作用于RNA，高浓度时则同时影响RNA与DNA合成。作用机制为嵌合于DNA双链内与其鸟嘌呤基团结合，抑制DNA依赖的RNA聚合酶活力，干扰细胞的转录过程，从而抑制mRNA合成。为细胞周期非特异性药物，以G_1期尤为敏感，阻碍G_1期细胞进入S期。

药代动力学

静脉注射后迅速分布至组织，10min即可在主要脏器如肝、肾、颌下腺中出现，难以透过血脑屏障。体内代谢很少，12%～20%经尿排出，50%～90%经胆道随粪便排出。半衰期约36h。

适应证及禁忌证

适应证：对霍奇金病及神经母细胞瘤疗效突出，尤其是控制发热；对无转移的绒癌初治时单用此药，治愈率达90%～100%，与单用MTX的效果相似；对睾丸癌亦有效，一般均与其他药物联合应用；与放疗联合治疗儿童肾母细胞瘤(Wilms瘤)可提高生存率，对尤文肉瘤和横纹肌肉瘤亦有效。

禁忌证：有出血倾向者慎用或不用此品，有患水痘病史者忌用；此品有致突变、致畸和免疫抑制作用，孕妇禁用。

用药护理

配制方法：此品用0.9%氯化钠注射液溶解后使用。

用法用量：静脉注射：一般成人每日300～400μg(6～8μg/kg)，溶于0.9%氯化钠注射液20～40ml中，每日1次，10日为1疗程，间歇期2周，1疗程总量4～6mg。

配伍禁忌：建议单独使用。

用药告知：此药漏出血管对软组织损害显著，用药期间应注意观察穿刺部位情况，建议选择深静脉给药。

监测要点：

(1)骨髓抑制为剂量限制性毒性，血小板及粒细胞减少，最低值见于给药后10～21天，尤以血小板下降为著，此间应密切检测血象变化。

(2)胃肠道反应多见于每次剂量超过500μg时，表现为恶心、呕吐、腹泻，少数有口腔溃疡，始于用药数小时后，有时严重，为急性剂量限制性毒性。

(3)脱发始于给药后7～10天，停药后可逐渐恢复，这需要向患者讲明，以减轻其心理压力。

(4)少数出现胃炎、肠炎或皮肤红斑、脱屑、色素沉着、肝肾功能损害等，均可逆，应向患者讲明。

(5)此品漏出血管对软组织损害显著，避免药液外漏。

注意事项：

(1)当此品漏出血管外时，应即用1%普鲁卡因局部封闭，或用50～100mg氢化可的松局部注射及冷湿敷。

(2)骨髓功能低下、有痛风病史、肝功能损害、感染、有尿酸盐性肾结石病史、近期接受过放疗或抗癌药物者慎用此品。

(3)此品有放疗增敏作用，但有可能在放疗部位出现新的炎症，而产生"放疗再现"的皮肤改变，应予注意。

(4)维生素K可降低其效价，故用此品时慎用维生素K类药物。

平阳霉素
(bleomycin)

通用名 平阳霉素

商品名 盐酸平阳霉素

规　格 8mg/支

储　存 密封，在凉暗干燥处保存

药理作用

此品是由平阳链霉菌产生的博莱霉素类抗肿瘤抗生素，能抑制癌细胞DNA的合成和切断DNA链，影响癌细胞代谢功能，促进癌细胞变性、坏死。为细胞周期非特异性药物，对机体的免疫功能和造血功能无明显影响。

药代动力学

给接种艾氏腹水癌的荷癌小白鼠注射平阳霉素，测定了肾、胃、肺、肝、肌、血、肿瘤、脾、心和骨中的药物浓度，发现除肾脏外，肿瘤中药物浓度最高，瘤血比达到4∶1。

适应证及禁忌证

适应证：主治唇癌、舌癌、齿龈癌、鼻咽癌等头颈部鳞癌。亦可用于治疗皮肤癌、乳腺癌、宫颈癌、食管癌、阴茎癌、外阴癌、恶性淋巴癌和坏死性肉芽肿等。对肝癌也有一定疗效。对翼状窬肉有显著疗效。

禁忌证：对博莱霉素类抗生素有过敏史的患者禁用。

慎用：对有肺、肝、肾功能障碍的患者慎用；3个月以下新生儿暂不使用或减量使用。

用药护理

配制方法：用0.9%氯化钠注射液或葡萄糖注射液5～20ml溶解后使用。

用法用量：

(1)静脉内注射：此品用0.9%氯化钠注射液或葡萄糖注射液5～20ml溶解为4～15mg/ml的浓度注射。

(2)成人每次剂量为8mg(效价)，通常每周给药2或3次。根据患者情况可增加或减少至每日1次到每周1次。显示疗效的剂量一般为80～160mg(效价)。一个疗程的总剂量为240mg(效价)。肿瘤消失后，应适当加给药，如每周1次8mg(效价)静脉注射10次左右。

配伍禁忌：未查阅到相关资料。

用药告知：告知患者用药期间可能出现的不良反应，及时与医护人员联系。

监测要点：不良反应主要有发热、胃肠道反应(恶心、呕吐、食欲不振等)、皮肤反应(色素沉着、角化增厚、皮炎、皮疹等)、脱发、肢端麻木和口腔炎症等，肺部症状(肺炎样病变或肺纤维化)出现率低于博莱霉素。

注意事项：

(1)发热，给药后如患者出现发热现象，可给予退热药。对出现高热的病人，在以后的治疗中应减少剂量，缩短给药时间，并在给药前后给予解热药或抗过敏剂。

(2)病人出现皮疹等过敏症状时应停止给药，停药后症状可自然消失。

(3)病人如出现咳嗽、咳痰、呼吸困难等肺炎样症状，同时胸部X光片出现异常，应停止给药，并给予甾体激素和适当的抗生素。

(4)偶尔出现休克样症状(血压低下，发冷、发热、喘鸣、意识模糊等)，应注意监测，发生后立即停止给药，对症处理。

柔红霉素
(daunorubicin)

通用名 柔红霉素

商品名 盐酸柔红霉素，正定霉素，红比霉素，柔毛霉素

规　格 20mg/支

储　存 遮光、密封保存

药理作用

为周期非特异性抗肿瘤药，动物试验表明它对小鼠L1210白血病有延长生命的作用，并且对氨基甲叶酸、6-巯基嘌呤及5-氟尿嘧啶耐药的细胞株也显示出一定的疗效。另外，它对吉田肉瘤大鼠有延长生命的疗效，并且对环磷酰胺、三乙烯硫代磷酰胺、6-巯基嘌呤、5-氯尿嘧啶、丝裂霉素C及色霉素A3耐药的细胞株也显示出一定的疗效。作用机制在于细胞的核酸

合成过程，能直接与DNA结合，阻碍DNA合成和依赖DNA的RNA合成反应。

药代动力学

给10例白血病成人患者静脉注射（将此药40mg溶解于40ml 0.9%氯化钠注射液中）3min时的血中和红细胞中的浓度分别为（228±204）μg/g。它在人体的主要代谢产物是柔红霉素醇。在24h的总排泄率为（11.8±5.1）%，其中柔红霉素（6.33±2.93）%，道诺红菌素醇（5.3±2.48）%。其分布半衰期为0.07h；消除半衰期为97.3h。

适应证及禁忌证

适应证：急性粒细胞性白血病，急性淋巴细胞性白血病。也可用于神经母细胞瘤和横纹肌瘤。

禁忌证：心脏病患者及有心脏病史的患者；对此药有严重过敏史患者；严重感染或骨髓抑制病人；孕妇和哺乳期妇女。

用药护理

配制方法：静脉滴注：每20mg用0.9%氯化钠注射液250ml溶解。

用法用量：静脉滴注：30～60mg/m²，用0.9%氯化钠注射液250ml溶解后滴注，1h内滴完，每周1次，也可每日1次，连用3天。

配伍禁忌：与肝素、氨茶碱、呋塞米、硫酸庆大霉素、磷酸克林霉素等有配伍禁忌。

用药告知：此药漏出血管外时，可致局部组织坏死，建议患者深静脉给药。

监测要点：

（1）骨髓抑制：较严重。若出现贫血、粒细胞减少、血小板减少、出血，不应用药过久；如出现口腔溃疡（多在骨髓毒性之前出现）应立即停药。

（2）心脏毒性：可引起心电图异常、心动过速、心律失常；严重者可有心力衰竭。总给药量超过25mg/kg时可致严重心肌损伤，静脉注射太快时也可出现心律失常。

（3）胃肠道反应：溃疡性口腔炎、食欲不振、恶心、呕吐、腹痛等。

（4）肝肾损伤：GOT、GPT、ALP升高，黄疸、BUN升高，蛋白尿。

（5）局部反应：漏出血管外可导致局部组织坏死，用药期间密切注意穿刺部位情况。

（6）其他反应：脱发、倦怠、头痛、眩晕等精神症状；畏寒、呼吸困难、发烧、皮疹等过敏症状。

注意事项：

（1）此药与酸性或碱性药物配伍易失效。

（2）此药只能用于静脉注射或滴注。静脉注射时应注意部位和方法，尽可能慢；滴注过程中注意匀速滴注，以免引起血管疼痛、静脉炎和形成血栓，并防止药液漏出血管外，以免引起组织损坏和坏死。

（3）因有引起骨髓抑制，心脏毒性等严重不良反应的情况，应特别观察患者状况，定期进行临床检查（血液检查，肝、肾功能、心肌功能检查等），如有异常应作减药、停药等处理。

（4）如出现口腔溃疡（此反应多在骨髓毒性之前出现），应即停药。

（5）胃肠道反应：恶心、呕吐、腹痛，注意给予心理护理及对症治疗。

（6）心脏毒性：可引起心肌损害，心电图异常；心律失常，严重者可有心力衰竭，故总量不应超过25mg/kg。滴注快时也可出现心律失常。

四、植物类抗肿瘤药

抗肿瘤植物药指来源于植物的具有抗肿瘤作用的药物，其有效成分中以生物碱占多数。抗肿瘤植物药能阻止纺锤丝形成，抑制有丝分裂：与微管蛋白结合，阻止微管蛋白聚合，使防锤丝形成障碍，结果是染色体不能向两极移动，有丝分裂停留于中期；也可作用于细胞膜，干扰细胞膜对氨基酸的转运，使蛋白质的合成受抑，最终细胞核结构异常导致细胞死亡。抗瘤谱广，主要用于各种实体瘤的治疗。其中紫杉类药物主要不良反应是过敏反应，在用药前先询问有无过敏史，服用抗过敏药物预防过敏反应的发生。

紫杉醇
(paclitaxel)

通用名 紫杉醇

商品名 安泰素，紫杉醇

规　格 30mg/5ml

储　存 黏稠的浓缩液应在20～25℃的温度遮光保存

药理作用

此品是新型抗微管药物，通过促进微管蛋白聚合抑制解聚，保持微管蛋白稳定，抑制细胞有丝分裂。体外实验证明紫杉醇具有显著的放射增敏作用，可能是使细胞终止于对放疗敏感的 G_2 和 M 期。

药代动力学

此品蛋白结合率为89%～98%，主要在肝脏代谢，随胆汁进入肠道，经粪便排出体外。

适应证及禁忌证

适应证：卵巢癌、乳腺癌、头颈癌、食管癌、精原细胞瘤、复发非何金淋巴瘤等。

禁忌证：禁用于白细胞低于1500/MM者；对聚氧乙基代蓖麻油过敏者禁用。

用药护理

配制方法：静脉滴注：将紫杉醇用0.9%氯化钠注射液、5%葡萄糖氯化钠或5%葡萄糖注射液500ml稀释，浓度为0.3～1.2mg/ml。只能使用非聚氯乙烯（non-PVC）塑料容器和输液装置以避免释出增塑剂，输液器过滤器的微孔滤膜直径为0.22μm。

用法用量：单药剂量为135～200mg/m²，在粒细胞集落刺激因子支持下，剂量可达250mg/m²。将紫杉醇用0.9%氯化钠注射液或5%葡萄糖盐水稀释，静脉滴注3h。联合用药剂量为135～175mg/m²，3～4周重复。

配伍禁忌：与盐酸异丙嗪、盐酸米托蒽醌等有配伍禁忌。

用药告知：此品有时有过敏反应，告知过敏表现，及时通知医护人员。此品有血管刺激性，输注药物的静脉和药物外渗后局部有炎症表现，建议深静脉给药。

监测要点：监测不良反应，预防过敏反应。

(1)过敏反应：发生率为39%，其中严重过敏反应发生率为2%。多数为Ⅰ型变态反应，表现为支气管痉挛性呼吸困难，荨麻疹和低血压。几乎所有的反应发生在用药后最初的10min。

(2)骨髓抑制：为主要剂量限制性毒性，表现为中性粒细胞减少，血小板降低少见，一般发生在用药后8～10日。严重中性粒细胞减少发生率为47%，严重的血小板降低发生率为5%。贫血较常见。

(3)神经毒性：周围神经病变发生率为62%，最常见的表现为轻度麻木和感觉异常，严重的神经毒性发生率为6%。

(4)心血管毒性：可有低血压和无症状的短时间心动过缓。

(5)肌肉关节疼痛：发生率为55%，发生于四肢关节，发生率和严重程度呈剂量依赖性。

(6)胃肠道反应：恶心，呕吐，腹泻和黏膜炎发生率分别为59%，43%和39%，一般为轻和中度。

(7)肝脏毒性：为ALT，AST和AKP升高。

(8)脱发：发生率为80%，应做好心理护理。

注意事项：

(1)为预防发生过敏反应，在紫杉醇治疗前应用地塞米松、苯海拉明和H_2受体拮抗剂进行预处理。治疗前12h口服地塞米松10mg，治疗前6h再口服地塞米松10mg，治疗前30～60min给予苯海拉明肌肉注射20mg，静脉注射西咪替丁300mg或雷尼替丁50mg。

(2)未稀释的浓缩药液不要接触聚氯乙烯塑料器械或设备，且不能进行静脉滴注。

(3)稀释的药液应采用非聚氯乙烯材料输液瓶和输液器给药。

(4)给药期间应注意有无过敏反应及生命特征的变化。

(5)药物相互作用：药代动力学资料证明使用顺铂后给予此品，此品清除率大约降低30%，骨髓毒性较为严重；同时应用酮康唑影响此品的代谢。

(6)药物过量：尚无相应的解毒药；用药过量最主要的、可预测的并发症包括骨髓抑制、外周神经毒性及黏膜炎。

多西他赛
(docetaxel)

通用名 多西他赛

商品名 泰索帝，多西紫杉醇，紫杉特尔，多帕菲

规　格 20mg/7ml，80mg/15ml

储　存 2～8℃，密闭，遮光保存

药理作用

属于紫杉类化合物抗肿瘤药。此品的作用机制是加强微管蛋白聚合作用和抑制微管解聚作用，形成稳定的非功能性微管束，破坏肿瘤细胞的有丝分裂。此品在细胞内浓度比紫杉醇高3倍，并在细胞内滞留时间长，这是此品在体外试验中比紫杉醇抗肿瘤活性大的重要原因。

药代动力学

按剂量 $100mg/m^2$ 静脉滴注本品约 1～2h,体内平均分布容积为 113L,半衰期 α 为 4min,半衰期 β 为 36min,半衰期 γ 约为 11.2h。体内清除率约为 $20L/h/m^2$,具有高蛋白结合率和低肾排泄率。在肝中代谢,主要经胆道从粪便排出,而经尿排泄仅占所给剂量 5%～7%;肝功能异常者使此品在体内清除率减少,但年龄差异对此品在体内的药动学无明显改变。

适应证及禁忌证

适应证:此品对乳腺癌和非小细胞癌、肺癌、卵巢癌有效,对胰腺癌、胃癌、头颈癌等也有效。

禁忌证:白细胞数目小于 $1500/m^3$ 的病人禁用;孕期、哺乳期妇女及儿童禁用。

用药护理

配制方法:用此品所配给的注射溶剂将此品稀释后注入 0.9%氯化钠注射液或 5%葡萄糖注射液中后静脉滴注,最终浓度应低于 0.74mg/ml。

用法用量:推荐剂量为每 3 周用 $75mg/m^2$,静脉滴注 1h。

配伍禁忌:建议单独配制。

用药告知:

(1)此药有时可能发生较严重过敏反应,应告知患者过敏表现,及时通知医护人员。

(2)药液接触皮肤立即用肥皂水和清水彻底清洗;接触眼睛或黏膜,立即用清水彻底清洗。

监测要点:监测不良反应,预防过敏反应。

(1)使用此品可能出现骨髓抑制、过敏反应、体液潴留等,应注意监测。

(2)可能发生胃肠道反应如恶心、呕吐或腹泻、脱发、乏力、黏膜炎、关节痛和肌肉痛、低血压,应注意观察,做好心理护理及对症治疗。

(3)神经毒性和心血管副反应极少发生。

(4)药物相互作用:此品与酮康唑合用,可能发生不良相互作用,使用时要格外小心。

注意事项:

(1)此品用配给的注射溶剂溶解后应立即使用,用 0.9%氯化钠注射液或 5%葡萄糖注射液稀释后应 4h 内使用。

(2)此品只能静脉滴注。

(3)治疗前需预服糖皮质激素,如地塞米松,以减轻体液潴留的发生。

(4)治疗期间应经常监测血细胞数目。

长春新碱

(vincristine)

通用名 长春新碱

商品名 硫酸长春新碱注射粉针,新长春碱

规　格 1mg/支

储　存 遮光,密闭,在冷处保存

药理作用

长春新碱为夹竹桃科植物长春花中提取的有效成分。抗肿瘤作用靶点是微管，主要抑制微管蛋白的聚合而影响纺锤体微管的形成。使有丝分裂停止于中期。还可干扰蛋白质代谢及抑制 RNA 多聚酶的活力，并抑制细胞膜类脂质的合成和氨基酸在细胞膜上的转运。长春新碱对移植性肿瘤的抑制作用大于长春花碱且抗瘤谱广。长春新碱、长春花碱和长春地辛三者间无交叉耐药现象，长春新碱神经毒性在三者中最强。

药代动力学

长春新碱静脉注射后迅速分布于各组织，神经细胞内浓度较高，很少透过血脑屏障，脑脊液浓度是血浆浓度的 1/30～1/20。蛋白结合率为 75%。在成人，半衰期 α 小于 5min，半衰期 β 为 50～155min，末梢消除相半衰期 γ 长达 85h。在肝内代谢，在胆汁中浓度最高，主要随胆汁排出，粪便排泄 70%，尿中排泄 5%～16%。长春新碱能选择性地集中在癌组织，可使增殖细胞同步化，进而使抗肿瘤药物增效。

适应证及禁忌证

适应证：急性白血病，尤其是儿童急性白血病，对急性淋巴细胞白血病疗效显著。还有恶性淋巴瘤、生殖细胞肿瘤、小细胞肺癌、尤文肉瘤、肾母细胞瘤、神经母细胞瘤、乳腺癌、慢性淋巴细胞白血病、消化道癌、黑色素瘤及多发性骨髓瘤等。

禁忌证：尚不明确。

慎用：肝功能异常时减量使用。

用药护理

配制方法：用 0.9%氯化钠注射液、5%葡萄糖注射液、5%葡萄糖氯化钠注射液 20ml 溶解后使用。

用法用量：

(1)成人剂量 1～2mg(或 1.4mg/m^2)，最大不大于 2mg，年龄大于 65 岁者，最大每次 1mg。

(2)儿童 75μg/kg 或 2.0mg/m^2，每周 1 次，静脉注射或冲入。

(3)联合化疗是连用 2 周为 1 周期。

配伍禁忌：与甘露醇、地塞米松、氨茶碱、呋塞米有配伍禁忌。

用药告知：此品有局部组织刺激作用，药液漏至血管外可引起局部组织坏死和持续疼痛。

监测要点：监测不良反应。

(1)有局部组织刺激作用，药液漏至血管外可引起局部坏死，应注意加强监测。

(2)剂量限制性毒性是神经系统毒性，主要引起外周神经症状，如手指、神经毒性等，与累积量有关。足趾麻木、腱反射迟钝或消失，外周神经炎。腹痛、便秘，麻痹性肠梗阻偶见。运动神经、感觉神经和脑神经也可受到破环，并产生相应症状。神经毒性常发生于 40 岁以上者，儿童的耐受性好于成人，恶性淋巴瘤病人出现神经毒性的倾向高于其他肿瘤病人。

(3)骨髓抑制和消化道反应较轻。

(4)可见脱发，偶见血压改变。

注意事项：

(1)仅用于静脉注射，漏于皮下可导致组织坏死、蜂窝织炎。一旦漏出或可疑外漏，应立即停止输液，并予相应处理(参考氮芥外漏的处理)。

(2)防止药液溅入眼内，一旦发生应立即用大量0.9%氯化钠注射液冲洗，以后应用地塞米松眼膏保护。

长春地辛
(vindesine)

通用名 长春地辛
商品名 西艾克注射粉针，艾得新注射粉针
规　格 1mg/支，4mg/支
储　存 遮光，密闭，在凉处保存

药理作用

此品为细胞周期特异性抗肿瘤药物，抑制细胞内微管蛋白的聚合，阻止增殖细胞有丝分裂中的纺锤体的形成，使细胞分裂停于有丝分裂中期，此品对移植性动物肿瘤的抗瘤谱较广，与长春花碱和长春新碱无完全的交叉耐药。

药代动力学

此品在体内代谢符合三室模型，半衰期α为0.037h，半衰期β为0.912h，半衰期γ为24.2h。此品不与血浆蛋白结合，主要经胆汁分泌到肠道排泄，约有10%经尿液排出。人体单次静脉注射($3mg/m^2$)后，血浆中的药物浓度迅速下降，广泛分布于脾脏、肺、肝脏，周围神经和淋巴结等的浓度为血浆浓度的数倍。

适应证及禁忌证

适应证：非小细胞肺癌、小细胞肺癌、恶性淋巴瘤、乳腺癌、食管癌及恶性黑色素瘤等恶性肿瘤。

禁忌证：骨髓功能低下和严重感染者禁用或慎用。

用药护理

配制方法：1ml此品用0.9%氯化钠注射液或5%葡萄糖5ml溶解。

用法用量：

(1)静脉注射或静脉滴注。

(2)单一用药每次$3mg/m^2$，每周1次，通常连续用药3次为1周期。

(3)0.9%氯化钠注射液溶解后缓慢静脉注射，亦可溶于5%葡萄糖缓慢静脉滴注(6～12h)。

配伍禁忌：避免与其他具神经毒性的抗肿瘤药合用。

用药告知：有局部血管刺激作用，漏出血管外造成疼痛、静脉炎，甚至皮肤坏死、溃疡，建议患者选择深静脉给药。

监测要点：

(1)骨髓抑制：最常见的为白细胞降低，其次为血小板降低，对血红蛋白也有一定影响。

(2)胃肠道反应：轻度食欲减低，恶心和呕吐。

(3)神经毒性：可逆性的末梢神经炎较长春新碱轻，可有腹胀、便秘。

(4)有生殖毒性和致畸作用：孕妇不宜使用。

(5)有局部组织刺激反应：可引起静脉炎，应避免漏出血管外和溅入眼内。

注意事项：

(1)药物溶解后应在 6h 内使用。

(2)静脉滴注时应小心，防止外漏，以免漏出血管外造成疼痛，皮肤坏死、溃疡，一旦出现应立刻冷敷，并用 0.5%普鲁卡因封闭。

(3)毒性介于长春花碱与长春新碱之间，神经毒性只有长春新碱的一半。

(4)骨髓抑制较长春花碱轻，但较长春新碱强。此品常引起白细胞减少，但严重的白细胞减少并不多见，对血小板影响不明显。

(5)神经毒性主要表现为感觉异常、深腱反射消失或降低、肌肉疼痛和肌无力。神经毒性与剂量有关，停药后可逐渐恢复。

(6)便秘、脱发、贫血、发热、静脉炎也常见。

长春瑞滨

(vinorelbine)

通用名 长春瑞滨

商品名 诺维本注射液，民诺宾注射液

规　格 10mg/支，10mg/ml

储　存 避光，2～8℃密封保存

药理作用

此品的抗肿瘤活性为主要通过干扰微管蛋白而抑制中期有丝分裂。与其他长春花碱相似，长春瑞滨还可以干扰：氨基酸、环 AMP 和谷胱甘肽的代谢；钙调素依赖性钙离子转运 ATP 酶活性；细胞呼吸；核酸和脂肪生物合成。

药代动力学

单独静脉注射此品 $30mg/m^2$，其代谢属三室模型。最高血药浓度为 1088ng/ml，血清半衰期为 21h，分布容积高达 43L。此品的组织吸收迅速，并广泛分布于组织中，组织与血的比率为 20∶80。在肝脏的浓度最高，其次为肺、脾、淋巴器官和股骨，几乎不透过脑组织。此品的代谢主要发生在细胞外，大部分的代谢物通过胆道由粪便排出，并且持续 3～5 周，仅10%～15%随尿排泄，持续 3～5 天。

适应证及禁忌证

适应证：用于非小细胞肺癌、乳腺癌以及难治性淋巴瘤、卵巢癌等。

禁忌证:治疗前粒细胞计数<3000 细胞/mm^3的患者。

慎用:肝脏在长春瑞滨的代谢中起着重要的作用,严重肝脏疾病患者的临床经验有限,当给予严重肝损伤或肝损害患者时应特别注意;功能不全者应慎用。

用药护理

配制方法:用0.9%氯化钠注射液、5%葡萄糖注射液溶解稀释。静脉注射浓度为1.5~3mg/ml;静脉滴注浓度为0.5~2mg/ml。

用法用量:

(1)此品只能静脉给药。

(2)单药治疗:推荐剂量为每次25~30mg/m^2,21天为1周期,分别在第1、8天各给药1次,2~3周期为1疗程。

(3)联合用药:用药剂量和给药时间随化疗方案而有所不同。

(4)此品必须先用0.9%氯化钠注射液稀释至50ml,于短时间(6~10min)内经静脉输入,然后用250~500ml 0.9%氯化钠注射液冲洗静脉。

配伍禁忌:与丝裂霉素、氟尿嘧啶、氨苄西林钠、碳酸氢钠等有配伍禁忌。有长春瑞滨或长春花碱与丝裂霉素配伍用药时发生急性肺反应的报道。

用药告知:

(1)此药是中度的发疱剂,有时出现注射部位反应,包括红斑、注射部位疼痛和静脉变色、静脉炎。

(2)此药可以对胎儿形成伤害,但没有在妊娠妇女中进行相关研究。如在妊娠期内使用此药或者在使用期间怀孕的病人,应告知病人对胎儿的危险。建议有可能怀孕的妇女避免在长春瑞滨治疗期间怀孕。

(3)因为药物有可能通过人乳汁分泌及长春瑞滨可能对哺乳婴儿的严重不良反应,要求使用长春瑞滨治疗的哺乳妇女终止哺乳。

(4)向患者简单介绍可能出现的不良反应及注意事项。

监测要点:

(1)血液系统毒性:粒细胞减少是主要的剂量依赖性毒性,通常是可逆的且无蓄积毒性。常发生于给药后的第7~10天,而在之后的7~14天粒细胞计数恢复。因粒细胞减少导致发热和/或败血症而住院的病人约8%。败血病引起的死亡发生率约达1%;约有70%白细胞下降的病人需调整剂量。贫血常见,但多为中度,严重贫血(Ⅲ、Ⅳ度)为2%。血小板下降偶见于复治者,发生率为1.2%。用药期间应严密监测血象变化。

(2)神经毒性反应:低于5%的患者发生深腱反射缺失,严重的外周神经病并不多发(1%)且为可逆性,应注意此方面的观察。

(3)消化系统:恶心、呕吐发生率为3%,但很少超过Ⅲ度者,过去做过腹部放疗或用过催吐作用的药物时会增加。有报道一过性的肝酶增加,但没有临床症状。

(4)呼吸系统:此品可引起呼吸困难和支气管痉挛,这些反应可于注射后数分钟或数小时内发生。告知患者用药过程中如有这些症状应及时告知医务人员,并作好抢救准备。

(5)心血管系统:5%的患者有胸痛。有胸痛的患者多数有心血管病史或肿瘤在胸部内,罕见有心肌梗死的报道，用药期间注意患者主诉。

(6)此药是中度的发疱剂，1/3 的患者出现注射部位反应，包括红斑、注射部位疼痛和静脉变色，5%为严重反应，10%的患者有沿着注射部位的血管发生静脉炎。应确保安全用药，防止药液外渗。

(7)其他：27%的患者发生疲劳，通常为轻度至中度，但随着剂量累积，程度有所增加；发生率低于 5%的其他毒性包括颚痛、肌痛、关节痛、和皮疹；出血性膀胱炎和 ADH 分泌异常的报道发生率<1%；可见有中度进行性脱发。

注意事项：

(1)此产品必须经静脉给药，药物若渗出静脉将引起局部强烈刺激反应如局部组织坏死、血栓性静脉炎，一旦药液外漏应立即停止注药，余药另换静脉注入。

(2)如药物不慎进入眼睛应立即用大量清水或等渗液冲洗。

(3)接受长春瑞滨治疗的患者应在治疗前或治疗后经常测定骨髓抑制发生情况。此药不可给予粒细胞计数<3000 细胞/mm^3的患者。发生严重的粒细胞缺乏的患者有感染或发热症状时应仔细监护。粒细胞减少患者应减少给药剂量。

(4)避免长春瑞滨接触眼部。有报道因事故性接触长春花碱引起眼部严重的刺激性反应。如眼部接触长春瑞滨，应对眼部用水进行彻底冲洗。

(5)同时使用长春瑞滨和多西紫杉醇的患者，应监测神经系统症状。

(6)用药之前进行过放疗的患者给予长春瑞滨时可增加对放射作用的敏感性。

依托泊甙

(etoposide)

通用名 依托泊甙

商品名 凡毕复注射液，足叶乙甙注射液，依托泊甙注射液

规 格 100mg/5ml

储 存 避光储存于 2～8℃冰箱内

药理作用

此品为细胞周期特异性抗肿瘤药物，作用于 DNA 拓扑异构酶Ⅱ，形成药物-酶-DNA 修复，实验发现该复合物可随药物的清除而逆转，使损伤的 DNA 得到修复，降低了细胞毒作用。因此，延长药物的给药时间，可提高抗肿瘤活性。

药代动力学

人体血药浓度的半衰期为 7h(3～12h)。97%与血浆蛋白结合。由于此品与拓扑异构酶Ⅱ的结合是可逆的，并作用于细胞周期中持续时间较长的 S 期及 G_2 期，因此血药浓度持续时间长短比峰浓度高低更重要，一般采用静脉滴注，而不用静脉推注。44%～60%由肾排泄(其中 67%以原形排泄)。粪便排泄仅占 16%。脑脊液中的浓度(给药2～20h 后)为血药浓度的 1%～10%。

适应证及禁忌证

适应证:主要用于治疗急性粒细胞白血病,疗效较好,与常用药物无交叉耐药性;也可用于治疗小细胞未分化型肺癌,疗效也较好。尚可用于恶性淋巴瘤、睾丸恶性生殖细胞瘤,可与顺氯氨铂合用。对神经母细胞瘤、绒癌和卵巢癌等也有一定疗效。

禁忌证:骨髓抑制、白细胞及血小板明显下降者,心、肝、肾功能有严重障碍者禁用。

用药护理

配制方法:使用0.9%氯化钠注射液稀释。

用法用量:静脉注射或静脉滴注:单一用药时的剂量为每平方米体表面积60~100mg(一般每次100mg),加等渗盐水500ml静脉滴注,每日或隔日1次,连用3~5次,3~4周后重复用药。总剂量1000~2000mg。

配伍禁忌:葡萄糖、碳酸氢钠、甲硝唑、维生素C、丝裂霉素、硫酸镁等。

用药告知:告知患者此药对局部组织刺激性强,可引起静脉炎。

监测要点:

(1)消化系统:食欲减退、恶心、呕吐、口腔炎、腹泻等消化道反应。

(2)血液系统:可逆性的骨髓抑制,包括白细胞及血小板减少,多发生在用药后7~14日,20日左右恢复正常,应注意监测。

(3)过敏反应:若静脉滴注过速(≤30min),可有低血压、喉痉挛等过敏反应,应注意控制输液速度。

(4)少数患者可有胸骨后疼痛及周围神经炎表现。

(5)注射部位有时出现静脉炎,用药过程应注意监测。

(6)有个案报道,用药期间放射线照射纵隔后发生心肌梗死。

注意事项:

(1)此品在葡萄糖溶液中不稳定,可形成细微沉淀,所以只能用0.9%氯化钠注射液稀释。

(2)配制后立即使用,如有沉淀严禁使用。

(3)此品不宜静脉推注,静脉滴注时药液不可外漏,速度不得过快,至少半小时,否则容易引起低血压,喉痉挛等过敏反应。

(4)用药期间应定期检查周围血象和肝肾功能。

替尼泊甙
(teniposide)

通用名 替尼泊甙
商品名 卫萌注射液
规　格 50mg/5ml
储　存 遮光,在凉处保存

药理作用

此品为周期特异性细胞毒药物，抑制拓扑异构酶Ⅱ，引起 DNA 断裂，阻断有丝分裂于细胞周期 S 期和 G_2 期。对实验性鼠肿瘤，替尼泊甙在其体内具有较广谱的抗肿瘤活性。体外和体内研究显示与依托泊甙具有完全交叉耐药性。

药代动力学

在一定剂量范围内，替尼泊甙药代动力学参数呈线性，药物在体内不发生蓄积。静脉注射后，药物从中央室 1 相清除，分布相半衰期约 1h。在体内与蛋白的结合率高。替尼泊甙能通过血脑屏障，在脑脊液的浓度低于血药浓度。药物的肾脏清除率仅占总清除率的 10%。替尼泊甙清除半衰期约为6～20h。

适应证及禁忌证

适应证：此品适用治疗恶性淋巴瘤，急性淋巴细胞白血病，中枢神经系统恶性肿瘤如神经母细胞瘤，胶质瘤和星形细胞瘤及转移瘤，膀胱癌及神经母细胞瘤等。

禁忌证：对替尼泊甙及聚乙基代蓖麻油过敏者；严重白细胞减少或血小板减少者。此品含有苯甲醇，可能造成新生儿的损害，孕妇及哺乳期妇女禁用。

慎用：肝肾功能异常或肿瘤侵犯骨髓者慎用。

用药护理

配制方法：用 5%葡萄糖注射液或 0.9%氯化钠注射液稀释后使用。

用法用量：单药治疗每次 60mg/m²，加 0.9%氯化钠注射液 500ml，静脉滴注 30min 以上，每日 1 次，连用 5 日，3 周重复；联合用药常用量为每日 60mg 加 0.9%氯化钠注射液 500ml 静脉滴注，一般连用 3 日。老年及骨髓功能欠佳、多次化疗患者酌情减量。

配伍禁忌：建议单独使用。

用药告知：告知患者可能出现过敏反应，如有过敏症状及时与医护人员联系。

监测要点：

(1)骨髓毒性为剂量限制毒性，用药 7～14 日后常见白细胞和血小板降低。

(2)胃肠道反应：恶心呕吐是最常见的消化道不良反应，但通常是轻度和中度的。

(3)低血压：快速输注时会发生一过性的低血压，应向患者讲明表现。

(4)过敏反应：可发生急性过敏反应，如寒战，发热，心动过速，支气管痉挛，呼吸困难，低血压，潮红，出汗，水肿，高血压和荨麻疹。

(5)其他：脱发较常见；口腔炎，头痛和精神障碍罕见。

注意事项：

(1)应定期检查血象，如白细胞低于3.5×10^9/L 或血小板低于 75×10^9/L，应推迟使用，直到骨髓功能恢复正常。

(2)应注意保证输注此品进入静脉，以免输注于静脉外造成组织坏死。

(3)此品应缓慢静脉滴注，最初 30～60min，应仔细监测生命特征，以免发生低血压情况。

(4)药物相互作用：苯巴比妥和苯妥英钠可增加替尼泊甙的清除，合并用药时应增加替尼泊甙的剂量。甲苯磺丁脲、水杨酸钠和磺胺甲噻二唑降低替尼泊甙的与蛋白结合率，导致游离药物增加，增加药物作用和毒性反应。

(5)用药过量：目前没有替尼泊甙的解毒药物。可预见的药物过量出现合并症通常继发于骨髓抑制。治疗包括输注血制品和抗生素治疗的支持治疗。

高三尖杉酯碱

(homoharringtonine)

通用名 高三尖杉酯碱

商品名 高三尖杉酯碱注射液

规　格 1mg/支

储　存 遮光，密闭，在阴凉处保存

药理作用

此品是从三尖杉属植物提出有抗癌作用的生物酯碱，能抑制真核细胞蛋白质的合成，使多聚核糖体解聚，干扰蛋白核体糖功能。此品对细胞内DNA的合成亦有抑制作用。体外实验显示，此品对G_1、G_2期细胞杀伤作用最强，而对S期细胞作用较小。此品与阿糖胞苷、巯嘌呤等无交叉耐药性。

药代动力学

经肌肉注射或口服吸收慢而不完全，主要用于静脉注射。静脉注射后骨髓内的浓度最高，肾、肝、肺、脾、心及胃肠次之，肌肉及脑组织最低。在静脉注射2h后，此品在各组织的浓度迅速下降，而在骨髓的浓度下降较慢。半衰期为3～50min。在体内的代谢较为活跃，主要代谢在肝内进行，但其代谢物尚不明确。经肾脏及胆道排泄，少量经粪便排泄，在排出物中，原形药占1/3。给药后24h内的排出量约占给药总量的50%，其中42.2%经尿排出，6.3%经粪便排出。

适应证及禁忌证

适应证：适用于各型急性非淋巴细胞白血病，对骨髓增生异常综合征(MDS)、慢性粒细胞性白血病及真性红细胞增多症等亦有一定疗效。

禁忌证：对严重或频发的心律失常及器质性心血管疾病患者则不宜选用此品。

慎用：为避免胎儿死亡及先天畸形的发生，孕妇及哺乳期妇女慎用。蒽环类抗生素有心肌毒性作用，老年患者及已反复采用阿霉素或柔红霉素等蒽环类抗生素治疗的患者使用三尖杉酯碱应慎用或不用，以免增加心脏毒性。心血管疾病：原有心律失常及各类器质性心血管疾病患者应慎用或不用此品。

用药护理

配制方法：用5%葡萄糖或10%葡萄糖注射液稀释后使用。

用法用量：

(1)成人常用量：静脉滴注，每日1～4mg，加5%葡萄糖注射液250～500ml，缓慢滴入3h以上，以4～6日为1疗程，间歇1～2周再重复用药。

(2)小儿常用量：静脉滴注，每日按体重0.05～0.1mg/kg，以4～6日为1疗程。

配伍禁忌:未查到有关配伍资料,建议单独使用。

用药告知:告知患者可能出现的不良反应,及时与医护人员联系。

监测要点:

(1)骨髓抑制:此品对骨髓各系列的造血细胞均有抑制作用,对粒细胞系列的抑制较重,红细胞系列次之,对巨核细胞系列的抑制较轻,应定期复查血象。

(2)心脏毒性:较常见的心脏毒性有窦性心动过速、房性或室性期外收缩及心电图出现S-T段变化及T波平坦等心肌缺血表现,极少数患者可出现奔马律、程度不一的房室传导阻滞及束支传导阻滞、心房颤动等,因此需注意心率变化。

(3)低血压:文献报道当高三尖杉酯碱每次剂量>3.0mg/m^{2}时,部分患者于给药后4h左右会出现血压降低的现象,用药期间应进行血压监测。

(4)消化系统:常见的症状为厌食、恶心、呕吐,少数患者可产生肝功能损害,应预防性使用止吐药及做好心理护理。

(5)个别病人可产生脱发、皮疹,偶见疑为严重过敏性休克的个案报道。

注意事项:

(1)下列情况应慎用此品:骨髓功能显著抑制或血象呈严重粒细胞减少或血小板减少、肝功能或肾功能损害,有痛风或尿酸盐肾结石病史患者。

(2)白血病时有大量白血病细胞破坏,采用此品时破坏会更增多,血液及尿中尿酸浓度可能增高。

(3)用药期间应密切观察下列各项:周围血象,每周应检查白细胞计数及分类、血小板、血红蛋白量1或2次,如血细胞在短期内有急骤下降现象者,则应每日观察血象和进行肝肾功能、心脏体征及心电图检查。

羟喜树碱

(hydroxycamptothecine)

通用名 羟喜树碱

商品名 拓僖注射粉针,羟喜树碱注射粉针

规　格 5mg/支,2mg/支

储　存 遮光,密封,在凉暗干燥处保存

药理作用

羟喜树碱是细胞毒类抗肿瘤药。该药为细胞周期特异性药物,主要作用于S期,对DNA拓扑异构酶Ⅰ(TOPOI)有选择性抑制作用。TOPOI催化超螺旋DNA解旋而进行复制及转录,此品通过抑制TOPOI的活性而阻滞DNA复制及转录,干扰肿瘤细胞增殖周期。近期研究文献提示,羟喜树碱可能还有诱导肿瘤细胞分化和凋亡的作用。

药代动力学

动物实验表明:羟喜树碱在血液中的清除过程呈双相曲线,第一个快速下降的生物半衰期

为 4.5min，第二个半衰期为 29min。给药后 1h，胆囊、小肠内容物维持浓度最高，其次为癌细胞，其他依次为骨髓、胃、肺等器官。静脉注射的羟喜树碱主要从胆汁排泄，通过粪便排出体外。24h 排出量为 39%，从粪便中排出 29.6%，尿中不到 9%。癌细胞中 24h 内保持稳定水平。

适应证及禁忌证

适应证：用于原发性肝癌、胃癌、膀胱癌、直肠癌、头颈部上皮癌、白血病等恶性肿瘤。

禁忌证：对此品过敏者禁用；孕妇慎用。

用药护理

配制方法：此药只能用 0.9%氯化钠注射液溶解。

用法用量：

(1)原发性肝癌：静脉注射，每日 4～6mg，用 0.9%氯化钠注射液 20ml 溶解后，缓缓注射。

(2)胃癌：静脉注射，每日 4～6mg，用 0.9%氯化钠注射液 20ml 溶解后，缓缓注射。

(3)头颈部上皮癌：静脉注射，每日 4～8mg，用 0.9%氯化钠注射液 20ml 溶解后，缓缓注射。

(4)白血病：成人剂量按体表面积每日$6\sim8mg/m^2$，加入 0.9%氯化钠注射液中静脉滴注，连续给药 30 天为 1 疗程。

配伍禁忌：与葡萄糖等酸性药液有配伍禁忌。

用药告知：药液外溢会引起局部疼痛及炎症。向患者告知可能出现的不良反应，做好心理准备，增强治疗信心。

监测要点：

(1)对消化系统的影响：主要表现为恶心、食欲减退等反应，但不影响疗效，停药后上述症状很快减轻并消失，这需向患者讲清，鼓励其坚持治疗。

(2)对造血系统的影响：白细胞有一定程度的下降，但能维持在 $1\times10^9/L$ 以上；对红细胞及血小板未发现明显抑制作用，注意监测血象变化。

(3)对泌尿系统的影响：有少数病例出现尿急、尿痛及血尿，停药 1 周后逐渐消失。

(4)其他反应：有少数病例出现脱发，停药后可逐渐恢复。

注意事项：

(1)此品不宜用葡萄糖等酸性药液溶解和稀释。

(2)此品仅限用 0.9%氯化钠注射液稀释。

(3)静脉给药时，药液切勿外溢，否则会引起局部疼痛及炎症。

(4)此品用药期间应严格检查血象。

拓扑替康

(topotecan)

通用名 拓扑替康

商品名 奥罗那，和美新，开普拓，盐酸伊利替康

规 格 2mg/支，4mg/支，40mg/2ml，100mg/5ml

储 存 遮光，密封，在凉暗干燥处保存

药理作用

此药显示了很强的抗肿瘤活性和广泛的抗癌谱。此药为拓扑异构酶Ⅰ的抑制剂。拓扑异构酶Ⅰ可诱导DNA单链可逆性断裂，使DNA螺旋链松解，此药可与拓扑异构酶Ⅰ-DNA复合物结合并阻止这些单股断链的重新连接，其细胞毒作用是在DNA的合成中，是S期细胞周期特异性药物。此药与拓扑异构酶Ⅰ和DNA形成的三元复合物与复制酶相互作用时产生双股DNA的损伤。而哺乳动物的细胞不能有效地修复这些双股DNA链的中断。

药代动力学

对癌症患者以1.5mg/m^{2}的剂量30min静脉滴注，在体内呈二室模型，分布非常快，很容易分布到肝、肾等血流灌注好的组织，其半衰期α为4.1～8.1min，代谢产物内酯式拓扑替康的半衰期β为1.7～8.4h，总拓扑替康半衰期β为2.3～4.3h，与血浆蛋白结合率为6.6～21.3%，药物可进入脑脊液中，在脑脊液中有蓄积，大部分（26%～80%）经肾脏排泄，其中90%在用药后12h排泄，小部分经胆汁排泄，肾功能不全的病人对此药清除率降低，肝功能不全病人对此药的代谢和毒性与正常人无明显差异。

适应证及禁忌证

适应证：适用于小细胞肺癌即晚期转移性卵巢癌经一线化疗失败者。

禁忌证：对喜树碱类药物或其任何成分过敏者；严重骨髓抑制，中性粒细胞＜1500个/mm^{3}者；妊娠、哺乳期妇女禁用。

用药护理

配制方法：用无菌注射用水1ml溶解此品1mg的比例溶解此品，按1.2mg/m^2/日剂量抽取药液，用0.9%氯化钠注射液或5%葡萄糖注射液稀释后静脉输注。

用法用量：

（1）剂量：推荐剂量为1.2mg/(m^2·d)，静脉输注30min。

（2）特殊人群的剂量调整：①肝功能不全者：肝功能不全（血浆胆红素1.5～10mg/dl）患者，血浆清除率降低，但一般不需剂量调整。②肾功能不全者：对轻微肾功能不全（CLcr40～60ml/min）一般不需剂量调整；中度肾功能不全（CLcr20～39ml/min）剂量调为0.6mg/m^2；没有足够资料可证明在严重肾功能不全者可否使用。③老年人：除非肾功能不全，一般不作剂量调整。

配伍禁忌：未查到有关配伍资料，建议单独使用。

用药告知：药物有组织刺激性，静脉注射时若药液漏在血管外局部可产生局部刺激、红肿。如出现胸闷、憋气、呼吸困难及时告知医护人员。

监测要点：

（1）血液系统：有白细胞减少、血小板减少、贫血等反应。骨髓抑制（主要是中性粒细胞）是此品的剂量限制性毒性，治疗期间要监测外周血象，在治疗中中性粒细胞恢复至＞1500个/mm^3，血小板恢复至100000个/mm^3，血红蛋白恢复至9.0g/dl方可继续使用，与其他细胞毒

药物联合应用时可加重骨髓抑制。

(2)消化系统：恶心、呕吐、腹泻、便秘、肠梗阻、腹痛、口腔炎、厌食。

(3)皮肤及附件：脱发，偶见严重的皮炎及瘙痒。

(4)神经肌肉：头痛、关节痛、肌肉痛、全身痛、感觉异常。

(5)呼吸系统：可致呼吸困难。虽然尚不能肯定是否会因此造成死亡，但应引起医生的重视。

(6)肝脏毒性：有时出现肝功能异常，转氨酶升高。

(7)全身反应：乏力、不适、发热。

(8)局部反应：静脉注射时，若药液漏在血管外局部可产生局部刺激、红肿。

(9)过敏反应：罕见过敏反应及血管神经性水肿，用药过程严密监测有无过敏反应。

注意事项：

(1)由于可能发生严重的骨髓抑制，出现中性粒细胞减少，可导致患者感染甚至死亡，因此，治疗期间要监测外周血常规，并密切观察患者有无感染、出血倾向的临床症状，如有异常作减药、停药等适当处理。

(2)此品是一种细胞毒抗癌药，需加强防护。打开包装及注射液的配制应穿隔离衣，戴手套，在垂直层流罩中进行。如不小心溅到在皮肤上应立即用肥皂和清水清洗，如溅到在黏膜或角膜上用水彻底冲洗。

(3)此品在避光包装内，温度 20～25℃时保持稳定，由于药内无抗菌成分，故开瓶后须立即使用，稀释后在 20～25℃可保存 24h。

五、其他抗肿瘤药

其他抗肿瘤药主要为铂类抗肿瘤药物，作用靶点是增殖细胞的 DNA，有类似烷化剂双功能基团的作用，可以和细胞内的碱基结合，使 DNA 分子链内和链间交叉键联，因而失去功能不能复制。高浓度时也抑制 RNA 及蛋白质的合成。铂类抗肿瘤药物抗瘤谱广，适用于多数实体瘤，如睾丸肿瘤、乳腺癌、头颈部癌、卵巢癌、骨肉瘤等，还可以联合用药作为黑色素瘤、甲状腺癌、非小细胞肺癌、食道癌、肝癌、膀胱癌等首选药物，包括顺铂、卡铂、草酸铂(奥沙利铂)等。在用药前先检查肾脏功能及听力，并注意鼓励病人多饮水或输液强迫利尿。对于严重的消化道反应恶心、呕吐应给予高效的止吐药物，并做好病人的饮食宣教，以少食多餐、清淡饮食为主；卡铂克服了顺铂消化道不良反应，但骨髓抑制较重，而且溶剂禁用 0.9%氯化钠注射液，应使用葡萄糖注射液，否则会引起比顺铂更严重的肾脏毒性反应；草酸铂主要不良反应为外周神经毒性，表现为遇冷神经痉挛，所以病人在用药后 1 周内忌冷，以防喉痉挛引起窒息的严重并发症的发生。

卡　铂

(carboplatin)

通用名　卡铂

商品名 伯尔定注射液、卡铂注射粉针、卡铂注射液

规　格 150mg/支，50mg/支，100mg/支

储　存 室温下遮光储存

药理作用

此品为周期非特异性抗癌药，直接作用于DNA，主要与细胞DNA的链间及链内交联，破坏DNA而抑制肿瘤的生长。

药代动力学

卡铂在体内与血浆蛋白结合较少，呈二室开放模型，主要经肾脏排泄。卡铂在人血浆中半衰期较长，半衰期为29h。给予病人静脉滴注20～520mg/m²/h，24h尿中排出铂67%(63%～73%)。如为一次推注(11～99mg/m²)，24h排出铂平均值为54%。

适应证及禁忌证

适应证：主要用于卵巢癌、小细胞肺癌、非小细胞肺癌、头颈部鳞癌、食管癌、精原细胞瘤、膀胱癌、间皮瘤等。

禁忌证：对甘露醇过敏者禁用。

慎用：带状疱疹、感染、肾功能减退者慎用。

用药护理

配制方法：用0.9%氯化钠注射液或5%葡萄糖注射液溶解此品，浓度为10mg/ml，再加入5%葡萄糖注射液250～500ml中稀释到0.15mg/ml静脉滴注。pH值：制备后溶液5～7。此品与金属铝反应形成沉淀，并降低药效，因此含铝的注射针头、注射器、导管等设备不能用于此品的制备和使用。

用法用量：

(1)成人用量按体表面积每次200～400mg/m²，每3～4周给药1次；2至4次为1疗程。

(2)也可采用按体表面积每次50mg/m²，每日1次，连用5日，间隔4周重复。

(3)用于连续性或间歇性静脉滴注时间不能少于15min。

配伍禁忌：与碳酸氢钠、硝普钠、盐酸异丙嗪、氟尿嘧啶钠有配伍禁忌。

用药告知：告知患者可能出现的不良反应；有组织刺激性，可能出现注射部位疼痛。

监测要点：

(1)严密监测不良反应。

(2)常见的反应：骨髓抑制为剂量限制毒性，白细胞与血小板在用药21日后达最低点，通常在用药后30日左右恢复；粒细胞的最低点发生于用药后21～28日，通常在35日左右恢复；白细胞与血小板减少与剂量相关，有蓄积作用。

(3)较少见的反应：①过敏反应(皮疹或瘙痒，偶见喘咳)，发生于用药后几分钟之内。②周围神经毒性：指或趾麻木或麻刺感。③耳毒性：高频率的听觉丧失首先发生，耳鸣偶见。④视力模糊、黏膜炎或口腔炎。⑤恶心及呕吐、便秘或腹泻、食欲减退、脱发及头晕，偶见变态反应和肝功能异常。

注意事项：

(1)此品与铝反应会引起沉淀或效价降低，不宜使用含铝针头和输液器具。

(2)静脉注射时应避免漏于血管外，建议患者选择深静脉给药。

(3)此品溶解后，应在 8h 内用完。滴注及存放时应避免直接日晒。

(4)应用此品前应检查血象及肝肾功能，治疗期间至少每周检查 1 次白细胞与血小板。

(5)用药期间应对以下项目进行随访检查：听力、神经功能、血尿素氮、肌酐清除率与血清肌酐测定、红细胞压积、血红蛋白、白细胞分类与血小板计数、血清钙、镁、钾、钠含量的测定。

(6)药物相互作用：此品应避免与铝化合物接触，也不宜与其他药物混合滴注；尽量避免与可能损害肾功能的药物如氨基糖苷类抗生素同时使用；与其他抗癌药联合应用时，应注意适当降低剂量。

奥沙利铂
(oxaliplatin)

通用名 奥沙利铂

商品名 乐沙定注射粉针，艾恒注射粉针

规　格 50mg/支

储　存 遮光，密封保存

药理作用

此品属于新的铂类衍生物，通过产生烷化结合物作用于 DNA，形成链内和链间交联，从而抑制 DNA 的合成及复制。此品与 DNA 结合迅速，最多需 15min，而顺铂与 DNA 的结合分为两个时相，其中包括 1 个 48h 后的延迟相。在人体内给药 1 小时之后，通过测定白细胞的加合物，可显示其存在。复制过程中的 DNA 合成，其后 DNA 的分离、RNA 及细胞蛋白质的合成均被抑制，某些对顺铂耐药的细胞系，此品治疗有效。

药代动力学

以 $130mg/m^2$ 的剂量连续滴注 2h，其血浆总铂达峰值(5.1±0.8)mg/(ml·h)，模拟的曲线下面积为(189±45)mg/(ml·h)。当输液结束时，50%的铂与红细胞结合，而另外 50%存在于血浆中。25%的血浆铂呈游离态，另外 75%血浆铂与蛋白质结合。蛋白质结合铂逐步升高，于给药第 5 天后稳定于 95%的水平。药物的清除分为两个时相，其清除相半衰期约为 40h。多达 50%的药物在给药 48h 之内由尿排出(55%的药物在 6 天之后清除)。由粪便排出的药量有限(给药 11 天后仅有 5%经粪便排出)。在肾功能衰竭的病人中，仅有可过滤性铂的清除减少，而并不伴有毒性的增加，因此并不需要调整用药剂量。与红细胞结合的铂清除很慢。在给药后的第 22 天，红细胞结合铂的水平为血浆峰值的 56%，而此时大多数的总血浆铂已被清除。在以后的用药周期中，总的或不被离心的血浆铂水平并无显著升高；而红细胞结合铂出现明显的早期累积现象。

适应证及禁忌证

适应证：用于经氟尿嘧啶治疗失败后的结直肠癌转移的患者，可单独或联合氟尿嘧啶使用。

禁忌证：当出现血液毒性时（白细胞＜2000/mm^3或血小板＜50000/mm^3）禁用。应推迟下一周期用药。

用药护理

配制方法：先用注射用水或5%葡萄糖溶解，浓度达到5.0mg/ml，立即加入5%葡萄糖溶液250～500ml中稀释使用。

用法用量：在单独或联合用药时，推荐剂量为按体表面积一次130mg/m^2，加入5%葡萄糖溶液250～500ml中输注2～6h。没有主要毒性出现时，每3周（21天）给药1次。调整剂量以安全性，尤其是神经学的安全性为依据。

配伍禁忌：与氯化钠和碱性溶液（特别是5-氟尿嘧啶）之间存在配伍禁忌。

用药告知：可能出现的不良反应；恶心、呕吐、腹泻等消化道症状有时很严重。

监测要点：监测不良反应。

（1）造血系统：此品具有一定的血液毒性。当单独用药时，可引起下述不良反应：贫血、白细胞减少、粒细胞减少、血小板减少，有时可达3级或4级。当与5-氟尿嘧啶联合应用时，中性粒细胞减少症及血小板减少症等血液学毒性增加。

（2）消化系统：单独应用此品可引起恶心、呕吐、腹泻等症状，有时很严重。当与5-氟尿嘧啶联合应用时，这些副作用显著增加。建议给予预防性和/或治疗性的止吐用药。

（3）神经系统：以末梢神经炎为特征的周围性感觉神经病变。有时可伴有口腔周围、上呼吸道和上消化道的痉挛及感觉障碍。可自行恢复而无后遗症。这些症状常因感冒而激发或加重。感觉异常可在治疗休息期减轻，但在累积剂量大于800mg/m^2（6个周期）时，有可能导致永久性感觉异常和功能障碍。在治疗终止后数月之内，3/4以上病人的神经毒性可减轻或消失。

注意事项：

（1）因与氯化钠和碱性溶液（特别是5-氟尿嘧啶）之间存在配伍禁忌，此品不要与上述制剂混合或通过同一条静脉同时给药。

（2）由于此品可引起恶心、呕吐，故应给予预防性或治疗性的止吐用药。

（3）与具有潜在性神经毒性的药物联合用药时，应严密监测其神经学安全性。

（4）在每次治疗之前应进行血液学计数和分类，亦应进行神经学检查，之后应定期进行。

（5）药物过量：尚无解毒剂可供使用。当用药过量时，不良反应将加剧，应进行血液学监测，并针对其毒性反应对症治疗。

（6）此药属细胞毒药物，配置及使用过程中应加强防护。

顺　铂
(cisplatin)

通用名　顺铂

商品名 施铂锭注射液,顺铂注射液

规　格 10mg/支,20mg/支,30mg/支,50mg/支,100mg/支

储　存 遮光,密闭室温保存

药理作用

此品为铂的金属络合物,作用似烷化剂,主要作用靶点为DNA,作用于DNA链间及链内交链,形成DDP-DNA复合物,干扰DNA复制,或与核蛋白及胞浆蛋白结合。属周期非特异性药。

药代动力学

静脉注射、动脉给药或腔内注射吸收均极迅速。注射后广泛分布于肝、肾、前列腺、膀胱、卵巢,亦可达胸、腹腔,极少通过血脑屏障。半衰期2日以上,若并用利尿剂半衰期可明显缩短。此品主要由肾排泄,通过肾小球过滤或部分由肾小管分泌,用药后96h内25%～45%由尿排出。

适应证及禁忌证

适应证:为治疗多种实体瘤的一线用药。可与其他抗肿瘤药联合化疗治疗晚期卵巢癌、骨肉瘤及神经母细胞瘤、多部位鳞状上皮癌、移行细胞癌等。

禁忌证:对顺铂和其他含铂制剂过敏者以及骨髓机能减退、严重肾功能损害、失水过多、水痘、带状疱疹、痛风、近期感染和因顺铂引起的外周神经病患者禁用。

用药护理

配制方法:此品用0.9%氯化钠注射液溶解。

用法用量:

(1)一般剂量:按体表面积每次$20mg/m^2$,每日1次,连用5天,或每次$30mg/m^2$,连用3天,并需水化利尿。

(2)大剂量:每次$80～120mg/m^2$,静脉滴注,每3～4周1次,最大剂量不应超过$120mg/m^2$,以$100mg/m^2$为宜。为预防此品的肾脏毒性,需充分水化:顺铂(PDD)用前12h静脉滴注等渗葡萄糖液2000ml,DDP使用当日输等渗盐水或葡萄糖液3000～3500ml,并用氯化钾、甘露醇及呋塞米(速尿),每日尿量2000～3000ml。

配伍禁忌:与硫酸多柔比星、氟尿嘧啶钠、盐酸雷尼替丁有配伍禁忌。

用药告知:

(1)可能出现不良反应,强调会出现严重的恶心、呕吐。

(2)出现脸肿、气喘、心动过速、低血压、非特异斑丘疹类皮疹及时告知医务人员。

(3)用药期间多饮水,记录尿量。

监测要点:监测不良反应及尿量。

(1)肾毒性:累积性及剂量相关性肾功不良是顺铂的主要限制性毒性,一般剂量每日超过$90mg/m^2$即为肾毒性的危险因素。主要为肾小管损伤,急性损害一般见于用药后10～15天,血尿素氮(BUN)及肌酐(Cr)增高,肌酐清除率降低,多为可逆性,反复高剂量治疗可致持久性轻至中度肾损害。应记录每日尿量。

(2)消化道反应：严重的恶心、呕吐为主要的限制性毒性。急性呕吐一般发生于给药后1～2h，可持续1周左右。故用此品时需并用强效止吐剂，如5-羟色胺3(5-HT3)、受体拮抗止吐剂恩丹西酮等控制急性呕吐。

(3)神经毒性：神经损害如听神经损害所致耳鸣、听力下降较常见。末梢神经毒性与累积剂量增加有关，表现为不同程度的手、脚套样感觉减弱或丧失，有时出现肢端麻痹、躯干肌力下降等，一般难以恢复。应进行适当宣教和严密监测。

(4)骨髓抑制：骨髓抑制(白细胞和/或血小板下降)一般较轻，发生几率与每疗程剂量有关。

(5)过敏反应：可出现脸肿、气喘、心动过速、低血压、非特异斑丘疹类皮疹，出现以上不适及时告知医务人员。

注意事项：

(1)治疗过程中注意监测血钾、血镁变化，必要时需纠正低钾、低镁。

(2)静脉滴注时需避光。

(3)监测末梢血象、肝肾功能、末梢神经毒及听力表现等变化，必要时减少剂量或停药，并进行相应的治疗，避免采用与此品肾毒性或耳毒性叠加的药物，如氨基糖苷类抗生素、两性霉素B、头孢噻吩、戊炔喃苯胺酸、利尿酸纳等。

(4)药物相互作用：①氨基糖苷类抗生素、两性霉素B或头孢噻吩等与此品并用，有肾毒性叠加作用；②丙磺舒与此品并用时，可致高尿酸血症；③氯霉素或其呋喃苯胺酸或利尿酸钠增加本品耳毒性；④抗组胺药可掩盖此品所致的耳鸣、眩晕等症状，应加以重视。

米托蒽醌

(mitoxantrone)

通用名　米托蒽醌

商品名　米西宁，盐酸米托蒽醌

规　格　2mg/支，5mg/支，10mg/支，20mg/支

储　存　遮光，密闭保存

药理作用

通过和DNA分子结合，抑制核酸合成而导致细胞死亡。此品为细胞周期非特异性药物。与蒽环类药物没有完全交叉耐药性。

药代动力学

此品静脉滴注后，血药浓度下降很快，并迅速分布于各组织中，消除缓慢，主要通过胆汁由粪便排泄。用药后5天中，由粪便排出约21%，尿排出约6.5%。排出物主要为原形药，亦有代谢产物。

适应证及禁忌证

适应证：主要用于恶性淋巴瘤、乳腺癌和急性白血病。对肺癌、黑色素瘤、软组织肉瘤、多

发性骨髓瘤、肝癌、大肠癌、肾癌、前列腺癌、子宫内膜癌、睾丸肿瘤、卵巢癌和头颈部癌也有一定疗效。

禁忌证:对此品过敏者禁用;有骨髓抑制或肝功能不全者禁用。

慎用:一般情况差,有并发病及心、肺功能不全的病人应慎用。

用药护理

配制方法:用 0.9%氯化钠注射液或 5%葡萄糖注射液稀释后使用。

用法用量:将此品溶于 50ml 以上的 0.9%氯化钠注射液或 5%葡萄糖注射液中滴注,时间不少于 30min。静脉滴注:单用此品,按体表面积每次 12～14mg/m²,每 3～4 周 1 次;或按体表面积每次 4～8mg/m²,每日 1 次,连用 3～5 天,间隔 2～3 周。联合用药,按体表面积每次 5～10mg/m²。

配伍禁忌:单独使用,避免与其他药物混合使用。

用药告知:告知可能出现的不良反应,做好心理准备,便于配合治疗。

监测要点:

(1)骨髓抑制,引起白细胞和血小板减少,此为剂量限制性毒性,注意监测血常规。

(2)少数患者可能有心悸、早搏及心电图异常,应注意监测。

(3)可有恶心、呕吐、食欲减退、腹泻等消化道反应。

(4)偶见乏力、脱发、皮疹、口腔炎等。

注意事项:

(1)用药期间应严格检查血象。

(2)有心脏疾病,用过蒽环类药物或胸部照射的患者,应密切注意心脏毒性的发生。

(3)用药时应注意避免药液外溢,如发现外溢应立即停止,再从另一静脉重新进行。

(4)此品不宜与其他药物混合注射。

(5)此品遇低温可能析出晶体,可将安瓿置热水中加温,晶体溶解后使用。

达卡巴嗪

(dacarbazine)

通用名 达卡巴嗪

商品名 达卡巴嗪

规　格 0.1g/支,0.2g/支

储　存 遮光,密封,在 2～8℃保存

药理作用

此品为嘌呤生物合成的前体,能干扰嘌呤的生物合成,进入体内后由肝微粒体去甲基形成单甲基化合物,具有直接细胞毒作用。主要作用于 G_2 期。抑制嘌呤、RNA 和蛋白质的合成,也影响 DNA 的合成,所以也有人认为是一种烷化剂。

药代动力学

由静脉内给药先在肝中通过N-去甲基作用成为单甲基形式，然后代谢成为氨基咪唑羧基酰胺和重氮甲烷。活性的碳离子是从重氮甲烷中形成的。此品具有双相的血浆衰降；半衰期为19min及5h。它很快由肾小管分泌而排除。在6h内大约40%以不改变的形式排出，尿中主要的代谢产物是氨基咪唑羧基酰胺。

适应证及禁忌证

适应证：此品用于治疗恶性黑色素瘤，也用于软组织肿瘤和恶性淋巴瘤等。

禁忌证：水痘或带状疱疹患者禁用；严重过敏史者禁用；有致畸、致突变作用，因此，孕妇禁用。肝肾功能损害、感染患者慎用此品。

用药护理

配制方法：用5%葡萄糖稀释后使用。

用法用量：静脉注射：200～400mg/m²用5%葡萄糖25ml稀释后注射；静脉滴注：200～400mg/m²用5%葡萄糖100～250ml稀释，30min以上滴完，每日1次，连用5～10日为1疗程，一般间歇3～6周重复给药。

配伍禁忌：未查到有关配伍资料。

用药告知：

(1)告知患者用药期间避免注射减毒活疫苗。

(2)有组织刺激性，注射部位可有血管刺激反应。

监测要点：

(1)消化道反应：如食欲不振、恶心呕吐、腹泻等，2～8h后可减轻或消失，偶见肝肾功能损害。

(2)骨髓抑制：可致白细胞和血小板下降、贫血，以大剂量时更为明显。一般在用药2～3周出现血象下降，第4～5周可恢复正常，应严密监测血象变化。

(3)局部反应：注射部位可有血管刺激反应。

(4)其他反应：少数病人可出现"流感"样症状，如全身不适、发热、肌肉疼痛，可发生于给药后7日，持续1～3周；还可有面部麻木、脱发。

注意事项：

(1)用药期间避免注射减毒活疫苗，因可出现全身性甚至致死性疾病危险。

(2)因此品对光和热极不稳定、遇光或热易变红，在水中不稳定，放置后溶液变浅红色，需临时配制，溶解后立即注射，并尽量避光药物现配现用，静脉滴注时30min滴完。

(3)防止药物外漏，避免对局部组织刺激。

(4)用药期间应定期检查血清尿素氮、肌酐、尿酸、血清胆红素、丙氨酸氨基转移酶、门冬氨酸氨基转移酶、乳酸脱氢酶，严密监测血象变化。

利妥昔单抗

(rituximab)

通用名 利妥昔单抗

商品名 爱必妥、美罗华注射液

规　格 100mg/10ml,500mg/50ml

储　存 遮光,密封,在 2～8℃保存

药理作用

此品可与表达于正常细胞和多种癌细胞表面的 EGF 受体特异性结合,并竞争性阻断 EGF 和其他配体,如 α 转化生长因子(TGF-α)的结合。此品是针对 EGF 受体的 IgG_1 单克隆抗体,两者特异性结合后,通过对与 EGF 受体结合的酪氨酸激酶(TK)的抑制作用,阻断细胞内信号转导途径,从而抑制癌细胞的增殖,诱导癌细胞的凋亡,减少基质金属蛋白酶和血管内皮生长因子的产生。

药代动力学

给病人每平方米体表面积 125mg、250mg 或 375mg 的此药静脉滴注,每周 1 次,共 4 次,病人的血清抗体浓度随剂量的增加而增加。在给予每平方米体表面积 375mg 的病人中,在第一次滴注后,利妥昔单抗的平均血清半衰期为 68.1h,最大浓度为 238.7μg/mL,平均血浆清除率为 0.0459L/h。在第 4 次滴注后,平均血清半衰期,最大浓度和血浆清除率分别是 189.9h,480.7μg/ml 和 0.0145L/h。此外,利妥昔单抗的血清浓度在缓解病人中的增高具有统计学意义,其典型意义是在 3～6 个月后仍可测到利妥昔单抗。在第一次给药后,中位外周 B 淋巴细胞数明显降低至正常水平以下,6 个月后开始恢复,在治疗完成的9～12 个月后恢复正常。

适应证及禁忌证

适应证:适用于复发或化疗抵抗性 B 淋巴细胞型的非霍奇金淋巴瘤的病人。

禁忌证:对此药过敏者禁用;在此品对儿童患者的安全性尚未得到确认前,儿童禁用。

慎用:此品能透过胎盘屏障,可能会损害胎儿或影响妇性的生育能力,故孕妇及未采取避孕措施的育龄妇女慎用;此品可通过乳汁分泌,故哺乳期妇女慎用。

用药护理

配制方法:用 0.9%氯化钠注射液或 5%葡萄糖溶液稀释,浓度为 14mg/ml,轻轻混合溶液并防止起泡沫。

用法用量:推荐起始剂量为 $400mg/m^2$,滴注时间 120min,滴速应控制在 5ml/min 以内。维持剂量为每周 $250mg/m^2$,滴注时间不少于 60min。提前给予 H_1 受体阻断剂,对预防输液反应有一定作用。

配伍禁忌:此品需单独使用。

用药告知:告知常见不良反应,做好心理准备,如出现呼吸困难、过敏反应及时与医护人员联系。

监测要点：

(1)此品耐受性好，不良反应大多可耐受，最常见的是痤疮样皮疹、疲劳、腹泻、恶心、呕吐、腹痛、发热和便秘等。

(2)其他不良反应还有白细胞计数下降、呼吸困难等。皮肤毒性反应(痤疮样皮疹、皮肤干燥、裂伤和感染等)多数可自然消失。

(3)少数患者可能发生严重过敏反应、输液反应、败血症、肺间质疾病、肾衰、肺栓塞和脱水等。

注意事项：

(1)使用此品前应进行过敏试验，静脉注射此品 20mg，并观察 10min 以上，结果呈阳性的患者慎用，但阴性结果并不能完全排除严重过敏反应的发生。

(2)因产品不含抗微生物防腐剂和抑菌剂，故必须采用无菌技术。在给药前应肉眼检查有无颗粒或变色。

(3)此品常可引起不同程度的皮肤毒性反应，此类患者用药期间应注意避光。轻至中度皮肤毒性反应无需调整剂量，发生重度皮肤毒性反应者，应酌情减量。

(4)严重的输液反应发生率为 3%，致死率低于 0.1%。其中 90%发生于第 1 次使用时，以突发性气道梗阻、荨麻疹和低血压为特征。因部分输液反应发生于后续用药阶段，故应在有监护条件下用药。发生轻至中度输液反应时，可减慢输液速度或服用抗组胺药物，若发生严重的输液反应需立即停止输液，静脉注射肾上腺素、糖皮质激素、抗组胺药物并给予支气管扩张剂及输氧等治疗。

(5)在使用此品期间如发生急性发作的肺部症状，应立即停用，查明原因，若确系肺间质疾病，则禁用并进行相应的治疗。

(6)瓶装制剂应保存于 2～8℃，未稀释的药瓶应避光。配置好的此药液体，室温可存放 12h。

(7)在与此药治疗的相关症状中，曾发生过暂时性低血压和支气管痉挛。以前曾患有肺部疾病的病人发生支气管痉挛的危险性可能会增高。此时应当暂时停止使用此药滴注，并给予止痛剂、抗过敏药，或必要时静脉输入 0.9%氯化钠注射液或支气管扩张药，症状均可减轻。由于在此药输入中可能发生暂时性低血压，所以需考虑在输入此药前 12h 及输入过程中停止抗高血压药治疗，对有心脏病病史的病人(如心绞痛、心律不齐或心衰)应密切监护。

(8)病人在静脉给予蛋白制品治疗时，可能会发生过敏样或高敏感性反应。若用此药时发生过敏反应，应给予抗过敏治疗，如给予肾上腺素、抗组胺药和皮质类固醇。

(9)对中性白细胞数少于 1.5×10^9/L 和/或血小板数少于 75×10^9/L 的病人，使用该药要谨慎，因为这类病人的临床用药经验有限。在此药治疗期间，应注意定期观察全血细胞数，包括血小板数。

第 8 节　维生素类用药

维生素类药包括维生素 A、维生素 B、维生素 C、维生素 E、维生素 D、维生素 K 等几类。它们在人体中主要参与糖代谢、叶酸代谢、三羧酸循环、氨基酸代谢及神经递质的合成，还可作为辅酶对蛋白质、碳水化合物、脂类的各种代谢功能起作用，同时还参与色氨酸转化以及胶原蛋白和组织细胞间质的合成等。

临床上在使用维生素类药物治疗时，要严格掌握适应证、禁忌证，不可滥用，在使用时要密切观察药物的不良反应，达到合理治疗的目的。

维生素 B_1 注射液

(vitamin B_1)

通用名　维生素 B_1 注射液

商品名　硫胺，盐酸硫胺注射液

规　格　50mg/2ml，100mg/2ml

储　存　遮光，密封保存

药理作用

此品为维生素类药。它在体内与焦磷酸结合成辅酸酶，参与糖代谢中丙酮酸和 α-酮戊二酸的氧化脱羧反应，是糖代谢所必需。缺乏时氧化受阻，乳酸堆积，影响机体能量供应。心血管方面由于血中丙酮酸和乳酸增多，使小动脉扩张，舒张压下降，心肌代谢失调。消化道方面表现为食欲下降导致衰弱和体重下降等。

药代动力学

此药肌肉注射吸收快而完全，口服则在胃肠道内吸收，但不完全，吸收后分布于全身各组织，半衰期为 0.35h，在肝内代谢，经肾脏排泄，正常人每日吸收 5～15mg。

适应证及禁忌证

适应证：

(1)适用与维生素 B_1 缺乏的预防和治疗，如维生素 B_1 缺乏所致的脚气病或 Wernicke 脑病，也用于周围神经炎、消化不良等的辅助治疗。

(2)用于肠道外营养或摄入不足引起营养不良时维生素 B_1 的补充。

(3)用于维生素 B_1 需要量增加的情况，如妊娠或哺乳期、甲状腺功能亢进、烧伤、发热、及胃切除后。

(4)大量维生素 B_1 可改善的遗传性酶缺陷病的症状，如亚急性坏死性脑脊髓病、支链氨基酸病等。

禁忌证：尚不明确。

用药护理

配制方法：肌肉注射。

用法用量：成人重型脚气病，每次 50～100mg，每天 3 次；症状改善后改口服。小儿重型脚气病，每日 10～25mg，症状改善后改口服。

配伍禁忌：此药在碱性溶液中易分解，与碱性溶液如碳酸氢钠、枸橼酸钠等配伍，引起变质。

用药告知：因饮酒过多可影响吸收，在使用过程中要戒酒；大剂量肌肉注射时应注意过敏反应如呼吸困难、皮肤瘙痒、喘鸣等，如有应及时告诉医护人员。

监测要点：

(1)观察皮肤瘙痒及面部、口唇、眼睑浮肿等反应。

(2)大剂量肌肉注射可引起过敏反应，要注意观察，表现为吞咽困难、喘鸣等。

注意事项：

(1)因此药可分泌入乳汁，孕妇、哺乳妇女在使用时要注意，最好不用。

(2)大剂量应用时，要检测血清茶碱浓度。

(3)若治疗 Wernicke 脑病，注射葡萄糖前应先用维生素 B_1。

(4)此药肌肉注射前用其 10 倍稀释液 0.1ml 作皮试，防止发生过敏反应。

维生素 B_6 注射液

(vitamin B_6)

通用名　维生素 B_6 注射液

商品名　吡多醇

规　格　25mg/1ml，50mg/1ml，100mg/1ml

储　存　避光，密闭保存

药理作用

此品为维生素类药。维生素 B_6 在红细胞内转化为磷酸吡哆醛，作为辅酶对蛋白质、碳水化合物、脂类的各种代谢功能起作用，同时还参与色氨酸转化为烟酸或 5-羟色胺。

药代动力学

维生素 B_6 与血浆蛋白不结合，磷酸吡多醛与血浆蛋白结合完全。半衰期可达 15～20 天，多量以 4-吡多酸、少量以原形由肾脏随尿液排泄，并可经血液透析排出。

适应证及禁忌证

适应证：

(1)用于对维生素 B_6 需要量增加的情况：妊娠及哺乳期、甲状腺功能亢进、烫伤、长期慢性感染、发热、先天性代谢障碍病、充血性心衰、长期血液透析、吸收不良综合征伴肝胆系统疾病、肠道疾病、胃切除术后。

(2)适用于维生素 B_6 缺乏的预防和治疗；新生儿遗传性维生素 B_6 依赖综合征。

(3)用于全胃肠道外营养及因摄入不足所致的营养不良、进行性体重下降时维生素 B_6 的补充。

(4)防止因长期大量应用异烟肼、肼屈嗪等引起的周围神经炎、失眠、不安。

(5)治疗婴儿惊厥、白细胞减少症。

禁忌证:尚不明确。

用药护理

配制方法:肌肉注射或静脉注射。用 0.9%氯化钠注射液或葡萄糖注射液稀释后静脉注射。

用法用量:

(1)维生素 B_6 依赖综合征:开始 30～60mg/日,维持量 50mg/日,终生口服。

(2)药物性维生素 B_6 缺乏:治疗剂量为每日 50～200mg,共 3 周。

(3)解毒:用于环丝氨酸中毒时,每日 300mg 或 300mg 以上;用于异烟肼中毒时,每 1g 异烟肼给 1g 维生素 B_6 静脉注射。

(4)白细胞减少症:用量 50～100mg/次,加入 5%葡萄糖 20ml 中静脉推注,每日 1 次。

配伍禁忌:严禁与地塞米松注射液、复方丹参注射液、清开灵注射液、碳酸氢钠等配伍。

用药告知:此药在使用中如有头痛、皮疹等不适需及时通知医生。

监测要点:使用此药偶可出现过敏反应或头痛情况,使用过程中要注意观察有无过敏反应及头痛情况。

注意事项:

(1)有报道大剂量注射可引起剧烈头痛,在使用过程中要注意观察有无头痛情况。

(2)此药若每日应用 200mg,持续 30 天以上,可致依赖综合征:可引起严重神经感觉异常,进行性步态不稳至手足麻木、手不灵活,停药后可缓解,但仍软弱无力。故在使用时要注意不可时间过长。

(3)氯霉素、环丝氨酸、乙硫异烟胺、免疫抑制剂等可拮抗维生素 B_6 或增加维生素 B_6 经肾排泄,可引起贫血或周围神经炎。

(4)环丝氨酸、肼苯达嗪可拮抗维生素 B_6,合用时要注意补充维生素 B_6。

维生素 B_{12} 注射液

(vitamin B_{12})

通用名 维生素 B_{12} 注射液

商品名 钴胺素

规 格 0.05mg/1ml,0.1mg/1ml

储 存 避光,密闭保存

药理作用

此品为抗贫血药。维生素 B_{12}参与体内甲基转换及叶酸代谢，促进 5-甲基四氢叶酸转变为四氢叶酸。缺乏时，导致 DNA 合成障碍，影响红细胞成熟。此品还促进甲基丙二酸转变为琥珀酸，参与三羧酸循环。此作用关系到神经髓鞘脂类的合成及维持随神经纤维功能完整，维生素 B_{12}缺乏症的神经损害可能与此有关。

药代动力学

肌肉注射 40min 后，约有 50%吸收入血液。维生素 B_{12}吸收入血后即与转钴胺相结合，进入组织。主要在肝脏贮存，随尿液排泄。

适应证及禁忌证

适应证：

(1)主要用于治疗原发性或继发性内因子缺乏所致的巨细胞贫血，热带性或非热带性口炎性腹泻等所致的维生素 B_{12}吸收障碍。

(2)神经系统疾病，如多发性神经炎、神经痛、神经萎缩等。

(3)用于对维生素 B_{12}需求增加的情况：妊娠及哺乳妇女、长期素食者、吸收不良综合征、肝硬化、反复发作的溶血性贫血、甲状腺功能亢进、慢性感染、胰及肠道癌肿、严重肾病等。

禁忌证：对此药过敏者、恶性肿瘤患者、家族遗传性球后视神经炎及抽烟性弱视症者禁用。

慎用：心脏病患者。

用药护理

配制方法：肌肉注射。

用法用量：

(1)维生素 B_{12}缺乏症：起始剂量每日25～100μg 或隔日 50～200μg，共 2 周。

(2)维生素 B_{12}缺乏伴神经系统表现者：每日用量可增加至 500μg，之后每周肌肉注射 2 次，每次 50～100μg，血象恢复正常，维持量每月肌肉注射 100μg。

(3)儿童治疗维生素 B_{12}缺乏症：隔日 1 次，每次 25～50μg，共 2 周，维持量为每月 1 次，每次 25～50μg。

配伍禁忌：维生素 B_{12}与氯丙嗪、维生素 C、维生素 K、葡萄糖注射液等混合使用时会发生变色现象，故不可混合给药。

慎用：此药可加速核酸降解，导致痛风患者血尿酸升高，诱发痛风发作，因此痛风患者应慎用。

用药告知：此药在使用时可出现过敏反应如瘙痒、皮疹、腹泻、心悸、胸闷及过敏性哮喘等，不适时应及时告诉医护人员。同时可出现血钾降低，要多吃一些含钾的食物如香蕉、橘子等，长期应用可出现缺铁性贫血如有头晕、乏力等，不适时应及时告诉医护人员。

监测要点：

(1)此药在使用时可能出现过敏反应、电解质变化，要注意观察过敏反应发生情况及电解质指标，防止低血钾，并定期检测血维生素 B_{12}。

(2)因注射维生素 B_{12}可能增加血容量，导致肺水肿或充血性心衰，心脏病患者使用时要注意观察心脏功能。

注意事项：

(1)用药前要询问有无过敏史，严格遵照适应证，不可滥用。

(2)此药不可作静脉注射。

(3)与氯霉素合用可抵消维生素 B_{12} 的造血反应；氨基糖苷类抗生素、对氨基水杨酸类药，抗惊厥药可减少维生素 B_{12} 从肠道的吸收，故合用时要注意。

维生素C注射液

(vitamin C for injection)

通用名 维生素C注射液
商品名 维生素C注射液
规 格 1g/5ml
储 存 遮光，密闭保存

药理作用

此品为维生素类药。维生素C参与氨基酸代谢、神经递质的合成、胶原蛋白和组织细胞间质的合成，可降低毛细血管的通透性，加速血液的凝固，刺激凝血功能，促进铁在肠内吸收，促使血脂下降，增加对感染的抵抗力，参与解毒功能，且有抗组胺的作用及阻止致癌物质(亚硝胺)生成的作用。

药代动力学

蛋白结合率低。少量贮藏于血浆和细胞，以腺体组织内的浓度为最高。肝内代谢。极少数以原形物或代谢物经肾排泄，当血浆浓度>14μg/ml时，尿内排出量增多。可经血液透析清除。

适应证及禁忌证

适应证：

(1)用于治疗坏血病，也可用于各种急慢性传染性疾病及紫癜等辅助治疗。

(2)慢性铁中毒的治疗：维生素C促进去铁胺对铁的螯合，使铁排出加速。

(3)特发性高铁血红蛋白血症的治疗。

(4)下列情况对维生素C的需要量增加：①患者接受慢性血液透析、胃肠道疾病(长期腹泻、胃或回肠切除术后)、结核病、癌症、溃疡病、甲状腺功能亢进、发热、感染、创伤、烧伤、手术等。②因严格控制或选择饮食，接受肠道外营养的患者，因营养不良，体重骤降，以及在妊娠期和哺乳期。③应用巴比妥类、四环素类、水杨酸类或以维生素C作为泌尿系统酸化药时。

禁忌证：无。

慎用：

(1)半胱氨酸尿症。

(2)痛风。

(3)高草酸盐尿症。

(4)草酸盐沉积症。

(5)尿酸盐性肾结石。

(6)糖尿病(因维生素C可能干扰血糖定量)。

(7)葡萄糖-6-磷酸脱氢酶缺乏症。

(8)血色病。

(9)铁粒幼细胞性贫血或地中海贫血。

(10)镰形红细胞贫血。

用药护理

配制方法:葡萄糖液稀释后方可使用。

用法用量:静脉注射1次0.5～1g,以5%～10%葡萄糖注射液稀释进行静脉滴注。每日0.25～0.5g(小儿0.05～0.3g),必要时可酌增剂量。救治克山病可用大剂量,由医师决定。必要时,成人每次2～4g,每日1或2次,或遵医嘱。

配伍禁忌:

(1)不宜与碱性药物(如氨茶碱、碳酸氢钠、谷氨酸钠等)、维生素K_1、核黄素、三氯叔丁醇、铜、铁离子(微量)的溶液配伍,以免影响疗效。

(2)与维生素K_3配伍可产生氧化还原反应,使两者疗效减弱或消失。

用药告知:

(1)大量应用此品应考虑对诊断性试验结果的影响:大便隐血可致假阳性;能干扰血清乳酸脱氢酶和血清转氨酶浓度的自动分析结果;尿糖(硫酸铜法)、葡萄糖(氧化酶法)均可致假阳性;尿中草酸盐、尿酸盐和半胱氨酸等浓度增高;血清胆红素浓度下降;尿pH下降。

(2)输注此品过程中,如感觉头晕、晕厥、腹泻、皮疹、胃酸增多、胃酸反流等不适,应及时通知医护人员。

监测要点:

(1)快速静脉注射可引起头晕、晕厥。

(2)长期应用大量维生素C(特别是治疗时尿液呈酸性),尿内草酸盐与尿酸盐排出增多,有形成草酸盐或尿酸盐肾结石的可能,偶可引起半胱氨酸盐结石。

(3)长期应用每日2～3g可引起停药后坏血病。

(4)大剂量维生素C可干扰抗凝药的抗凝效果。

(5)长期或大量应用维生素C时,能干扰双硫仑对乙醇的作用。

(6)与巴比妥、水杨酸类或扑米酮等合用,可促使维生素C的排泄增加。

(7)纤维素磷酸钠可促使维生素C代谢为草酸盐。

(8)药物过量(每日1～4g),可引起腹泻、皮疹、胃酸增多、胃液反流、深静脉血栓形成、血管内溶血或凝血等,有时可导致白细胞吞噬能力降低。每日用量超过5g时,可导致溶血,重者可致命。

注意事项:

(1)长期大量服用突然停药,有可能出现坏血病症状,故宜逐渐减量停药。

(2)此品可通过胎盘,可分泌入乳汁。孕妇大剂量应用时,可产生婴儿坏血病。

(3)制剂色泽变黄后不可应用。

维生素 K_1 注射液

(vitamin K_1 for injection)

通用名 维生素 K_1 注射液

商品名 维生素 K_1 注射液

规　格 1ml∶2mg;1ml∶10mg

储　存 遮光,密闭,防冻保存,有效期 24 个月

药理作用

此品为维生素类药。维生素 K 是肝脏合成因子Ⅱ、Ⅶ、Ⅸ、Ⅹ所必需的物质。维生素 K 缺乏可引起这些凝血因子合成障碍或异常,临床可见出血倾向和凝血酶原时间延长。

药代动力学

肌内注射 1~2h 起效,3~6h 止血效果明显,12~14h 后凝血酶原时间恢复正常。此品在肝内代谢,经肾脏和胆汁排出。

适应证及禁忌证

适应证:用于维生素 K 缺乏引起的出血,如梗阻性黄疸、胆瘘、慢性腹泻等所致出血,香豆素类、水杨酸钠等所致的低凝血酶原血症,新生儿出血以及长期应用广谱抗生素所致的体内维生素 K 缺乏。

禁忌证:严重肝脏疾患或肝功不良者禁用。

用药护理

配制方法:无需特殊配制可直接肌内或静脉给药。

用法用量:

(1)低凝血酶原血症:肌内或深部皮下注射,每次 10mg,每日 1 或 2 次,24h 内总量不超过 40mg。

(2)预防新生儿出血:可于分娩前 12~24h 给母亲肌注或缓慢静注 2~5mg。也可在新生儿出生后肌内或皮下注射 0.5~1mg,8h 后可重复。

(3)此品用于重症患者静注时,给药速度不应超过 1mg/min。

配伍禁忌:此品与苯妥英钠混合 2h 后可出现颗粒沉淀,与维生素 C、维生素 B_{12}、右旋糖酐混合易出现混浊。与双香豆素类口服抗凝剂合用,作用相互抵消。水杨酸类、磺胺、喹宁、喹尼丁等也影响维生素 K_1 的效果。

用药告知:

(1)此品可通过胎盘,故对临产孕妇应尽量避免使用。

(2)有肝功能损伤的患者,此品的疗效不明显,盲目加量可加重肝损伤。

(3)此品用于静脉注射宜缓慢,给药速度不应超过 1mg/min。静注过快,超过 5mg/min,

可引起面部潮红、出汗、支气管痉挛、心动过速、低血压等。

监测要点：

(1)偶见过敏反应。

(2)肌注可引起局部红肿和疼痛。

(3)新生儿应用此品后可能出现高胆红素血症，黄疸和溶血性贫血。

(4)此品对肝素引起的出血倾向无效，外伤出血无必要使用此品。

注意事项：

(1)此品应避免冻结，如有油滴析出或分层则不宜使用，但可在避光条件下加热至70～80℃，振摇使其自然冷却，如澄明度正常则仍可继续使用。

(2)药物大剂量或超剂量可加重肝损害。

水溶性维生素注射液

(water-soluble vitamin for injection)

通用名 水溶性维生素注射液

商品名 多种维生素，水乐维他

规　格 粉针剂

储　存 避光、严封，在15℃以下保存，有效期2年

药理作用

系静脉营养必不可少的组成部分之一，用以满足成人和儿童每日对水溶性维生素的生理需要。

药代动力学

在体内参与酶系统的组成，多数维生素作为辅酶或辅基的组成成分参与体内的代谢过程。

适应证及禁忌证

适应证：作为营养输液中添加剂、补充成人和儿童每日对水溶性维生素的需要。

禁忌证：对其中任何一种成分高度过敏的患者，可能发生过敏反应，应禁用。

用药护理

配制方法：此品可用10ml脂肪乳剂、注射用水或5%～50%葡萄糖液溶解，加入脂肪乳剂或5%～50%葡萄糖液中静脉滴注。

用法用量：大多数成人和体重在10kg以上的儿童，每日需要量为1瓶，体重不满10kg的儿童，每日每公斤体重需要量为此品的1/10。

配伍禁忌：维生素B_6能拮抗左旋多巴，叶酸可降低苯妥英钠的血浆浓度，所以此品不宜与上述药物同用。

用药告知：

(1)此品加入葡萄糖液内使用时需避光。

(2)水溶性维生素一般不会发生过多症，即使过量摄取，多余的部分也会迅速排泄。

监测要点：

此品中含维生素 B_{12} 对大剂量羟钴铵治疗某些视神经疾病有不利影响。而叶酸可掩盖恶性贫血的表现，临床应给予高度重视。

注意事项：

(1)某些高敏患者可发生过敏反应。此品加入葡萄糖注射液中进行输注时，应注意避光。

(2)溶解后的此品应在无菌条件下立即加入输液中，24h 内用完。

脂溶性维生素注射液

(fat-soluble vitamin injection)

通用名 脂溶性维生素注射液

商品名 维他利匹特

规　格 10ml

储　存 在冷处(2～10℃)，避光保存，有效期 2 年

药理作用

此品有成人及儿童两种注射液，10ml 中分别含维生素 A 99μg 和 69μg 为促进生长的必要成分，保持视网膜的视觉功能，有维持正常细胞膜稳定的作用，缺乏后身体停止生长、夜盲、眼球干燥及角膜软化；维生素 D_2 0.5μg 和 1μg，可形成骨组织，增加钙及磷的吸收，缺乏后发生骨软化症；维生素 E 0.91mg 和 0.64mg，具有细胞膜的抗氧化作用，为氧自由基清除剂，缺乏后使红细胞破坏而溶血，骨骼肌与心肌变性；维生素 K_1 15μg 和 20μg，能形成凝血酶原，维持血液凝固功能正常，缺乏时造成凝血酶原缺乏性出血。此外均含精制大豆油 100mg，精制卵磷脂 12mg，甘油 22.5mg 及适量氢氧化钠。

药代动力学

维生素 A 在肝脏贮存。应机体需要向血中释放，因共半衰期长，在肝脏易积蓄产生过多症。维生素 D_2 是一种前体物质，经肝细胞微粒体和肾近曲小管细胞中羟化酶作用形成活性成分，羟基维生素 D，由肾脏分泌，在血中运输发挥其生理作用。维生素 K_1 在肝细胞中辅助凝血酶原的合成，发挥生理活性。维生素 E 注射后分布到各组织，其中以 α-生育酚活性最强，其氧化后形成生育醌，经还原为生育氢醌与葡萄糖醛酸结合随胆汁粪便排出。

适应证及禁忌证

适应证：用于满足脂溶性维生素 A、维生素 D_2、维生素 E 和维生素 K_1 的每日需要。

禁忌证：孕妇及哺乳期妇女不适宜使用。

慎用：过敏体质者及肝、肾功能异常者慎用。

用药护理

配制方法：此品必须加入输液中稀释后使用，不得直接静脉推注或肌内注射。应将此品 10ml(1 安瓿)加入 500ml 英脱利匹特注射液内，轻摇混合即可输注，输注时间不短于 1h。

用法用量：成人和 11 岁以上儿童用量：10ml/日，8 岁以下儿童用量：以 0.1ml/(kg·d)每

日剂量不超过 10ml。

配伍禁忌：此品因含维生素 K，能与香豆素抗凝剂发生作用，故不宜合用。

用药告知：输注此品过程中，如感觉体温上升和寒战，应及时通知医护人员。

监测要点：

(1)经 6～8 周输注后，可能出现血清氨基转移酶、碱性磷酸酶和胆红素升高，减量或暂停药即可恢复正常。

(2)谨防过敏反应发生，特别是在初次使用时，应严密注意可能的过敏反应发生。使用中发生异常者如溶血现象等，应立即停用。严重时，应采取相应的治疗措施。

(3)长期大量使用应注意产生脂溶性维生素过多综合征。

注意事项：

(1)必须稀释后静脉滴注，宜与水溶性维生素合并使用。

(2)此品必须在用前 1h 配制，应在无菌条件下加入英脱利匹特注射液内，24h 用完。

第 9 节　酶类及其他生化用药

注射用三磷酸胞苷二钠
(cytidine disodium triphosphate for injection)

通用名　注射用三磷酸胞苷二钠

商品名　CTP 纽枢通

规　格　20mg；40mg

储　存　密封，在阴凉处保存，有效期 18 个月

药理作用

三磷酸胞苷二钠为辅酶类药，是核苷酸衍生物，在肌体内参与磷脂类及核酸的合成和代谢，是脑磷脂合成与核酸代谢的中间产物和能量来源。

适应证及禁忌证

适应证：用于颅脑外伤后综合征及其后遗症的辅助治疗。

禁忌证：病窦综合征、窦房结功能不全者禁用，缓慢性心律失常者禁用。对此品过敏者及孕妇禁用。老年人肝肾功能下降，哺乳期妇女应慎用。

用药护理

配制方法：加入 5%葡萄糖注射液或生理盐水 250ml 或 500ml 中。

用法用量：20mg 或者 40mg 此品加入 5%葡萄糖注射液或生理盐水 500ml 中缓慢静脉滴注。

配伍禁忌:尚不明确。

用药告知:

(1)严禁静脉推注。

(2)静脉滴注时,滴速不可过快,否则引起兴奋、呼吸加快、头晕、头胀、胸闷及低血压等。

(3)严禁用于肝、肾功能不全者。癫痫患者慎用。

(4)心肌梗死、脑出血急性期慎用。

监测要点:偶有发热、皮疹、停药后症状消失。极少数病人出现一过性轻度谷丙转氨酶升高,停药后恢复正常。此药对窦房结有明显抑制作用。

注意事项:当药品性状发生改变时禁止使用。

三磷酸腺苷二钠注射液

(adenosine disodium triphosphate tablets)

通用名 三磷酸腺苷二钠注射液

商品名 三磷酸腺苷,ATP

规　格 2ml∶20mg

储　存 密闭,凉暗处保存。有效期2年

药理作用

此品为一种辅酶,有改善机体代谢的作用,参与体内脂肪、蛋白质、糖、核酸以及核苷酸的代谢。同时又是体内能量的主要来源,当体内吸收、分泌、肌肉收缩及进行生化合成反应等需要能量时,三磷酸腺苷即分解成二磷酸腺苷及磷酸基,同时释放出能量。动物试验证明此品可抑制慢反应纤维的慢钙离子内流,阻滞或延缓房室结折返途径中的前向传导,大剂量还可能阻断或延缓旁路折返机制引起的心律失常。

适应证及禁忌证

适应证:辅酶类药,用于进行性肌萎、脑出血后遗症、心功能不全、心肌疾患及肝炎等的辅助治疗。

禁忌证:此药对窦房结有明显抑制作用,因此房窦综合征、窦房结功能不全者及老年人慎用。

用药护理

配制方法:加入氯化钠注射液溶解。

用法用量:肌肉注射或静脉滴注,每次10～20mg,每日10～40mg。

配伍禁忌:尚不明确。

用药告知:静注宜缓慢,心肌梗死和脑出血患者在发病期慎用,如有头晕、头胀、胸闷及低血压等应及时向护士反映。

监测要点:用药速度快可引起头晕、头胀、胸闷及低血压等。

注意事项：

(1)用于心梗及脑溢血时，应在发病后2～3周才开始使用。

(2)静脉注射应缓慢，以免引起头晕、头胀、胸闷及低血压。

(3)癫痫患者和脑出血患者在发病期慎用。

注射用辅酶A
(coenzyme A for injection)

通用名 注射用辅酶A

商品名 辅酶A(粉剂)

规 格 50U;100U;200U

储 存 密封，遮光，在阴凉处保存。有效期2年

药理作用

体内乙酰化反应的辅酶，参与体内乙酰化反应，对糖、脂肪和蛋白质的代谢起着重要的作用，如三X酸循环、肝糖原积存、乙酰胆碱合成、降低胆固醇量、调节血脂量及合成X体物质等，均与此品有密切关系。

适应证及禁忌证

适应证：辅酶类，用于白细胞减少症、原发性血小板减少性紫癜及功能性低热的辅助治疗。

禁忌证：急性心肌梗死病人禁用。对此品过敏者禁用。

用药护理

配制方法：用5%葡萄糖注射液500ml溶解后静脉滴注，用氯化钠注射液2ml溶解后注射。

用法用量：每次50～200U，每日50～400U，临用前用5%葡萄糖注射液500ml溶解后静脉滴注。

配伍禁忌：尚不明确。

用药告知：无特殊要告知的事项。

监测要点：药物相互作用：与三磷酸腺苷、细胞色素C等合用，效果更好。

注意事项：无特殊注意事项。

第10节 输液及营养类液体

随着医学的发展，静脉营养支持成为现代医学中的重要治疗手段之一。静脉营养类药物范围较广，主要包括葡萄糖、氨基酸、脂肪乳剂、多种维生素及微量元素，在临床中对肠道外以及心脑肝肾的营养发挥了重要作用。

葡萄糖注射液

(glucose for injection)

通用名 葡萄糖注射液

商品名 葡萄糖注射液

规　格 50%/20ml,250ml;10%/250ml,500ml;5%/100ml,500ml

储　存 密闭保存

药理作用

葡萄糖是人体主要的热量来源之一,每1克葡萄糖可产生4大卡(16.7kJ)热能,故被用来补充热量,治疗低糖血症。当葡萄糖和胰岛素一起静脉滴注,糖原的合成需钾离子参与,从而钾离子进入细胞内,血钾浓度下降,故被用来治疗高钾血症。高渗葡萄糖注射液快速静脉推注有组织脱水作用,可用作组织脱水剂。另外,葡萄糖是维持和调节腹膜透析液渗透压的主要物质。

药代动力学

静脉注射葡萄糖直接进入血液循环。葡萄糖在体内完全氧化生成CO_2和水,经肺和肾排出体外,同时产生能量。也可转化成糖原和脂肪贮存。一般正常人体每分钟利用葡萄糖的能力为6mg/kg。

适应证及禁忌证

适应证:

(1)补充能量和体液:用于各种原因引起的进食不足或大量体液丢失(如呕吐、腹泻等)、全静脉内营养、饥饿性酮症。

(2)低血糖症。

(3)高钾血症。

(4)高渗溶液用作组织脱水剂。

(5)配制腹膜透析液。

(6)药物稀释剂。

(7)静脉葡萄糖耐量试验。

(8)供配制GIK(极化液)液用。

禁忌证:糖尿病酮症酸中毒未控制者,高血糖非酮症性高渗状态禁用。

慎用:

(1)胃大部分切除患者做口服糖耐量试验时易出现倾倒综合征及低血糖反应,应改为静脉葡萄糖试验。

(2)周期性麻痹、低钾血症患者。

(3)应激状态或应用糖皮质激素时容易诱发高血糖。

(4)水肿及严重心、肾功能不全、肝硬化腹水者,易致水潴留,应控制输液量;心功能不全者尤应控制滴速。

用药护理

配制方法：无需配制。

用法用量：

(1)补充热能：患者因某些原因进食减少或不能进食时，一般可予25%葡萄糖注射液静脉注射，并同时补充体液。葡萄糖用量根据所需热能计算。

(2)全静脉营养疗法：葡萄糖是此疗法最重要的能量供给物质。在非蛋白质热能中，葡萄糖与脂肪供给热量之比为2∶1，具体用量依据临床热量需要而定。根据补液量的需要，葡萄糖可配制为25%～50%的不同浓度，必要时加入胰岛素，每5～10g葡萄糖加入正规胰岛素1U。由于正常应用高渗葡萄糖溶液，对静脉刺激性较大，并需输注脂肪乳剂，故一般选用大静脉滴注。

(3)低血糖症：重者可先予用50%葡萄糖注射液20～40ml静脉推注。

(4)饥饿性酮症：严重者应用5%～25%葡萄糖注射液静脉滴注，每日100g葡萄糖可基本控制病情。

(5)等渗性失水：给予5%葡萄糖注射液静脉滴注。

(6)高钾血症：应用10%～25%注射液，每2～4g葡萄糖加1U正规胰岛素输注，可降低血清钾浓度。但此疗法仅使细胞外钾离子进入细胞内，体内总钾含量不变。如不采取排钾措施，仍有再次出现高钾血症的可能。

(7)组织脱水：高渗溶液(一般采用50%葡萄糖注射液)快速静脉注射20～50ml。但作用短暂。临床上应注意防止高血糖，目前少用。用于调节腹膜透析液渗透压时，50%葡萄糖注射液20ml即10g葡萄糖可使1L腹膜透析液渗透压提高55mOsm/kgH_2O。

配伍禁忌：与葡萄糖有配伍禁忌的药品见其他章节。

用药告知：

(1)输注此品过程中，如感觉穿刺血管胀痛、发红等不适，要及时通知医护人员。

(2)输注此品间歇期如有低血糖反应，应及时通知医护人员。

监测要点：

(1)输注高浓度葡萄糖注射液应注意有无静脉炎发生。

(2)合并使用胰岛素过量，原有低血糖倾向及全静脉营养疗法突然停止时易发生反应性低血糖。

(3)糖尿病、应激状态、使用大量的糖皮质激素、尿毒症腹膜透析患者腹腔内给予高渗葡萄糖溶液及全营养疗法时易发生高血糖非酮症昏迷。

(4)长期单纯补给葡萄糖时易出现低钾、低钠及低磷血症。

(5)Ⅰ型糖尿病患者应用高浓度葡萄糖时偶有发生高钾血症。

注意事项：

(1)注射液用前应检查，如有药液混浊、变色、铝盖松动切勿使用。

(2)如分娩时注射过多葡萄糖，可刺激胎儿胰岛素分泌，发生产后新生儿低血糖。

(3)对儿童和老年患者补液过快、过多，可致心悸、心律失常，甚至急性左心衰竭。

复方氨基酸(18AA-Ⅱ)

(compound amino acid injection (18AA-Ⅱ))

通用名 复方氨基酸(18AA-Ⅱ)

商品名 乐凡命

规 格 8.5%/250ml;8.5%/500ml;11.4%/250ml;11.4%/500ml

储 存 遮光,密闭保存(置5~25℃),贮藏有效期2年

药理作用

此品可提供完全、平衡的18种必需和非必需氨基酸,包括酪氨酸和胱氨酸,用以满足机体合成蛋白质的需要,改善氮平衡。

药代动力学

人体的组织蛋白分解成氨基酸,氨基酸又合成组织蛋白。连续的分解和合成,保持动态平衡。多种氨基酸都有氨基和羧基。在代谢过程中都要脱氨基,生成氨与酮体。氨与二氧化碳生成尿素,经肾排出。酮体能供给能量,生成水与二氧化碳,也可转变为糖及二氧化碳,或转变为糖和脂肪。肝脏是机体分解及转变各种氨基酸最重要的器官,除支链氨基酸外,其他氨基酸均主要在肝内进行氧化分解。

适应证及禁忌证

适应证:适用于不能口服或经肠道补给营养,以及营养不能满足需要的患者。可静脉输注此品,以满足机体合成蛋白质的需要。

禁忌证:肝性脑病或有肝性脑病倾向的患者;严重肾衰竭或尿毒症;氨基酸代谢障碍的患者;代偿性心力衰竭、水肿、高钾血症患者;对此药过敏者禁用。

用药护理

配制方法:为使氨基酸在体内被充分利用并合成蛋白质,应同时给予足够的能量(如英脱利匹特和葡萄糖注射液)、适量的电解质和微量元素以及维生素,一般情况下推荐的非蛋白热卡和氮之比为150:1。

用法用量:

(1)成人根据需要每24h可输注500~2000ml。每日最大输注剂量:8.5%为29ml/kg;11.4%为23ml/kg;约合0.4N/kg。新生儿和儿童:遵医嘱使用。

(2)使用此品时输注速度应缓慢。一般1000ml 8.5%乐凡命适宜输注时间为5~7h,约每分钟35~50滴;1000ml 11.4%乐凡命的适宜输注时间至少8h,约每分钟30~40滴。

配伍禁忌:无特殊配伍禁忌。

用药告知:

(1)输注此品时,如感觉恶心,面部潮红,多汗或呼吸异常,应及时通知医护人员。

(2)经外周输注此品时,如穿刺血管发红、疼痛、肿胀,应及时通知护士。

监测要点:

(1)同所有的高渗溶液一样从周围静脉输注时(尤其乐凡命 11.4%)有可能会导致血栓性静脉炎。

(2)输注过快或给肝、肾功能不全者使用时,可能导致高氮血症和血尿素氮升高。

(3)由于含有抗氧化剂焦亚硫酸钠,因此偶有可能会诱发过敏反应(尤其哮喘患者)。

注意事项:

(1)此品遇冷可能出现结晶,可置 50℃温水中缓慢摇动使结晶完全溶解后再用。

(2)开瓶后一次未使用完的药液应予丢弃,不得再次使用,避免将其他药物加入氨基酸液内。

(3)5%与 8.5%乐凡命可经中心静脉或周围静脉输注,11.4%乐凡命单独使用须经中心静脉输注。

(4)此品和与其他营养制剂混合或与脂肪乳通过 Y 型管混合后输入体内,可降低乐凡命的渗透压,从而减少经周围静脉输注而可能发生的血栓性静脉炎。

复方氨基酸(9AA)
(compound amino acid injection (9AA))

通用名 复方氨基酸(9AA)

商品名 复合氨基酸 9R 注射液(肾安,肾必氨 5.53%)

规 格 250ml/瓶

储 存 遮光,密闭保存(置 5~25℃),贮藏有效期 2 年

药理作用

含 8 种必需氨基酸和组氨酸。慢性肾衰时,体内大多数必需氨基酸(EAA)血浆浓度下降,而大多数非必需氨基酸(NEAA)血浆浓度正常或升高,此药特点是蛋白摄入量低(约 20~25g),但能满足身体对必需氨基酸的需要,含必需氨基酸 60%,非必需氨基酸 40%,可使下降的必需氨基酸血浆浓度恢复,减少因必需氨基酸与非必需氨基酸比例不当所致的氮代谢产物增加,使氮质血症减轻,延缓慢性肾衰进展。

药代动力学

此品经静脉注射,能够通过血循环分布于体内各组织。

适应证及禁忌证

适应证:主要适用于慢性非终末期肾功能衰竭患者,尤其是呈负氮平衡而低蛋白饮食不能纠正者。也可用于急性肾衰患者及透析患者营养状态的改善,还可用非高分解状态的急性肾功能衰竭。

禁忌证:肝功能衰竭、高氯血症、严重脱水及血容量不足等不宜使用。

用药护理

配制方法:遵医嘱要求比例与葡萄糖液混合。

用法用量：常用量每日250ml，或每日氨基酸0.2g/kg，与葡萄糖液混合后缓滴（每分钟15滴）。

配伍禁忌：无特殊配伍禁忌。

用药告知：

(1)应选择低蛋白、高热量饮食。热量摄入应为每日2000kcal以上，如饮食摄入量达不到此值，应及时通知医生，医嘱将给予葡萄糖等补充，否则此品进入体内转变为热量，而不能合成蛋白。

(2)如感觉恶心、呕吐、心悸、发热等不适，要及时通知医护人员。

监测要点：

(1)滴速过快，可引起恶心、呕吐、心悸、发热等，偶见高氮血症，对年老及危重患者尤为应注意。

(2)注意监测血糖、血清蛋白、电解质及肝、肾功能的变化。

(3)注意水平衡，防止血容量不足或过多。

注意事项：

(1)尿毒症性心包炎、尿毒症脑病、无尿、高钾血症等患者应首先采取透析治疗。

(2)部分患者可出现高氯血症，并伴有二氧化碳结合力下降，可用适量碳酸氢钠纠正。

(3)输注前应先补充足够非蛋白热量。

(4)尿毒症患者宜在补充葡萄糖的同时给与少量的胰岛素，糖尿病患者应给予适量胰岛素，以防止出现高血糖。

(5)使用此品前应详细检查药液有无混浊，密封完好时才能使用。若遇冷析出结晶，可置50℃温水中溶解后再用。药液一经使用后，剩余药液切勿保存再用。

复方氨基酸(3AA)

(compound amino acid injection(3AA))

通用名 复方氨基酸(3AA)

商品名 安平(10%)，肝脑清HE-1(3.4%)，肝安注射液(8%)

规　格 250ml/瓶

储　存 密闭、置阴暗处保存

药理作用

此品为氨基酸类药，主要含亮氨酸、异亮氨酸、缬氨酸等3种支链氨基酸。

(1)缬氨酸、亮氨酸及异亮氨酸为支链氨基酸，进入体内后能纠正血浆中支链氨基酸和芳香氨基酸失衡，防止因脑内芳香氨基酸浓度过高引起的肝昏迷。

(2)能促进蛋白质合成和减少蛋白质分解，有利于肝细胞的再生和修复，并可改善低蛋白血症。

(3)直接在肌肉、脂肪、心、脑等组织代谢，产生能量供机体利用。此品除支链氨基酸为主外，再加上精氨酸、谷氨酸及天门冬氨酸，可以加强去氨作用。此外，肝功能不全时，补充此类氨基酸有利于肝组织的修复和肝细胞的再生，降低血浆非蛋白氮和尿素氮的含量，保持氮的正平衡。

药代动力学

直接在肌肉、脂肪、心、脑等组织代谢，产生能量供机体利用。

适应证及禁忌证

适应证：可用于肝性脑病、慢性迁延性肝炎、慢性活动性肝炎及亚急性与慢性重型肝炎引起的氨基酸代谢紊乱，是慢性严重肝功能衰竭者的必需营养补充品。

禁忌证：由于老年患者易发生过敏反应，使用时应慎重。此品可用于儿童，但应减量使用。

用药护理

配制方法：此药需用等量10%葡萄糖稀释。

用法用量：

(1)对紧急或危重患者，每日2次，每次1瓶，同用等量10%葡萄糖稀释后缓慢静脉滴注，不超过40滴/min，病情改善后每天1瓶，连用1周为1疗程。

(2)对于其他肝病引起的氨基酸代谢紊乱者，每日1次，每次1瓶，加等量10%葡萄糖注射液缓慢静脉滴注。

配伍禁忌：此品系氨基酸类药物，不影响其他药物的代谢，无特殊配伍禁忌。

用药告知：使用此品时，如出现人胸闷、恶心、呕吐、头痛、胸闷、呼吸急促、口唇紫绀、腹泻及皮疹和发热等反应，要及时通知医护人员。

监测要点：

(1)应注意水和电解质平衡，特别是患者高度腹水、胸水时，应注意水的平衡，避免输入量过多。

(2)非肝病患者使用此氨基酸时要注意肝功能和精神症状的出现。

(3)反复应用，当再次使用时可引起过敏反应，临床表现为发热、恶心、呕吐、低血压、少尿、胸闷、呼吸急促、口唇紫绀、腹泻及皮疹；严重者可致过敏性休克，发生率低，但很难纠正。

注意事项：

(1)有高度食道和胃底静脉曲张时，输入量不宜过多，速度一定保持在每分钟40滴以下，以免静脉压力过高而致破裂出血。

(2)此品不加稀释或输注速度过快时可引起患者胸闷、恶心、呕吐、头痛和发热等反应，甚至引起呼吸、循环衰竭，表现比较严重，故输注速度宜慢(尤其对危重和老年患者)。

(3)此品遇冷易析出结晶，可微温溶解后再使用。

(4)使用前应检查药液，如有浑浊，包装破裂等切勿使用。

(5)输注后剩余药液切勿保留，不能再用。

支链氨基酸 3H 注射液

(branched chain amino acid 3H)

通用名 支链氨基酸 3H 注射液

商品名 支链氨基酸 3H 注射液,复方氨基酸(3H)

规　格 250ml/瓶

储　存 密闭、置阴暗处保存

药理作用

系支链氨基酸组成,是唯一主要在肝外组织代谢的必需氨基酸。可代谢生成丙氨酸及酮体,为机体提供能源,促进胰岛素的分泌,是胆固醇合成的前体。可供给合成蛋白质的必需氨基酸原料,促进蛋白质的合成,抑制蛋白质的分解,能增加血清支链氨基酸水平,促进芳香族氨基酸减少,用于肝性脑病。

药代动力学

直接在肌肉、脂肪、心、脑等组织代谢,产生能量供机体利用。

适应证及禁忌证

适应证:用于急性、亚急性、慢性重症肝炎以及肝硬变、慢性活动性肝炎等;各种原因引起的肝性脑病(肝昏迷);肝胆外科手术前、后患者。

禁忌证:严重肾功能不全者、氨基酸代谢障碍者禁忌。

用药护理

配制方法:可用葡萄糖注射液适量稀释。

用法用量:常用静滴,每日 250～500ml,或用 5%～10%葡萄糖注射液适量混合后,缓慢静滴,每分钟不超过 40 滴。昏迷期可加输 250ml,8～12h 给药 1 次,疗程根据病情而定或遵医嘱。

配伍禁忌:无特殊配伍禁忌。

用药告知:输注此品过程中,如感觉恶心、呕吐、心悸、发热等不适应及时通知医护人员。

监测要点:

(1)高度食管静脉曲张时,要注意输注速度和用量,以免静脉压增高而破裂。

(2)高度腹水、胸水时,应注意水的平衡,避免输入量过多。

注意事项:

(1)输注过快易产生心率加快、胃肠道反应(恶心、呕吐)、发热等。

(2)使用前应检查药液,如有浑浊、包装破裂等切勿使用。

(3)此品输注后的剩余药液切勿保存再用。

(4)保存时应将本品置冷暗处,注意保质期,防止冻结,如遇冷易析出结晶,可微温溶解后再使用。

丙氨酰谷氨酰胺注射液
(alanyl glutamine injection)

通用名 N(2)-L-丙氨酰-L-谷氨酰胺注射液

商品名 力肽(20%);多蒙特(20%)

规　格 20%/100ml

储　存 密封、阴凉处保存,有效期2年

药理作用

此品为肠道外营养的一个组成部分,可在体内分解为谷氨酰胺和丙氨酸,其特性可经由肠外营养输液补充谷氨酰胺。其作用:是小肠的主要能量来源,以维持消化道的正常功能;能帮助肝脏和肾脏清除体内废物;与白细胞的增殖有关,增强机体的防御机能。同时还帮助其他的免疫细胞杀灭细菌。

药代动力学

N(2)-L-丙氨酰-L-谷氨酰胺输注后在体内迅速分解为谷氨酰胺和丙氨酸,其人体半衰期为2.4～3.8min(晚期肾功能不全患者为4.2min),这一双肽的消失伴随等克分子数的游离氨基酸的增加。它的水解过程可能仅在细胞外发生。当输液量恒定不变时,通过尿液排泄的N(2)-L-丙氨酰-L-谷氨酰胺低于5%,与其他输注的氨基酸相同。

适应证及禁忌证

适应证:适用于需要补充谷氨酰胺患者的肠外营养,包括处于分解代谢和高代谢状况的患者。

禁忌证:严重肾功能不全(肌肝清除率<25ml/min)或严重肝功能不全的患者禁用。

慎用:

(1)孕妇、哺乳妇女、儿童使用此品的临床资料不足,故不推荐使用。

(2)老年患者除严重肾功能不全者,可以使用此品。

用药护理

配制方法:此品是一种高浓度溶液,不可直接输注。输注前必须与可配伍的氨基酸溶液或含有氨基酸的输液相混合,然后与载体溶液一起输注。1体积的此品应与至少5体积的载体溶液混合(例如,100ml此品应加入至少500ml载体溶液),混合液中此品的最大浓度不应超过3.5%。

用法用量:

(1)剂量根据分解代谢的程度和氨基酸的需要量而定。胃肠外营养每天供给氨基酸的最大剂量为2g/kg体重。通过此品供给的丙氨酸和谷氨酰胺量应计算在内,即通过此品供给的氨基酸量不应超过全部氨基酸供给量的20%。

(2)每日剂量为1.5～2.0ml/kg体重,相当于0.3～0.4g N(2)-L-丙氨酰-L-谷氨酰/kg体重(例如,70kg体重患者每日需此品100～140ml)。

(3)加入载体溶液时用量的调整。如当氨基酸需要量为1.5ml/(kg体重·天)时,其中1.2g氨基酸由载体溶液提供,0.3g氨基酸由此品提供。当氨基酸需要量为2g/(kg体重·天)时,其中1.6g氨基酸由载体溶液提供,0.4g氨基酸由此品提供。

(4)输注速度依载体溶液而定,但不应超过0.1g氨基酸/(kg体重·h)。

(5)此品连续使用时间不应超过3周。

配伍禁忌:此品只能加入与之可配伍的载体溶液中后一起输注。

用药告知:

(1)输注此品过程中,如出现寒战、恶心、呕吐等情况应及时通知医护人员。

(2)建议代偿性肝功能不全的患者应定期监测肝功能。

监测要点:

(1)此品使用过程中应监测患者的碱性磷酸酶(ALP)、丙氨酸转氨酶(ALT)、门冬氨酸转氨酶(AST)和酸碱平衡。

(2)正确使用时,尚未发现不良反应。当此品输注速度过快时,将出现寒战、恶心、呕吐,出现这种情况应立即停药。

注意事项:

(1)此品在配制过程中必须保证混合过程是在洁净的环境中进行,还应保证溶液完全混匀。

(2)不要将基本药物加入混匀后的溶液中。

(3)如药液中加入其他成分后,不能再贮藏。

谷氨酸钠

(sodium glutamate)

通用名 谷氨酸钠

商品名 谷氨酸钠

规　格 5.75g/20ml

储　存 遮光、密闭保存

药理作用

此品为氨基酸类药。重症肝炎或肝功能不全时,肝脏对由氨转化为尿素的环节发生障碍,导致血氨增高,出现脑病症状。此品静滴后,与血中过多的氨结合成为无害的谷肽胺,由尿排出,因此可减轻肝昏迷症状。此品为碱性,亦可用于酸血症;与抗癫痫药合用,可治疗癫痫小发作。

适应证及禁忌证

适应证:用于血氨过多所致的肝性脑病、肝昏迷及其他精神症状,还可用于纠正代谢性酸中毒。

禁忌证:少尿、尿闭禁用。

慎用：肾功能不全者慎用。

用药护理

配制方法：葡萄糖液稀释后方可使用。

用法用量：肝昏迷（成人剂量）：静滴，每次静滴11.5g（2支），用5%葡萄糖液750～1000ml或10%葡萄糖液250～500ml稀释，于1～4h内滴完，必要时可于8～12h后重复给药，1日量不宜超过23g；酸中毒：50mg/kg，可使血CO_2结合力提高0.45mmol/L（1vol%）。小儿剂量：视病情而定，酸中毒剂量同成人。

配伍禁忌：无。

用药告知：输注此品过程中，如出现流涎、皮肤潮红、呕吐等不适须及时通知医护人员。

监测要点：

（1）大量谷氨酸钠治疗肝性脑病时，可导致严重的碱中毒与低钾血症，原因在于钠的吸收过多，因此在用药期间应注意电解质平衡，可能时测血二氧化碳结合力及钾、钠、氯含量。

（2）过敏的先兆可有面部潮红、头痛与胸闷等症状出现。

（3）静滴不宜过快。滴注过快可引起流涎、皮肤潮红、呕吐等。

（4）小儿可有震颤。

（5）合并焦虑状态的患者用后可出现晕厥、心动过速及恶心等反应。

注意事项：用于肝昏迷时，与谷氨酸钾合用，二者比例一般为3∶1或2∶1，低钾时为1∶1。

盐酸精氨酸葡萄糖注射液

（arginine hydrochloride injection）

通用名 盐酸精氨酸葡萄糖注射液

商品名 盐酸精氨酸葡萄糖注射液

规　格 10ml/支

储　存 密闭，置阴凉处保存

药理作用

此品为氨基酸类药。此品在人体内参与鸟氨酸循环，促进尿素的形成，使人体内产生的氨经鸟氨酸循环转变成无毒的尿素，由尿中排出，从而降低血氨浓度。

药代动力学

此品经口服肠道吸收较好，绝对生物利用度约为70%，静脉给药后22～30min，口服给药90min达血药峰浓度。此品在肝脏代谢，经肾小球滤过后几乎被肾小管完全重吸收，其清除半衰期为1.2～2h。

适应证及禁忌证

适应证：用于肝性脑病，适用于忌钠的患者，也适用于其他原因引起血氨增高所致的精神症状治疗。

禁忌证:高氯性酸中毒、肾功能不全及无尿患者禁用。

用药护理

配制方法:临用前,用5%葡萄糖注射液1000ml稀释后应用。

用法用量:静脉滴注1次15~20g于4h内滴完。

配伍禁忌:

(1)此品与谷氨酸钠、谷氨酸钾合用,可增加疗效。

(2)此品与螺内酯合用可引起高钾血症,特别是合并严重肝脏疾病的患者。

(3)此品禁忌与强心甙联合应用。

(4)用于抢救肝昏迷有缺钙者,可与麸氨酸合用。

用药告知:输注此品过程中,如出现呕吐、流涎、皮肤潮红等症状需及时通知医护人员。

监测要点:

(1)可引起高氯性酸中毒以及血中尿素、肌酸、肌酐浓度升高。

(2)作用药期间宜监测血气分析、酸碱平衡和电解质,有酸中毒和高钾血症者不宜使用。

(3)静脉滴注速度过快会引起呕吐、流涎、皮肤潮红等。

注意事项:用药前请详细检查,如有药液浑浊、变色、封口松动、内有异物及玻璃瓶破损时切勿使用。

脂肪乳注射液

(fatemulsion injection)

通用名 脂肪乳注射液

商品名 长链甘油三酯制剂:英脱利匹特(Intralipid 10%,20%,30%)。长/中链甘油三酯制剂:力能MCT(Lipovenros MCT 10%,20%),力保肪宁(Lipofundin 10%,20%)

规　格 250ml;500ml

储　存 阴凉处保存,禁冷冻

药理作用

此品含有注射用大豆油和注射用卵磷脂,其中大约60%的脂肪酸是必需脂肪酸,其粒径大小和生物特性与天然乳糜微粒相似。是一种理想能源,提供热能和人体必需脂肪酸。其特点为:(1)脂肪含热量高,氧化1g脂肪可提供9kcal的热量;(2)脂肪乳剂提供人体必需脂肪酸和三酰甘油,可维持人体脂肪组织的恒定,防止单独使用糖进行肠外营养引起的必需脂肪酸缺乏;(3)脂肪乳剂基本上是等渗液,特别适用于外周静脉营养;(4)脂肪乳剂可作为脂溶性维生素的载体,有利于人体吸收利用脂溶性维生素;(5)脂肪乳剂无利尿作用,亦不会自尿和粪中丢失。

药代动力学

(1)药效学:作为一种静脉应用的营养药,提供营养所需的热量和必需脂肪酸,且无氨基酸和糖类溶液高渗压的缺点。脂肪乳剂进入血液后与血中载脂蛋白C结合,在脂蛋白酶的作用

下，三酰甘油分解成游离脂肪酸，提供机体能量和必需脂肪酸。游离脂肪酸亦可与血浆中的白蛋白结合，经肝脏氧化或转化为极低密度脂蛋白，再进入血流。

(2)药动学：此药用于补充人体必需脂肪酸时，给药1～2周后起效；用于治疗皮肤损伤或增加体重时，给药5～7天内起效。此药入血后与血浆载脂蛋白C结合，分布于全身各组织，主要是肌肉和皮下组织，在血液、骨骼肌中广泛代谢，代谢产物为无活性的游离脂肪酸，后者可被机体按通常的营养方式用作非蛋白质性热量。此药的血浆清除率取决于脂蛋白脂酶的浓度，机体在80min内能清除约80%的药物，血清半衰期约为30min。只有在使用非常高的剂量时此药才从肾脏排泄。但在大部分情况下不会出现脂肪尿。

另外，磷脂与三酰甘油的比例(PL/TG)会影响脂肪的代谢，如果PL/TG的比值较低，脂肪乳的清除率就较快。浓度越高的脂肪乳其PL/TG比值越低，浓度为10%的脂肪乳其PL/TG比值为0.12，浓度为20%的脂肪乳其PL/TG比值为0.06，浓度为30%的脂肪乳其PL/TG比值为0.04。有报道，摄入PL/TG值较高的脂肪乳将会引起血清胆固醇、三酰甘油及脱辅基蛋白E的升高和磷脂的蓄积；过低的PL/TG值可能会导致脂蛋白X的生成，而后者是一种异常的、有潜在毒性的脂蛋白。

适应证及禁忌证

适应证：适用于需要高热量的患者(如肿瘤及其他恶性病)、肾损害、禁用蛋白质的患者和由于某种原因不能经胃肠道摄取营养的患者，以补充适当热量和必需脂肪酸；为需要进行静脉营养的患者提供能量和必需脂肪酸，也为经口服途径不能维持和恢复正常必需脂肪酸水平的患者提供必需脂肪酸。对于因各种疾病及外伤(感染、灼伤、外科手术等)出现负氮平衡，脂肪乳配合作为热能，可使负氮平衡得到改善。

禁忌证：急性休克、严重急性肝损害及严重代谢紊乱特别是脂肪代谢紊乱、脂质肾病、严重高脂血症肝损伤、高胆红素血症、对大豆蛋白过敏者禁用。

慎用：婴儿对脂肪清除能力差，应慎用。

用药护理

配制方法：此品可用于配制含碳水化合物、脂肪、氨基酸、电解质、维生素和微量元素等的“全合一”营养混合液。也可与碳水化合物(葡萄糖)或氨基酸在输注部位附近通过Y型管道混合后进入血液。该法既适用于中心静脉，也适于外周静脉。

用法用量：

(1)成人：第1日脂肪量每kg体重不应超过1g，以后剂量可酌增，最大推荐量为1日3g/kg体重，输注时间不得少于5h。新生儿和婴儿：1日0.5～4g/kg体重，速度不超过每小时0.17g/kg体重。

(2)静滴速度：最初10min为20滴/min，如无不良反应出现，之后可逐渐增加，30min后维持在40～60滴/min。

配伍禁忌：为了保持脂肪乳注射液稳定状态，除可与等渗葡萄糖液、氨基酸注射液配伍外，此品不得同其他药物、营养素或电解质溶液混合，以防乳剂破坏而使凝聚脂肪进入血液。

用药告知：输注此品过程中，如出现体温升高、发冷畏寒、恶心、呕吐等症状，应及时通知医护人员。

监测要点：

(1)肾功能不全、失代偿性糖尿病、胰腺炎、肝功能不全、甲状腺功能低下(伴有高甘油三酯血症)以及败血症者，输注此品时应密切观察血清三酰甘油浓度及每日检查患者的脂肪酸廓清能力。

(2)可疑肺动脉高压的新生儿，必须监测血小板计数、肝功能试验和血清三酰甘油浓度。

(3)长期使用，应注意脂肪排泄量及肝功能、脂肪酸的廓清能力，每周应做血象、血凝、血沉等检查。若血浆有乳光或乳色出现，应推迟或停止应用。

(4)此品可引起体温升高，偶见发冷畏寒以及恶心、呕吐。

(5)其他副作用比较罕见，包括：①即刻和早期副作用：高过敏反应(过敏反应、皮疹、荨麻疹)，呼吸影响(如呼吸急促)以及循环影响(如高血压/低血压)。溶血、网状红细胞增多、腹痛、头痛、疲倦、阴茎异常勃起等。②迟发副作用：长期输注此品，婴儿可能发生血小板减少。另外，长期静脉营养时即使不用此品也会有短暂的肝功能指标的异常。偶可发生静脉炎，血管痛及出血倾向。③患者脂肪廓清能力减退时，尽管输注速度正常仍可能导致脂肪超载综合征。脂肪超载综合征偶尔也可发生于肾功能障碍和感染患者。脂肪超载综合征表现为：高脂血症、发热、脂肪浸润、脏器功能紊乱等，但一般只要停止输注，上述症状即可消失。

注意事项：

(1)此品在医生指导下使用。

(2)临用前应将此品逐渐温热到近体温后使用。

(3)使用前，应先检查是否有变色或沉淀。

(4)如发现液面漂浮油滴则不可使用。

(5)开瓶后应1次用完，未使用完的药液应弃去，绝对不能留到以后再用。

多种微量元素注射液

(multi-trace elements injection)

通用名 多种微量元素注射液

商品名 安达美

规　格 10ml

储　存 0～25℃，避光保存

药理作用

此品为微量元素的浓缩液，可供应锌、锰、铜、磷、铁的正常每日需要量，用作多种氨基酸注射液和葡萄糖注射液的添加剂，可发挥各种电解质和微量元素的特有作用以便机体内有关生化反应能正常进行。参与蛋白质的合成及功能的稳定、营养物质的代谢、酶的催化活性、神经传导和肌肉运动，为机体正常代谢及功能活动所必需。

药代动力学

发挥各种电解质和微量元素的特有作用，以便机体内有关生化反应能正常进行。

适应证及禁忌证

适应证:此品用于成人肠外营养的添加剂,补充电解质和微量元素的消耗需要。10ml 能满足成人每天对铬、铜、铁、锰、钼、硒、锌、氟和碘的基本和中等需要。妊娠妇女对微量元素的需要量轻度增高,所以此品也适用于妊娠妇女补充微量元素。

禁忌证:肾功能障碍、不耐果糖患者禁用;婴儿不宜应用。

慎用:微量元素代谢障碍和胆道功能明显减退者慎用。

用药护理

配制方法:未经 5%~10%葡萄糖或氨基酸注射液 500~1000ml 稀释不得输注。

用法用量:成人推荐剂量为每日 10ml。在配伍得到保证的前提下用此品 10ml 加入5%~10%葡萄糖或氨基酸注射液 500~1000ml 中,滴注 6~8h。输注速率不宜过快。体重超过 15kg 的儿童每日 0.1ml/kg,稀释后静脉输注,输注速率不超过 1ml/min。

配伍禁忌:与氨基酸和葡萄糖注射液能很好的配伍,使用时不可添加其他药物,以避免可能发生的沉淀。

用药告知:输注此品过程中,如穿刺血管疼痛、发红、肿胀,应及时通知医护人员。

监测要点:

(1)输注时注意静脉炎的发生。

(2)长期使用中,注意监测各微量元素缺乏或过量的有关症候,进行相应的药物调整。

注意事项:

(1)此品具有高渗透压和低 pH,故未稀释不能输注,建议在使用前 1h 稀释。

(2)应首选复方氨基酸或 5%葡萄糖注射液作为稀释剂,速度要慢,最好用输液泵控制速度。

(3)于此品经外周静脉输注时,每 500ml 复方氨基酸注射液或葡萄糖注射液最多可以加入此品 10ml。

(4)配制时不可添加其他药物,避免可能发生沉淀。

(5)在无菌条件下,配制好的输液必须在 12h 内输注完毕,以免被污染。

氯化钾注射液

(potassium chloride injection)

通用名 氯化钾注射液
商品名 氯化钾注射液
规　格 1.5g/10ml
储　存 密闭保存

药理作用

是细胞内的主要阳离子,其浓度为150~160mmol/L,而细胞外的主要阳离子是钠离子,血清钾浓度仅为 3.5~5.0mmol/L。机体主要依靠细胞膜上的 Na^+-K^+ ATP 酶来维持细胞内

外的 K^+、Na^+ 浓度差。体内的酸碱平衡状态对钾代谢有影响，如酸中毒时 H^+ 进入细胞内，为了维持细胞内外的电位差，K^+ 释出到细胞外，引起或加重高钾血症。而代谢紊乱也会影响酸碱平衡，正常的细胞内外钾离子浓度及浓度差与细胞的某些功能有着密切的关系，如碳水化合物代谢、糖原贮存和蛋白质代谢、神经、肌肉包括心肌的兴奋性和传导性等。

药代动力学

(1)药效学：钾是细胞内的主要阳离子，浓度为 150～160mmol/L；而细胞外的主要阳离子是钠离子，钾浓度仅为 3.5～5mmol/L。机体主要依靠细胞膜上的 Na^+-K^+ ATP 酶来维持细胞内外 K^+、Na^+ 浓度差(1 个 ATP 分解，使 3 个 Na^+ 出胞，2 个 K^+ 入胞)。体内的酸碱平衡状态对钾代谢有影响，如酸中毒时 H^+ 进入细胞内，为了维持细胞内外的电位差，K^+ 释出到细胞外，引起或加重高钾血症。正常的细胞内外钾离子浓度及浓度差与细胞的某些功能有密切关系，如碳水化合物代谢、糖原储存和蛋白质代谢、神经、肌肉(包括心肌)的兴奋性和传导性等。

(2)药动学：口服钾全部由肠道吸收，肾小球滤液中的钾盐在近曲小管内几乎完全被重吸收。在远曲小管和集合小管通过钠泵使钾离子与管腔内钠离子交换而被排泄。钾 90%由肾脏排泄，10%由肠道排泄，另有少量自唾液、汗腺、胆汁和胰液排出。

适应证及禁忌证

适应证：

(1)治疗各种原因引起的低钾血症，如进食不足、呕吐、严重腹泻、应用排钾性利尿药、低钾性家族周期性麻痹、长期应用糖皮质激素和补充高渗葡萄糖后引起的低钾血症等。

(2)预防低钾血症，当患者存在失钾情况，尤其是如果发生低钾血症对患者危害较大时(如使用洋地黄类药物的患者)，需预防性补充钾盐，如进食很少、严重或慢性腹泻、长期服用肾上腺皮质激素、失钾性肾病、Bartter 综合征等。

(3)洋地黄中毒引起频发性、多源性早搏或快速心律失常。

禁忌证：高钾血症患者、急性肾功能不全者禁用。

慎用：慢性肾功能不全者慎用。

用药护理

配制方法：此品未经稀释不得进行静脉滴注与推注。一般用法将 10%氯化钾注射液 10～15ml 加入 5%葡萄糖注射液 500ml 中滴注。

用法用量：

(1)补钾剂量、浓度和速度根据临床病情和血钾浓度及心电图缺钾图形改善而定。钾浓度不超过 3.4g/L(45mmol/L)，补钾速度不超过 0.75g/h(10mmol/h)，每日补钾量为 3～4.5g(40～60mmol)。小儿剂量每日按体重 0.22g/kg(3mmol/kg)或按体表面积 $3g/m^2$ 计算。

(2)在体内缺钾引起严重快速室性异位心律失常时，如尖端扭转型心室性心动过速、短阵、反复发作多行性室性心动过速、心室扑动等威胁生命的严重心律失常时，钾盐浓度要高(0.5%，甚至 1%)，滴速要快，1.5g/h(20mmol/h)，补钾量可达每日 10g 或以上。

(3)如病情危急，补钾浓度和速度可超过上述规定。

配伍禁忌：无特殊配伍禁忌。

用药告知：

(1)外周静脉滴注含钾液时，易刺激静脉内膜引起疼痛。

(2)如出现尿量减少等症状，应及时通知医生。

监测要点：

(1)滴注速度较快或原有肾功能损害时，应注意发生高钾血症。

(2)老年人肾脏清除钾功能下降，应用钾盐时较易发生高钾血症。

(3)用药期间应监测：血钾；心电图；血镁、钠、钙；酸碱平衡指标；肾功能和尿量。

(4)肾上腺糖皮质激素类药，尤其是具有较明显盐皮质激素作用的药类以及肾上腺盐皮质激素和促肾上腺皮质激素(ACTH)，因能促进尿钾排泄，与此品合用时会降低钾盐疗效。

(5)与库存血(库存10日以下含钾30mmol/L，库存10日以上含钾65mmol/L)、含钾药物和保钾利尿药合用时，会发生高钾血症的机会增多，尤其是有肾损害者。

(6)血管紧张素转换酶抑制剂和环孢菌素A能抑制醛固酮分泌，尿钾排泄减少，故合用时易发生高钾血症。

(7)肝素能抑制醛固酮的合成，尿钾排泄减少，合用时易发生高钾血症。另外，肝素可使胃肠道出血机会增多。

注意事项：

(1)遵循见尿补钾的原则。

(2)一旦出现高钾血症，应紧急处理。

(3)此品应单独密闭保存，标识醒目。

浓氯化钠注射液

(injection 10% sodium chloride)

通用名 浓氯化钠注射液

商品名 10%氯化钠注射液

规　格 1g/10ml；10g/100ml

储　存 密闭保存

药理作用

氯化钠是一种电解质补充药物。钠和氯是机体重要的电解质，主要存在于细胞外液，对维持正常的血液和细胞外液的容量和渗透压起着非常重要的作用。正常血清钠浓度为135～145mmol/L，占血浆阳离子的92%，总渗透压的90%，故血浆钠量对渗透压起着决定性作用。正常血清氯浓度为98～106mmol/L。人体中钠、氯离子主要通过下丘脑、垂体后叶和肾脏进行调节，维持体液容量和渗透压的稳定。

药代动力学

氯化钠静脉注射后直接进入血液循环，在体内广泛分布，但主要存在于细胞外液。钠离子、氯离子均可被肾小球滤过，并部分被肾远曲小管重吸收。由肾脏随尿排泄，仅少部分随汗排出。

适应证及禁忌证

适应证：各种原因所致的水中毒及严重的低钠血症。此品能迅速提高细胞外液的渗透压，从而使细胞内液的水分移向细胞外。在增加细胞外液容量的同时，可提高细胞内液的渗透压。

禁忌证：

(1)水肿性疾病，如肾病综合征、肝硬化腹水、充血性心力衰竭、急性左心衰竭、脑水肿及特发性水肿等。

(2)急性肾功能衰竭少尿期，慢性肾功能衰竭尿量减少而对利尿药反应不佳者。

(3)高血压、低血钾症。

(4)高渗或等渗性失水。

(5)妊娠高血压综合征。

用药护理

配制方法：依据补钠量，稀释至适当浓度使用。

用法用量：严重低渗性失水时，脑细胞内溶质减少以维持细胞容积。若治疗使血浆和细胞外液钠浓度和渗透浓度迅速回升，可致脑细胞损伤。一般认为，当血钠低于120mmol/L时，治疗使血钠上升速度在每小时0.5mmol/L，不得超过每小时1.5mmol/L。当血钠低于120mmol/L或出现中枢神经系统症状时，可给予3%～5%氯化钠注射液缓慢滴注。一般要求在6h内将血钠浓度提高至120mmol/L以上。补钠量(mmol)＝[142mmol－实际血钠浓度(mmol/L)]×体重(公斤数)×0.2。待血钠回升至120～125mmol/L以上，可改用等渗溶液或等渗溶液中酌情加入高渗葡萄糖注射液或10%氯化钠注射液。

配伍禁忌：无特殊发现。

用药告知：输注此品过程中，如感觉水肿、血压升高、心率加快、胸闷、呼吸困难等不适，应及时通知医护人员。

监测要点：

(1)药物过量可致高钠血症和低钾血症，并能引起碳酸氢盐丢失，因此用药期间应根据临床需要定期检查血清中钠、钾、氯浓度。

(2)监测血液中酸碱浓度平衡指标、肾功能及血压和心肺功能。

(3)输液过多、过快，可致水钠潴留，引起水肿、血压升高、心率加快、胸闷、呼吸困难，甚至出现急性左心衰竭。

注意事项：

(1)儿童、老年患者用药，补液量和速度应严格控制。

(2)此品应单独密闭保存，标识醒目。

葡萄糖酸钙注射液

(calcium gluconate)

通用名 葡萄糖酸钙注射液

商品名 葡萄糖酸钙注射液

规　格 1g/10ml

储　存 密闭保存

药理作用

此品为钙补充剂。钙可以维持神经肌肉的正常兴奋性，促进神经末梢分泌乙酰胆碱。血清钙降低时可出现神经肌肉兴奋性升高，发生抽搐，血钙过高则兴奋性降低，出现软弱无力等。钙离子能改善细胞膜的通透性，增加毛细血管的致密性，使渗出减少，起抗过敏作用。钙离子能促进骨骼与牙齿的钙化形成，高浓度钙离子与镁离子之间存在竞争性拮抗作用，可用于镁中毒的解救；钙离子可与氟化物生成不溶性氟化钙，用于氟中毒的解救。

药代动力学

(1)药效学：此药为钙离子的补充药，与氯化钙相似，但含钙量较氯化钙低，对组织的刺激性小，注射比氯化钙安全。此药进入体内后，其钙离子维持神经、肌肉的正常兴奋性，降低毛细血管的通透性，有消炎、消肿和抗过敏的作用；促进骨骼和牙齿的钙化，对抗氨基糖苷类抗生素中毒引起的呼吸肌麻痹，能拮抗镁离子以及对抗其中毒反应。常与镇静剂并用。

(2)药动学：此药口服后主要在小肠吸收，吸收受食物和小肠功能影响。钙在体内分布广泛，以骨内最多，肌肉次之。口服钙剂主要随粪便排出(约80%)，部分(约20%～30%)随尿液排泄，少量也可随唾液、汗腺、乳汁、胆汁和胰液排出，其排泄量与肾功能及骨钙含量有关。甲状旁腺素、降钙素、维生素D的活性代谢物维持和影响内环境钙的稳定性。

适应证及禁忌证

适应证：治疗钙缺乏，急性血钙过低、碱中毒及甲状旁腺功能低下所致的手足搐搦症；过敏性疾患；镁中毒时的解救；氟中毒的解救；心脏复苏时应用(如高血钾或低血钙，或钙通道阻滞引起的心功能异常的解救)。

禁忌证：应用强心甙期间禁止静注此品。不宜用于肾功能不全患者与呼吸性酸中毒患者。

用药护理

配制方法：用10%葡萄糖注射液稀释后注射。

用法用量：成人用于低钙血症，每次1g，用10%葡萄糖注射液稀释后注射，每分钟不超过5ml，需要时可重复；用于高镁血症，每次1～2g；用于氟中毒解救，静脉注射此品1g，1h后重复，如有搐搦可静注此品3g；如有皮肤组织氟化物损伤，每平方厘米受损面积应用10%葡萄糖酸钙50mg；小儿用于低钙血症，按体重25mg/kg(6.8mg钙)缓慢静注。但因刺激性较大，此品一般情况下不用于小儿。

配伍禁忌：禁与氧化剂、枸橼酸盐、可溶性碳酸盐、磷酸盐及硫酸盐配伍。

用药告知：

(1)静脉注射可有全身发热反应。

(2)静注过快可产生心律失常甚至心跳停止、呕吐、恶心，因此，输注此品过程中，如感觉恶心、呕吐等不适，应及时通知医护人员。

(3)输液过程中，如注射部位皮肤发红、皮疹和疼痛，应及时通知护士。

监测要点：

(1)长期或大量应用此品，血清磷酸盐浓度会降低，可使血清淀粉酶增高，血清 H-羟基皮质醇浓度短暂升高。

(2)长期输注可致高钙血症，早期可表现便秘、倦睡、持续头痛、食欲不振、口中有金属味、异常口干等，晚期征象表现为精神错乱、高血压、眼和皮肤对光敏感、恶心、呕吐、心律失常等。

(3)静脉注射时如漏出血管外，可致注射部位皮肤发红、皮疹和疼痛，并可随后出现脱皮和组织坏死。若发现药液漏出血管外，应立即停止注射，并用氯化钠注射液作局部冲洗注射，局部给予氢化可的松、1%利多卡因和透明质酸，并抬高局部肢体及热敷。

(4)与噻嗪类利尿药同用，可增加肾脏对钙的重吸收而致高钙血症。

注意事项：

(1)此药刺激性较大，不宜皮下或肌内注射，应缓慢静脉注射或者静脉滴注。使用此药10%的注射液时，应与等量的5%～25%的葡萄糖注射液中稀释后缓慢注射(不超过2ml/min)，以免血钙升高过快而引起心律失常。

(2)静脉注射当患者出现不适或有明显心电图异常时，应立即停用，待心电图异常消失后再缓慢注射。

(3)脱水或低钾血症等电解质紊乱时应先纠正低钾再纠正低钙，以免增加心肌应激性。

甘油磷酸钠注射液

(sodium glycerophosphate injection)

通用名 甘油磷酸钠注射液

商品名 格利福斯

规　格 2.16g/10ml

储　存 25℃以下密闭保存，不得冰冻，有效期2年

药理作用

此品作为肠外营养的磷补充剂，用以满足人体每天对磷的需要。磷参与骨质的形成，以磷脂形式参与细胞膜的组成，同时磷与许多代谢中的酶活性有关，在能量代谢中的作用至关重要。

药代动力学

(1)药效学：此药为磷酸盐的一种，人体内磷以有机和无机两种形式存在。临床上测定的血磷为血液中的无机磷，后者大部分为游离磷，仅12%与血浆蛋白结合。磷参与糖代谢中的糖磷酸化，构成膜成分中的磷脂质，是组成细胞内RNA、DNA及许多辅酶的重要成分之一。磷尚参与能量的转换、贮藏、输送及体液缓冲机能的调节。此药进入人体后，释放磷离子，与无机磷有相同的代谢特点。正常成人血磷浓度为0.87～1.45mmol/L，儿童为1.45～1.78mmol/L。某些原因导致磷摄入减少或磷需求量增加，可出现低磷血症及相应的临床表现，此时需补充磷。血磷和血钙浓度密切相关，钙磷浓度乘积不大于60(成人)或40(儿童)。

当血钙浓度升高时，给予磷酸盐可降低血钙浓度。

此药能酸化尿液，消除尿路感染时含氨尿液的气味和混浊，还能增加钙的溶解度，阻止尿中钙沉积，从而预防含钙肾结石的复发。

(2)药动学：健康成人每日需磷为 0.9g，每日排泄量亦约 0.9g。食物中磷主要在空肠吸收，口服吸收率为 70%，肾脏为调节磷平衡的主要器官，每日尿中排出摄入磷的 90%，其余由肠道及皮肤排泄。

适应证及禁忌证

适应证：成人肠外营养的磷补充剂；磷缺乏患者。

禁忌证：对此品过敏者禁用。

慎用：严重肾功能不全、休克、脱水患者应慎用。

用药护理

配制方法：此品需用复方氨基酸或葡萄糖注射液稀释后输注。

用法用量：此品每天用量通常为 10ml，可加入复方氨基酸注射液或 5%、10%葡萄糖注射液 500ml 中，4～6h 内缓慢滴注。对接受肠外营养治疗的患者则应根据患者的实际需要酌情增减。

配伍禁忌：禁与钙制剂配伍。

用药告知：此品需要加入其他液中输注，4～6h 内缓慢滴注。

监测要点：长期用药时应注意血磷、血钙浓度的变化。

注意事项：

(1)此品根据成人对磷的需求量制定处方，主要用于成人患者，儿童应用的临床经验较少。

(2)此品系高渗溶液，未经稀释不能输注，稀释应在无菌条件下进行，稀释后应在 24h 内用完，以免发生污染。

(3)注意控制给药速度。

脂肪乳氨基酸(17)葡萄糖(11%)注射液
(fat emulsion, amino acids(17) and giucose)

通用名 脂肪乳氨基酸(17)葡萄糖(11%)注射液

商品名 卡文

规　格 此品有 2400ml，1920ml 和 1440ml 3 种包装规格，不同包装规格所容葡萄糖注射液及脂肪乳注射液的体积见下表

	2400ml	1920ml	1440ml
葡萄糖(葡萄糖 11%)	1475ml	1180ml	885ml
氨基酸(凡命 18Novum)	500ml	400ml	300ml
脂肪乳(英脱利匹特 20%)	425ml	340ml	255ml
总能量(kcal)	1700	1400	1000

储　存　25℃下保存,有效期2年,不得冰冻

药理作用

详见本章第一、二及九节。

药代动力学

详见本章第一、二及九节。

适应证及禁忌证

适应证:此品用于不能或功能不全或被禁忌经口/肠道摄取营养的成人患者。

禁忌证:对鸡蛋或大豆蛋白或处方中任一成分过敏者;重度高脂血症;严重肝功能不全;严重凝血机制障碍;先天性氨基酸代谢异常;严重肾功能不全且无法进行腹透与血透者;急性休克;高糖血症(胰岛素治疗超过6U/h);血电解质(指此品处方中所含有的)水平出现异常升高;疾病状态处于非稳定期(如严重创伤后期、失代偿性糖尿病、急性心梗、代谢性酸中毒、严重败血症、高渗性昏迷等);吞噬血细胞综合征患者忌用。

慎用:对脂质代谢受损如肾功能不全、失代偿性糖尿病、胰腺炎、肝功能损害、甲状腺功能低下(伴有高脂血症)以及败血症患者,应谨慎使用此品,如需使用则密切观察血清甘油三酯浓度。

用药护理

配制方法:此品的包装分为内袋与外袋,在内袋与外袋之间放置氧吸收剂。内袋由两条可剥离封条分隔成3个独立的腔室,分别装有葡萄糖注射液、氨基酸注射液及脂肪乳注射液。使用前开通腔室间的可剥离封条,使这三腔内液体混合均匀,混合液在25℃下可放置24h。

用法用量:

(1)此品可经周围静脉或中心静脉进行输注。

(2)维持机体氮平衡所需的氮量应根据患者实际情况(如营养状况与代谢应激等)决定。一般营养状况或轻度应激的患者,其氮的需要量为按体重每日0.10～0.15g/kg,有中度或重度代谢应激(无论有无营养不良)的患者,其氮需要量为按体重每日0.15～0.3g/lg(相当于氨基酸量每日1.0～2.0g/kg)。而葡萄糖与脂肪一般推荐需要量分别为按体重每日2.6～6.0g/kg与1.0～2.0g/kg。

(3)患者总的能量需要量由其实际临床状况决定,通常情况下为按体重每日0～30kcal/kg。肥胖患者则根据其理想体重决定。三个规格的Kabiven PI是根据患者代谢中度增加,轻度增加以及基础值设计的。为满足患者全部的营养需求,就考虑添加微量元素以及维生素。按患者体重计葡萄糖的最大输注速率为按体重每小时0.25g/kg,氨基酸的输注速率按体重不宜超过每小时0.1g/kg,脂肪按体重则不超不定期每小时0.15g/kg。

(4)此品输注速率按患者体重不宜超过每小时3.7ml/kg(相当于0.25g葡萄糖,0.09g氨基酸、0.13脂肪/kg)。推荐输注时间为12～24h。

配伍禁忌:只有在相容性得到证实的前提下,且所有的添加操作在严格无菌条件下,其他治疗药物或营养药物方可加入到此品中。

用药告知：

(1)输注此品过程中，如感觉恶心、呕吐、心悸、发热、寒战、皮疹、呼吸困难等不适，应及时通知医护人员。

(2)经外周输注此品时，如穿刺血管发红、疼痛、肿胀，应及时通知护士。

监测要点：

(1)此品与所有高渗输液一样，如采用周围静脉输注有可能发生静脉炎。导致静脉炎的因素很多，包括输液管类型、直径与长度、输注时间长短、液体的pH值和渗透压、感染/静脉被穿刺的次数。因此建议已输注此品的静脉不再用于其他输液添加剂注射使用，并建议每日更换输液针刺入的位置。

(2)须经常检测脂肪并且廓清能力。推荐检测方法是在输注结束5～6h后进行，输注期间血清甘油三酯不宜超过3mmol/L。

(3)水、电解质代谢紊乱(如异常高或低的血清电解质水平)的患者在使用此品前须对有关指标予以纠正。

(4)应监测血糖、血电解质、血浆渗透压、水电解质平衡与酸碱平衡，以及肝功能酶(如碱性磷酸酶、ALT、AST)的情况。

(5)长期输注脂肪，还应检测血细胞计数和凝血状况。

(6)输注英脱利匹特(脂肪乳注射液)可能会引起体温升高(发生率<3%)，偶见寒战、恶心/呕吐(发生率<1%)。

(7)输注英脱利匹特产生其他不良反应更为罕见。超敏反应(过敏反应、皮疹、荨麻疹)呼吸症状(如呼吸急促)、高/低血压、溶血、网织红细胞增多、腹痛、头痛、疲倦、阴茎异常勃起少见报道。

(8)输注过程出现过敏性反应(如发热、寒战、皮疹、呼吸困难)的患者应立即停止输注。

(9)如患者出现高糖血症需另外补充胰岛素。

(10)另有输注过程中出现肝功能酶一过性升高的报告。

(11)脂肪超载综合征：脂肪廓清受损后会出现脂肪超载综合征，脂肪超载综合征也会出现在虽以推荐剂量速率输注，但由于临床情况突然发生改变的患者(如肾功能损伤与感染)。脂肪超载综合征表现有高脂血症，发热、脂肪浸润，肝肿大，脾肿大，贫血，血细胞减少症，血小板减少症，凝血机制障碍，昏迷。若停止输注所有症状通常均可逆转。

(12)当以超过最大推荐输注速率输注时可能会出现恶心、呕吐、出汗。过量使用还可能会导致液体负荷加重，电解质紊乱、高血糖、血渗透升高。如出现过量使用症状则减慢输注速率或停止输注，极少数严重患者可能需要血液透析，血液过滤。

注意事项：

(1)只有在氨基酸溶液与葡萄糖溶液澄清且无色/微黄、脂肪乳溶液呈现白色均质状态方可使用此品。

(2)使用前须将三腔内液体互相充分混匀，当开通剥离封条，三腔内液体混合均匀后，混合液可在25℃下放置24h。

(3)从用药的安全性出发，添加药物后的混合液应立即使用，如需存放，2～8℃下混合液的放置时间不宜超过24h。

(4)包装应完整,如发生破损,不得使用。

(5)禁止此品与输血/血制品同用一根(套)输液管(器)。

脑蛋白水解物氯化钠注射液

(cerebroprotein hydrolysate for injection)

通用名 脑蛋白水解物氯化钠注射液

商品名 韦斯平

规　格 25g/500ml

储　存 此品应密闭,在凉暗处保存,有效期18个月

药理作用

本品为一种大脑所特有的肽能神经营养药物。能以多种方式作用于中枢神经,调节和改善神经元的代谢,促进突触的形成,诱导神经元的分化,并进一步保护神经细胞免受各种缺血和神经毒素的损害。此品可通过血脑屏障,促进脑内蛋白质的合成,影响呼吸链,具有抗缺氧的保护能力,改善脑内能量代谢。激活腺苷酸环化酶和催化其他激素系统。提供神经递质、肽类激素及辅酶前体。

药代动力学

此品可透过血脑屏障进入神经细胞,氨基酸在脑内迅速代谢,$t_{1/2}$由数秒至数小时。

适应证及禁忌证

适应证:用于颅脑外伤、脑血管病后遗症伴有记忆减退及注意力集中障碍的症状改善。

禁忌证:对此药任一成分过敏者;癫痫持续状态;癫痫大发作,此时用药可能增加发作频率;严重肾功能不良者忌用。孕妇禁用。

慎用:哺乳期妇女慎用。

用药护理

配制方法:生理盐水稀释后缓慢滴注。

用法用量:每一疗程最好连续注射,参考患者年龄、病情以决定疗程长短及剂量,皮下注射不超过2ml,肌内注射不超过5ml。一般使用10ml,稀释于250ml生理盐水中缓慢滴注,每日1次。约60～120min滴完,连续使用10～14天为1疗程。

配伍禁忌:

(1)蛋白水解物注射液不能与氨基酸注射液在同一瓶中输注,当同时应用氨基酸输液时,应注意可能出现氨基酸不平衡。

(2)同用抗抑郁药治疗可发生不良的相互作用,导致不适当的精神紧张。此时建议减少抗抑郁药剂量。

(3)与单胺氧化酶抑制剂有相加作用,应避免应用。

用药告知：

(1)输注此品过程中，如感觉恶心、呕吐、心悸、发热等不适，应及时通知医护人员。

(2)老年患者在使用此品期间如出现尿量过多，且2～3天内不能自行缓解，应及时告知医生，医生应根据情况考虑是否停药。

监测要点：大剂量使用时，注射过快少数病例会引起发热，极少数病例会出现寒战、轻度发热，且多与患者体质有关。

注意事项：

(1)一旦出现过敏反应者，应立即停药，并及时治疗。

(2)当药物性状发生变化时禁用。

第11节　激　素

激素类药物包括糖皮质激素、盐皮质激素、肾上腺皮质激素三类。按作用时间又可分为长效、短效；激素类药物具有抗炎、抗过敏、抗风湿、抗休克及免疫抑制作用，应用较广泛。此类药通过增加血管的紧张性，减轻充血，降低毛细血管的通透性，而减轻渗出和水肿；还可通过抑制炎症细胞在炎症部位的集聚，并抑制吞噬细胞的功能，而起到抗炎的作用；药物可以抑制细胞介导的免疫反应，起到抗过敏的作用。

给药途径的不同则药物的生物半衰期、药物的血浓度峰值不同，所以在临床治疗用药过程中护士要掌握药物的适应证、禁忌证。给药后要严密观察药物的不良反应，及时治疗并发症，以达到合理用药的目的，取得良好的治疗效果。

注射用地塞米松磷酸钠
(dexamethasone)

通用名　注射用地塞米松磷酸钠

商品名　地塞米松磷酸钠

规　格　2mg/1ml，5mg/1ml

储　存　避光保存，对热不稳定，避免冰冻；储存时如有析出物，微温即可溶解不影响使用

药理作用

肾上腺皮质激素类药。具有抗炎、抗过敏、抗风湿、免疫抑制作用。

(1)抗炎作用：此品减轻和防止组织对炎症的反应，从而减轻炎症的表现。能够抑制炎症细胞，包括巨噬细胞白细胞在炎症部位的集聚，并抑制吞噬作用、溶酶体酶的释放以及炎症化学中介物的合成和释放。

(2)免疫抑制作用：包括防止或抑制细胞介导的免疫反应，延迟性的过敏反应，减少T淋

巴细胞、单核细胞、嗜酸性细胞的数目，降低免疫球蛋白与细胞表面受体的结合能力，并抑制白细胞介素的合成和释放，从而降低T淋巴母细胞转化并减轻原发免疫反应的扩展。此品还降低免疫复合物通过基底膜，并能减少补体成分即免疫球蛋白的浓度。

(3)此药是一种人工合成的长效糖皮质激素。其抗炎、抗毒、抗过敏作用比泼尼松更为显著。抗炎作用及控制皮肤过敏的作用较强，而对水钠潴留和促进排钾作用较轻微。

药代动力学

肌肉注射地塞米松磷酸钠于1h达血浓度峰值。血浆蛋白结合率低于其他皮质激素类药物。生物半衰期为190min。

适应证及禁忌证

适应证：主要用于过敏性与自身免疫性炎症性疾病，多用于结缔组织病、活动性风湿病、类风湿性关节炎、红斑狼疮、严重支气管哮喘、严重皮炎、溃疡性结肠炎、急性白血病等，也用于某些严重感染及中毒、恶性淋巴瘤的综合治疗。

禁忌证：对肾上腺皮质激素类药物过敏者、严重的精神病史、活动性胃及十二指肠溃疡、新近胃肠吻合术后、较严重的骨质疏松、明显糖尿病、严重的高血压、全身性真菌感染或抗菌药不能控制的感染、血栓性静脉炎、活动性肺结核。

慎用：急性心力衰竭或其他心脏病、糖尿病、肝功能损害、高血压、高脂蛋白血症、重症肌无力、情绪不稳定或有精神病倾向、甲状腺功能减退症(此时糖皮质激素作用增强)、骨质疏松、结核病、肾功能损害或结石、胃溃疡、胃炎或食管炎。

用药护理

配制方法：静脉滴注时稀释液为5%葡萄糖或0.9%氯化钠注射液；肌肉注射或静脉注射可直接使用。

用法用量：静脉滴注或静脉注射。一般剂量静脉注射每次2～20mg；静脉滴注时，原液应以5%葡萄糖注射液稀释，可6h重复给药至病情稳定，但大剂量连续给药一般不超过72h。还可用于缓解恶性肿瘤所致的脑水肿，首剂静脉推注10mg，随后每6h肌肉注射4mg，2～4天逐渐减量，5～7天停药。对不宜手术的脑肿瘤，首剂可静脉推注50mg，以后每2h重复给药8mg数天后再减量至每天2mg，日剂量不超过80mg。

配伍禁忌：如患者用药种类较多，必须同时给药时可与氨茶碱、盐酸利多卡因、醋酸氢化可的松、维生素C等药物配伍；严禁与盐酸万古霉素、阿昔洛韦钠、盐酸苯海拉明、胰岛素、两性霉素B、盐酸洛贝林、维生素B_6、呋塞米、辅酶A、乳酸环丙沙星等药物配伍。

用药告知：

(1)预防感染：大剂量或长期使用此类药物，会引起肥胖、多毛、痤疮等症状，嘱患者不要抓破痤疮以防局部感染。使用药物过程中由于患者自身免疫力低下，因此冬季要特别注意保暖，流感季节，不去、少去公共场所，住院期间探视家属每次不宜太多，以避免和流感患者及带菌者接触，防止上呼吸道感染。

(2)饮食注意：用药过程中会出现消化道出血或溃疡、食道炎、胰腺炎，如自感腹部疼痛、胀满等不适及有黑便，及时通知医护人员；用药过程中会出现食欲增加，但每次食量过多、食用辛辣刺激食物有可能导致胃溃疡或胃黏膜糜烂出血，因此适当控制饮食并禁食辛辣食品。

(3)其他合并症的自我观察与预防：①用药期间可能会引起高血压、高血糖，因此患者自觉有头晕、胸闷、气短、大汗等不适症状及时通知医护人员。②长期反复用药由于体内钙离子丢失而骨质疏松，会引起病理性骨折，用药期间如出现肢体、骨骼疼痛，应及时告诉医生拍X线片检查有无骨骼坏死。

(4)注意情绪变化：用药期间偶会出现欣快感、失眠、易激动和紧张、个性改变，这是正常现象，随着药物的减量或停药上述症状会自然消失。

(5)静脉注射过程中可引起肛门生殖区的感觉异常和激惹，属正常现象。

监测要点：

(1)遵医嘱监测血压、血糖、生化指标的变化。

(2)观察皮肤黏膜有无出血情况，询问患者有无黑便、血尿、腹部不适，定时监测血、尿、便常规。鼻饲患者喂养前应抽吸胃液，观察胃液颜色、量，如抽出咖啡色胃液立即送检，以判断有无胃内出血。

(3)观察患者有无精神紊乱的症状如欣快感、谵妄、不安、定向力障碍等精神病表现。观察患者有无癫痫发作。

(4)激素类药与噻嗪类利尿药或两性霉素B合用时均使排钾增加，合用时要注意补钾，注意监测血电解质。

注意事项：

(1)药物在使用时，必须严格掌握适应证、禁忌证，防止滥用，避免产生不良反应和并发症。

(2)长期使用后要注意逐渐减量，不要突然停药；同时要注意观察停药后出现的糖皮质激素依赖综合征，主要表现为：头晕、晕厥倾向、腹痛或背痛、低热、食欲减退、恶心、呕吐、乏力、软弱等症状。

(3)一般感染不要用此药，急性感染中毒时，必须与足量的有效抗菌药物配合应用。重度结核病患者应合并使用足量的抗结核药，并根据病情及时减量和停用。

(4)激素类药与噻嗪类利尿药或两性霉素B合用时均使排钾增加，合用时要注意补钾，限制钠盐的摄入并适当加服钙剂及维生素D，以防止缺钙引起的抽搐。

(5)此药可减弱抗凝血剂、口服降糖药的作用，使用时要注意配伍。

甲泼尼龙

(methyprednisolone)

通用名 甲泼尼龙

商品名 甲基强的松龙，甲强龙

规　格 40mg，500mg

储　存 密闭，15～25℃保存

药理作用

此品为静脉及注射用的甲泼尼龙，是一种合成的糖皮质激素，这种高浓度的水溶液特别适用于需用作用强、起效快的激素治疗的疾病状态。甲泼尼龙具有很强的抗炎、免疫抑制及抗过敏活性。糖皮质激素不仅对炎症和对免疫过程有重要作用，而且影响碳水化合物、蛋白质和脂肪代谢，并且对心血管系统、骨骼肌肉系统及中枢神经系统也有作用。

药代动力学

甲泼尼龙是水溶性药物，静脉注射可迅速起效。此药在肝脏代谢快，也可经肾等组织代谢，生物半衰期为 30min。代谢物经尿排出。

适应证及禁忌证

适应证：

(1)内分泌失调引起的疾病：原发性或继发性肾上腺皮质功能不全、急性肾上腺皮质激素不足、手术前与严重创伤或病情危急者、先天性肾上腺增生、非化脓性甲状腺炎、癌症引起的高钙血症。

(2)风湿性疾病：作为创伤后骨关节炎、滑膜炎、类风湿性关节炎、急性或亚急性滑囊炎、急性非特异性腱鞘炎、急性痛风性关节炎等疾病的短期辅助治疗。

(3)胶原疾病：包括系统性红斑狼疮，急性风湿性心肌炎，全身性皮肌炎，结节性多动脉炎等疾病恶化的治疗或作为维持治疗。

(4)皮肤疾病：包括天疱疮、剥脱性皮炎、严重脂溢性皮炎、严重牛皮癣、荨麻疹等。

(5)过敏状态：包括支气管哮喘、接触性皮炎、药物过敏反应、输液反应引起的荨麻疹等。

(6)血液疾病：继发性血小板减少症、先天性再生障碍性贫血等。

(7)神经系统疾病：多发性硬化症急性恶化、多发性神经炎、外伤性脑水肿、脊髓炎等。

(8)其他：水肿、肿瘤、休克、器官移植等。

禁忌证：对肾上腺皮质激素类药物过敏者；有严重的精神病史、活动性胃、十二指肠溃疡、新近胃肠吻合术后、较严重的骨质疏松、明显的糖尿病、严重的高血压、全身性真菌感染或抗菌药不能控制的感染、接种疫苗前后 2 周内的患者禁用。

慎用：急性心力衰竭或其他心脏病、糖尿病、肝功能损害、高血压、高脂蛋白血症、重症肌无力、青光眼、情绪不稳定或有精神病倾向、甲状腺功能减退症(此时糖皮质激素作用增强)、骨质疏松、结核病、肾功能损害或结石、胃溃疡、胃炎或食管炎的患者慎用。

用药护理

配制方法：甲泼尼龙溶液可采用静脉注射和肌肉注射给药，或静脉滴注给药。

(1)静脉注射给药(包括静脉小壶给药)双室瓶的配制方法：按下塑料推动器，使稀释液流入下层瓶室，轻轻摇动药瓶；除去瓶塞中心的塑料袢，用适当的消毒剂消毒顶部橡皮头；将针头垂直插入橡皮头中心直至可以见到针尖，旋转药瓶并抽吸药液。

(2)静脉滴注给药双室瓶的配制方法：首先将粉状的甲泼尼龙按静脉注射给药双室瓶的配制方法溶解药液，再将溶解的药液与 5%葡萄糖液或生理盐水稀释配制。

用法用量：

(1)急重疾病的急救：一般剂量为每次10～40mg，最大剂量可用至按体重 30mg/kg。大剂量静脉输注时速度不要过快，一般控制在 10～20min 左右滴完，必要时每隔 4h 可重复给药。

(2)抑制免疫：每日800～1000mg，加于5%葡萄糖250～500ml中，4h滴完，3天为1疗程。3～4周可以重复使用。

(3)器官移植：每日40～80mg/kg，每日1次或数次。肾移植可在48h内给药50～2000mg。

(4)用于风湿性疾病：每日1000mg静脉滴注1～4天，或者每月1000mg，使用6个月。

(5)用于系统性红斑狼疮、多发性硬化症：每日1000mg静脉滴注3～5天。

(6)肾盂肾炎、肾炎性狼疮等：每次30mg/kg隔日1次，使用4天；或每日1000mg，使用3、5或7天。

配伍禁忌：为了避免药物的相容性和保持药物的稳定性，建议无论入壶给药、静脉滴注均应尽可能将甲泼尼龙与其他药物分开给药。如患者用药种类较多，必须同时给药时，甲泼尼龙可以与盐酸多巴胺、青霉素钾、乳糖酸红霉素、磷酸克林霉素等药物配伍。但禁忌与青霉素钠、盐酸去甲万古霉素、胰岛素、氨茶碱、乳酸环丙沙星等药物配伍。

用药告知：

(1)预防感染：大剂量或长期使用此类药物，会引起肥胖、多毛、痤疮等症状，要注意搞好个人卫生，不要抓破痤疮以防局部感染。使用药物过程中由于患者自身免疫力低下，因此冬季要特别注意保暖，流感季节，不去、少去公共场所，住院期间探视家属每次不宜太多，以避免和流感患者及带菌者接触，防止上呼吸道感染。

(2)饮食注意：①用药过程中会出现消化道出血或溃疡、食道炎、胰腺炎，如自感腹部疼痛、胀满等不适及有黑便，及时通知医护人员；用药过程中会出现食欲增加，但每次食量过多、食用辛辣刺激食物有可能导致胃溃疡或胃黏膜糜烂出血，因此适当控制饮食并禁食辛辣食品。②用药期间可能会引起水钠潴留，低血钾，饮食中应注意限制钠盐，给予补钾，如食用含钾高的食物香蕉、橘子等。

(3)其他合并症的自我观察与预防：①用药期间可能会引起高血压、高血糖，因此患者自觉有头晕、胸闷、气短、大汗等不适症状应及时通知医护人员。②长期反复用药由于体内钙离子丢失而骨质疏松、肌无力，会引起病理性骨折。用药期间如出现肢体、骨骼疼痛，应及时告诉医生拍X线片检查有无骨骼坏死。③神经系统疾病有肌无力的患者用药后可能会引起肌无力加重，如第一次冲击量用药后自觉肢体无力、呼吸困难加重应立即告诉医护人员，以便调药，保证安全。

(4)注意情绪变化：用药期间偶会出现欣快感、失眠、易激动和紧张、个性改变，这是正常现象，随着药物的减量或停药上述症状会自然消失。

监测要点：

(1)遵医嘱定时监测尿常规、餐后2h血糖、血电解质、胸X光片、血生化指标及血压、体温、脉搏、体重变化。

(2)观察患者有无精神紊乱的症状如欣快感、失眠、谵妄、不安、定向力障碍、抑郁等精神病表现。观察患者有无癫痫发作。

(3)询问患者有无黑便、腹部不适，定时监测便常规。鼻饲患者喂养前抽吸胃液，观察胃液颜色、量，如抽出咖啡色胃液立即送检，以判断有无胃内出血。

(4)神经系统疾病有肌无力的患者第一次冲击量给药后要密切观察其肢体肌力、吞咽、呼吸功能的变化，如有加重应立即报告医师。停药、减药时要注意观察患者有无头晕、晕厥倾向、腹痛或背痛、低热、食欲减退、恶心、呕吐、乏力、软弱等症状，判断是否有停药后出现的糖皮质激素依赖综合征。

注意事项：

(1)甲泼尼龙在使用时，必须严格掌握适应证、禁忌证，防止滥用，避免产生不良反应和并发症。第一次给药前再次询问患者有无药物过敏史、结核病史、近期手术创伤史、消化道溃疡病史。肌无力危象患者应在心电监护、呼吸机使用的状态下冲击量给药。

(2)甲泼尼龙在配制时要使用特定的溶解液，并注意检查药液的颜色及是否有其他肉眼可见的杂质；甲泼尼龙配制后的溶液在48h内物理和化学性质保持稳定，因此必须在48h内输完。另外此药的兼容性、稳定性受其他药液的混合液的酸碱度、浓度、时间、温度及自身溶解性的影响，故此药与其他药物最好分开使用。

(3)正常人每日早8—10时分泌激素水平最低，故每天一次给药患者最佳给药时间为每日8—10时。

(4)大剂量应用时可能引起心律失常，因此仅限在医院内使用此治疗方法。

(5)由于此药储钠作用弱，应与盐皮质激素合用。用药时减药、停药严格执行医嘱。

(6)长期用药后患者抵抗力低下、皮肤薄脆、皮下瘀斑、瘀血，应为卧床危重患者做好基础护理及晨晚间护理，并保持皮肤清洁干燥，执行预防压疮护理常规。

氢化可的松
(hydrocortisone)

通用名　氢化可的松

商品名　氢可的松注射液

规　格　针剂：10mg/2ml，25mg/5ml，50mg/10ml，10mg/20ml

储　存　避光阴凉处

药理作用

此药为一种天然合成的短效糖皮质激素，可通过弥散作用进入靶细胞，与其受体结合实现激素的生理和药理效应。

(1)抗炎作用：抗炎作用为可的松的1.25倍，在药理剂量时对感染和非感染性炎症均有抑制作用。此药能增加血管的紧张性，减轻充血，降低毛细血管的通透性，减轻渗出和水肿。通过抑制炎症细胞在炎症部位的集聚，并抑制吞噬细胞的功能，组织补体参与炎症反应及炎症中介物的合成和释放，缓解红、肿、热、痛等症状。

(2)免疫抑制作用：包括防止或抑制细胞介导的免疫反应，延迟性的过敏反应，减少T淋巴细胞、单核细胞、嗜酸性细胞的数目，降低免疫球蛋白与细胞表面受体的结合能力，并抑制白介素的合成和释放，从而降低T淋巴母细胞转化并减轻原发免疫反应的扩展。此品还降低免疫复合物通过基底膜，并能减少补体成分即免疫球蛋白的浓度，解除过敏性疾病的症状。

(3)抗毒素作用：此药能提高机体对有害刺激的应激能力，减轻细菌内毒素对机体的损害，缓解毒血症症状。

(4)抗休克作用：此药对中毒性休克、低血容量性休克、心源性休克都有对抗作用。主要是通过扩张痉挛收缩的血管和兴奋心脏，加强心肌收缩力，还可抑制某些炎性因子的产生，减轻全身炎症反应综合征，使微循环血流动力学恢复正常，改善休克症状，同时还可减少心肌抑制因子的形成，提高对机体的耐受力。

(5)对代谢的影响：促进糖异生，减慢葡萄糖代谢、减少机体对糖的利用，提高蛋白质的分解代谢。此药有一定的盐皮质激素样作用，增加钠离子再吸收及钾、钙、磷的排泄。

(6)对血液系统的影响：能刺激骨髓造血功能。

药代动力学

此品不溶于水，制成溶液稀释后可用于静脉注射。此药生物半衰期为100min，血中90%以上的氢化可的松与血浆蛋白相结合，大多数代谢产物结合成葡萄醛酸酯，主要经肝脏代谢，极少数以原型经尿排泄。

适应证及禁忌证

适应证：用于抢救危重病人，如中毒性感染(结核性脑膜炎、胸膜炎、关节炎、急慢性损伤、肌腱劳损)、过敏性休克、严重的肾上腺皮质功能减退症、严重的支气管哮喘等过敏性疾病，并可用于预防和治疗移植物急性排斥放应。

禁忌证：对肾上腺皮质激素类药物过敏者、严重的精神病和癫痫患者、活动性胃、十二指肠溃疡、新近胃肠吻合术后、明显糖尿病、创伤修复期、骨折患者、较严重骨质疏松患者、严重的高血压患者、全身性真菌感染或抗菌药不能控制的感染、接种疫苗前后2周、病毒性皮肤病患者、角膜溃疡患者、肾上腺皮质功能亢进者。

慎用：急性心力衰竭或其他心脏病、糖尿病、肝功能损害、高血压、高脂蛋白血症、重症肌无力、情绪不稳定或有精神病倾向、骨质疏松、结核病、肾功能损害或结石、胃溃疡、胃炎或食管炎、结核病患者、儿童、孕妇和哺乳妇女甲状腺功能减退症(此时糖皮质激素作用增强)。

用药护理

配制方法：静脉滴注。常用的稀释液为0.9%氯化钠注射液或5%葡萄糖注射液。此药注射剂(醇型)中含有50%乙醇，必须充分稀释至0.2mg/ml供静脉滴注。

用法用量：静脉滴注：每次50～100mg，用0.9%氯化钠注射液或5%葡萄糖注射液混匀后静滴。用于治疗成人肾上腺皮质功能减退症危象、严重的过敏反应、哮喘持续状态、休克；每次135mg静脉滴注。可用至300mg，疗程不超过3～5天。

配伍禁忌：如患者用药种类较多，必须同时给药时，严禁与盐酸万古霉素、磷酸林可霉素、硫酸阿米卡星、去甲万古霉素、乳酸环丙沙星、琥珀酸氯霉素、盐酸阿糖胞苷、氟尿嘧啶等药物配伍。

用药告知：

(1)预防感染：大剂量或长期使用此类药物，会引起肥胖、多毛、痤疮等症状，嘱患者不要抓破痤疮以防局部感染。使用药物过程中由于患者自身免疫力低下，因此冬季要特别注意保暖，流感季节不去、少去公共场所，住院期间探视家属每次不宜太多，以避免和流感患者及带菌者接触，防止上呼吸道感染。

(2)饮食注意:①用药过程中会出现消化道出血或溃疡、食道炎、胰腺炎，如自感腹部疼痛、胀满等不适及有黑便，应及时通知医护人员；用药过程中会出现食欲增加，每次食量过多、食用辛辣刺激食物有可能导致胃溃疡或胃黏膜糜烂出血，因此适当控制饮食并禁食辛辣食品。②用药期间可能会引起水钠潴留、低血钾，因此饮食应注意限制钠盐，给予补钾，可食用含钾高的食物如香蕉、橘子等。

(3)其他合并症的自我观察与预防:①用药期间可能会引起高血压、高血糖，因此患者自觉有头晕、胸闷、气短、大汗等不适症状应及时通知医护人员。②长期反复用药由于体内钙离子丢失而骨质疏松，会引起病理性骨折，用药期间如出现肢体、骨骼疼痛，应及时告诉医生拍X片检查有无骨骼坏死。

(4)注意情绪变化:用药期间偶会出现欣快感、失眠、易激动和紧张、个性改变，这是正常现象，随着药物的减量或停药上述症状会自然消失。

(5)使用此药过程中如出现恶心、呕吐、胸闷、气短、眼睑肿胀、荨麻疹等不适，应立即告诉医护人员。极少数患者停药后可出现乏力、头疼、软弱、低热等不适，属正常现象。

监测要点:

(1)遵医嘱定时监测血电解质、血糖、血钙、尿常规、胸 X 光片、体重变化。

(2)观察患者有无精神紊乱的症状如欣快感、失眠、谵妄、不安、定向力障碍、抑郁等精神病表现。

(3)询问患者有无黑便、血尿、腹部不适，定时监测便常规。鼻饲患者喂养前抽吸胃液，观察胃液颜色、量，如抽出咖啡色胃液立即送检，以判断有无胃内出血。

(4)此药制剂中含有乙醇，在输注时对血管会产生刺激，导致静脉炎、静脉疼痛等，在输注过程中要注意观察穿刺点周围有无红、肿、热、痛感觉及渗液，及时给与处理。

(5)儿童使用时要注意观察生长发育情况。老年人使用时要注意监测血压和骨密度情况。

注意事项:

(1)长期使用后要注意逐渐减量，不要突然停药。同时要注意观察停药后出现的糖皮质激素依赖综合征，主要表现为头晕、晕厥倾向、腹痛或背痛、低热、食欲减退、恶心、呕吐、乏力、软弱等症状。

(2)静脉迅速给与大剂量时可能发生全身性的过敏反应，故要注意输液速度不要过快。

(3)因此药注射剂(醇型)中含有 50%乙醇，故在使用前要充分稀释，防止发生静脉炎。

(4)儿童使用时要注意严格控制剂量，并定期观察生长发育情况。

(5)此药与排钾利尿药合用时可致严重低血钾，与降糖药合用时，可使血糖升高，故在合用时应注意电解质的变化。

促皮质素
(adrenocorticotrophin)

通用名 促皮质素

商品名 促皮质激素、促肾上腺皮质激素

规　格 25U,50U

储　存 2～8℃避光冷藏

药理作用

促皮质激素与肾上腺皮质细胞膜上的受体结合,使蛋白激酶激活,刺激肾上腺皮质使其增生、重量增加,肾上腺皮质激素、雄激素的合成和分泌增加。

药代动力学

此药静脉注射后作用迅速,在数分钟内开始起效;肌肉注射后4h达作用高峰。静脉滴注此药20～25U维持8h,可使肾上腺皮质功能达到最佳状态。肌肉注射后短效制剂作用时间可达8～12h,长效制剂可达24h或更久。此药大部分分布于肾脏中。此药血浆中半衰期约为15min。

适应证及禁忌证

适应证:

(1)用于继发性肾上腺皮质功能减退症。

(2)须用糖皮质激素的抗炎、抑制免疫作用来治疗的疾病,如急性风湿性关节炎、风湿性心脏病、支气管哮喘、过敏性皮炎、药物过敏反应;此外还用于急性痛风、严重烫伤、创伤性休克、红斑狼疮及皮质激素的辅助治疗。

(3)用于肾上腺皮质疾病的诊断:肾上腺皮质功能减退,做兴奋试验时,观察肾上腺皮质的储备功能;库欣综合征病因鉴别诊断。

禁忌证:对猪的蛋白质过敏的患者、手术后患者、骨质疏松者、消化性溃疡患者、高血压患者、糖尿病患者、结核病患者、充血性心力衰竭患者、血管硬化症患者。

慎用:此药对生长激素的分泌有抑制作用,因此儿童须慎用。

用药护理

配制方法:用注射用水或5%葡萄糖注射液稀释后肌肉注射或静脉滴注。

用法用量:可肌肉注射或静脉滴注。

(1)肌肉注射:短效制剂:1次25U,作用短暂,须每日注射数次,现已较少使用。长效制剂:1次40～80U,每24～72h注射1次,应尽早逐步减量。

(2)静脉滴注:用于诊断垂体肾上腺轴储备功能:1次20～25U,维持8h。用于多发性硬皮病的急重症患者,每次12.5～25U溶于5%葡萄糖注射液500ml中8h滴完,每日1次。

配伍禁忌:静脉滴注时不宜与中性和偏碱性注射液(如生理盐水、氨茶碱、谷氨酸钠等)配伍,以免产生混浊。

用药告知：

(1)预防感染：大剂量或长期使用此类药物，会引起肥胖、多毛、痤疮等症状，嘱患者不要抓破痤疮以防局部感染。使用药物过程中由于患者自身免疫力低下，因此冬季要特别注意保暖，流感季节，不去、少去公共场所，住院期间探视家属每次不宜太多，以避免和流感患者及带菌者接触，防止上呼吸道感染。

(2)用药期间可能会引起高血糖、低血压，少数严重情况下可出现循环衰竭或休克现象，因此患者自觉有头晕、胸闷、恶心、呕吐、气短、大汗等不适症状及时通知医护人员。

(3)注意情绪变化：用药期间偶会出现欣快感、失眠、易激动和紧张、个性改变，这是正常现象，随着药物的减量或停药上述症状会自然消失。

监测要点：

(1)遵医嘱严密监测血压、血糖变化、血常规、凝血功能、心脏功能。

(2)观察患者有无精神紊乱的症状如情绪不稳、欣快感、失眠、人格改变、抑郁等精神病表现。

(3)此药在使用过程中要注意观察过敏反应，表现为头昏、恶心、呕吐、皮疹等及休克表现。

(4)此药与两性霉素 B、利尿酸、呋喃苯胺酸、噻嗪类利尿药合用可增加钾的丢失量，与抗凝药、降糖药合用可使凝血功能增加、血糖增高，故在合用时应定期监测血电解质及凝血功能。

注意事项：

(1)用药前要询问过敏史，同时严格掌握适应证。

(2)长期大剂量应用，可能导致心脏扩大，要注意监测心脏功能。

(3)此药突然撤除可引起垂体功能减退，因而停药时要逐渐减量。

(4)在使用时要检查制剂，如已冻结则不能使用。

胰岛素

(regular insulin injection)

通用名 胰岛素

商品名 普通胰岛素注射液

规　格 400U/10ml

储　存 冷处密闭保存在 2～8℃，避免冰冻

药理作用

降糖药。主要为降血糖，同时影响蛋白质和脂肪的代谢。抑制肝糖原分解及糖异生作用，减少肝输出葡萄糖；抑制脂肪及肌肉中脂肪和蛋白质的分解，抑制酮体的生成并促进周围组织对酮体的利用。促使肝摄取葡萄糖及肝糖原合成；促使肌肉和脂肪组织摄取葡萄糖和氨基酸，促使蛋白质和脂肪的合成和贮存；促使生成极低密度脂蛋白并激活脂蛋白脂酶，促使分解。

药代动力学

皮下给药，吸收迅速，但吸收很不规则，不同病人或不同的注射部位吸收可有差别，其中腹壁吸收最快，前臂外侧比股前外侧吸收快。皮下注射后0.5～1h开始生效，2.5～4h作用达高峰，持续时间为5～7h，血清半衰期为2h，约5%与血浆蛋白结合。静脉给药，注射10～30min起效，15～30min达高峰，持续时间为0.5～1h，血清半衰期为5～10min。此药用量愈大，作用时间愈长。此药在肝、肾灭活。

适应证及禁忌证

适应证：

(1)Ⅰ型糖尿病。

(2)Ⅱ型糖尿病有严重感染、外伤、大手术等严重应激情况，以及合并心、脑血管并发症、肾脏或视网膜病变等。

(3)糖尿病酮症酸中毒，糖尿病非酮症型高渗性昏迷。

(4)长病程2型糖尿病血浆胰岛水平较低，经合理饮食，体力活动和口服降糖药治疗控制不满意者，2型糖尿病具有口服降糖药的禁忌时，如妊娠、哺乳等。

(5)成年或老年糖尿病病人发病急、体重明显减轻或明显消瘦者。

(6)妊娠糖尿病。

(7)发育严重胰腺疾病的糖尿病。

(8)严重营养不良、消瘦、顽固性妊娠呕吐、肝硬变初期可同时静脉滴注葡萄糖和小剂量胰岛素，以促进组织利用葡萄糖。

禁忌证：低血糖、肝硬化、溶血性黄疸、胰腺炎、肾炎、胰岛素细胞瘤。

用药护理

配制方法：皮下注射药物原液。静脉滴注：遵医嘱按胰岛素与葡萄糖配比后进行静脉滴注或小剂量持续泵入。

用法用量：

(1)皮下注射：3次/日，餐前15～30min，必要时临睡前加注射1次，剂量根据病情、血糖、尿糖等因素由小剂量(2～4U/次)开始，逐步调整。1型糖尿病每日胰岛素需要量多介于0.5～1U/kg，并根据血糖监测结果调整用量。2型糖尿病每日总量变化范围较大，敏感者每日仅需5～10U，一般约为20U，而肥胖或对胰岛素敏感性较差者需要量明显增加。对1型及2型糖尿病患者，应每4～6h注射1次，剂量根据病情变化及血糖监测值调整。

(2)静脉注射：主要用于糖尿病酮症酸中毒、高血糖高渗性昏迷的治疗。可静脉持续滴注成人4～6U/h，根据血糖变化调整剂量；也可首次静脉注射10U，同时肌内注射4～6U，并根据血糖变化调整剂量。对于病情较重的患者，可先静脉注射10U，随后静脉滴注，当血糖降到13.9mmol/L以下时，用药量和用药频率随之减少。重型糖尿病人，每日需要量约为5～40U，于餐前30min注射，较重病人用量在40U以上。

配伍禁忌：此药在使用过程中严禁与氨茶碱、苯妥英钠、磺胺嘧啶、碳酸氢钠、盐酸多巴胺、重酒石酸去甲肾上腺素、琥珀酸钠甲泼尼龙、盐酸多巴酚丁胺、盐酸阿糖胞苷、地塞米松磷酸钠等药物配伍。

(1)抗凝血药、水杨酸盐、磺胺类药及抗肿瘤药,可与胰岛素竞争其与血浆蛋白的结合,使血液中游离胰岛素水平增高而增强降血糖作用。

(2)氯喹、喹尼丁、喹宁等可延缓胰岛素降解,使血液中胰岛素浓度增高加强降糖作用。

(3)β-受体阻滞剂(普萘洛尔)可干扰机体调节血糖的功能。

(4)糖皮质激素、促肾上腺皮质激素、雌激素、噻嗪类利尿药、肾上腺素、苯妥英钠等可升高血糖浓度,合用时要调整药物的用量。

(5)升血糖药(如某些钙通道阻滞药、肝素、可乐定、生长激素等)可改变糖代谢,使血糖增高。

用药告知:用药前要告知患者,注射完毕15~30min后要立即进食,以防止低血糖发生。如出现无力、饥饿、冷汗、心悸等,要及时通知医生并自服甜食。

监测要点:

(1)遵医嘱定期监测血糖、尿糖、尿常规并注意观察低血糖症状如无力、饥饿、冷汗、心悸等情况,且进一步观察有无注意力不集中、嗜睡、健忘、偏瘫、共济失调、惊厥、昏迷等症状,及时给予处理。

(2)药物在使用过程中,局部注射部位可出现红斑、硬结、丘疹;或过敏反应(如全身皮肤荨麻疹)等。护士在使用过程中要注意观察注射部位皮肤发红、皮下结节、皮下脂肪萎缩等局部反应及过敏反应。

(3)长期应用药物时应监测肾功能、视力、血压等情况。

(4)老年人易发生低血糖,应特别注意可在三餐之间少量加餐,但每日总热量不可增加,同时适当增加活动量。

(5)用药过程中偶可出现过敏反应,表现为呼吸道症状如哮喘等,医护人员应注意严密监测呼吸情况。

注意事项:

(1)使用前要询问既往有无过敏史,首次用药应从小剂量开始,并注意对胰岛素的敏感程度及有无全身或局部过敏反应。

(2)长期注射时注射部位可有皮肤发红、皮下结节、皮下脂肪萎缩等局部反应,所以在使用过程中要经常更换部位。

(3)静脉输液用玻璃及塑料的输注容器、管子、滤器表面对胰岛素有吸附作用,含量越低吸附越高,故在使用剂量时随时提示医生。

(4)儿童在使用时易发生低血糖,应减少胰岛素用量;老年人易发生低血糖反应,在使用时需特别注意,同时还应注意饮食。对于不能进食的糖尿病患者,在静脉输入含糖液体时,应同时滴注胰岛素。

(5)早晨胰岛素的注射时间取决于病情程度,病情越重,空腹血糖越高者(早晨5时以后血糖迅速升高,称为“黎明”现象)越需提前注射,可在早餐前45~60min注射。

(6)使用前要查看药液颜色,注射液如有混浊,则不能使用。

第12节 中药注射剂

中药是我国传统医药的精华，中药注射剂在临床广泛应用，但中药注射剂成分复杂，在临床应用过程中，护士除应熟悉药物的禁忌证及适应证外，还应严格掌握中药注射剂与其他药物间的交互作用，并密切观察药物治疗过程中的不良反应，及时予以处理，以达到安全、有效、合理用药的治疗目的。

丹参冻干粉

通用名 丹参冻干粉

规　格 每瓶装250ml(含丹参16g或12g)

储　存 密封遮光

药理作用

活血化瘀、通脉养心。对人体血流变学有改善作用，可降低血液黏稠度，增加血液流量。

适应证及禁忌证

适应证：用于胸痹血瘀症，表现为胸部刺痛、绞痛或有心悸；冠心病，心绞痛见上述证候者。

禁忌证：尚不明确。

慎用：糖尿病患者。

用药护理

配制方法：静脉点滴。临用前先用适量注射用水、0.9%氯化钠注射液或5%葡萄糖注射液充分稀释，再用0.9%氯化钠注射液或5%葡萄糖注射液500ml稀释后静脉滴注。

用法用量：每次1支，每日1次，或遵医嘱。

配伍禁忌：此药使用过程中要注意配伍禁忌，要单独使用，不要与其他药混用。

用药告知：此药在使用过程中偶有皮疹发生，如出现皮疹应通知医生。

监测要点：用药时偶有皮疹发生，在使用时要观察皮疹情况。

注意事项：

(1)此药有可能发生过敏反应，使用前要询问有无药物过敏史。

(2)在使用前要检查药液的颜色，如产生混浊、沉淀、变色等均不得使用。

(3)使用时要现用现配，应一次用完，切勿贮存后再用。

醒脑静注射液

通用名 醒脑静注射液

规　格 2ml，5ml，10ml

储　存 阴凉处遮光密闭

药理作用

清热解毒，凉血活血，开窍醒脑。

适应证及禁忌证

适应证：用于气血逆乱，脑脉瘀阻所致中风昏迷，偏瘫口㖞；外伤头痛，神志昏迷；酒毒攻心，头痛呕恶，昏迷抽搐。脑栓塞、脑出血急性期、颅脑外伤、急性酒精中毒见上述证候者。

禁忌证：尚不明确。

用药护理

配制方法：药物原液直接肌肉注射或用5%～10%葡萄糖注射液或氯化钠注射液250～500ml稀释后静脉滴注。

用法用量：肌肉注射，每次2～4ml，每日2次。静脉滴注每次10～20ml，每日1次。

配伍禁忌：为了保持药物的稳定性，此品要单独使用，不要与其他药物合用。

用药告知：

(1)此药为中药制剂，偶有发生过敏反应，用药过程中如有皮疹、心慌、气促等不适，应及时通知医生。

(2)嘱患者不要自行调节速度。

监测要点：输注过程中随时听从患者主诉，如患者有皮疹、心慌、气促等临床症状，应遵医嘱严密监测。

注意事项：

(1)此药所含冰片、麝香等易于失效，故在使用时要现用现配，开启后应立即使用，防止挥发。

(2)在使用前要查看药液的颜色，如变色或变混浊则不宜使用。

(3)使用时速度不要过快，以每分钟60滴为宜。

盐酸川芎嗪注射液

通用名　盐酸川芎嗪注射液

规　格　40mg/2ml

储　存　遮光密闭室温保存

药理作用

有抗血小板聚集，扩张小动脉，改善微循环，活血化瘀作用，并对已聚集的血小板有解聚作用。

适应证及禁忌证

适应证：用于闭塞性脑血管疾病如脑供血不足、脑血栓形成、脑栓塞及其他缺血性血管疾病如冠心病、脉管炎等。

禁忌证：对此药过敏者、脑水肿患者、脑出血或有出血倾向者禁用。

慎用：血压偏低者、孕妇、哺乳妇女。

用药护理

配制方法:肌肉注射或静脉滴注。静脉滴注时常用稀释液为5%葡萄糖注射液或氯化钠注射液250～500ml。

用法用量:

(1)静脉滴注:每次50～100mg,1次/天,10天为1疗程。

(2)肌肉注射:每次50～100mg,1～2次/天,15天为1疗程。

配伍禁忌:不可与碱性药物配伍。与复方丹参注射液直接配伍产生黄棕色絮状沉淀,但用5%葡萄糖注射液稀释后加以混合则稳定。

用药告知:

(1)此药在使用过程中有发生过敏反应,要注意观察皮疹、心慌等,如有不适及时通知医生。

(2)强调患者不要自行调节速度,以免发生不良反应。

(3)药物在使用过程中会出现胃部不适、口干、多睡等属正常反应,减量或停药后会缓解或消失。

监测要点:

(1)用药过程中会出现头痛、恶心、呕吐、心慌、过敏等临床症状,一旦发生过敏反应应立即停药,给予抗过敏药物治疗,同时遵医嘱严密观察血压、脉搏、呼吸、瞳孔变化。

(2)药物在使用过程中会出现胃部不适、口干、嗜睡等,应注意监测生命体征变化。

注意事项:

(1)此药在使用前要询问有无药物过敏史。

(2)如长期使用要定期监测凝血功能。

(3)静脉给药时要缓慢滴注,宜3～4h内滴完;肌肉注射时宜缓慢推注。

(4)此药经打开使用后,剩余药液不可贮存后再用。

血栓通注射液

通用名 血栓通注射液

商品名 丽珠通

规　格 175mg∶5ml

储　存 密闭避光,阴凉处保存

药理作用

活血祛瘀,通脉活络。此品能增加脑血管流量,扩张脑血管,改善血流以大学能抑制血栓形成,提高t-PA活性。延长凝血时间的作用。对缺氧所致的脑操作具有保护作用。

适应证及禁忌证

适应证:用于中风偏瘫、瘀血阻络证、动脉粥样硬化性血栓性脑梗死、脑栓塞、视网膜中央静脉阻塞。

禁忌证:出血性脑血管病急性期禁用;人参、三七过敏患者禁用。

用药护理

配制方法:用5%~10%葡萄糖注射液250~500ml稀释后静脉滴注。

用法用量:肌肉注射:100mg/次,1或2次/天。静脉注射:200~400mg/次,1次/天。

配伍禁忌:为了保持药物的稳定性,不可与其他药物混用。

用药告知:此药使用过程中发现如有咽干、头晕、心慌、皮疹等不适时应及时通知医生,如出现失水现象,停药后可消失。

监测要点:此药在输注过程中可出现过敏反应、咽干、心慌、头晕等,要注意观察及时询问患者,如有异常应及时通知医生。

注意事项:

(1)使用前要询问过敏史,并严格检查药液的颜色,如有异常不要使用。

(2)使用时要现用现配,此品遇冷可析出结晶,可置50~60℃热水中溶解,放置室温即可使用。

舒血宁注射液

通用名 舒血宁注射液

规　格 黄色澄明液体:5ml

储　存 遮光,密闭保存

药理作用

清除体内过多自由基,通过刺激儿苯酚胺的释放和抑制除解,共同保持动脉和静脉的血管张力,具有降低全血黏稠度,改善血液循环的作用。

适应证及禁忌证

适应证:

(1)急慢性及机能不全及其后遗症:中风,注意力不集中,痴呆。

(2)耳部血液及神经障碍:耳鸣、眩晕、听力减退。

(3)眼部血液及神经障碍:糖尿病引起的视网膜病变性青光眼。

(4)各种动脉闭塞症,手脚麻痹冰冷,四肢酸痛。

禁忌证:对此药过敏者禁用。

慎用:心力衰竭患者慎用。

用药护理

配制方法:用0.9%氯化钠注射液、5%~10%葡萄糖注射液稀释后静脉滴注。

用法用量:1或2次/天,2~4支/次,溶于0.9%氯化钠注射液、5%~10%葡萄糖注射液,每500ml液体在2~3h滴完。

配伍禁忌:为了保持药物的稳定性,不要与其他药物配伍。

用药告知:

(1)使用时因药物对血管有刺激作用,可出现注射部位疼痛,因而滴速不宜过快。

(2)此药为中药制剂，有可能发生过敏反应，如出现胃肠道不适、恶心、呕吐、头痛等不适，应及时通知医生。

监测要点：

(1)输注过程中随时听从患者主诉，如患者有胃肠道不适、恶心、呕吐、头痛等临床症状，应立即通知医生并遵医嘱严密监测血压、脉搏、心律、心率变化。

(2)严密观察静脉穿刺点处皮肤有无红肿、渗液，有无穿刺部位疼痛、发热的感觉，及时给予局部对症处理。

注意事项：

(1)此药为中成药，有可能发生过敏反应，在使用前要注意询问有无药物过敏史。

(2)使用前要注意观察药液的颜色，如有异常不能使用。

附　录

1. 成人常用静脉输液滴速换算公式

$$输液量(ml)=\frac{需要药物质量(mg)\times 该药物溶液总体积(ml)}{药物总质量(mg)}$$

$$滴速(滴/min)=\frac{输液量(ml)\times 点滴系数(滴/ml)}{输液时间(min)}$$

$$输液泵速度(ml/h)=\frac{输液量(ml)}{输液时间(h)}$$

$$质量速度(mg/min)=\frac{每小时输液量(ml)\times 药物浓度(mg/ml)}{60min}$$

$$滴速(gtt/min)=\frac{每小时输液量(ml)\times 点滴系数(gtt/ml)}{60min}$$

2. 输液速度与滴速的关系(滴/分)

输液速度(ml/h)	10 滴/ml	15 滴/ml	20 滴/ml	60 滴/ml
10	2	3	3	10
15	3	4	5	15
20	3	5	7	20
30	5	8	10	30
50	8	13	17	50
75	13	19	25	N/A
80	13	20	27	N/A
100	17	25	33	N/A
120	20	30	40	N/A
125	21	31	40	N/A
150	25	38	50	N/A
166	27	42	55	N/A

续表

输液速度(ml/h)	10滴/ml	15滴/ml	20滴/ml	60滴/ml
175	29	44	58	N/A
200	33	50	67	N/A
250	42	63	83	N/A
300	50	75	100	N/A

注:微孔输液器最大输液速度不超过50ml/h

3. 溶液稀释量表

药物质量 (mg)	1000ml (μg/ml)	500ml (μg/ml)	250ml (μg/ml)	125ml (μg/ml)	100ml (μg/ml)	50ml (μg/ml)	25ml (μg/ml)
0.25	0.25	0.5	1	2	2.5	5	10
0.5	0.5	1	2	4	5	10	20
1	1	2	4	8	10	20	40
1.5	1.5	3	6	12	15	30	60
2	2	4	8	16	20	40	80
2.5	2.5	5	10	20	25	50	100
3	3	6	12	24	30	60	120
3.5	3.5	7	14	28	35	70	140
4	4	8	16	32	40	80	160
4.5	4.5	9	18	36	45	90	180
5	5	10	20	40	50	100	200
6	6	12	24	48	60	120	240
7	7	14	28	56	70	140	280
8	8	16	32	64	80	160	320
9	9	18	36	72	90	180	360
10	10	20	40	80	100	200	400

4. 常用溶液的pH标准范围(引自《中国药典》2005版)

液 体 名 称	稳定pH值
5%、10%、50%葡萄糖注射液	pH=3.2～5.5
0.9%、10%氯化钠注射液	pH=4.5～7.0
5%葡萄糖氯化钠注射液	pH=3.5～5.5
复方氯化钠注射液	pH=4.5～7.5
乳酸钠林格注射液	pH=6.0～7.5

续表

液体名称	稳定 pH 值
灭菌注射用水	pH＝5～7
5%碳酸氢钠注射液	pH＝7.5～8.5
低分子右旋糖酐葡萄糖注射液	pH＝3.5～6.5
20%甘露醇注射液	pH＝4.5～6.5
甘油果糖注射液	pH＝3.0～6.0

5. 常用抗菌药物 pH 值、溶媒选择与稳定性

常用抗菌药物溶媒的选择和稳定性

药名	稳定 pH	溶媒选择	稳定时间(h)
青霉素 G	6～7	NS GNS	1～8
氨苄青霉素	5.5～6.5	NS	1～2
羧苄青霉素	6～8	NS GS	1～6
苯唑青霉素	5	NS GNS GS RL	1～6
磺苄青霉素	5～7	△GS H_2O	1～8
阿莫西林克拉维酸	3.5～5.5	*NS	0.5～1
阿洛西林	6～8	△*GNS,GS	0.5～1
替卡西林克拉维酸	4～6	△GS,GNS,NS,RL	0.75～6
头孢哌酮	3～5.5	*NS 5%GS RL	0.5～2
头孢曲松	3.5～5.3	NS 5%GS	0.5～6
拉氧头孢钠	5.5	5%GS NS	0.5～4
头孢呋肟	4～6	H_2O NS 5%GS GNS R	0.5～5
头孢米诺钠	4.5～6	GS GNS NS RS	0.5～2
头孢曲松钠	4.5～6.5	*NS GNS 5%GS	0.5～1
头孢西丁钠	5.0～6	*NS GS	0.5～1
头孢呋辛钠	4～6	*5%GS NS	0.5～1
头孢唑肟钠	4～6	NS GS	0.75～2
头孢他啶	3.5～5.5	*5%GS NS	1～2
头孢哌酮/舒巴坦钠	3.5～5.5	*5%GS NS	0.5～1
头孢曲松钠/舒巴坦钠	4.5～5.5	*NS 5%GS	0.5～1
头孢噻肟钠/舒巴坦钠	4.0～6.5	*5%GS NS GNS	1～6
美罗培南	4.5～6.5	NS GS GNS	0.5～6

续表

药名	稳定 pH	溶媒选择	稳定时间(h)
依替米星	4～5	NS 5%GS	0.5～1
奈替米星	4～5	NS GS	0.75～2
妥布霉素	4.5～6	GS NS GNS RS RL	1～6
庆大霉素	4～6	NS 5%GS GSN	1～4
小诺霉素	4.5～7	NS 5%GS GNS	0.75～1
氯霉素	5.5～7	＊NS 5%GS	1～4
洛美沙星	4～5	NS 5%GS GNS	0.5～1
氟罗沙星	4～5	5%GS	0.75～1.5
左氧氟沙星	4.0	5%GS GNS NS	1～1.5
培氟沙星	5.0	5%GS	1～2
阿奇霉素	4.5～6.5	NS 5%GS	1～3
乳酸红霉素	6～8	＊5%GS NS	1～4
克林霉素	3～5	GS GNS NS RL RS	1～2
氟康唑	4.8	NS 20%GS GNS RS	1～4
两性霉素 B	6	＊5%GS	1～3
磺胺嘧啶钠	9	△＊NS 5%GS	0.75～2
对氨基水杨酸钠	7.2～8.2	△＊5%GS NS	1～5
亚胺培南-西拉司丁	5.5	NS GS GNS	0.5～1

注：＊：先用注射用水溶解后再用溶媒稀释

△：在特定溶液中稳定，或需调溶媒的 pH 值后再稀释

说明：

①稳定 pH 值：指 20℃下选择正确的溶媒，药物溶解后相对稳定的 pH 值。

②稳定时间：指药物溶解后在 20℃下保存的时间限制，也就是说药物溶解后至输入体内完毕所需时间限度，上限为稳定性最大时限，下限为输入体内最少所用的时间。一般说抗生素溶解后要求在 0.5～1h，不超过 2h 内输入完毕，以防污染。

③选用溶媒排列顺序是按首选、次选排列的，而且溶媒不少于 100ml，所用溶媒均为注射用溶媒。

④代号注解：H_2O：灭菌注射用水；NS：生理盐水注射液；GS：葡萄糖注射液；GNS：葡萄糖氯化钠注射液；RL：平衡盐水注射液；RS：复方氯化钠注射液。

图书在版编目(CIP)数据

静脉输液护理指南/杨莘主编. -北京:科学技术文献出版社,2009.2
ISBN 978-7-5023-6227-0

Ⅰ.静… Ⅱ.杨… Ⅲ.静脉内注射-输液疗法-护理学 Ⅳ.R457.2 R473.5

中国版本图书馆 CIP 数据核字(2008)第 200520 号

出　　版　　者　科学技术文献出版社
地　　　　　址　北京市复兴路 15 号(中央电视台西侧)/100038
图书编务部电话　(010)51501739
图书发行部电话　(010)51501720,(010)51501722(传真)
邮 购 部 电 话　(010)51501729
网　　　　　址　http://www.stdph.com
E-mail:stdph@istic.ac.cn
策　划　编　辑　陈玉珠
责　任　编　辑　张述庆
责　任　校　对　赵文珍
责　任　出　版　王杰馨
发　　行　　者　科学技术文献出版社发行　全国各地新华书店经销
印　　刷　　者　富华印刷包装有限公司
版　（　印　）次　2009 年 2 月第 1 版第 1 次印刷
开　　　　　本　787×1092　16 开
字　　　　　数　623 千
印　　　　　张　27.5
印　　　　　数　1～4000 册
定　　　　　价　54.00 元